U0292648

国家出版基金资助项目

中国针灸大成

Zhongguo Zhenjiu Dacheng

Tonglunjuan

通论卷

Compendium of Chinese Acupuncture and Moxibustion

针灸集要 日本永禄十年抄本

针方六集 明万历四十六年刻本

针灸六赋 明末广仁集抄本

总主编／石学敏

执行主编／王旭东 陈丽云 尚力

湖南科学技术出版社 ·长沙·

图书在版编目（CIP）数据

中国针灸大成. 通论卷. 针灸集要；针方六集；针灸六赋 /石学敏总主编，王旭东，陈丽云，尚力执行主编. -- 长沙 ：湖南科学技术出版社，2022.12
ISBN 978-7-5710-1935-8

Ⅰ. ①中… Ⅱ. ①石… ②王… ③陈… ④尚… Ⅲ. ①《针灸大成》②针灸疗法－中国－古代 Ⅳ. ①R245

中国版本图书馆 CIP 数据核字(2022)第 218277 号

中国针灸大成 通论卷
ZHENJIU JIYAO ZHENFANG LIUJI ZHENJIU LIUFU
针灸集要 针方六集 针灸六赋
总 主 编：石学敏
执行主编：王旭东　陈丽云　尚　力
出 版 人：潘晓山
责任编辑：李　忠
出版发行：湖南科学技术出版社
社　　址：长沙市芙蓉中路一段 416 号泊富国际金融中心
网　　址：http://www.hnstp.com
湖南科学技术出版社天猫旗舰店网址：
http://hnkjcbs.tmall.com
邮购联系：0731-84375808
印　　刷：湖南凌宇纸品有限公司
（印装质量问题请直接与本厂联系）
厂　　址：长沙县黄花镇黄垅新村工业园财富大道 16 号
邮　　编：410137
版　　次：2022 年 12 月第 1 版
印　　次：2022 年 12 月第 1 次印刷
开　　本：889mm×1194mm　1/16
印　　张：33
字　　数：500 千字
书　　号：ISBN 978-7-5710-1935-8
定　　价：660.00 元

《中国针灸大成》（第二辑）编委会名单

总 主 编：石学敏（天津中医药大学第一附属医院）

执行主编：王旭东（上海中医药大学）

陈丽云（上海中医药大学）

尚　力（上海中医药大学）

（以下以姓氏笔画为序）

副 主 编：卞金玲（天津中医药大学第一附属医院）

杜宇征（天津中医药大学第一附属医院）

杨丽娜（上海中医药大学）

张建斌（南京中医药大学）

张亭立（上海中医药大学）

倪光夏（南京中医药大学）

编　　委：于莉英　马　泰　马曼华　王旭东　王秋琴　王慕然　卞金玲

卞雅莉　申鹏飞　史慧妍　朱　杰　朱子龙　朱石兵　朱思行

朱蕴菡　庄　艺　衣兰杰　衣兰娟　江杨洋　许　盈　许军峰

孙　增　孙增坤　杜宇征　李　军　李月玮　李星星　杨　杰

杨　涛　杨　萌　杨丽娜　杨艳卓　宋亚芳　张工彧　张卫茜

张建斌　张亭立　陈杞然　陈丽云　陈雨荟　陈昕悦　林怡冰

尚　力　周　围　周　敏　周文娟　赵炜程　赵晓峰　俞欣雨

施庆武　晁　敏　倪光夏　徐松元　奚飞飞　彭娟娟　戴晓矞

学术秘书：马　泰　宋亚芳　张亭立

序

是书初成，岁在庚子；壬寅将尽，又创续编。华夏天清，神州日朗，国既昌泰，民亦心安。抚胸额首，朋辈相聚酒酣；笑逐颜开，握手道故纵谈。谈古论今，喜看中医盛况；数典读书，深爱针灸文献。针矣砭矣，历史班班可考；焫焉爇焉，成就历历在目。针灸之术，盖吾一生足迹之所跬步蹒跚；集成先贤，乃吾多年夙愿之所魂牵梦绕。湖南科学技术出版社，欲集历代针灸文献于一编，甚合我意，大快我心。吾素好书，老而弥笃，幸喜年将老而体未衰，又得旭东教授鼎力相助，丽云、尚力诸君共同协力，《大成》之作，蒐材博远，体例创新，备而不烦，详而有体。历代针灸著述，美不胜收；各种理论技法，宛在心目。吾深知翰墨之苦，寻书之难；珍本善本，岂能易得？尤其影校对峙，瑕疵不容，若无奉献精神，哪能至此？吾忝列榜首，只是出谋划策；出版社与诸同道，方为编书栋梁。夫万种医书，内外妇儿皆有；针灸虽小，亦医学宝库一脉。《针经》之《问难》，《甲乙》之《明堂》，皇甫谧、王惟一，《标幽赋》《玉龙经》，书集一百一十四种。论、图、歌、文，连类而相继。文献详备，版亦珍奇，法国朝鲜，日本越南，宋版元刻，明清官坊，见善必求，虽远必访。虽专志我针灸，亦合之国策，活我古籍，壮我中华；弘扬国粹，继承发展。故见是书，已无憾。书适成，可以献国家而备采择，供专家而作查考，遗学子而为深耘。吾固知才疏学浅，难为针灸之不刊之梓，尚需方家润色斧削。盼师长悯我诚恳，实乃真心忧，非何求，赐我良教，点我迷津，开我愚钝，正我讹误，使是书趋善近美，助中医药学飞腾世界医学之巅，则善莫大矣！

中国工程院院士
国医大师　　石学敏
《中国针灸大成》总主编

穷神极变出针砭 万壑春云一冰台

——代前言

重新认识针灸学

20 世纪初，笔者于欧洲巡医，某国际体育大赛前一日，一体育明星腰伤，四壮汉抬一担架，逶迤辗转，访遍当地名医，毫无起色。万般无奈之下，求针灸一试，作死马活马之想。笔者银针一枚，刺入人中，原本动则锥心、嗷嗷呼痛之世界冠军，当即挺立行走，喜极而泣。随行记者瞠目结舌，医疗团队大惊失色——在西方医生的知识储备里，穷尽所有聪明才智，也想不出鼻唇沟和腰部有什么关系，“结构决定功能”的“真理”被人中沟上的一根银针击碎了！

这在中医行业内最平常的针灸技术，却被欧洲人看成“神操作”，恰恰展示了中国传统医学引以为豪的价值观：“立象尽意”。以人类的智慧发现外象与内象的联系，以功能（疗效）作为理论的本源。笔者以为，这是针灸学在诊治疾病之外，对于人类认知世界的重大贡献。亦即：针灸学远远不只是诊疗疾病，更是人类发现世界真理的另一个重要途径。

2018 年 3 月 28 日，*Science Reports* 杂志发表一篇科学报告，证明了笔者上述观点。国内外媒体宣称美国科学家发现了人体内一个未知的器官，而且是人体中面积最大的一个器官。这一发现能够显著地提高现有医学对癌症以及其他诸多疾病的认知。而这一器官体内的密集结缔组织，实际上是充满流体的间质（interstitium）网络，并发挥着“减震器”的作用。科学家首次建议将该间质组织归为一个完整的器官。也就是说它拥有独立的生理作用和构成部分，并执行着特殊任务，如人体中的心脏、肝脏一样。

基于上述发现是对人体普遍联系方式的一种描述，所以研究中医的学者认为经络就是这样一种结构。人体的十四经脉主要是由组织间隙组成，上连神经和血管，下接局部细胞，直接关系着细胞的生死存亡。经络与间质组织一样无处不在，所有细胞都浸润在组织液中，整体的普遍联系就是通过全身运行的“水”来实现的。事实上，中药就是疏通经络来治病的，这与西药直接杀死病变细胞的药理有着根本的不同。可以这样说，证明了经络的存在，也就间接证明了中药药理的科学性，可以理解为什么癌症在侵袭某些人体部位后更容易蔓延。

笔者认为，中医学者对美国科学家的发现进行相似性印证，或许不那么贴切和完全对应，但是，从整体观念而言，这种发现无疑是西方医学的进步。这也佐证了针灸学知识领域内，古老而晦涩的语言文字里，隐含着朦胧而内涵深远的知识，有待我们深入挖掘研究。

应用现有的科学认知来评价针灸的科学性，我们已经吃尽苦头。“经络研究”进行了几十年，花费无数人力、物力、财力，最终却是一无所获。因为这些研究一直是以西方科学的知识结构、价值观和思维方式来检验古代的成果，犯了本质的错误。“人中”和腰椎、腰肌的关系，任何现代医学知识都是无法证实的，但是我们却硬要在实验室寻找物质基础和有形的联系，终究是没有结果的。古代针刺合谷催产，谁能找到合谷和子宫的关联？若是我们以针灸学的认知为线索，将会获得全新启示，能找到人中与腰部联系通道的人，获得诺贝尔生理学或医学奖将是一件很容易的事。因此，包括中医药学界的学者专家，并未能完全认识到针灸学术的深邃和伟大。我们欠针灸学术一个客观的评价。

不过，尽管科学在不断证实着针灸学的伟大和深奥，但是，在中国传统医学的版图上，无论是古代还是现代，针灸学术的地位，一直处于从属、次要的地位。笔者只有在外国才从事针灸工作，回到中国境内，便重归诊脉开方之途。其中种种隐曲不便展开，但业内视针灸为带有劳作性质的小科的潜意识，却是真实的存在。

再以现存古籍为例，现代中医古籍目录学著作如《中国中医古籍总目》《中医图书联合目录》，收录古籍都在万种以上，但1911年以前的针灸类著作数量却不到200种。郭霭春先生、黄龙祥先生等针灸文献学家都做过类似的统计，如郭先生《现存针灸医籍》129种，黄先生《针灸名著集成》180种（含日本所藏）。且大多是转抄、辑录、类编、汇编、节抄之类，学术含量较高的也就30多种。

如今，“中医走向世界”已成为业内共识，但是，准确的说法应该是“针灸走向世界”，遍布欧美、东南亚，乃至非洲、大洋洲的“TCM”，其实都是针灸诊所。由于用药受到种种限制，中药方剂至今未被世界各国广泛接受。中医对世界人民的贡献，针灸至少占90%以上。因此，全方位审视针灸学的历史地位和医学价值，是中医界必须要做的工作。

此次湖南科学技术出版社策划，针灸学大师石学敏院士领衔，收集现存针灸古籍，编纂一套集成性的针灸文献丛书，为医学界提供相对系统的原生态古典针灸文献，虽然达不到集大成的要求，但至少能满足针灸学者们从事文献研究时看到古籍原貌的愿望，以历史真实的遗存来实现针灸文献的权威性。

历尽坎坷的针灸发展史

从针灸文献的数量和质量上，可以看出针灸学术的地位。其实轻慢针灸技术，这不是现代才有的问题，历史上也曾多次发生类似问题。有高潮也有低谷。

针灸学术最辉煌的时期，莫过于历史的两头：即中医学知识体系的形成阶段和20世纪美国总统尼克松访华至今。

一、高光时刻：春秋战国至两汉

春秋战国到西汉时期，是中医学初步成形的时期，药物和药剂的应用还没有成熟，对药物不良反应的认识也不充分，因此，药物的使用受到极大的限制，即便是医学经典著作，《黄帝内经》中也只有13首方剂。而此时的针灸技术相对成熟得多，《灵枢》中针灸理论和技术的内容占比高达80%，文献记载当时针灸主治的疾病几乎涉及人类的所有病种。从现有文献来看，这一时期应该是针灸技术最为辉煌的时期。

汉代，药物学知识日渐丰富，在《黄帝内经》理论指导下，药物配伍理论也得到长足的发展。东汉末年，医圣张仲景著《伤寒杂病论》，完善了《黄帝内经》六经辨治理论，形成了外感热病诊疗体系。该书也是方剂药物运用比较纯熟的标志。仲景治疗疾病的主要方法是方药、针灸，呈针、药并重的态势。至于魏晋皇甫谧之《针灸甲乙经》，则是对先秦两汉针灸学辉煌盛世的全面总结。

此后，方药的发展突飞猛进，势不可挡。诚如笔者在《中医方剂大辞典》第2版“感言”中所述：“《录验方》《范汪方》《删繁方》《小品方》，追随道家气质；《僧深方》《波罗门》《耆婆药》《经心录》，兼修佛学思想……《抱朴子》《肘后方》，为长寿学先导，传急救学仙方。《肘后备急》，成就诺奖；《巢氏病源》，医道大全。《食经》《产经》《素女经》，《崔公》《徐公》《廪丘公》，录诸医经验，载民间验方，百花齐放，蔚为大观……”方药学术，一片繁荣，逐渐成为治疗疾病的主流技术。到了唐代，孙思邈、王焘等人在强盛国力和社会文明的催促下，对方药治疗的盛况进行了总结，《千金要方》《外台秘要》等大型方书是方药技术成为医学主流的写照。

二、初受重创：中唐以降

方药兴起，一段时间内与针灸并驾齐驱，针灸技术在初唐时期在学术界还具有较高地位。杨上善整理《黄帝明堂经》，著《黄帝内经太素》，孙思邈推崇针灸，《千金要方》《外台秘要》中也载录了不少针灸学著作，但都是沿袭前人，未见新作。不仅没有创新，而且出现了对针灸非常不利的信号：王焘在《外台秘要》卷三十九中对针刺治病提出了质疑，贬低针刺的疗效，“汤药攻其内，以灸攻其外，则病无所逃。知火艾之功，过半于汤药矣。其针法，古来以为深奥，今人卒不可解。经云：针能杀生人，不能起死人。若欲录之，恐伤性命。今并不录《针经》，唯取灸法”。这里，王焘大肆鼓吹艾灸，严重质疑针刺，明确提出：我的《外台秘要》只收灸学著作《黄帝明堂经》，不收《针经》，因为针刺会死人！《外台秘要》这样一部权威著作，竟然提出这样的观点，对社会的负面影响可想而知！以至于中唐之后很长一段时间内，社会上只见艾灸，少见针刺，针灸学文献只有灸学著作而无针学之书。这种现象甚至波及日本，当时的唐朝，在日本人心目中可是神圣般的国度，唐风所及，日本的灸疗蔚然成风。

三、再度辉煌：两宋金元

宋代确是中国历史上文化最为繁荣的时代，人文科技在政府的高度重视下得到全面发展。笔者认为，北宋医学最醒目的成就，除了世人熟知的校正医书局对中医古籍的保存和整理之外，王惟一铸针灸铜人，宋徽宗撰《圣济经》，成为三项标志性的成果。

其一，宋代官方设立校正医书局，宋以前所有医学著作得到收集整理，其中包括《针灸甲乙经》等珍贵针灸著作。同时，政府组织纂修的大型综合性医学著作《太平圣惠方》《圣济总录》等，也保留了大量珍贵针灸典籍。

其二，北宋太医院医官王惟一在官方支持下，设计并主持铸造针灸铜人孔穴模型两具，撰《铜人腧穴针灸图经》与之呼应。该书与铜人模型完成了宋以前针灸理论及临床技术的全面总结，对我国针灸学的发展具有深远而重大的影响。

其三，宋徽宗亲自撰述《圣济经》，将儒家思想、伦理秩序全面注入医学知识体系，促进整体思想和辨证论治法则在中医学理论和临床运用等全方位的贯彻运用。在中国五千年历史中，除了《黄帝内经》托黄帝之名外，这是唯一由帝王亲自撰稿的医学书籍。

宋代是中国历史上商品经济、文化教育、科学创新高度繁荣的时代。陈寅恪言："华夏民族之文化，历数千载之演进，造极于赵宋之世。"民间的富庶与社会经济的繁荣实远超盛唐。虽然重文轻武的治国方略导致外族侵略而亡国，但是这个历史时期为人类文明创造了无数辉煌而不朽的文化遗产，其中就包括针灸技术的中兴。

两宋时期，针灸学术的传承和发展是多方位的，不仅有针灸铜人之创新，具有《太平圣惠方》《圣济总录》之存古，更有《针灸资生经》之集大成。

时至金元，窦默（汉卿）在针灸领域独树一帜，成为针灸史上一位标志性人物。其所著《标幽赋》《通玄指要赋》等，完成了对针刺手法的系统总结，印证了《黄帝内经》对手法论述的正确性。并且采用歌赋的形式把幽冥隐晦、深奥难懂的针灸理论表达出来，文字精练，叙述准确，对后世医家影响很大。

由于金元时期针灸书散佚较多，虽然大多内容被明清针灸著作所引录，但终究不利于后世对这一历史时期针灸学成就的认知。就现有文献的学术水平来看，当时对针灸腧穴、刺灸法的研究程度，已经达到了历史最高水平，腧穴主治的内容都已定型，可以作为针灸临床的规范和标准，且高度成熟，一直影响到现在。

因此，可以毫不夸张地说，两宋金元时期是中国针灸从中兴走向成熟的时代，创造了针灸学术的又一个盛世景象。

四、惯性沿袭：明代

明代，开国皇帝朱元璋出身草莽，颇为亲民，对前朝文化兼收并蓄，故针灸术在窦汉卿的总结和普及下，成为解除战火之余灾病之得力手段，而在民间盛行。在临床技艺、操作手法等方面则越来越纯熟。

例如，明初泉石心在《金针赋》中提出了烧山火、透天凉等复式补泻手法，以及青龙摆尾、白虎摇头、苍龟探穴、赤凤迎源等飞经走气法。此后又有徐凤、高武等针灸名家闻名于世，并有著作传世。尤其是杨继洲、靳贤所撰《针灸大成》，是继《针灸甲乙经》《针灸资生经》以后又一集大成者，内容最为详尽，具有较高的学术价值和实用价值。该书被翻译成德文、日文等文字，在世界范围内受到推崇。

明代的针灸学术具有鲜明的特色，即临床较多，理论较少；文献辑录较多，理论创新较少。明代雕版印刷技术发达，书坊林立，针灸书得以广泛传播，但也因此造成了大量抄袭，或抄中有改，抄后改编，单项辑录，多项类编等以取巧、取利、窃名为目的的书籍。大部分存世针灸书都是抄来抄去。从文献的意义上来说，确实起到了存续及传播的作用，但是，就学术发展而言，却缺乏发皇古义之推演、融会新知之发挥。

五、惨遭废止：清代

时至清代，统治在政权稳固后，对中华传统文化的传承和践行，较之前朝有过之而无不及。针灸学术在清代前期尚可延续，乾隆年间的《医宗金鉴》集中医药学之大成，其中《刺灸心法要诀》等，系统记录了古代针灸医学的主要内容，是对针灸学术的最后一次官方总结。道光二年（1882），皇帝发布禁令：废止针灸科。任锡庚《太医院志职掌》："针刺火灸，终非奉君之所宜，太医院针灸一科，着永远停止。"这一禁令，将针灸科、祝由科逐出医学门墙。此后，针灸的学术传承被拦腰斩断，伴随着"嘉道中衰"，针灸医生完全没有了社会地位，只是因为疗效和廉价，悄悄地转入民间。

从本书收录的文献来看，情况也确实如此，《医宗金鉴》之后，几乎没有像样的针灸类刻本传世，大多是手录之抄本、辑本、节本，再就是日本的各种传本。清晚期，针灸有再起之象，业界出现了公开出版物，但是，比起明代的普及，清代针灸学术几乎没有发展。针灸医生的社会地位彻底沦为下九流，难登大雅之堂，而正是这些民间针灸医生的存在，才使得传统针灸并没有完全失传。

六、现代复兴：近代以来

晚清至民国时期，针灸学开始复兴，民间的针灸医生崭露头角，医界的名家大力提倡，出版书籍，成立学校，开设专科，编写教材……各种针灸文献如雨后春笋，层出不穷。晚清以前数千年流传下来的针灸古籍只有100多种，而同治以后铅字排版、机器印刷迅速普及，仅几十年时间，到1949年新中国成立前的文献综述已达到400多种。

个人以为，晚清以后的针灸复兴，与西学东渐的时代潮流密切相关，当西方的解剖学、生理学理论，临床诊断、外科手术之类的技术成为社会常态时，针灸操作暴露身体之"不雅"就完全不值一提。加之针灸学术的历史积淀和现实疗效，更因为其简便实用和价格优势，自然成为中西医学家青睐的治疗技术。

综上所述，针灸学术发展并非一帆风顺，而是多灾多难。这与使用药物的中医其他分支有很大区别。金代阎明广注何若愚《流注指微赋》言："古之治疾，特论针石，《素问》先论刺，后论脉；《难经》先论脉，后论刺。刺之与脉，不可偏废。昔之越人起死，华佗愈躄，非有神哉，皆此法也。离圣久远，后学难精，所以针之玄妙，罕闻于世。今时有疾，多求医命药，用针者寡矣。"反复强调前代的针药并用，夸耀名医针技之神奇，而后世的针灸越来越不景气，以至于患者只能"求医命药"，以药为主。其实，金代的针灸学术氛围并不消沉，还是个不错的历史时期，阎明广尚且如此慨叹，可见其他朝代更加严重。究其原因，不外乎以下三个方面。

医生：针灸的操作性很强，需要工匠精神和手工劳作。在中国古代文化传统的“重文轻技”的观念下，凡是能开方治病的，当然不愿动手操作。俗语“君子动口不动手”就是这种观念的世俗化表述。除了出自民间，且为了提高疗效的大医之外，大多数医生多少是有这样的想法。南宋王执中在《针灸资生经》卷二中言：“世所谓医者，则但知有药而已，针灸则未尝过而问焉。人或诘之，则曰是外科也，业贵精不贵杂也。否则曰富贵之家，未必肯针灸也。皆自文其过尔。”“自文其过”，正是这种心态的真实写照。

患者：畏惧针灸是老百姓的普遍心理。《扁鹊心书·进医书表》：“无如叔世衰离，只知耳食，性喜寒凉，畏恶针灸，稍一谈及，俱摇头咋舌，甘死不受。”说是社会上的人只知道道听途说，只要听说施用针灸，死都不肯。除了怕疼怕苦以外，不愿暴露身体，也是畏惧针灸的原因之一。

官府：道光皇帝废止针灸科，理由只有一个，“非奉君之所宜”。也就是中国传统文化中的“忠君”“奉亲”，儒家理学强调“身体发肤，受之父母，不敢毁伤”，针要穿肤，灸要烂肉，这都有违圣人之道，对自己尚且如此，更不用说用这种技术来治疗“君”“亲”之病。除了“不敢毁伤”外，“男不露脐，女不露皮”，暴露身体也是有违圣训的。所以，不惜用强制手段加以禁绝。

其实，无论是平民百姓，还是士者医官，乃至皇帝朝廷，轻视针灸的根本原因，都是根源于儒家伦理纲常。在“独尊儒术”之前，或者儒术不振之时，针灸术就会昌盛。春秋战国百花齐放，所以是针灸的高光时刻；北宋文化昌盛，包罗万象，儒学并未成为主宰，所以平等对待针灸学术；金元外族主政，儒学偃伏，刀兵之下，医学不继，自然推崇针灸。唯有南宋理学兴起，明代理学当道，孔孟之道统治社会，针灸学就会受到制约。这种情况在清代中期到了无以复加的地步，非禁绝不能平其意。

旧时代的伦理确实对针灸术的发展造成了一定的阻碍，但是正如本文标题所说，这是一门学问，是人类认识世界的丰硕成果，正如魏晋时期皇甫谧在《针灸甲乙经·序》中所总结的，“穷神极变，而针道生焉”。穷神极变并不是绞尽脑汁，而是在“内考五脏六腑，外综经络血气色候，参之天地，验之人物……”种种努力之后，方可达成。此类基于天地本质的生命活动，却不是人力所能阻挡。中国针灸，以其原生态的顽强，一直在延续中为人民服务。

200多年前，日本人平井庸信在《名家灸选大成》序言中，已经把药物、针刺、艾灸的适应范围说得很清楚了，对针灸在医学领域中的地位，也有中肯的评价：“夫医斡旋造化，燮理阴阳，以赞天地之化育也。盖人之有生，惟天是命，而所以不得尽其命者，疾病职之由。圣人体天地好生之心，阐明斯道，设立斯职，使人得保终乎天年也，岂其医小道乎哉！其治病之法，则有导引、行气、膏摩、灸熨、刺焫、饮药之数者，而毒药攻其中，针、艾治其外，此三者乃其大者已。《内经》之所载，服饵仅一二，而灸者三四，针刺十居其七。盖上古之人，起居有常，寒暑知避，精神内守，虽有贼风虚邪，无能深入，是以惟治其外，病随已。自兹而降，风化愈薄，适情任欲，病多生于内，六淫亦易中也。故方剂盛行，而针灸若存若亡。然三者各有其用，针之所不宜，灸之所宜；灸之所不宜，药之所宜，岂可偏废乎？非针、艾宜于古，而不宜于今，抑不善用而不用也。在昔本邦针灸之传达备，然贵权豪富，或恶热，或恐疼，惟安甘药补汤，是以针灸之法，寖以陵迟。”而文末所述，是针灸之术在当时日本的态势。鉴于日本社会受伦理纲常的约束较少，所以针灸发展中除了患者畏痛外，实在要比中国简单得多，正因为如此，所以如今我们要跑到日本去寻访针灸古籍。

针灸文献概览

回望历史，中医药古籍琳琅满目，人们常以“汗牛充栋”来形容中医宝库之丰富，但是，针灸文献之数量，只能以凋零、寒酸来形容。如前所述，在现存一万多种中医古籍中，针灸学文献占比还不到百分之二。就本书收载的114种古籍而论，大致有以下几种类型。

一、最有价值的针灸文献

最有价值的针灸文献，指原创，或原创性较高，对推进针灸学术发展作用巨大的著作，如《十一脉灸经》《灵枢》《针灸甲乙经》《针灸资生经》《黄帝明堂经》《铜人腧穴针灸图经》《十四经发挥》《针灸大成》等。

（一）《十一脉灸经》

《十一脉灸经》由马王堆出土帛书《足臂十一脉灸经》《阴阳十一脉灸经》组成，是我国现存最早的经络学和灸学专著，反映了汉代以前医学家对人体生理和疾病的认知状态，与后来发达的中医理论比较，《十一脉灸经》呈现的经脉形态非常原始，还没有形成上下纵横联络成网的经络系统，但是却可以明确看出其与后代经络学说之间的渊源关系，是针灸经络学的祖本，为了解《黄帝内经》成书前的经络形态提供了宝贵的资料。

（二）《黄帝明堂经》

《黄帝明堂经》又名《明堂》《明堂经》，约成书于西汉末至东汉初（公元前138年至公元106年），约在唐以后至宋之初即已亡佚。书虽不存，但却在中国针灸学历史上开创了一个完整的学术体系——腧穴学，是腧穴学乃至针灸学的开山鼻祖。

“明堂”，是上古黄帝居所，也是黄帝观测天象地形和举行重要政治经济文化活动的场所，具有中国文化源头的象征性意义，在远古先民心目中的地位极其崇高。随着文明的发展进步，学术日渐繁荣，人们发现了经络、腧穴，形成对人体生理功能的理性认知，建立了针灸学的基础理论：经络和腧穴。黄帝居于明堂，明堂建有十二宫，黄帝每月轮流居住，与十二经循环相类。黄帝于明堂观察天地时令，又与腧穴流注的时令节律类似。基于明堂功用与经络、腧穴的基本特性的相似性，将记载经络、腧穴特性的书籍命名为《明堂经》。沿袭日久，不断演变，但“明堂”作为腧穴学代名词和腧穴学文献的象征符号，却被历史固定了下来。

《黄帝明堂经》的内容，是将汉以前医学著作中有关腧穴的所有知识，如穴位名称、部位、取穴方法、主治病症、刺法灸法等，加以归纳、梳理、分类、总结，形成了独立的、完整的知识体系。因此，该书是针灸学术发展的标志性成果，也是宋以前最权威的针灸学教科书和腧穴学行业标准。晋皇甫谧编撰综合性针灸著作《针灸甲乙经》，其中腧穴部分多来源于该书。

盛唐时期，政府两次重修该书，形成了两个新的版本，一是甄权的《明堂图》，一是杨上善的《黄帝内经明堂》，又名《黄帝内经明堂类成》。后者较好地保留了《黄帝明堂经》三卷的内容。唐末以后，明堂类著作迅速凋零，几乎荡然无存，所幸本书随鉴真东渡时带至日本，然至唐景福年间（893 年前后）亦仅残存一卷，内容为《明堂序》和第一卷全文。目前日本保存多个该残本的抄本，其中永仁抄本、永德抄本为较早期之抄本，藏于日本京都仁和寺，被日本政府定为"国宝"。清末国人黄以周到日本访书时，得永仁抄本，此书得以回归。本书影印校录了仁和寺的两个版本，这两个版本的书影在国内流传不广，故弥足珍贵。

（三）《针经》和《灵枢》

先秦至汉，我国先后流传过多种名为《针经》的著作，如《黄帝针经》九卷、《黄帝针灸经》十二卷、《针经并孔穴虾蟆图》三卷、《杂针经》四卷、《针经》六卷、《偃侧杂针灸经》三卷、《涪翁针经》、《赤乌神针经》……这些著作现在都已经失传了，在现代中医人心目中，凡是说到《针经》，那一定是指《灵枢》。几乎所有的工具书都称《灵枢》为《针经》。如，今人读张仲景《伤寒论·序》"撰用《素问》《九卷》"，注《九卷》为《灵枢》；读孙思邈《千金要方·大医习业》"凡欲为大医，必须谙《甲乙》《素问》《黄帝针经》、明堂流注……"，注《黄帝针经》为《灵枢》……现今已是定规，固化为中医学的思维定式。

回望历史，这里存在一个难解的历史之谜：在现存历史文献中，《灵枢》作为书名，最早出现在王冰注《素问·三部九候论篇第二十》，此时已是中唐，此前再无痕迹。王冰在《素问》两处不同地方引用了同一段文字，一处称"《针经》曰"，另一处却称"《灵枢经》曰"，全元起《新校正》认为这是王冰的意思：《针经》即《灵枢》。北宋校正医书局则据此将《针经》《灵枢》认定为同一本书而名称不同，并大力推崇，到了南宋史崧编订，《灵枢》已与《素问》等同，登上中医经典的顶峰地位。

更加诡异的是，直到宋哲宗元祐八年（1093）高丽献《黄帝针经》，此前中国从未见到《灵枢》或者相同内容书名不同者。1027 年王惟一奉敕修成《铜人腧穴针灸图经》，国家级的纂修而未见到此书，道理上说不过去。而高丽献书之后的《圣济总录》，也不认这部伟大的巅峰之作，"凡针灸腧穴，并根据《铜人经》及《黄帝三部针灸经》参定"。高丽献书后，《宋志》著录既有《黄帝灵枢经》九卷，也有《黄帝针经》九卷，恰好证明此前将《灵枢》《针经》视作同一著作是有疑问的。

后世史论著述和史家评述，均对《灵枢》存疑多多。如晁公武《读书志》、李濂《医史》以及周学海等，或认为是冒名之作，或认为是后人补缀，或认为即使存在其价值也不如《甲乙经》甚至《铜人针灸经》，而更多人则认为王冰以前即便有《灵枢》，也不能将其认作《黄帝针经》。亦有人认为是南宋史崧对《灵枢》进行了大量增改然后冒名顶替《针经》……

最典型的例证，莫过于历代文献学家均不重视《灵枢》。明代《针灸大成》卷一的《针道源流》可谓是针灸历史考源之作，其中对28种重要针灸著作进行了评述，唯独没有《灵枢》。只是在论述《铜人针灸图》三卷时，称该书穴位："比之《灵枢》本输、骨空等篇，颇亦繁杂也。"说明至少在明代针灸学家心目中，《灵枢》地位并不崇高。

以上存疑，尚需我中医学界深入研究。

（四）《针灸甲乙经》

《针灸甲乙经》成书于三国魏甘露元年（256）至晋太康三年（282）之间，是我国现存最早的针灸学经典著作。作者将前代《素问》《针经》《黄帝明堂经》等针灸经典中的文字加以汇辑类编，首次系统记载人体生理、经络、穴位、针灸法，以及临床应用，成为后世历代针灸著作的祖本。

（五）《铜人腧穴针灸图经》

《铜人腧穴针灸图经》可视为官修腧穴学，属针灸名著之一。

（六）《针灸资生经》

《针灸资生经》系综述性针灸临床著述，内容丰富，资料广博，且有腧穴考证和修正。

（七）《十四经发挥》

《十四经发挥》是经络学重要著作。

（八）《针灸大成》

《针灸大成》是明以前针灸著述之集大成者，也是我国针灸学术史上规模较大较全的重要著作。

二、保留已佚原创书的著作

唐《千金要方》《千金翼方》，保留了大量唐代以前已佚针灸书，如已佚之《甄权针经》，又如《小品方》所引《曹氏灸方》，原书、引书均亡（《小品方》仅剩抄本残卷），但书中内容被《千金要方》载录。尤其是《甄权针经》，作者为初唐针灸的大师级人物，临证实验非常丰富，该书即出自甄氏经验，强调刺法且描述明晰，穴位、刺法与主治精准对应，临床价值和学术价值都非常高。可惜早已亡佚，幸得孙思邈《千金翼方》记述了该书主要内容，这对宋以后针灸学术发展意义非常重大。

《外台秘要》保留了已佚崔知悌《骨蒸病灸方》。

《太平圣惠方》卷九十九保留了早已失传的《甄权针经》和已佚的隋唐间重要腧穴书内容，是宋王惟一《铜人腧穴针灸图经》乃至后世所有《针经》之祖本；卷一百则收录唐代失传之《明堂》，其中包括《岐伯明堂经》《扁鹊明堂经》《华佗明堂》《孙思邈明堂经》《秦承祖明堂》和已失传之北宋医官吴复珪《小儿明堂》，后世所有冠以《黄帝明堂灸经》的各种版本，均是从本书录出后冠名印行，故乃存世《明堂》之祖本。可知该两卷实际上是现存针灸典籍之源头。

《圣济总录》引述了已佚之《崔丞相灸劳法》《普济针灸经》。

《医学纲目》转录了大量金元亡佚的针灸书内容。如，完整保存了元代忽泰《金兰循经取穴图解》一书所附的全部四幅“明堂图”。

以上著作多是综合性医著，亦有针灸专门著作中存有失传古籍的，如《针灸集书》中的《小易赋》，可知前代在蒐集资料、保留遗作方面，建有卓越之功。

三、实用性著作

如前所述，针灸学在其发展过程中遭受颇多摧残，学术发展之路并不顺利，多处于民间实用层面，如《针经摘英》内容简要，言简意赅，是一本简易读本；《扁鹊神应针灸玉龙经》为针灸歌诀；《神应经》临床实用价值较大，颇似临床针灸手册。自明代以后直至晚清，针灸学文献多为循经取穴、临床应用、歌赋韵文等内容，基本上与《针灸大成》大同小异。如《针灸逢源》《针方六集》。另外，辑录、类编、抄录前代文献的著作较多，如《针灸聚英》《针灸素难要旨》等。

再如《徐氏针灸大全》《杨敬斋针灸全书》《勉学堂针灸集成》等，虽然内容都是互相转抄，但是却起到了传播和普及针灸学术的作用。

四、值得研究的针灸文献

上述重要针灸文献都是需要后世深入研究的宝库，如前述《灵枢》的形成发展源流和真相。除此之外，还有一些貌似不重要，其实深藏内涵的文献。

《黄帝虾蟆经》，分9章，借“月中有兔与虾蟆”之古训，记述逐日、逐月、逐年、四时等不同阶段虾蟆和兔在月球上所处位置，与之相应，人体不同穴位、不同经络的血气分布亦不同，由此指出针灸禁刺、禁忌图解、补泻方式等与针灸推拿相关的基础知识。其中有较多费解之处，文字难读，术语生涩。虽列入针灸门类，但是与针灸临床的关系，尚需深入考证和研究。

《子午流注针经》，现代人认为子午流注属古代的时间医学、时间针灸学，但该书内容如何应用到临床，以及其客观评价，亦须深入研究。

《存真环中图》《尊生图要》《人体经穴脏腑图》等彩绘针灸图，可以从古代画师的角度，研究历史氛围下的古代身体观及相关文化。

关于灸学文献

本文标题有“万壑春云一冰台”之句，“冰台”，即艾草。《博物志》：“削冰令圆，举而向日，以艾承其影则得火，故艾名冰台。”在相当长的一个历史阶段内，灸学在针灸领域内占据着统治地位。

现存最早的针灸文献《十一脉灸经》，便是以“灸”命名。有学者据此认为灸法早于针法。但这仅仅是灸法、针法两种医疗技术形成过程中的先后次序问题。待到针法成熟，与灸法并行，广泛运用于临床之后，针灸学术史上有过“崇灸、抑针”的历史现象，而此风至晋唐始盛：晋代《小品》，唐代《外台》，均大肆宣传“针能杀人”，贬针经，崇明堂，甚至以“明堂”作为艾灸疗法的专用定语。这一现象存续多年，历史上也留存有相当数量的灸学专著，或仅以“灸”

字命名的著作。最典型的就是《黄帝明堂灸经》，沿袭者如《西方子明堂灸经》，也有临床灸学如《备急灸法》，甚至单穴灸书，如《灸膏肓腧穴法》。此风东传，唐以后日本有专门的灸家和流派，灸学著作众多，如《名家灸选》《灸草考》《灸焫要览》等灸学专著。明清时期，也曾出现过艾灸流行的小高潮，出现了《采艾编》《采艾编翼》《神灸经纶》等著作。

其实，有识之士一直提倡多法并举，根据病人需要而采用不同疗法。约在公元前581年(鲁成公十年)，《左传》记载医缓治晋侯疾，称“疾不可为也，在膏之上，肓之下，攻之不可，达之不及”，据杜预注，此处的“攻”即灸，“达”即针。《灵枢·官能》：“针所不为，灸之所宜”。可见，一个全面的医生，应该针灸并重，各取所长。如果合理使用，效果很好，如《孟子·离娄·桀纣章》：“今之欲王者，尤七年之病，求三年之艾。”

不过，文献记载中的艾灸，尽管有种种神奇疗效的宣传，但却和现代艾灸是完全不同的治疗方法。尽管现代针灸学著作上介绍艾灸有“直接灸”“间接灸”两大类，但如今直接灸几乎绝迹，临床全都是温和舒适的间接灸。

古代多用直接灸、化脓灸，用大艾炷直接烧灼皮肤，结果是皮焦肉烂，感染化脓，然后等待灸疮结痂。灸学著作中还要告诫医患双方：“灸不三分，是谓徒冤。”——烧得不到位，等于白白受罪。因此，此法无异于酷刑加身。为了减轻患者痛苦，古人只得麻醉患者，让他们服用曼陀罗花和火麻花制成的“睡圣散”，麻翻后再灸。

“睡圣散”之类的麻醉药只能减轻当时疼痛，灸后化脓成疮，依旧难熬，因此，到了清代，终于有人加以变革，产生了“太乙神针”之法，此法类似于后世“间接灸”。这种创新，在崇古尊经的时代，容易遭受攻击，被指离经叛道，于是编造出种种神话故事，或称紫霞洞天之异人秘授，或称得之汉阴丛山之壁神授古方……都是时人假托古圣之名，标榜源远流长，以示正宗之惯用套路。尽管此法经过不断渲染，裹上神秘的面纱，但其本质却很简单：药艾条、间接灸而已。此类书籍有《太乙神针心法》《太乙神针》《太乙离火感应神针》等。

古代的直接灸（化脓灸）过于痛苦，现今已不再用，而是采用艾条、温针，更有为方便而设计出温灸器。即便用直接灸的方法，也不会让艾炷烧到皮肉，而是患者感觉热烫，即撤除正在燃烧的艾炷，另换一炷，生怕烫伤，有医院将烫伤起泡都要算作医疗事故。其实，古代的烧灼皮肉虽然痛苦，但真的能够治疗顽疾，诸如寒痹（风湿性关节炎、类风湿关节炎)、顽固性哮喘等，忍受一两次痛苦，可换取顽疾消除。如何取舍？我以为更应以患者意愿为主。

总之，古今艾灸文献中同样蕴含着无数值得探索的秘密，即便是温和的间接灸，也有无穷无尽的待解之谜。笔者常用艾灸治疗子宫内膜异位症所致顽固痛经，仅用足三里、三阴交两个穴位，较之西医的激素、止痛药更为有效，而现今流行的“冬病夏治”三伏药灸，防治“老寒腿”“老寒喘”“老寒泻”，更是另有玄机。

本书编纂概述

2016年，石学敏院士领衔，湖南科学技术出版社组织申报，《中国针灸大成》入选“十三五”国家重点图书出版规划项目，2022年又获国家出版基金资助，自立项始，距今已有7年。笔者在石院士领导下，在三所院校数十位师生的大力协助下，为此书工作了整整6年。至此雏形初现之时，概述梗概，以志备考。

一、本书的体例和版式

石院士、出版社决定采用影印加校录的体例，颇有远见卓识。但凡古籍整理者，最忌讳的就是这种整理方式，因为读者不仅能看到现代简体汉字标点校录的现代文本和相关校注，更能看到古代珍贵版本的书影，只要整理者功力不足，出现任何错漏，读者立马可以通过对照原书书影而发现。上半部分的书影如同照妖镜，要求录写、断句、标点、校勘不能出一点错误。因此，这种出版形式，对校订者要求极高。出版物面世后，一定会招致方家吹毛求疵，因此具有一定的风险。然而，总主编和出版社明知如此，仍然采用影校对照形式，一是要以此体现本书整理者和出版社编校水平，二是从长远计，错误难免，但是可以通过未来的修订增减，终将成为各种针灸古籍的最佳版本。

本书收录历代针灸古籍共114种，上至秦汉，下至清末，基本涵盖中医史上各个朝代的代表性针灸文献，为全面反映古代针灸学的国际传播，还选收了部分日本、朝鲜、越南等国家的针灸古籍。全书兼收并蓄，溯源求本，是历史上最全面的针灸文献大成。

每种古籍由三部分组成：原书书影、简体汉字录写及标点、校勘与注释。在古籍整理领域，这些内容本应分属影印、点校等不同形式的出版方式，本书将其合为一体，于一页之中得窥原貌和整理状况，信息量是普通古籍整理的数倍。

中医古籍中的文字极不规范，通假、古今、繁简、避讳、俗字等异位字比比皆是，较之正统古籍，中医的世俗化、平民化特点则使得刻书、抄书者求简、求便、求速，更是导致文字混杂，诸如：

“文、纹”“掖、腋”“齐、脐”“王、旺”“鬲、膈”“支、肢”“已、以”“指、趾”“旁、傍”“写、泻”“大、太”“宛、脘”“宛、腕”“窌、髎”“腧、俞、输”“虐、疟”“契、瘈”“累历、瘰疬”……

本书所收古籍中，上述文字互用、代用、混用现象十分严重，如果原字照录，则录写出来的文字必定混乱不堪，影响现代读者阅读；若按照一般古籍校注规范，分别予以注释，则因版面所限，注不胜注。因此，本书录写部分遵循通行原则，在不产生歧义的原则上，予以规范化处理，或在首见处标注，以方便现代学者阅读。

二、本书的版本访求和呈现

为体现本书作者发皇针灸古籍的初心，对版本选择精益求精，千方百计获取珍本善本图书。这在当前一些藏书单位自矜珍秘、秘不示人，或者高价待沽、谋求私利的现状下，珍贵版本的访求难上加难。本书收录的114种古籍书影，虽不能尽善尽美，但已经殚精竭虑，尽呈所能，半数以上都是行业内难以见到的古籍。将如此众多珍贵底本展示给读者，凸显了本书的特色。

学术研究到了一定水平，学者最大的心愿便是阅读原书，求索珍本。石院士、出版社倾尽心力，决心以版本取胜，凸显特色。特别是为了方便学者研究，对一些版本的选择独具匠心，如《针灸甲乙经》，校订者在拥有近10种版本的基础上，大胆选用明代蓝格抄本，就是为学界提供珍稀而不普及的资料。

此外，本书首次刊行面世的，有不少是最新发现的孤本或海外珍藏本，有些版本连《中国中医古籍总目》等目录学著作中都未曾收录。现举例如下。

《铜人腧穴针灸图经》三卷：明正统八年（1443）刻本，该版本为明代早期刻本，仅存孤本，藏于法国国家图书馆。而国内现存最早版本为明代天启年间（1621年后）三多斋刻本。

《神农皇帝真传针灸经》与《神农皇帝真传针灸图》合编：著者不详，成书于明代。此二书国内无传本，无著录，仅日本国立公文书馆内阁文库及京都大学图书馆各有一抄本，亦为本书访得。

《十四经穴歌》：未见著录，《中国中医古籍总目》等中医目录学著作亦无著录。本书收载底本为清代精抄本。

《针灸集书》：成书于明正德十年（1515）。书中“小易赋”则是已经失传的珍贵资料。卷下“经络起止腧穴交会图解”，以十四经为单位，介绍循行部位和所属腧穴。此与《针灸资生经》等前代针灸书以身体部位排列腧穴的方式有明显不同。本书国内仅存残本（明刻朝鲜刊本卷下）一册，足本仅有日本国立公文书馆藏江户时期抄本一部，故本书所收实际上就是孤本，弥足珍贵，亦为首发。

《十四经合参》：国内失传，《中医联合目录》《中国中医古籍总目》等目录学著作均未著录，现仅存抄本为当今孤本，藏于日本宫内厅书陵部。此次依照该本影印刊出。

《经络考略》：清抄孤本，《中医联合目录》《中国中医古籍总目》等目录学著作均无著录。原书有多处缺文、缺页、装订错误导致的错简，现均已据相关资料补出或乙正。

《节穴身镜》二卷：张星余撰。张氏生平里籍无考，书成何时亦无考。但该书第一篇序言作者为“娄东李继贞”，李氏乃明万历年间兵部侍郎兼右都御史，其余两篇序言亦多次提及“大中丞李公”，则此书必成于万历崇祯年间无疑。惜世无传承，现仅有孤抄本存世，抄年不详。本书首次整理出版。

《经穴指掌图》：湖南中医药大学图书馆藏有明崇祯十二年（1639）抄本残卷18页。现访得日本国立公文书馆内阁文库藏有明崇祯年华亭施衙啬斋藏板，属全帙。本书即以该版录出并点校刊印。

《凌门传授铜人指穴》：未见文献著录，仅存抄本。本书首次点校。

《治病针法》：是《医学统宗》之一种。《医学统宗》目前国内仅存残本一部。现访得日本京都大学图书馆藏明隆庆三年（1569）刊本，属全帙，今以此本出版。

《针灸法总要》：抄本，越南阮朝明命八年（1827）作品。藏越南国家图书馆。国内无著录，本书首次刊出。

《选针三要集》一卷：日本杉山和一著，约成书于日本明治二十年（1887）。国内仅有1937年东方针灸书局铅印本及《皇汉医学丛书》等排印本。今据富士川家藏本抄本影印。

《针灸捷径》两卷：约成书于明代正统至成化年间（1439—1487）。本书未见于我国古籍著录，亦未见藏本记载。书中有现存最早以病证为纲的针灸图谱，颇具临床价值，亦合乎书名"捷径"之称。此次刊印，以日本宫内厅藏明正德嘉靖间建阳刊本为底本，该藏本为海外孤本，有较高的针灸文献学价值。

《太平圣惠方·针灸》：本书采用宋代刻（配抄）本为底本，该版本极其珍贵，此次是该版本首次以印刷品形式面世。

以上所列书目，或首次面世，或版本宝贵，仅此一项，已无愧于学界，造福读者。

三、针灸文献的学术传承和素质养成

目前中医药领域西化严重，一切上升渠道都要凭借实验研究、临床研究，而文献整理挖掘研究的现状，只能用"惨不忍睹"来形容。俗语有"心不在马"之譬，原本形容不学无术之人，本书编纂之初，文献专业的研究生居然实证了这个俗语：交来的稿子中，所有的"焉"字全都录作"马"字！而且不是个别人！此情此景，看似搞笑，实则心酸。

通过6年多的工作，老师们不断审核，学生们不断修改，目前的书稿，至少在繁体字识读上，参与者的水平与6年前判若两人。实践出真知，实战锻炼人，本书编委会所有成员有共同体会：在当前的学术大环境下，此书并不能带来业绩，然而增长学问，养成素质，却是实验研究和SCI论文中得不到的。

文献、文化研究的学术氛围，目前依然不是很景气。本书编纂一半之时，本人年届退休，因有重大项目在身，必须完成后方可离任，书记因此热情挽留，约谈返聘，然最终还是不了了之，其中因果未明。本书编纂也因此陷入困境。所幸上海中医药大学青睐，礼聘于我，在人力、物力上大力支持，陈丽云、尚力教授亲力亲为，彰显了一流大学重视人才的气度和心胸，也使得本书得以顺利完成。谨此向上海中医药大学致敬、致谢！

成稿之余，颇有感慨，现代人多称"医者仁心"，其实，仅仅靠"仁心"是当不好医生的。明代裴一中在《言医·序》中言："学不贯古今，识不通天人，才不近仙，心不近佛者，宁耕田织布取衣食耳，断不可作医以误世。"本书所收所有古籍，都可以让我们学贯古今，识通天人，有神仙之能，有慈悲之心，成为一名真正的医者。

上海中医药大学科技人文研究院教授　王旭东
《中国针灸大成》执行主编

目录

针灸集要

〔日〕曲直濑道三 撰　于莉英 校定

日本永禄十年抄本

《针灸集要》又名《虽知苦斋针灸集要》，为日本历史上第一部针灸学专著，不分卷，曲直濑道三编写。成书于日本正亲町天皇永禄六年（1563），是曲直濑道三为教授学生而编撰的学习用书，书中内容分为两部分，第一部分本论，是针灸的基本知识和理论，共91条，引用了多部医书内容，如《丹溪心法》《针灸节要》《资生经》《针灸大全》《十四经发挥》《针灸聚英》以及《金针赋》《席弘赋》《千金十一穴歌》《十二经起止穴歌》等歌赋；第二部分为诸证治应穴，共载55个病证的针灸临床治疗取穴，亦引用了多部医书内容，如《玉机微义》《医林类证集要》《杂病治例》《寿域神方》。全书引用书目均以简称标注于标题之下。以下所刊书影为日本京都大学收藏之永禄十年（1567）抄本。

翠竹庵针灸集要

盍静翁 道三 编

〇**治未病说** 心

与其救疗于有疾之后，不若摄养于无疾之先。盖疾成而后药者，徒劳而已。云云。

思患而预防之者，何患之有哉！此圣人不治已病治未病之意也。尝谓备土以防水也，苟不以闭塞其消消之流，则滔天之势不能遏。备水之防火也，若不以扑灭其荧荧之光，则燎原之焰不能止，其水火既盛尚不能止遏，况病之已成岂能治欤！

〇**用针方宜** 节

经曰：东方之域，天地之所始生也，其民食鱼而嗜咸。鱼者使人热中，盐者胜血，故其民黑色理疏，痈瘤，

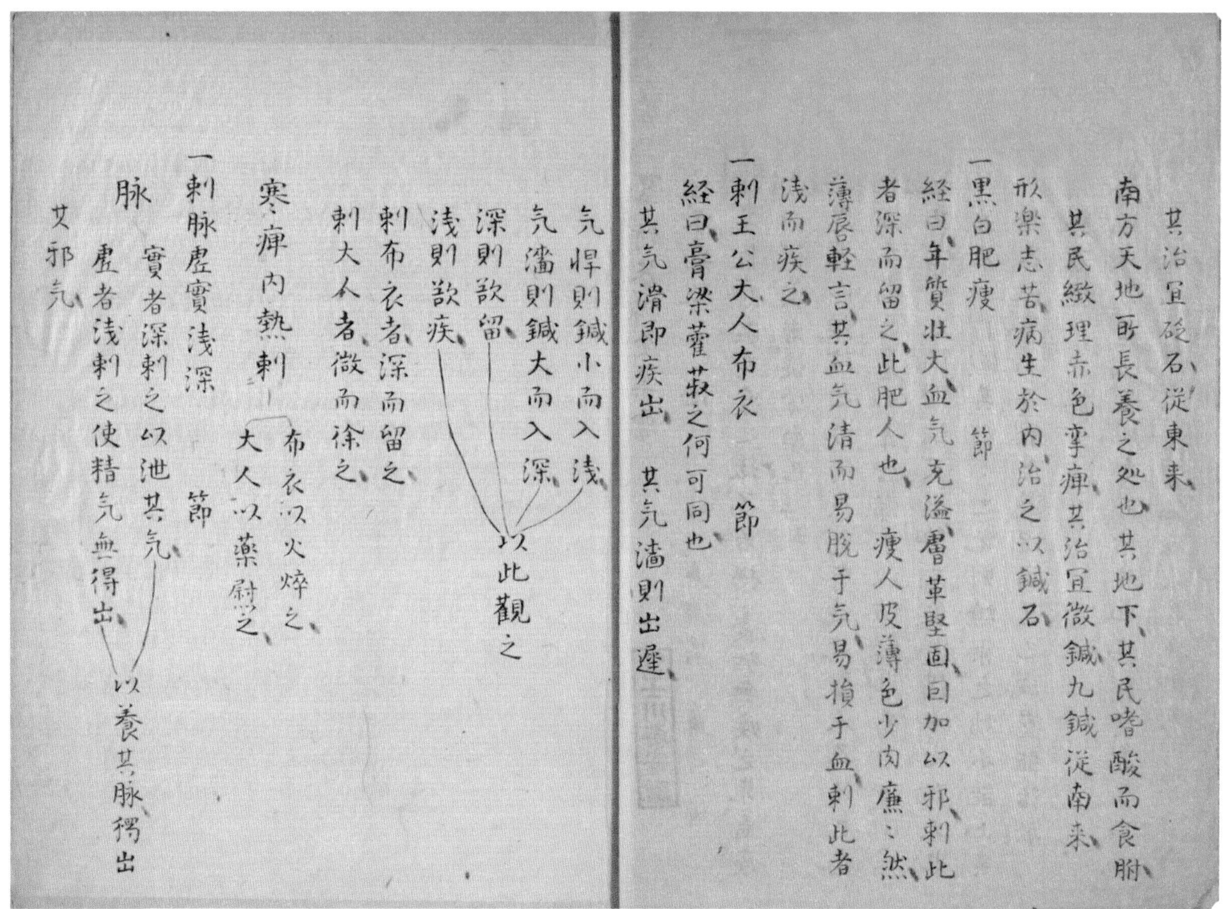

其治宜砭石，从东来。

南方，天地所长养之处也，其地下，其民嗜酸而食腐。其民致理赤色，挛痹，其治宜微针、九针，从南来。

形乐志苦，病生于内，治之以针石。

〇**黑白肥瘦** 节

经曰：年质壮大，血气充溢，肤革坚固，因加以邪，刺此者深而留之，此肥人也。瘦人皮薄色少肉廉廉然，薄唇轻言，其血气清而易脱于气，易损于血，刺此者，浅而疾之。

〇**刺王公大人布衣** 节

经曰：膏粱藿菽之何可同也。其气滑即疾出，其气涩则出迟。气悍则针小而入浅，气涩则针大而入深，深则欲留，浅则欲疾。以此观之，刺布衣者深而留之，刺大人者微而徐之。寒痹内热刺：布衣以火焠之，大人以药熨之。

〇**刺脉虚实浅深** 节

脉：实者深刺之以泄其气，虚者浅刺之使精气无得出。以养其脉独出其邪气。

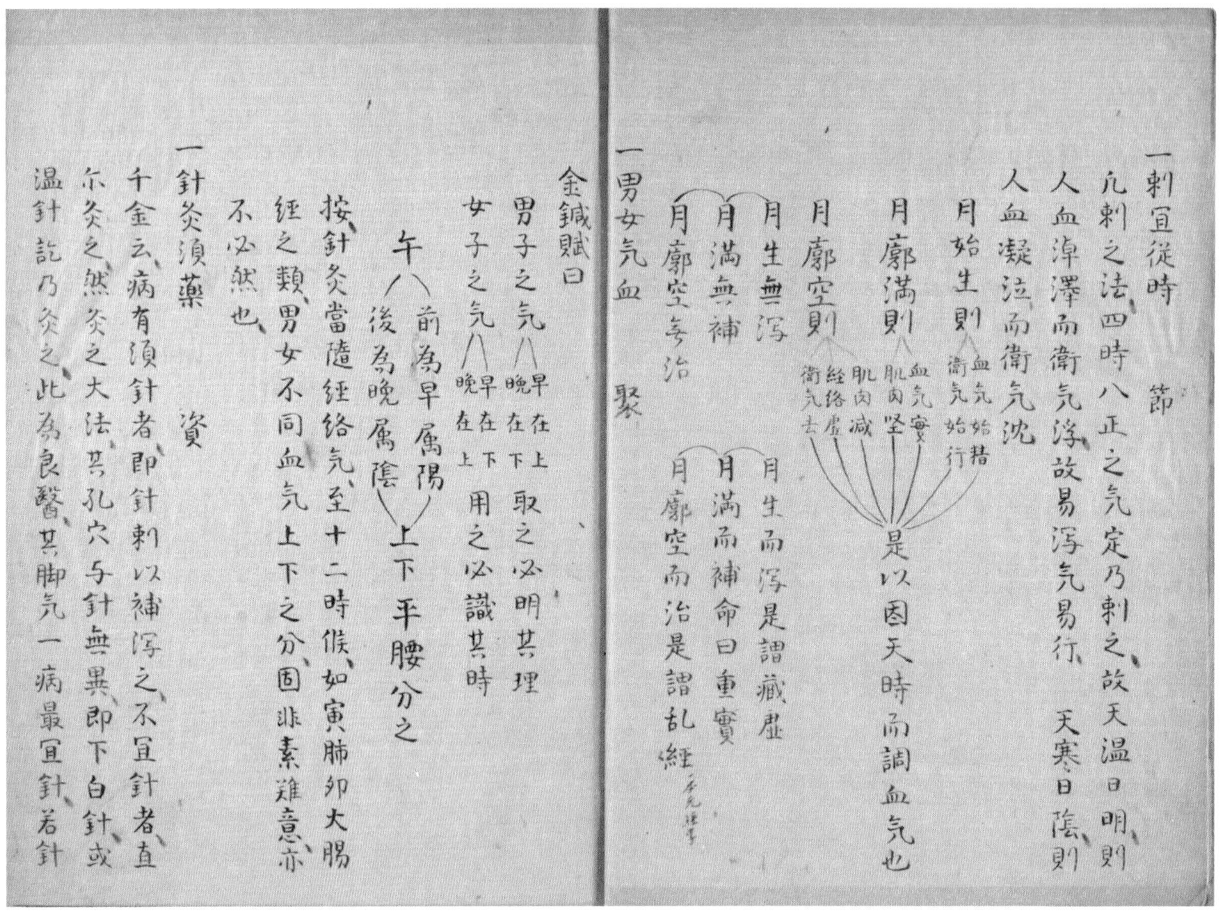
一刺宜從時　節
凡刺之法四時八正之氣定乃刺之故天溫日明則人血淖澤而衛氣浮故易瀉氣易行　天寒日陰則人血凝泣而衛氣沈
月始生則　血氣始精　衛氣始行
月廓滿則　血氣實　肌肉堅
月廓空則　肌肉減　經絡虛　衛氣去
是以因天時而調血氣也
月生無瀉　月生而瀉是謂藏虛
月滿無補　月滿而補命曰重實
月廓空無治　月廓空而治是謂亂經
一男女氣血　聚
金鍼賦曰
男子之氣　早在上　晚在下　取之必明其理
女子之氣　早在下　晚在上　用之必識其時
午　前為早屬陽　後為晚屬陰　上下平腰分之
按針灸當隨經絡氣至十二時候如寅肺卯大腸經之類男女不同血氣上下之分固非素難意亦不必然也
一針灸須藥　資
千金云病有須針者即針刺以補瀉之不宜針者直尒灸之然灸之大法其孔穴与針無異即下白針或溫針訖乃灸之此為良醫其脚氣一病最宜針若針

〇**刺宜从时**　节

凡刺之法，四时八正之气定乃刺之。故天温日明，则人血淖泽而卫气浮，故易泻，气易行。天寒日阴则人血凝泣而卫气沉。

月始生，则血气始精，卫气始行；月廓满，则血气实，肌肉坚；月廓空，则肌肉减，经络虚，卫气去。是以因天时而调血气也。

月生无泻，月生而泻是谓脏虚；月满无补，月满而补命曰重实；月廓空无治，月廓空而治是谓乱经。

〇**男女气血**　聚

《金针赋》曰：男子之气，早在上，晚在下，取之必明其理。女子之气，早在下，晚在上，用之必识其时。午前为早属阳，午后为晚属阴，上下平腰分之。

按：针灸当随经络气至十二时候，如寅肺、卯大肠经之类，男女不同血气上下之分，固非《素》《难》意，亦不必然也。

〇**针灸须药**　资

《千金》云：病有须针者，即针刺以补泻之，不宜针者，直尔灸之。然灸之大法，其孔穴与针无异，即下白针，或温针讫乃灸之，此为良医。其脚气一病最宜针，若针

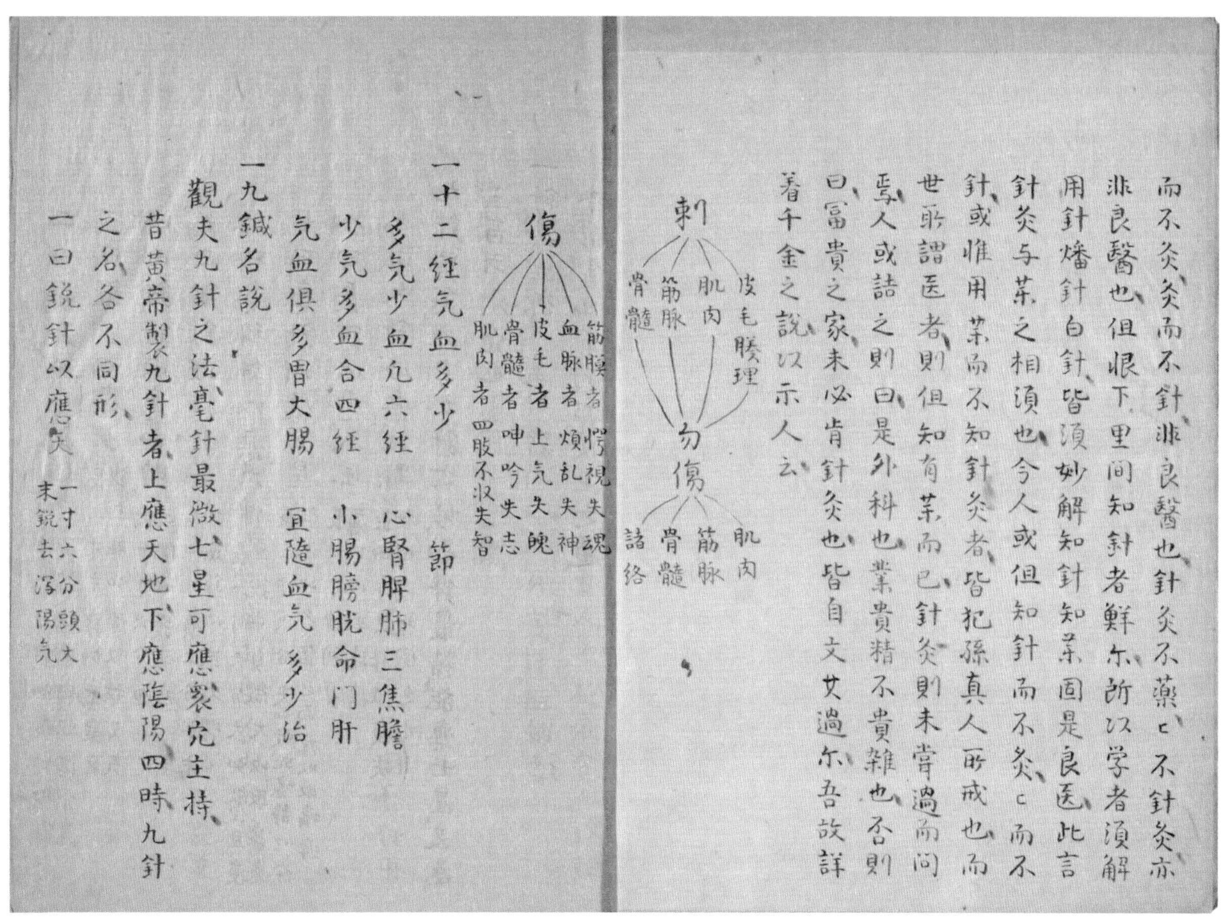

而不灸，灸而不针，非良医也。针灸不药，药不针灸，亦非良医也。但恨下里间知针者鲜尔，所以学者深须解用针，燔针、白针皆须妙解，知针知药，固是良医。此言针灸与药之相须也。今人或但知针而不灸，灸而不针，或惟用药而不知针灸者，皆犯孙真人所戒也。而世所谓医者，则但知有药而已，针灸则未尝过而问焉。人或诘之，则曰是外科也，业贵精不贵杂也，否则曰富贵之家未必肯针灸也，皆自文其过尔，吾故详着《千金》之说，以示人云。

刺皮毛腠理勿伤肌肉，刺肌肉勿伤筋脉，刺筋脉勿伤骨髓，刺骨髓勿伤诸络。伤筋膜者，愕视失魂。伤血脉者，烦乱失神。伤皮毛者，上气失魄。伤骨髓者，呻吟失志。伤肌肉者，四肢不收失智。

○**十二经气血多少** 节

多气少血凡六经，心肾脾肺三焦胆。

少气多血合四经，小肠膀胱命门肝。

气血俱多胃大肠，宜随血气多少治。

○**九针名** 说

观夫九针之法，毫针最微，七星可应，众穴主持。

昔黄帝制九针者，上应天地，下应阴阳四时。九针之名，各不同形：

一曰锐针，以应矢，一寸六分，头大末锐，去泻阳气。

二曰圆针，以应地，长一寸六分，针如卵形，揩磨分肉间，不得伤肌肉，以泻分气。

三曰鍉针，以应人，长三寸，半锋如黍粟之锐，主脉勿[1]陷以致其气。

四曰锋针，以应四时，长一寸六分，两三隅以发痼疾。

五曰铍针，以应五音，长四寸，广二分半，末如剑锋，以取大脓。

六曰圆利针，以应六律，长一寸六分，大如氂，且圆且锐，中身微大，以取暴气。

七曰毫针，以应七星，长三寸六分，尖如蚊虻喙，静以徐往，微以久留之而痒，以取痛痹。

八曰长针，以应八风，长七寸，锋利身薄，可以取远痹。

九曰大[2]针，以应九野，长四寸，其锋微圆尖如挺，以泻机关之水。

九针毕[3]矣，此言九针之妙。毫针最精，能应七星，又为三百六十穴也。

○针具五行　节

本形金也，有蠲邪扶正之道。

本形言针也。针本出于金，古人以砭石，今人以铁代之。邪气盛针能除之，正气衰针能辅之。

短长水也，有决凝开滞之机。

气血凝滞而不通，犹水之凝滞而不通也。水之不通，决之使流于湖海，气血不通，针之使周于经脉。故言针应水也。

定刺象木，或斜或正。

木有斜正，而用针亦有或斜或正之不同。刺阳经者，必斜针卧其针，无中其卫。刺阴分者，必正立其针，勿伤其荣。故言针应木也。

口藏比火，进阳补羸。

以针含于口也，气之温如火之温也。凡欲下针之

①勿：原作"如"，据《灵枢·九针论》改。

②大：原作"火"，据《灵枢·九针论》改。

③毕：原作"异"，据《针灸大全》卷二改。

时，必效仿真人口温针暖，使荣卫相接，进己之阳气，补彼之瘦弱。故言针应火也。

循机扪而可塞，以象土。

循者，用手上下循之，使气血往来也。机扪者，针毕以手扪闭其穴，如用土填塞之义。故言针应土也。

实应五行而可知。

针能应五行之理可知矣。

〇温[1]清补泻

可平五脏之寒热，能调六腑之虚实。

平，治也。调，理也。针能调治脏腑之疾，有寒则温[2]之，有热则清之，虚则补之，实则泻之。

拘挛闭塞，遣八邪而去矣。

拘挛者，筋脉之拘束也。闭塞者，气血之不通也。

〇三才三部　节并徐

天、地、人三才也，涌泉、璇玑、百会。

百会在头应天，璇玑[3]在胸应人，涌泉在足应地。

〇上、中、下三部也，大包、天枢、地机。

大包二穴在乳后，为上部；天枢二穴在脐旁，为中部；地机二穴在足骱[4]，为下部。

〇两跷别治　徐

阳跷阳维并督脉，主肩背腰腿在表之病。阴跷阴维任冲带，去心腹胁肋在里之疑[5]。

〇五门主客

徐氏曰：五门分主客，而针无不效。

---

①温：原作“泄”，据《针灸大成·卷二·标幽赋（杨氏注解）》改。

②温：原作“泄”，据《针灸大成·卷二·标幽赋（杨氏注解）》改。

③璇玑：原作“玑璇”，据《针灸大成·卷二·标幽赋（杨氏注解）》改。

④骱：《针灸大成·卷二·标幽赋（杨氏注解）》作“腨”。

⑤疑：原作“凝”，据《针灸大成·卷二·标幽赋（杨氏注解）》改。

五门者，天干配合分于五也：

甲与已[1]合，乙与庚合，丙与辛合，丁与壬合，戊与癸合。

主客者：

公孙主内关客也，临泣主外关客也，后溪主申脉客也，列缺[2]主照海客也。

必[3]以五门推时取穴，先主后客，而无不效也。

〇**目心宜慎** 徐

目无外视，手如握虎，心无内慕，如待贵人。

此戒用针之士，贵乎专心诚意而自重也。令目无他视，如握虎，恐有伤也。心无他想，如待贵人，恐有责也。

〇**生旺克衰** 徐

论其五行五脏，察日时之旺衰。

言病于本日时之下得五行生者旺，受五行克者衰。知心之病得甲乙之日时者生旺，遇壬癸之日时者克衰。余皆仿此。

〇**危察色脉** 徐

慎之！大凡危急色脉不顺而莫针。

有危笃之疾，必观其形色，更察其脉。若相反莫用针，恐劳而无功，反获罪也。

〇**寒热饥饱弦望晦朔** 徐

寒热风阴，饥饱醉劳而切忌。

大寒、大热、大风、大阴雨、大饥、大饱、大醉、大劳，大忌

①己：原作“巳”，据《针灸大成·卷二·标幽赋（杨氏注解）》改。

②列缺：原作“列决”，据文义改。

③必：原作“心”，据《针灸大成·卷二·标幽赋（杨氏注解）》改。

针也。

望不补，晦不泻，弦不夺，朔不济。

一望、一朔、一晦、二弦，不可用针施法也。暴急之疾，岂可拘于此哉！

〇心理灸针　徐

精其心而穷其法，无灸艾而坏其皮。

言灸勉医者，专心究穴法，无误灸功。

正其理而求其原，勉投针而失其位。

言针勉学[1]者，明针道之理，察病原，不失其所也。禁灸穴四十五，更和四肢之井。禁针穴二十二，外除六腑之俞。

〇辰巳未申　徐

午前卯后，太阴生而疾温；离左酉南，月死朔而速冷。

以月生死为期，午前卯后者，辰巳二时也。当此时，太阴月之生也，是故月廓空无泻，宜疾温之。离左酉南者，未申二时也。当此时，太阴月之死也，是故月廓盈无补，宜速冷之。将一月而比一日也，望前谓生，望后谓死，午前生，午后死也。

〇济母夺子

下手处认水木是根基　徐

水者母也，木者子也，是水能生木也。是故济母补其不足，夺子平其有余。此言用针必先认子母相生之义。余准之。

动退空歇，迎夺右前也而泻凉。

---

①学：原作“劳”，据《针灸大成·卷二·标幽赋（杨氏注解）》改。

动退以针摇动而退，如气不行，将针伸提而已。空歇撤手而停针，迎以针逆而迎，夺即泻其子也，如心之病，必泻脾胃之子。欲泻必施此法也。

推内进搓，随济左后也而补暖。

推内进者，用针推内而入也。搓者，犹如搓线之状，慢慢转针，勿令太紧。随，以针顺而随之。济，则济其母也，如心之病，必补肝之母。欲补必用此法也。

○巨缪异刺　徐

巨刺者，刺经脉也。痛在左而右脉病者，则巨刺之，左痛刺右，右痛刺左，中其经也。

缪刺者，刺络脉也。身形有痛，九候无病，则缪刺之，右痛刺左，左痛刺右，中其络也。

○时取一十二经之原始知要妙　徐

十二经原，注见于后。此言一时之中，当审此日是何经所主，当此之时该取本日此经之原穴而刺之，则流注之法玄妙始可知矣。

○左重右轻　徐

左手重而多按，欲令气散。右手轻而徐入，不痛之因。

言欲下针之时，必先以左手大指爪甲于穴上切之，则令其气散，以右手持针，轻轻徐入，此乃不痛之因也。

○空心立侧　徐

空心恐怯，直立侧而多晕[1]。

空心者，未食之前。此言无刺饥人，其气血未定，则

①晕：原作“眩”，据《针灸大成·卷二·标幽赋（杨氏注解）》改。

令人恐惧，有怕怯之心，或直立，或侧卧，必有眩晕之咎。

○迎随速迟 徐

要识迎随，须明逆顺。

要知荣卫之流注，经脉之往来也。明其阴阳之经逆顺而取之。迎者，以针头朝其源而逆之。随者，以针头从其流而顺之。是故逆之为泻为迎，顺之为补为随。

气至速而效速，气迟至而不治。

下针得气来速则病易痊，效亦速。气来迟则病难愈，有不治之忧。

○十二经纳天干歌 徐

甲胆乙肝丙小肠，丁心戊胃己脾乡，庚属大肠辛属肺，壬属膀胱癸肾脏，三焦亦向壬中寄，包络同归入癸方。

○十二经纳地支歌 徐

肺寅大卯胃辰宫，脾巳[1]心午小未中，申膀酉肾心包戌，亥三子胆丑[2]肝通。

○八穴相配合歌 徐

公孙偏与内关合，列缺能消照海疴，临泣外关分主客，后溪申脉正相和，左针右病知高下，以意通经广按摩，补泻迎随分逆顺，五门八法是真科。

○八脉配八卦歌 徐

①巳：原作“已”，据《针灸大成》卷五改。
②丑：原作“且”，据《针灸大成》卷五改。

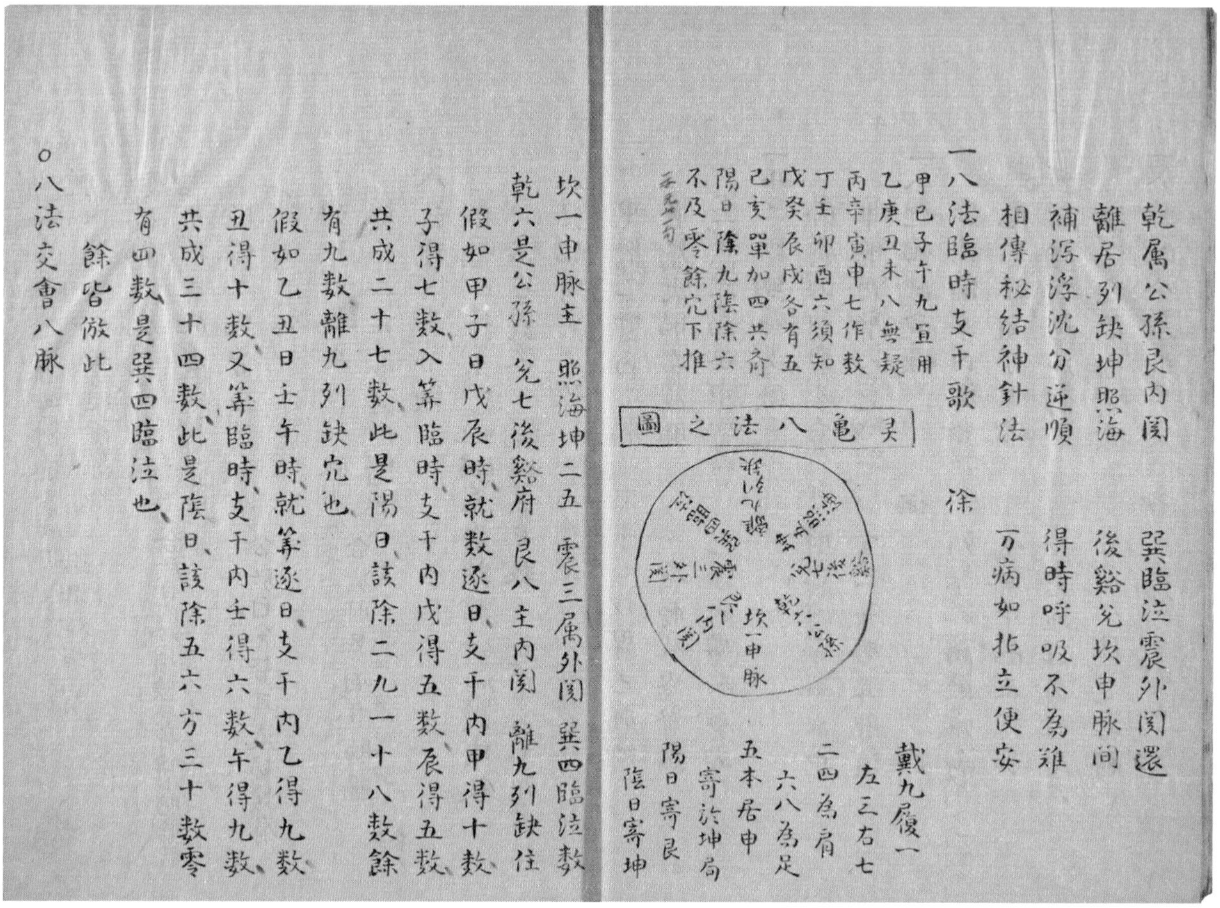

乾属公孙艮内关，巽临泣震外关远，离居列缺坤照海，后溪兑坎申脉间。补泻浮沉分逆顺，得时呼吸不为难，祖传秘诀[1]神针法，万病如拈立便安。

○**八法临时支干歌** 徐

甲巳子午九宜用，乙庚丑未八无疑，丙辛寅申七作数，丁壬卯酉六须知，戊癸辰戌各有五，己亥单加四共齐，阳日除九阴除六，不及零余穴下推。

○**灵龟八法之图**（图见上）

戴九履一，左三右七，二四为肩，六八为足，五本居申，寄于坤局，阳日寄艮，阴日寄坤。

坎一申脉主，照海坤二五，震三属外关，巽四临泣数，乾六是公孙，兑七后溪府，艮八主内关，离九列缺住。

假如甲子日戊辰时，就数逐日，支干内。甲得十数，子得七数。又[2]算临时支干内，戊得五数，辰得五数，共成二十七数。此是阳日，该除二九一十八数，余有九数，离九列缺穴也。

假如乙丑日壬午时，就算逐日支干内。乙得九数，丑得十数。又算临时支干内，壬得六数，午得九数，共成三十四数，此是阴日，该除五六方三十数零有四数，是巽四临泣也。余皆仿此。

○**八法交会八脉**

①祖传秘诀：原作"相传秘结"，据《针灸大全》卷四改。
②又：原作"入"，据《针灸大全》卷四改。

公孙二穴父通，冲脉。

内关二穴母通，阴维脉。合于心胸胃。

后溪二穴夫通，督脉。

申脉二穴妻通，阳跷脉。合于目内眦、头项、耳、肩膊、小肠、膀胱。

临泣二穴男通，带脉。

外关二穴女通，阳维脉。合于目锐眦、耳后、颊、颈肩。

列缺二穴主通，任脉。

照海二穴客通，阴跷脉。合于肺系、咽喉、胸膈。

〇八法逐日支干歌

甲己辰戌丑未十，乙庚申酉九为期。丁壬寅卯八成数，戊癸巳午七相[1]依。丙辛亥子亦七数，逐日支干即得知。

〇八法临时干支歌

甲己[2]子午九宜用，乙庚丑未八无疑。丙辛寅申七作数，丁壬卯酉六须知。戊癸辰戌各有五，巳亥单加四共齐。阳[3]日除九阴除六，不及零余穴下推。

〇八穴主治病证

凡治后三十一证，必先取乎公孙穴为主，次[4]取各穴应之。

公孙二穴通冲脉，脾之经。在足大指内侧本节后一寸陷中。病人坐合两掌相对取之，主治三十一证。徐氏经具。

内关二穴阴维脉，心包络之经。在掌后二寸两筋之间陷中。患人稳坐仰手取之。主治二十五证。徐氏经具。

临泣二穴通带脉，胆之经。在足小指次指间，去侠溪一寸五分。

---

①相：原作“裁”，据《针灸大全》卷四改。

②己：原作“巳”，据《针灸大全》卷四改。

③阳：原作“隔”，据《针灸大全》卷四改。

④次：原作“穴”，据《针灸大全》卷四改。

令患者垂足取之。主治二十五证。徐灸经具。

外关二穴阳维脉，三焦之经。在手背腕后二寸陷中。令患人稳坐，覆手取之。主治二十七证。徐灸经具。

后溪二穴通督脉，小肠之经。在手小指本节后握拳尖上是也。令疾者仰手握拳取之。主治二十三证。具在徐针灸经。

申脉二穴阳跷脉，膀胱之经。在足外踝下微前赤白肉间是穴也。主治二十五证。徐灸经具。

照海二穴阴跷脉，肾[1]之经。在足内踝下微前赤白肉际陷中是穴。主治三十证。具在徐氏灸经。

列缺二穴通任脉，肺之经。在手[2]腕后一寸五分，以两手相交盐指头尽处是穴，两筋间。主治三十三证。具在徐书。

以上八脉主治诸证，用之无不捷效。但临时看证先取主治之穴，次取随证各穴而应之，或行针或着艾，在乎用者之能以临时机变治法施之，不可独拘于针也。

○《金针赋》跋　廷瑞

此《金针赋》乃先师秘传之要法，得之者每每秘藏而不以示人，必待价之金乃可得也。予今以活人为心，

①肾：原作“督”，据《针灸大全》卷四改。

②手：此字下原有“上”，据《针灸大全》卷四删。

更不珍藏，载于卷中，与同志之士共知。学者慎勿轻视，若能熟读详味，久当见之，则用针之法，尽于此矣。

后学廷瑞谨跋

《金针赋》序

大明洪武庚辰仲春，予学针法。初学洞玄先生，孟仲倪公。明年父没，过维阳，又学于东隐先生，九思彭公，深得二先生发明。窦太师针道之书，梓岐风谷，飞经走气补泻之法，游江湖间，以之参问他师，皆不过能谈其概，及求精微之妙，百不一二。间[1]有知者，亦莫尽知其奥。予于是甚精于心，则知世所得者鲜矣。固深胸臆，宝而[2]重之。数年间用而百发百中，无不臻效。永乐己[3]丑，惜予遭诬，徙居于民乐耕锄之内，故退寓西河，立其堂曰“资深”，其号曰“泉石”。心以遁守自娱，过者皆曰读书耕者之所也。凡有疾者求治，不用于针，多用于灸，自是梓岐风谷之法荒废，而名不闻。非不以济人之心为心，盖不欲取誉于时耳。今也，予年向暮，髭鬓皆霜，恐久失传，拳拳在念，正统己未春末，养疾之暇，阅其所传针法之书，繁而无统，于是撮其简要，不愧疏庸，编集成文，名曰《金针赋》。金乃世之宝也，非富贵不能得之，岂贫贱所能有也。名其金，称其贵也。贵能劫疾于顷刻之间，故以观夫发端，而嗟夫结之，则深叹美其法，而有收效之捷[4]异耳。篇中[5]首论头病取足，左病取右，男女早晚之气，手足经络逆顺之理。次论补泻下针，调气出针之法。末论治病驱运气血，通接至

①间：原作“问”，据《针灸大全》卷五改。
②而：原脱，据《针灸大全》卷五补。
③己：原作“巳”，据《针灸大全》卷五改。
④收效之捷：原作“收却之称”，据《针灸大全》卷五改。
⑤中：原作“十”，据《针灸大全》卷五改。

微之妙，而又叮咛勉其学者，务必以尽精诚，则可以起沉疴[1]之疾。言虽粗直，其义详明，尤其[2]贯穿次第有序，使后之学者易[3]为记诵，其传不泯。俟他日有窦汉卿复出，而攻之熟造之深，得于心而应手，显[4]用光大，必念乎今之删繁撮简成文者谁欤。是亦遗言于后也，必学者敬之云云哉。

时正统四年己未岁既望泉石心谨识

梓岐风谷飞经走气撮要金针赋

观夫针道，捷[5]法最奇。须要明于补泻，方可起于倾危。先分病之上下，次定穴之高低。头有病而足取之，左有病而右取之。男子之气，早在上而晚在下，取之必明其理。女子之气，早在下而晚在上，用之必识其时。午前为早属阳，午后为晚属阴。男女上下，凭腰分之。手足三阳，手走头而头走足；手足三阴，足走腹而胸走手。阴升阳降，出入之机。逆之者为泻为迎，顺之者为补为随。春夏刺浅者以瘦，秋冬刺深者以肥。更观原气厚薄浅深之刺尤宜。

原夫补泻之法，妙在呼吸手指。男子者，大指进前左转，呼之为补，退后右转，吸之为泻，提针为热，插针为寒。女子者，大指退后右转吸之为补，进前左转呼之为泻，插针为热，提针为寒。左与右有异，胸与背不同，午前者如此，午后者反之。是故爪而切之，下针之法；摇而退之，出针之法；动而进之，催针之法；循而摄之，行气之法。搓而去病，弹则补虚，肚腹盘旋，扪为穴闭。

①疴：原作“府”，据《针灸大全》卷五改。
②其：原作“且”，据《针灸大全》卷五改。
③易：原作“昌”，据《针灸大全》卷五改。
④应手，显：原作“应日头”，据《针灸大全》卷五改。
⑤捷：原作“提”，据《针灸大全》卷五改。

重沉豆许曰按，轻浮豆许曰提。一十四法，针要所备。补者一退三飞，真气自归；泻者一飞三退，邪气自避。补则补其不足，泻则泻其有余。有余者为肿为痛曰实，不足者为痒为麻曰虚。气速效速，气迟效迟，死生贵贱，针下皆知。贱者硬而贵者[1]脆，生者涩而死者虚。候之不至，必死无疑。

且夫下针之先，须爪按重而切之，次令咳嗽一声，随咳下针。凡补者呼气，初针刺至皮内，乃曰天才；少停进针，刺至肉内，是曰人才；又停进针，刺至筋骨之间，名曰地才。此为极处，就当补之，再停良久，却须退针至人之分，待气沉紧，倒针朝病，进退往来，飞经走气，尽在其中矣。

凡泻者吸气，初针至天，少停进针，直至于地，得气泻之，再停良久，却须退针，复至于人，待气沉紧，倒针朝病，法同前矣。其或晕针者，神气虚也，以针补之，口鼻气回，热汤与之，略停少顷，依前再施。

及夫调气之法，下针至地之后，复人之分，欲气上行，将针右捻；欲气下行，将针左捻；欲补先呼后吸，欲泻先吸后呼。气不至者，以手循摄，以爪切掐，以针摇动，进捻搓弹，直待气至。以龙虎升腾之法，按之在前，使气在后，按之在后，使气在前。运气走至疼痛之所，以纳气之法，扶针直插，复向下纳，使气不回。若关节阻涩，气不过者，以龙虎龟凰通经接气，大段之法，驱而运之，仍以循摄爪切，无不应矣。此通仙之妙。

[1] 者：原脱，据《针灸大全》卷五补。

况出针之法，病势既退，针气微松，病不退者，针气如根，推之不动，转之不移，此为邪气吸拔其针，乃真气未至，不可出之。出之者其病即复，再须补泻，停以待之，真候微松，方可出针豆许，摇而停之。补者吸之去疾，其穴急扪；泻者呼之去徐，其穴不闭。欲令腠密，然后吸气，故曰：“下针贵迟，太急伤血；出针贵缓，太急伤气。”以上总要，于斯尽矣。

考夫治病，其法有八：一曰烧山火，治顽麻冷痹，先浅后深，用九阳而三进三退，慢提紧按，热至紧闭，插针除寒之有准。二曰透天凉，治肌热骨蒸，先深后浅，用六阴而三出三入，紧提慢按，寒[1]至，徐徐举针，退热之可凭。皆细细搓之，去病准绳。三曰阳中之阴，先寒后热，浅而深，以九六之法，则先补后泻也。四曰阴中之阳，先热后寒，深而浅，以六九之方，则先泻后补也。补者直须热至，泻者务待寒侵，犹如搓线，慢慢转针，法在浅则用浅，法[2]在深则用深，二者不可兼而紊之也。五曰子午捣臼，水蛊膈气，落穴之后，调气均匀，针行上下，九入六出，左右转之，十[3]遭自平。六曰进气之诀，腰背肘膝痛，浑身走注疼，刺九分，行九补，卧针五七吸，待气上下，亦可龙虎交战，左捻九而右捻六，是亦住痛之针。七曰留气之诀，痃癖癥瘕，刺七分，用纯阳，然后乃直插针，气来深刺，提针再停。八曰抽添之诀，瘫痪疮癞，取其要穴，使九阳得气，提按搜寻，大要运气周遍，扶针直插，复向下纳，回阳倒阴[4]，指下玄微，胸

①寒：原作“以”，据《针灸聚英》改。
②法：原作“注”，据《针灸大全》卷五改。
③十：原作“千”，据《针灸大成》卷二、《针灸大全》卷五改。
④阴：原作“经”，据《针灸大成》卷二、《针灸大全》卷五改。

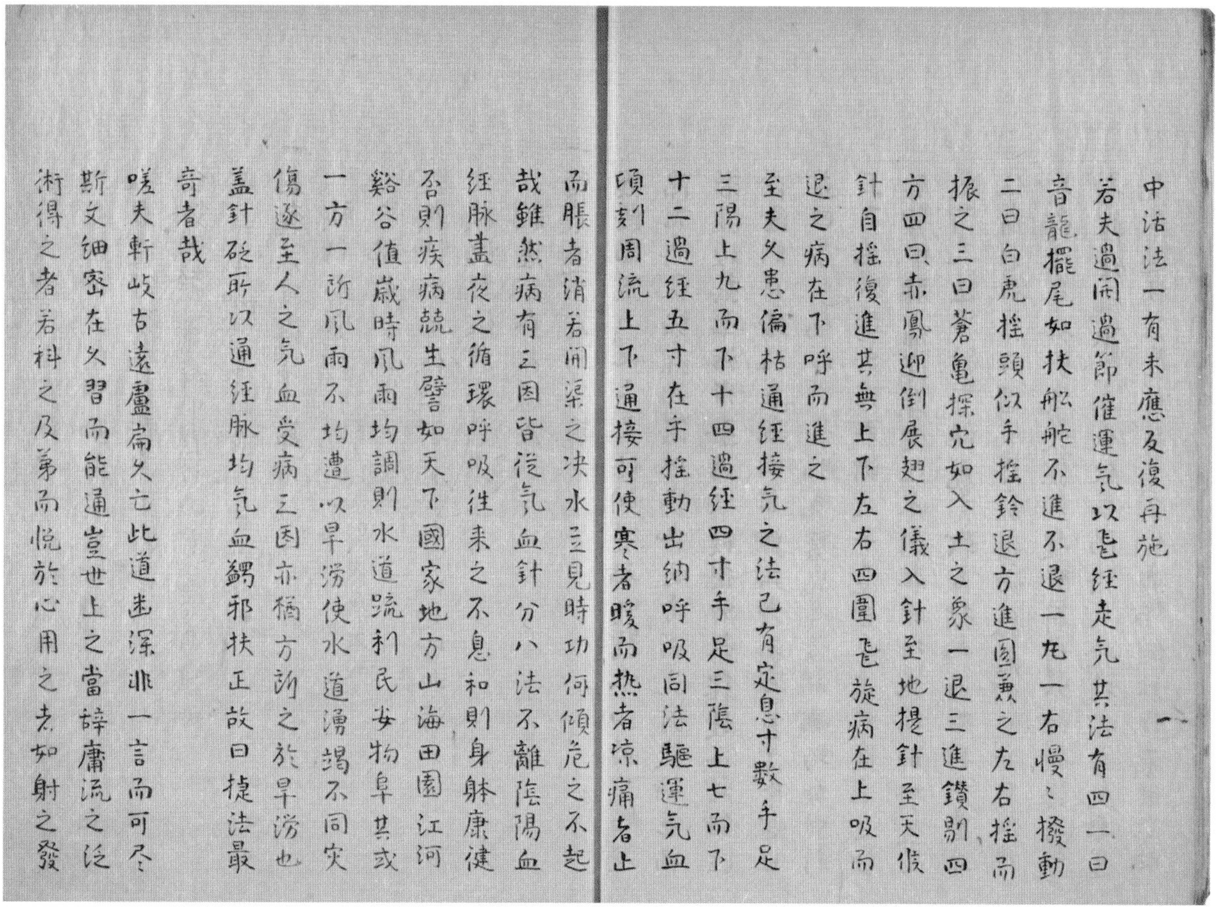

中活法，一有未应，反复再施。

若夫过关过节催运气，以飞经走气，其法有四：一曰青[①]龙摆尾，如扶船舵，不进不退，一左一右，慢慢拨动。二曰白虎摇头，似手摇铃，退方进圆，兼之左右，摇而振之。三曰苍龟探穴，如入土之象，一退三进，钻剔四方。四曰赤凤迎源[②]，展翅之仪，入针至地，提针至天，候针自摇，复进其原[③]，上下左右，四围飞旋，病在上吸而退之，病在下呼而进之。

至夫久患偏枯，通经接气之法，已有定息寸数。手足三阳，上九而下十四，过经四寸；手足三阴，上七而下十二，过经五寸，在乎摇动出纳，呼吸同法，驱运气血，顷刻周流，上下通接，可使寒者暖而热者凉，痛者止而胀者消。若开渠之决水，立时见功[④]，何倾危之不起哉！虽然，病有三因，皆从气血，针分八法，不离阴阳。盖[⑤]经脉昼夜之循环，呼吸往来之不息，和则身体康健，否则疾病竞生。譬如天下国家地方，山海田园，江河溪谷，值岁时风雨均调，则水道疏利，民安物阜。其或一方一所，风雨不均，遭以旱涝，使水道涌竭不通[⑥]，灾伤遂至。人之气血，受病之因，亦犹方所之于旱涝也。盖针砭所以通经脉，均气血蠲邪扶正，故曰捷法最奇者哉。

嗟夫！轩歧古远，卢扁久亡，此道幽深，非一言而可尽，斯文细密，在久习而能通。岂世上之常[⑦]辞，庸流之泛术，得之者若科之及第而悦于心，用之者如射之发

①青：原作“音”，据《针灸大成》卷二、《针灸大全》卷五改。
②源：原作“倒”，据《针灸大成》卷二、《针灸大全》卷五改。
③原：原作“无”，据《针灸大成》卷二、《针灸大全》卷五改。
④立时见功：原作“立见时功”，据《针灸大成》卷二改。
⑤盖：原作“血”，据《针灸大成》卷二、《针灸大全》卷五改。
⑥通：原作“同”，据《针灸大成》卷二改。
⑦常：原作“当”，据《针灸大成》卷二、《针灸大全》卷五改。

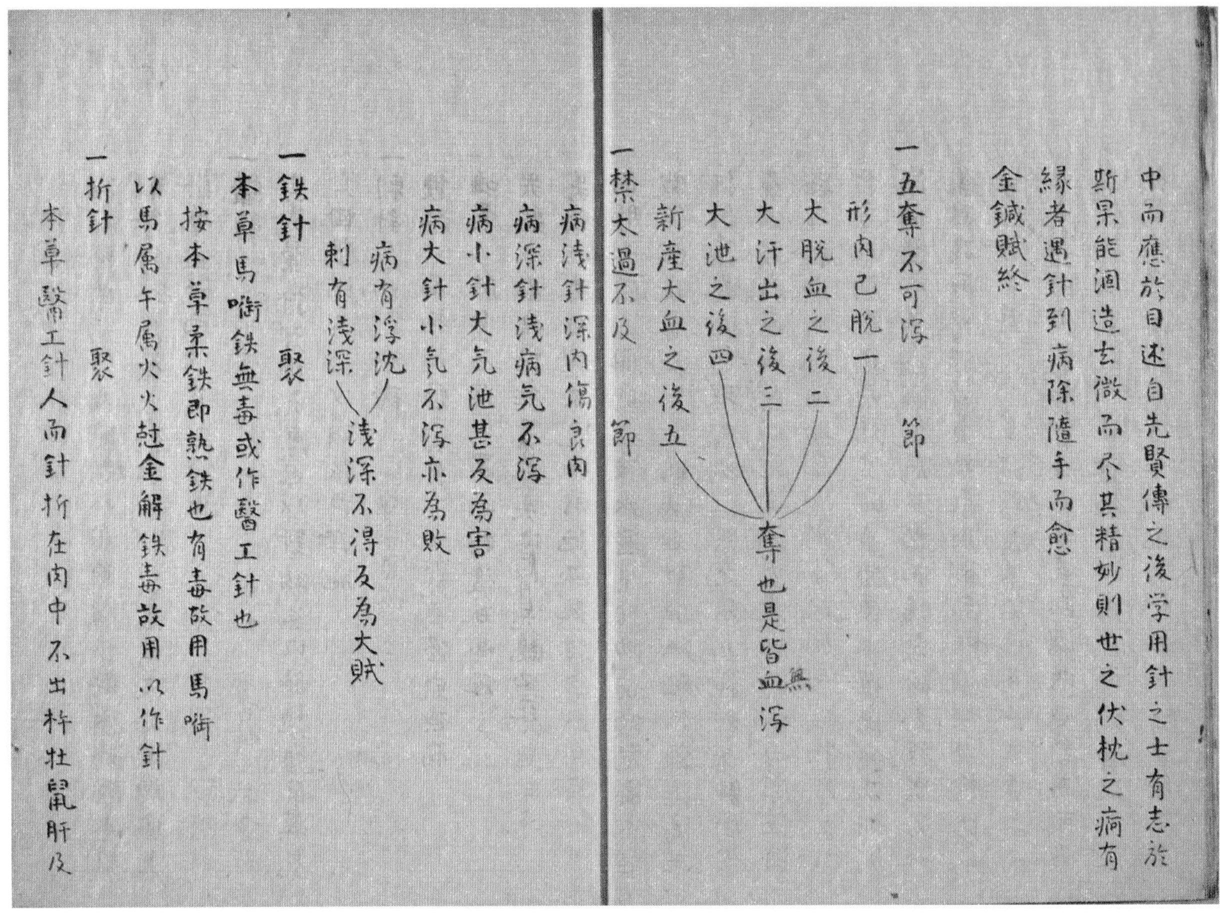
中而應於目述自先賢傳之後学用針之士有志於
斯果能凋造玄微而尽其精妙則世之伏枕之病有
緣者遇針到病除隨手而愈
金鍼賦終
一五奪不可瀉　節
形肉已脫一
大脫血之後二
大汗出之後三
大泄之後四
新產大血之後五
奪也是皆血瀉
一禁太過不及　節
病淺針深內傷良肉
病深針淺病氣不瀉
病小針大氣泄甚反為害
病大針小氣不瀉亦為敗
病有浮沈
刺有淺深
淺深不得反為大賊
一鉄針　聚
本草馬啣鉄無毒或作醫工針也
按本草柔鉄即熟鉄也有毒故用馬啣
以馬屬午屬火火尅金解鉄毒故用以作針
一折針　聚
本草醫工針人而針折在肉中不出杵牡鼠肝及

中而应于目。述自先贤，传之后学，用针之士，有志于斯，果能洞[1]造玄微，而尽其精妙，则世之伏枕之疴，有缘者遇针到病除，随手而愈。

《金针赋》终

○**五夺不可泻**　节

形肉已脱，一。大脱血之后，二。大汗出之后，三。大泄之后，四。新产大血之后，五。夺也，是皆无[2]泻。

○**禁太过不及**　节

病浅针深，内伤良肉。病深针浅，病气不泻。病小针大，气泄甚反为害。病大针小，气不泻亦为败。病有浮沉，刺有浅深，浅深不得，反为大贼。

○**铁针**　聚

《本草》马衔铁无毒，或作医工针也。

按：《本草》柔铁即熟铁也，有毒。故用马衔，以马属午、属火，火克金，解铁毒，故用以作针。

○**折针**　聚

《本草》医工针人而针折在肉中不出，杵牡鼠肝及

①洞：原作"凋"，据《针灸大成》卷二、《针灸大全》卷五改。
②无：原作"血"，据文义改。

脑涂之。

又象牙主诸针及杂物入肉，取屑细研，水和敷上立出。

取铁针入皮肤：乌翎二五枚，炙焦为末，好醋调涂上，纸盖。一两次其针自出。

〇晕针 聚

其或晕针者，神气虚也。以针补之，以袖掩之，口鼻气回，热汤与之，少顷依前再施。

〇刺针无功之八证 守

便黑，不拘诸病，粪黑真气绝也，俗曰换肠。

吐异，临食之间，吐异色物，后日必死。

失听，不拘诸证，暴聋失音，肾气绝，必死。

失明，其目暴不见者，肝绝，必死。

失志，在心为志，心无所存，俗言改志，后日死。

失便，病人不觉二便自出，大小肠无气，后日死。

失神，气来入身谓之生，神去于身谓之死。

失溺，病人不觉溺自出，小肠无气，后日死。

以上八证皆是死病也，慎勿刺之！

〇禁针歌

二十二穴不可针，脑户囟会及神庭，络却玉枕角孙穴，颅囟承泣与承灵，神道灵台膻中忌，水分神阙并会阴，横骨气冲手五里，箕门承筋及青灵。更加臂上三阳络，妇人常禁石门穴，合谷三阴交孕忌。莫深刺云门鸠尾，缺盆并客主人穴，若深肩井人闷倒，补三里穴必平安。

〇宜灸不宜刺 节

肺俞、心俞、膈俞、肝俞、脾俞、肾俞。灸之则可，刺之则不可。

〇**手足阴阳流注**　聚

手之三阴，从脏走至手。手之三阳，从手走至头。足之三阳，从头走至足。足之三阴，从足走入腹。

〇**十二络缪刺**　缪如纰缪纪纲　节

《经》曰络病者，其痛与经脉缪处，故命曰缪刺。

左取右，右取左。

〇**经刺**　节

《经》曰夫邪之客[1]于人，必舍于皮毛，留而不去，入孙络留而不去，入络脉留而不去，入经脉内连五脏，散于肠胃，阴阳俱盛，五脏乃伤，此邪人之次也。如此则治其经焉。

〇**巨刺**　缪刺刺络脉，巨刺刺经脉　节

痛在左而右脉病则巨刺之。邪客于经，左盛则右病，右盛则左病，必巨刺之，必中其经非络脉也。

〇**论子午流注之法**　节

夫子午流注者，刚柔相配，阴阳相合，气血循环，时穴开阖也。何以子午言之？曰：子时一刻，乃一阳之生，至午时一刻，一阴之生，故以子午分之而得乎中也。天干[2]有十，经有十二，甲胆、乙肝、丙小肠、丁心、戊胃、己脾、庚大肠、辛肺、壬膀胱、癸肾。余两经者，乃三焦、包络也。三焦乃阳气之父，包络乃阴血之

①客：原作“容”，据《素问·缪刺论》改。
②干：原作“午”，据《针灸大成》卷五改。

毋此二經雖寄於壬癸亦分派于十干且每經之中有井栄俞經合以配金水木火土是故陰井木而陽井金陰栄火而陽栄水陰俞土而陽俞木陰經金而陽經火陰合水而陽合土矣經中必有返本（三焦包絡之父母）還原者乃十二經出入之门户也陽經有原遇俞穴并過之陰經無原以俞穴即代之是以甲出丘墟乙太衝之倒又按千金云六陰經亦有原穴乙中都丁通里己公孫辛列缺癸水泉包絡内関也故陽日氣先行而血後随也陰日血先行而氣後随也得時為之開失時為之闔陽干注腑甲丙戊庚壬而重見者氣納於三焦陰干注臟乙丁己辛癸而重見者血納包絡如甲日甲戌時以開膽井至戊寅時正當胃俞而又并過膽原重見甲申時氣納三焦栄穴屬水甲屬木是以水生木謂甲合還元化本又如乙酉時以開肝井至己丑時當脾之俞并過肝原重見乙未時血納包絡栄穴屬火乙屬木是以木生火也餘皆倣此倶以子母相主陰陽相濟也陽日無陰時陰日無陽時故甲与己合乙与庚合丙与辛合丁与壬合戊与癸合也何以甲与合曰中央戊己屬土畏東方甲乙之木所尅戊乃陽為兄己屬陰為妹戊兄遂将己妹嫁与木家与甲為専庶得陰陽和合而不相傷所以甲与己合餘皆然子午之法尽於此矣後栄廷瑞謹識

一十二經井栄俞經合之次序　徐

少商魚際俞太渊　經渠尺澤太陰肺
商陽二间及三间　合谷陽谿曲池天

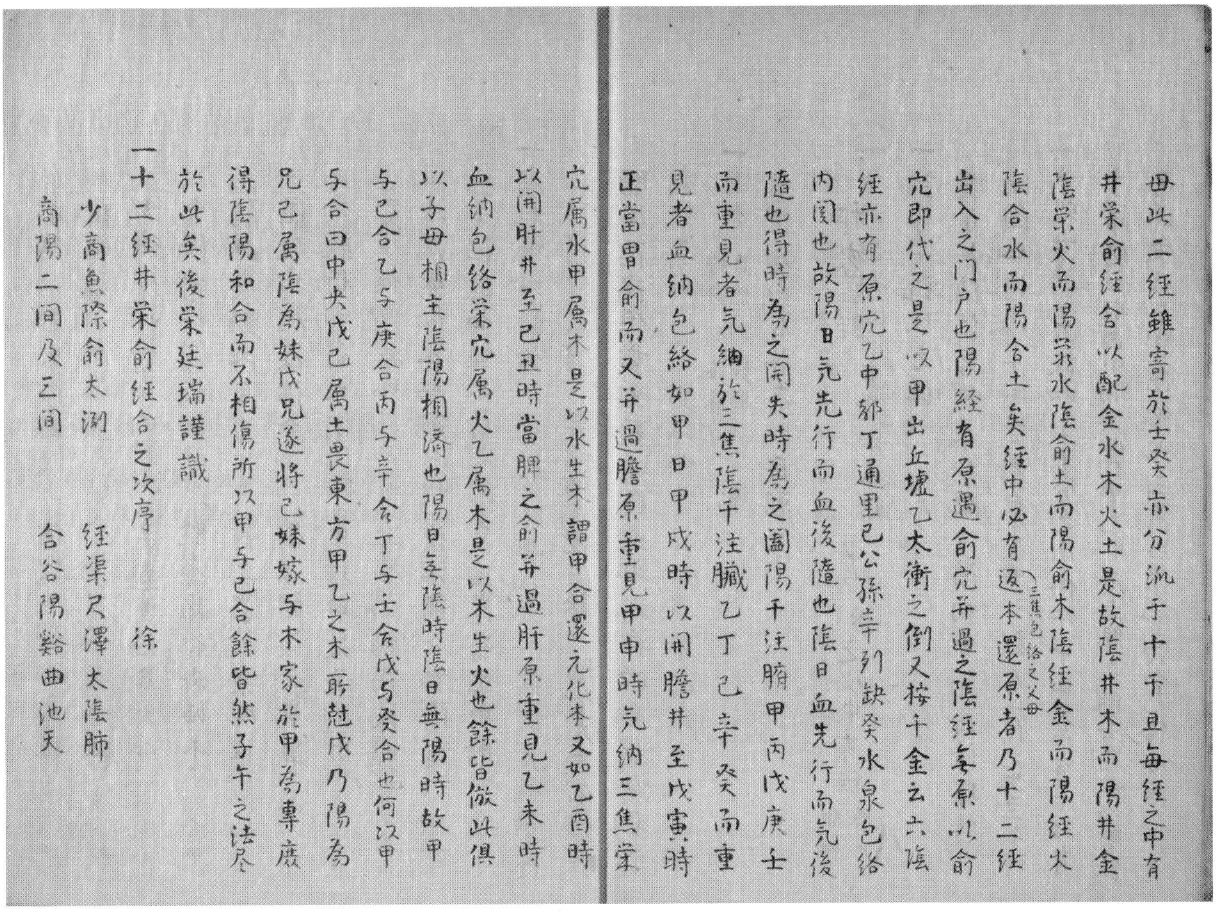

母，此二经虽寄于壬癸，亦分派于十干。且每经之中，有井、荥、俞、经、合以配金、水、木、火、土，是故阴井木而阳井金，阴荥[1]火而阳荥水，阴俞土而阳俞木，阴经金而阳经火，阴合水而阳合土矣。经中必有返本还原者，乃十二经出入之门户也。阳经有原，遇俞穴并过之，阴经无原，以俞穴即代之。是以甲出丘墟，乙太冲之例[2]。又按《千金》云：六阴经亦有原穴，乙中都，丁通里，己公孙，辛列缺，癸水泉，包络内关也。故阳日气先行而血后随也，阴日血先行而气后随也。得时为之开，失时为之阖。阳干注腑，甲、丙、戊、庚、壬而重见者气纳于三焦；阴干注脏，乙、丁、己、辛、癸而重见者，血纳包络。如甲日甲戌时，以开胆井。至戊寅时，正当胃俞，而又并过胆原。重见甲申时，气纳三焦荥穴属水，甲属木，是以水生木，谓甲合还元化本。又如乙酉时，以开肝井。至己丑时当脾之俞，并过肝原。重见乙未时，血纳包络荥穴属火，乙属木，是以木生火也。余皆仿此，俱以子午相生[3]，阴阳相济也。阳日无阴时，阴日无阳时，故甲与己合，乙与庚合，丙与辛合，丁与壬合，戊与癸合也。何以甲与己[4]合？曰：中央戊己属土，畏东方甲乙之木所克，戊乃阳为兄，己属阴为妹。戊兄遂将己妹嫁与木家，与甲为妻[5]，庶得阴阳和合，而不相伤，所以甲与己合，余皆然。子午之法，尽于此矣。后荣廷瑞谨识。

〇十二经井荥俞经合之次序　徐

少商鱼际俞太渊，经渠尺泽太阴肺，商阳二间及三间，合谷阳溪曲池天，

①荥：原作“荣”，据《针灸大成》卷五改。
②例：原作“倒”，据《针灸大成》卷五改。
③子午相生：原作“子母相主”，据《针灸大成》卷五改。
④己：原脱，据《针灸大成》卷五补。
⑤妻：原作“专”，据《针灸大成》卷五改。

中冲劳宫大[①]陵俞，间使曲泽心包经，关冲液门中渚穴，阳池支沟天井三，

少冲少府俞神门，灵道少海君火心，少泽前谷并后溪，腕骨阳谷少[②]海小。

隐白大[③]都太白俞，商丘阴陵泉脾经，厉[④]兑内庭及陷谷，冲阳解溪三里胃，大[⑤]敦行间俞太冲，中封曲泉厥阴肝，窍阴侠溪足临泣，丘墟阳辅阳陵胆，

涌泉然谷太溪俞，复溜阴谷少阴肾，至阴通谷并束骨，京骨昆仑委中膀。

席弘赋 徐

凡欲行针须审穴，要明补泻迎随诀。胸背左右不相同，呼吸阴阳男女别。
气刺两乳求太渊，未应之时泻列缺。列缺头痛及偏正，重泻太渊无不应。
耳聋气痞听会针，迎香穴泻功如神。谁知天突治喉风，虚喘须寻三里中。
手连肩脊痛难忍，合谷针时要太冲。曲池两手不如意，合谷下针宜仔[⑥]细。
心疼手颤少海间，若要除根觅阴市。但患伤寒两耳聋，金门听会疾如风。
五般肘痛寻尺泽，太渊针后却收功。手足上下针三里，食癖气块凭此取。
鸠尾能治五般痛，若下涌泉人不死。胃中有积刺璇玑，三里功多人不知。
阴陵泉治心胸满，针到承山饮食思。大杼若连长强寻，小肠气痛即行针。
委中专治腰间痛，脚膝肿时寻至阴。气滞腰疼不能立，横骨大都宜救急。
气[⑦]海专能治五淋，更针三里随呼吸。期门穴主伤寒患，

①大：原作"太"，据《针灸大全》卷五改。
②少：原作"小"，据《针灸大全》卷五改。
③大：原作"太"，据《针灸大全》卷五改。
④厉：原作"属"，据《针灸大全》卷五改。
⑤大：原作"太"，据《针灸大全》卷五改。
⑥仔：原作"子"，据《针灸大成》卷二改。
⑦气：原作"每"，据《针灸大成》卷二改。

六日过经尤未汗，但向乳根二肋间，又治妇人生产难。耳内蝉鸣腰欲折，膝下明存三里穴，若能补泻五会间，且莫向人容易说。睛明治眼未效时，合谷光明安可缺。人中治癫功最高，十三鬼穴不须饶，水肿水分兼气海，皮内随针气自消。冷嗽先宜补合谷，却须针泻三阴交。牙疼腰痛并咽痹，二间阳溪疾怎[1]逃。更有三间肾俞妙，善除肩背浮风劳。若针肩井须三里，不刺之时气未调。最是阳陵泉一穴，膝间疼痛用针烧。委中腰痛脚挛急，取得其经血自调。脚痛膝肿针三里，悬钟二陵三阴交。更向太冲须引气，指头麻木自轻飘。转筋目眩针鱼腹，承山昆仑立便消。肚疼须是公孙妙，内关相应必然瘳。冷风冷痹疾难愈，环跳腰间针与烧。风府风池寻得到，伤寒百病一时消。阳明二日寻风府，呕吐还须上脘疗。妇人心痛心俞[2]穴，男子痃癖三里高。小便不禁关元妩，大便闭涩大敦烧。髋[3]骨腿疼三里泻，复溜气滞便离腰。从来风府最难针，却用工夫度浅深，倘若膀胱气未散，更宜三里穴中寻。若是七疝小腹痛，照海阴交曲泉针。又不应时求气海，关元同泻效如神。小肠气撮痛连脐，速泻阴交莫在迟。良久涌泉针取气，此中玄妙少人知。小儿脱肛患多时，先灸百会次鸠尾。久患伤寒肩背痛，只针中渚得其宜。肩上痛连脐不休，手中三里便须求。下针麻重即须泻，得气之时不用留。腰连胯痛急必大[4]，便于三里攻其隘。下针一泻三补之，气上攻噎只管在。噎不住时气海灸，定泻一时立便瘥。补自卯南转针高，

[1] 怎：原作“乍”，据《针灸大成》卷二改。
[2] 俞：原作“隆”，据《针灸大成》卷二改。
[3] 髋：原作“腕”，据《针灸大成》卷二改。
[4] 大：原作“火”，据《针灸大成》卷二改。

泻从卯北莫辞劳，逼针泻气令须吸，若补随呼气自调。左右捻针寻子午，
抽针行气自迢迢，用针补泻分明记，更用搜穷本与标。咽喉最急先百会，
太冲照海及阴交。学者潜心宜熟读，席弘治病最名高。

上《席弘赋》自《针灸大全》中表录于此。按：席弘，江西人家，世以针灸相传者。

○灵光赋　徐

黄帝岐伯针灸诀，依他经里分明说。三阴三阳十二经，更有两经分八脉。
灵光典注极幽深，偏正头疼泻列缺。睛明治眼胬肉攀，耳聋气痞听会间。
两鼻衄衄针禾髎，鼻室不闻迎香间。治气上壅足三里，天突宛中治喘痰。
心疼手颤针少海，少泽应除心下寒。两足拘挛觅阴市，五般腰痛委中安。
脾俞不动泻丘墟，复溜治肿如神医。犊鼻治疗风邪疾，住喘脚痛昆仑愈。
后跟痛在仆参求[1]，承山筋转并久痔。
足掌下去寻涌泉，此法千金莫妄传。此穴多治妇人疾，男蛊女孕而病痊[2]。
百会鸠尾治痢疾，大小肠俞大小便。气海血海疗五淋，中脘下脘治腹坚。
伤寒过经期门应，气刺两乳求太渊。大敦二穴主偏坠，水沟间使治邪癫。
吐血定喘补尺泽，地仓能止两流涎。劳宫医得身劳倦，水肿水分灸即安。
五指不伸中渚取，颊车可针牙齿愈。阴跷阳跷两踝起，脚气四穴先寻取。
阴阳陵泉亦主之，阴跷阳跷与三里。诸穴一般治脚气，在腰玄机宜正取。
膏肓岂止治百病，灸得玄功病须愈。针灸一穴数病除，学者尤宜加仔细。
悟得明师流注法，

①在仆参求：此四字版阙，据《针灸大全》卷一补。
②痊：原作“痓”，据《针灸大全》卷一改。

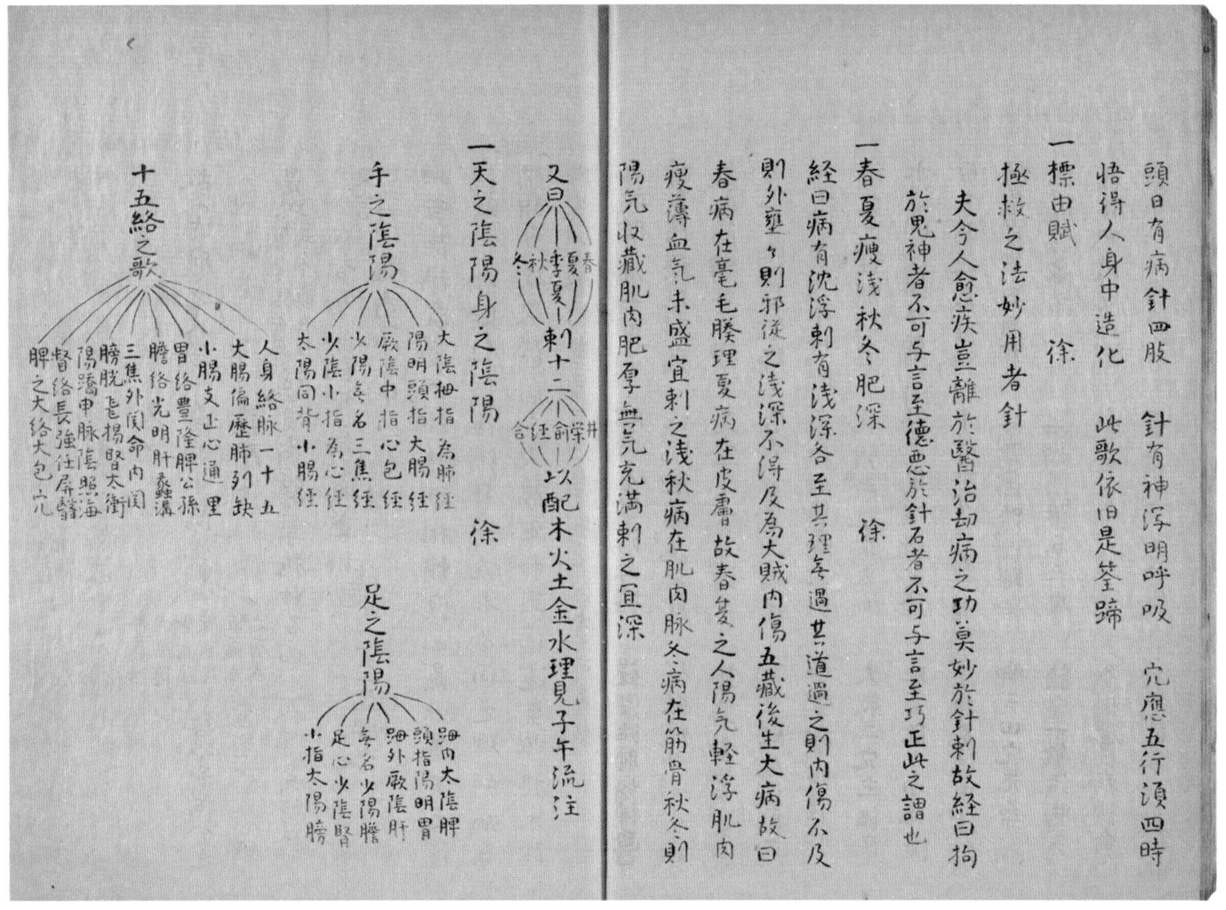

头目有病针四肢。针有补[①]泻明呼吸，穴应五行顺[②]四时。悟得人身中造化，此歌依旧是筌蹄。

〇**标幽[③]赋**　徐

拯救之法，妙用者针。

夫今人愈疾，岂离于医治。劫病之功，莫妙于针刺。故经曰：拘于鬼神者，不可与言至德；恶于针石者，不可与言至巧。正此之谓也。

〇**春夏瘦浅，秋冬肥深**。　徐

经曰：病有沉浮，刺有浅深，各至其理，无过其道。过之则内伤，不及则外壅，壅则邪从之，浅深不得，反[④]为大贼。内伤五脏，后生大病。故曰：春病在毫毛腠理，夏病在皮肤。故春夏之人，阳气轻浮，肌肉瘦薄，血气未盛，宜刺之浅；秋病在肌肉脉，冬病在筋骨，秋冬则阳气收藏，肌肉肥厚，血气充满，刺之宜深。

又曰：春刺十二井，夏刺十二荥，季夏刺十二俞，秋刺十二经，冬刺十二合。以配木火土金水，理见子午流注。

〇**天之阴阳，身之阴阳**。　徐

手之阴阳：太[⑤]阴拇指为肺经，阳明头指大肠经，厥阴中指心包经，少阳无名三焦经，少阴小指为心经，太阳同背小肠经。

足之阴阳：拇内太阴脾，头指阳明胃，拇外厥阴肝，无名少阳胆，足心少阴肾，小指太阳膀。

十五络之歌：人身络脉一十五，大肠偏历肺列缺，小肠支正心通里，胃络丰隆脾公孙，胆络光明肝蠡沟，三焦外关命内关，膀胱飞扬肾大钟[⑥]，阳跷申脉阴照海，督络长强任屏翳，脾之大络大包穴。

①补：原作“神”，据《针灸大成》卷二改。

②顺：原作“须”，据《针灸大成》卷二改。

③幽：原作“由”，据《针灸大全》卷二改。

④反：原作“及”，据《针灸大成》卷二改。

⑤太：原作“大”，据文义改。

⑥大钟：原作“太冲”，据文义改。

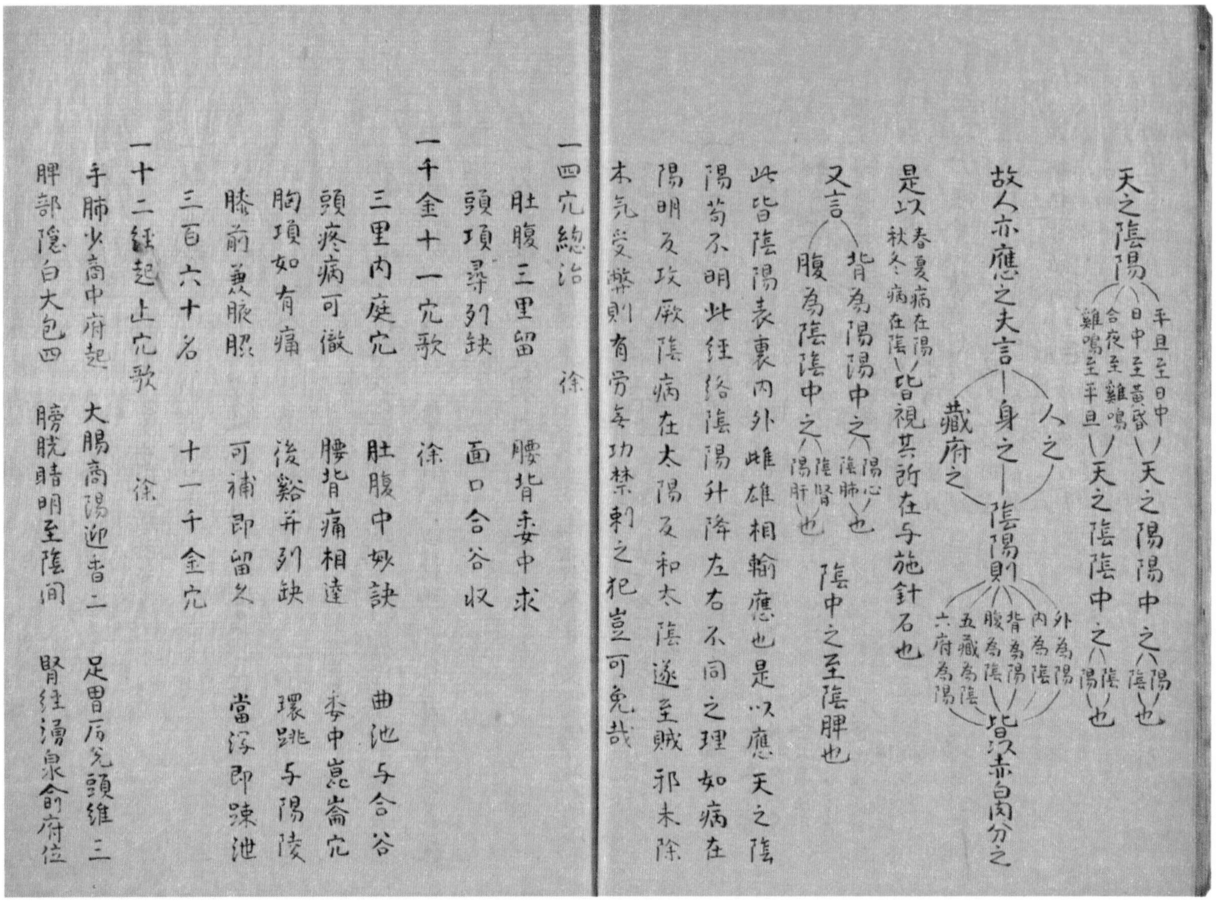
天之陰陽 平旦至日中 天之陽陽中之陽也
日中至黃昏 天之陽陽中之陰也
合夜至雞鳴 天之陰陰中之陰也
雞鳴至平旦 天之陰陰中之陽也
故人亦應之夫言 人之陰陽則 外為陽 內為陰
身之 背為陽 腹為陰
藏府之 五藏為陰 六府為陽 皆以赤白肉分之
是以春夏病在陽秋冬病在陰皆視其所在与施針石也
又言 背為陽陽中之陽心也 陽中之陰肺也
腹為陰陰中之陰腎也 陰中之陽肝也
陰中之至陰脾也
此皆陰陽表裏內外雌雄相輸應也是以應天之陰
陽苟不明此経絡陰陽升降左右不同之理如病在
陽明反攻厥陰病在太陽反和太陰遂至賊邪未除
木気受弊則有労無功禁刺之犯豈可免哉
一四穴總治 徐
肚腹三里留 腰背委中求
頭項尋列缺 面口合谷收
一千金十一穴歌 徐
三里內庭穴 肚腹中妙訣 曲池与合谷
頭疼病可徹 腰背痛相達 委中崑崙穴
胸項如有痛 後谿并列缺 環跳与陽陵
膝前兼腋脇 可補即留久 當瀉即疎泄
三百六十名 十一千金穴
一十二経起止穴歌 徐
手肺少商中府起 大腸商陽迎香二 足胃厉兑頭維三
脾部隱白大包四 膀胱睛明至陰间 腎経涌泉俞府位

天之阴阳，平旦至日中，天之阳，阳中之阳也；日中至黄昏，天之阳，阳中之阴也；合夜至鸡鸣，天之阴，阴中之阴也；鸡鸣至平旦，天之阴，阴中之阳也。故人亦应之，夫言人之阴阳则外为阳，内为阴；身之阴阳则背为阳，腹为阴；脏腑之阴阳则五脏为阴，六腑为阳。皆以赤白肉分之。是以春夏病在阳，秋冬病在阴，皆视其所在与施针石也。又言，背为阳，阳中之阳心也，阳中之阴肺也。腹为阴，阴中之阴肾也，阴中之阳肝也，阴中之至阴脾也。此皆阴阳表里内外雌雄相输应也，是以应天之阴阳。苟不明此经络阴阳升降左右不同之理，如病在阳明反攻厥阴，病在太阳反和太阴，遂至贼邪未除，本[1]气受弊，则有劳无功，禁刺之犯岂可免哉!

〇四穴总治 徐

肚腹三里留，腰背委中求。头项寻列缺，面口合谷收。

〇《千金》十一穴歌 徐

三里内庭穴，肚腹中妙诀。曲池与合谷，头疼病可彻。腰背痛相连[2]，委中昆仑穴。胸项如有痛，后溪并列缺。环跳与阳陵，膝前兼腋胁，可补即留久，当泻即疏泄。三百六十名，十一《千金》穴。

〇十二经起止穴歌 徐

手肺少商中府起，大肠商阳迎香二，足胃厉兑头维三，脾部隐白大包四，

膀胱睛明至阴间，肾经涌泉俞府位，

①本：原作“木”，据《针灸大成》卷二改。
②连：原作“达”，据《针灸大全》卷一改。

心包中冲天池随，三焦关冲耳门继，胆家窍阴瞳子髎，厥肝大敦期门已，
手心少冲极泉来，小肠少泽听宫去，十二经穴始终歌，学者铭于肺腑记。

○**禁灸歌** 小

禁灸之穴四十五，承光哑门及风府，天柱素髎临泣上，睛明攒竹迎香数。
禾髎颧髎丝竹空，头维外关与脊中，肩贞心命白环俞，
天牖人迎共乳中，周荣渊腋并鸠尾，腹哀少商鱼际位，经渠天府及中冲，
阳关阳池地五会，隐白漏谷阴陵泉，条口犊鼻与阴市，伏兔髀关委中穴，
殷门申脉承扶忌。

○**艾叶采节** 聚

三月三日，五月五日，采曝干，陈久者良。干燥入臼捣之，以细筛[1]去尘屑。臼捣取絮白为上，焙燥则灸有力，火易燃，如润无功。

○**点穴论** 徐

人有老少，体有长短，肤有肥瘦，皆须精思斟量，准而折之。又以肌肉文理、节解、缝会、宛陷之中，及以手按之，病者快[2]然，如此仔细安详，用心者乃能得之耳。

凡点穴法皆要平正四体，无使歪斜，灸时恐穴不正，徒坏好肉尔。坐点则坐灸，卧点则卧灸，立点则立灸，反此一动，则不得真穴矣。凡灸先阳后阴，先上后下，先少后多，皆宜审之。

○**论艾炷大小** 徐

①筛：原作“节”，据《针灸聚英》卷三改。
②快：原作“怏”，据《针灸大全》卷六改。

凡小儿七日以上、周年以还，不过七壮，炷如雀粪大。经曰：凡灸欲艾炷根下广三分，若不三分，使火气不能远达，病未能愈[1]。则是炷欲大，惟头与四肢欲小耳，但去风邪而已。

○论壮数多少

凡言壮数者，若丁壮病根深笃，可倍于方数。老少羸弱，可减半。扁鹊灸法，有至五百壮、千壮。《明堂》多云：针入六分，灸三壮。更无余论，故后人不准，惟以病之轻重而增损之。灸头顶止于七壮，积至七七壮。治风，上星、前顶、百会，至二百壮。腹背五百壮，鸠尾、巨阙不宜多灸，灸多则四肢细而无力。足三里至二三百壮。心俞禁灸，若中风至百壮，皆视其病之轻重而用之，不泥一说，所谓五百壮、千壮，岂可一日而尽，必待三、五、七日，以至三年、五年，尽其数乃可得也。

○论灸火 徐

古来灸病，忌松、柏、枳、橘、榆、枣、桑、竹八火。得火珠曜日，以艾承之为妙，用铁击石得火亦可。清麻油点灯，传火兼滋润灸疮，至愈不痛。

○论避忌 徐

男忌除戊，女忌破巳，又所谓血支血忌之类。医者不知此避忌，逢病人厄会，男女气怯，下手至困，达人智士岂拘于此。若急难卒病，命在须臾，宜速治之。若值大风大雨雷电，暂停之，待晴明又灸可也。

凶日：	正	二	三	四	五	六	七	八	九	十	十一	十二
血支：	丑	寅	卯	辰	巳	午	未	申	酉	戌	亥	子
血忌：	丑	未	寅	申	卯	酉	辰	戌	巳	亥	午	子

①愈：原作“俞”，据《针灸大成》卷九改。

	正	二	三	四	五	六	七	八	九	十	十一	十二
除日女吉:	卯	辰	巳	午	未	申	酉	戌	亥	子	丑	寅
破日男吉:	申	酉	戌	亥	子	丑	寅	卯	辰	巳	午	未
游锅忌药:	巳	寅	亥	申	巳	寅	亥	申	忌			

〇四花六穴 徐

骨蒸痨瘵，初得此疾即如此法灸之，无不效者。

上二穴名患门，灸七壮，累灸至一百壮妙。

次下横二穴竖二穴名四花，各灸七壮，累灸至百壮，迨疮愈。疾未愈，依前法复灸。故云:累灸至百壮。但当脊骨上两穴，宜少灸。一次只可灸三五壮，多灸恐人蜷背。灸此六穴，亦要灸足三里，以泻火气为妙。

〇膏肓俞

在膏之下肓之上[1]，针药所不及，即此穴也。灸之无疾不愈矣。

医者先自坐，以目平正，却于壁上以墨作一大圈，却令患者坐，常使其目视圈，无得斜视别处，此亦良法也。

且人有颈骨者，亦有无者，当以平肩为一椎，四椎至五椎，用秆心量两椎上下远近，折为三分，第四椎下二分微多，五椎上一分微少，用笔点定，横相去六寸之中。

〇骑竹马灸法 徐

男左女右，臂腕中横纹起，用稗心一条，量至中指齐肉尽处截断，次用同身一寸，病人脱[2]上下衣服，大竹杠一条，跨定，两人徐扛起，足离地五寸许，两旁两人扶定，

①膏之下肓之上：原作“膏之上肓之下”，据《针灸大全》卷六改。

②脱：原作“腕”，据《针灸大全》卷六改。

毋摇。以前量稗心，点定竹杠竖起，从尾骶[1]贴脊量至稗心尽处，点记，不是灸穴，却取同身寸，两旁各一寸，方是穴。灸三七壮。专治痈疽、恶疮、发背、疖毒、瘰疬、诸风，极效。

○灸心气法　徐

男左女右掌内五指与一寸之稗心二条，结一磊，正坐。稗心分开加颈上，以指按定，磊于天突骨上，两边垂向背后，两稗心齐垂下脊中尽处是穴，可灸五七壮，神效。

○阿是穴

《千金》云：官游吴蜀，体上常须三两处灸之，则瘴疟毒不能着人，故吴蜀多行灸法。有阿是穴之法，言人有病即令按其上，若里当[2]其处，不问孔穴，即得使快成痛处，即云阿是。灸刺皆验，故云阿是穴。

○诸经之穴数　十四经

丑寅时气血注手太阴肺经，受足厥阴之交。凡十一穴，左右共二十二穴，始中府，终少商。

卯时气血注手阳明大肠经，受手太阴之交。凡二十穴，左右共四十穴，始商阳井，终迎香。鼻下孔旁五分。

辰时气血注足阳明胃经，受手阳明交。凡四十五穴，左右共九十穴，始承泣目下七分直瞳子陷中，终历兑。

巳时气血注足太阴脾经，受足阳明交。凡二十一穴，左右共四十二穴，始隐白井，终大包。渊腋下三寸。

---

①以前量稗心，点定竹杠竖起，从尾骶：原作“以前量稗心，尾骶竹杠”，据《针灸大全》卷六改。

②当：原作“常”，据《备急千金要方》卷二十九改。

午时气血注手少阴心经，受足太阴交。凡九穴，左右共十八穴，始极泉臂内腋下筋间动脉入胸，终少商井。

未时气血注手太阳小肠经，受手少阴交。凡十九穴，左右共三十八穴，始少泽井，终听会耳中珠子大如赤小豆。

申时气血注足太阳膀胱经，受手太阳交。凡六十三穴，左右共百廿六穴，始睛明目内眦头外一分，终至阴井。

酉时气血注足少阴肾经，受足太阳交。凡廿七穴，左右共五十四穴，始涌泉井足心，终俞府巨骨下璇玑旁二寸。

戌时气血注手厥阴心包经，受足少阴交。凡九穴，左右共十八穴，始天池腋下三寸乳后一寸，终中冲井，手中指端。

亥时气血注手少阳三焦经，受手厥阴交。凡廿三穴，左右共四十六穴，始关冲井，终丝竹空眉后陷中。

子时气血注足少阳胆经，受手少阳交。凡四十三穴，左右共八十六穴，始瞳子髎目外去眦五分，终窍阴井。

丑时气血注足厥阴肝经，受足少阳交。凡十三穴，左右共二十六穴，始大敦井，终期门直乳下一寸半，募。

督脉，背中行，凡二十七穴，始长强脊骶骨端计三分，终龈交唇内齿上龈缝中。

任脉，腹中行，凡二十四穴，始会阴两阴间任督冲所起，终承浆唇棱下陷中。

阳跷，凡二十穴，始申脉外踝下，终承泣目下七分。

阴跷，凡四穴，起跟中循内踝照海，入鼻属目内眦，合于太阳。

冲脉，凡廿二穴，起气冲，并足少阴夹脐上行，至胸中而散。足阳明夹脐左右各二寸而上行，足少阴夹脐左右各五分而上行。行幽门至横骨。

凡二十二穴，皆足少阴之分也，然则冲脉并足少阴明矣。

阳维，凡二十四穴，别金门至哑门。

阴维，凡十二穴，苦心痛者刺之。阴维之郄名曰筑宾，与任脉会天突廉泉。

带脉，凡四穴，起季胁，回身一周如带。

○髎处之明说 聚

足太阳膀胱之脉，起目内眦，上额交巅。其支别从巅至耳，其直行从巅入络脑下项，其支别从腰中下贯臀入腘，其支别从腰中循腰踝下夹脊历上髎、次髎、中髎、下髎。

按：腰踝，即腰监骨。人有脊柱骨二十一节，自十六柱节而下为腰监骨夹脊附着之处，其十七至二十凡四柱为腰监骨所掩附而入髎穴则夹脊。第一空夹脊陷中上髎也，第二空夹脊陷中次髎也，第三空夹脊陷中中髎也，第四空夹脊陷中下髎也。

会阳，在尾髎骨两旁，则二十一椎乃复见而终焉。

○水谷通道 聚

胃下口小肠上口，小肠上口胃下口，小肠下口大肠上口，大肠上口小肠下口，大肠下接直肠，直肠下为肛门。谷道即后阴也。膀胱者上系小肠，下联前阴。

○五募之字说 聚

募，犹结募也，言经气聚此。

○骨会大杼之处 聚

大杼，第一柱下两旁相去各一寸五分。骨会大杼，骨病治此，肩能负重以骨会也。

〇**以厥阴俞为命门俞**

脏腑皆有俞在背，独心包无俞。厥阴俞，即心包络俞也。

〇**心包络所在**　聚

心包络在心下，横膜之上、竖膜之下，与横膜相粘，而黄脂裹者，心也。其脂膜之外有细筋膜如丝，与心肺相连者，心包也。

〇**以脐难量肾俞**　聚

《千金》以杖量至脐，及当脊骨，然后相去各寸半，肾俞也。

按此虽然肥人腹垂则脐低，腹平则脐平，今不论肥瘦，均以杖量之，未有准也。

〇**合谷三阴交妊娠禁刺之解**　聚

宋太子出苑逢妊妇，徐文伯诊曰一男一女，太子性急欲视，文伯针泻三阴交补合谷，胎应针而下，果如文伯之诊。盖三阴交肾肝脾之交会，主阴血；合谷为大肠之原，大肠为肺之腑，主气，当泻不当补。

〇**十全正说**　聚

周官医事以十全为上，失一二三次之，十失四为下，吾尝疑之。

夫疾有浅深，则医有难易。浅者，虽庸医可十全也。使越人逢若齐侯者三四皆平，使和缓逢如晋侯者三四，则皆失之矣。果孰为上下乎。

〇**一穴二名**　徐

后顶交冲，强间大羽，风府舌本，脑空颞颥，颅囟颅息，素髎面士，
水沟人中，承浆悬浆，廉泉舌本，睛明泪孔，丝竹空目髎，颊车机关，
肩井膊中，臑会臑髎，大杼百劳，风门热府，督俞高盖，会阳利机①，
天窗窗笼，天鼎天顶，扶突水穴，缺盆天盖，人迎五会，天突天瞿，
天池天会，中脘大仓，水分分水，神阙气合，会阴屏翳，横骨屈骨端，
气冲气街，腹结肠屈，冲门慈宫，太渊太泉，商阳绝阳，二间间谷，
三间少谷，合谷虎口，少冲经始，神门兑冲，少海曲节，少泽少吉，
天泉天温，阳池别阳，支沟飞虎，中封悬②泉，蠡沟交仪，中都中郄，

悬钟绝骨，漏谷太阴络，地机脾舍，血海百虫窠，下廉下巨虚，上廉上巨虚，阴市阴鼎，伏兔外勾③，涌泉地冲，太溪吕细，然谷龙渊，照海阴跷，

申脉阳跷，金门梁关，仆参安邪④，飞扬⑤厥阳，环跳髋骨，然骨然谷。

〇一穴三名　徐

络却强阳、脑盖。瞳子髎太阳、前关。上关客主人、客主。听会听呵、后关。肩髃中肩井、扁骨。脊中神宗、脊俞。膻中亶中、元见。鸠尾尾翳、髑骬。

上脘上管、胃脘。关元丹田、大中极，气海脖胦、下肓。中极玉泉、气原，

气穴胞门、子户。大赫阴维、阴关。天枢长溪、谷门，日月神光、胆募。

京门气俞、气府，温溜蛇头、逆注。劳宫五里⑥、掌中。阳交别阳、足髎。承筋腨肠、直肠。复溜昌阳、伏白。

①机：原作“税”，据《针灸大全》卷六改。
②悬：原作“玄”，据《针灸大全》卷六改。
③勾：原作“钓”，据《针灸大全》卷六改。
④邪：原作“即”，据《针灸大全》卷六改。
⑤扬：原作“阳”，据《针灸大全》卷六改。
⑥五里：原作“石异”，据《针灸大全》卷六改。

〇**一穴四名**　徐

百会三阳、五会、天满，哑门喑门、舌横、舌厌。攒竹始光、光明、员柱。

章门长平、季胁、胁髎，承山鱼腹、肉柱、伤山。扶承肉郄、阴关、皮部。

〇**一穴五名**　徐

石门利机、丹田、精露、命门。

〇**一穴六名**　徐

腰俞背解、髓孔、腰柱、腰户、髓府。

〇**一名两穴**　徐

头临泣、足临泣，腹通谷、足通谷，手三里、足三里，头窍阴、足窍阴，背阳关、足阳关。

〇**脱形**　资

惟病后甚瘦，久不复，常谓之脱形。

〇**窌乳蔍**　聚

窌，《广韵》力潮切，深空之貌，即穴隙之谓也。针灸书中诸“窌”字作“髎”。

乳头乳房之乳，如字，体也。乳子之乳，去声，用也。

蔍，音谋，相去也。

〇**太溪诊切**　聚

男子妇人病，有此脉则生，无此脉则死。

〇**灸时饮食**　资

既灸，忌猪、鱼、热麦、生酒、动风冷物，鸡肉最毒，而房劳尤当忌也。

下经云灸时不得伤饱、大饥、饮酒、食生硬物，兼忌思

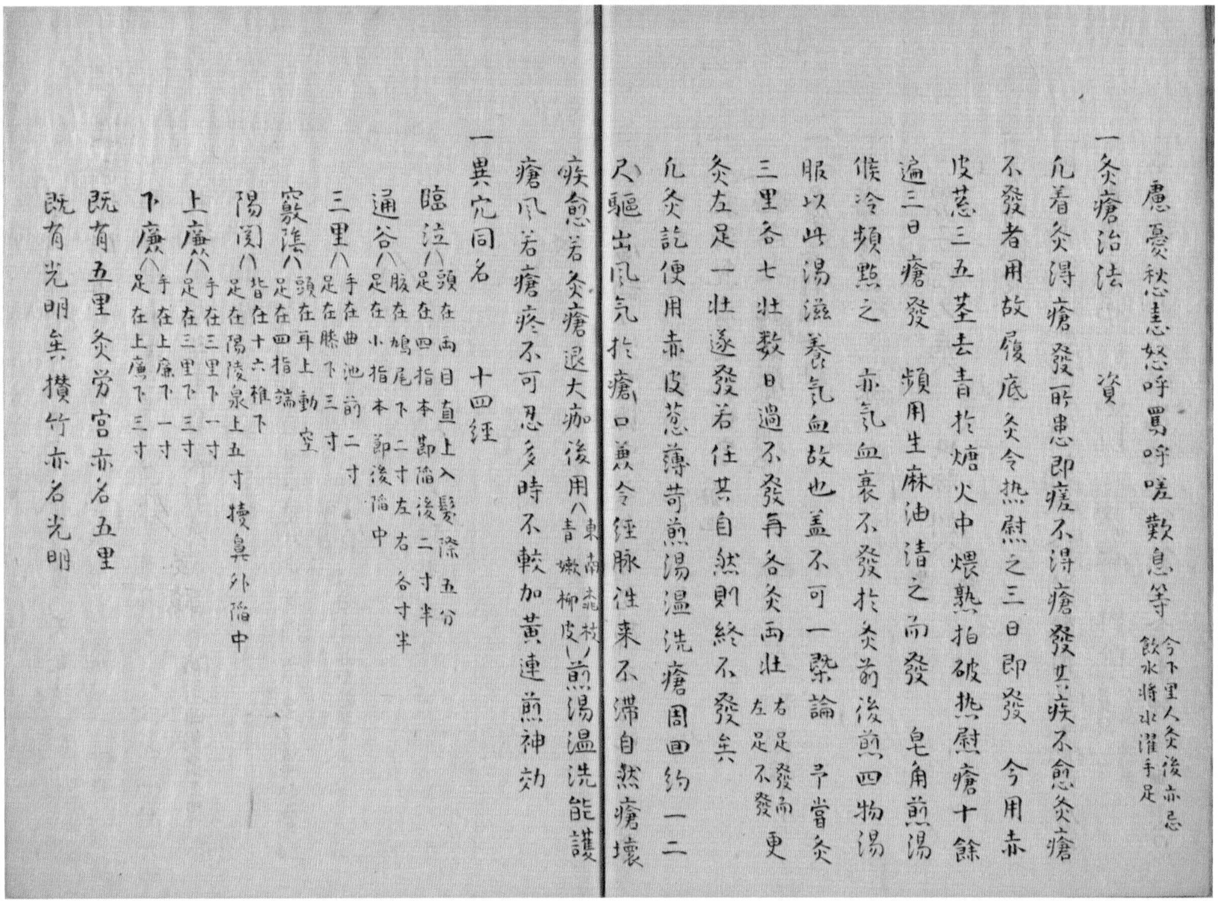

虑、忧愁、恚怒、呼骂、呼嗟、叹息等。今下里人灸后亦忌饮水将水濯手足。

〇**灸疮治法** 资

凡着灸得疮发，所患即瘥，不得疮发，其疾不愈。灸疮不发者，用故履底灸令热，熨之，三日即发。今用赤皮葱三五茎去青，于煻火中煨熟，拍破，热熨疮十余遍，三日疮发。频用生麻油渍[①]之而发。皂角煎汤，候冷频点之，亦气血衰不发，于灸前后煎四物汤服，以此汤滋养气血故也，盖不可一概论。予尝灸三里各七壮，数日过不发，再各灸两壮，右足发而左足不发，更灸左足一壮遂发，若任其自然，则终不发矣。

凡灸讫，便用赤皮葱薄荷煎汤温洗疮周回约一二尺，驱出风气于疮口，兼令经脉往来不滞，自然疮坏疾愈。若灸疮退大痂后，用东南桃枝、青嫩柳皮煎汤温洗，能护疮风。若疮疼不可忍，多时不效[②]，加黄连煎，神效。

〇**异穴同名** 十四经

临泣：头在两目直上人发际五分，足在四指本节陷后二寸半；

通谷：腹在鸠尾下二寸左右各寸半，足在小指本节后陷中；

三里：手在曲池前二寸，足在膝下三寸；

窍阴：头在耳上动空，足在四指端；

阳关：背在十六椎下，足在阳陵泉上五寸犊鼻外陷中；

上廉：手在三里下一寸，足在三里下三寸；

下廉：手在上廉下一寸，足在上廉下三寸。

既有五里矣[③]劳宫亦名五里。既有光明矣，攒竹亦名光明。

①渍：原作"清"，据《针灸大成》卷九改。

②效：原作"较"，据《针灸聚英》卷三改。

③矣：原作"灸"，据下文及文义改。

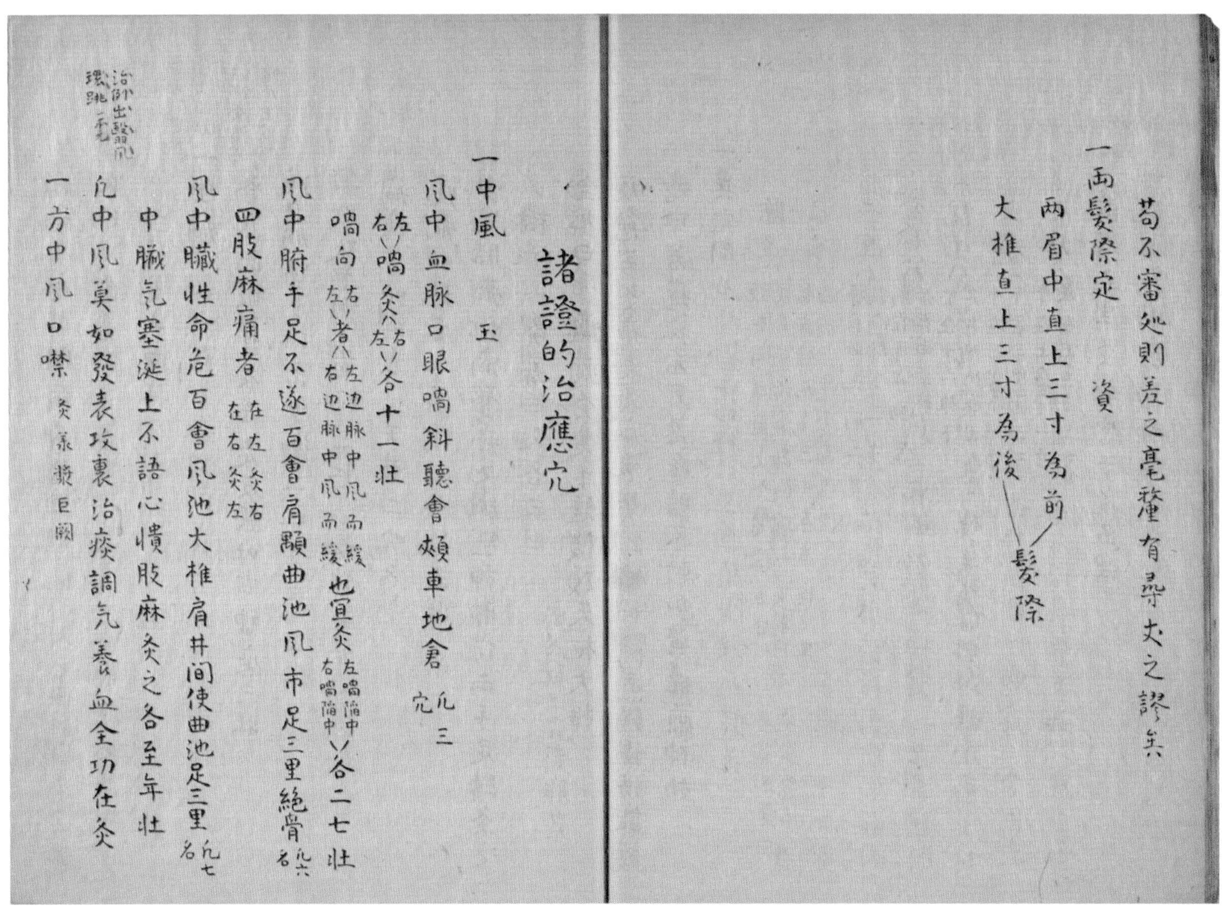
苟不審処則差之毫釐有尋丈之謬矣
一両髪際定　資
両眉中直上三寸為前髪際
大椎直上三寸為後
諸證的治應穴
一中風　玉
風中血脉口眼喎斜聽會頰車地倉凡三穴
左喎灸右右喎灸左各十一壮
喎向右者左边脉中風而緩喎向左者右边脉中風而緩也宜灸左喎陥中右喎陥中各二七壮
風中腑手足不遂百會肩髃曲池風市足三里絶骨凡六名
四肢麻痛者在左灸右在右灸左
風中臓性命危百會風池大椎肩井間使曲池足三里凡七名
中臓気塞涎上不語心慣肢麻灸之各至年壮
凡中風莫如發表攻裏治痰調気養血全功在灸
一方中風口噤灸承漿巨闕

苟不审处，则差之毫厘有寻丈之谬矣。

○**两发际定**　资

两眉中直上三寸为前发际，大椎直上三寸为后发际。

诸证的治应穴

○**中风**　玉

风中血脉，口眼㖞斜，听会、颊车、地仓，凡三穴。左㖞灸右，右㖞灸左，各十一壮。㖞向右者，左边脉中风而缓也，宜灸左㖞陷中；㖞向左者，右边脉中风而缓也，宜灸右㖞陷中，各二七壮。

风中腑，手足不遂，百会、肩髃、曲池、风市、足三里、绝骨，凡六穴[①]。四肢麻痛者，在左灸右，在右灸左。

风中脏，性命危，百会、风池、大椎、肩井、间使、曲池、足三里，凡七穴[②]。中脏，气塞涎上，不语心愦，肢麻，灸之各至年壮。

凡中风莫如发表、攻里、治痰、调气养血，全功在灸。

一方，中风口噤，灸承浆、巨阙。

①穴：原作“名”，据上文及文义改。
②穴：原作“名”，据上文及文义改。

林曰：灸中风眼戴不能上视，三椎五椎上各五壮，齐下火立愈。

治例曰：失音不言，灸天窗，目反口噤腹痛，灸囊下第一横文十四壮。

〇**风痫**　林

登高而歌，弃衣而走，反张吐舌，神庭三壮。

惊痫吐舌沫出，少冲二壮。

小儿惊痫，前顶三壮，长强五壮。

痫病，羊鸣吐舌，天井二穴灸之。

癫痫，吐沫舌出羊鸣，少海五壮。

小儿胎痫、奶痫、惊痫，又狐魅神邪，并两手足缚灸之。半爪半肉，一灸着四处，各三壮。

全九曰：治癫痫，灸囊下缝、后顶、天枢、大椎。

昼发灸阳跷、申脉外踝下陷中容爪甲赤白际是，夜发灸阴跷、照海内踝下陷中白肉际是，先灸此二穴，后服药。

癫狂，不避水火妄言，间使二十壮。

寿域曰：癫痫，灸神门五壮，针三分。

〇**尸厥**　林

膻中二十八壮，人中七壮，阴囊下百壮妇两乳间，爪刺人中良。又针人中至齿立起。

〇**霍乱**　林

霍乱已死腹尚暖，盐内脐，灸二七壮，仍气海二七壮。

霍乱吐泻，上管二七壮，中管二七壮，脐中三壮，水分七壮。

转筋入腹，痛欲死，四人扱手足，灸脐左边二十四壮。

转筋十指挛急，灸脚外踝骨上七壮。

〇**疟** 林

太阳疟，腰痛头重背起热止汗出，委中二穴，针五分、灸三壮。

少阳疟，身体解㑊，寒热不甚，见人惕，汗出，侠溪二穴，针三分、灸三壮。

阳明疟，洒寒甚久乃热，热去汗出，喜日光火气，冲阳二穴，针三分、灸三壮。

太阴疟，不乐太息，不嗜食，寒热汗出，喜呕，公孙二穴，针四分、灸三壮。

少阴疟，呕吐，寒少热多，闭户而处，太冲、太溪各二穴，针三分、灸三壮。

厥阴疟，腰痛，小腹满，尿癃，恐惧，太冲二穴，针三分、灸三壮。

肺疟，心寒甚热，热间惊，列缺针三分、灸五壮，合谷，针三分、灸三壮。

心疟，烦心欲水，寒多热少，神门，针三分、灸三壮。

肝疟，色苍太息，中封二穴，针四分出血、灸三壮。

脾疟，寒腹痛热，肠鸣，汗出，商丘二穴，针三分、灸三壮。

肾疟，洒洒腰脊痛，大便难，目眩肢寒，刺灸如前少阴疟。

胃疟，善饥不食，食而支满，腹大，历兑二穴，针一分、灸一壮；解溪二穴，针五分、灸三壮；三里二穴，针一寸、灸三壮。

全九曰：上星、肾俞、尺泽、临泣、束骨灸之。未发前大椎尖头渐灸过时止。

治例曰：合谷、曲池、公孙针，大椎节尽处先针后灸三七壮，立效。

〇**噎膈** 林

膏肓二穴，两手交在两膊上，其穴立见，按之疼酸。灸百壮，手搭膊上不放。膻中，灸七壮，禁针。三里二穴，灸三七壮。

全九曰：乳根、膻中、五椎下并俞、内踝上三寸、膈俞。

〇**咳逆** 林

妇人屈乳头向下，尽处骨间。男及乳小者，以一指为率正。男左女右，与乳相直陷处灸三壮，艾如小豆许。

全九曰：胃脘、劳宫、中极、俞府灸之。

〇泄泻陷下则灸之

百会三壮、脾俞三壮、中脘七壮、关元七壮、肾俞五壮、长强五壮、大肠俞三壮。

治例曰：复溜、腹哀、太溪、三里、气舍灸之。

〇痢　全

痢，脉浮散，肠鸣迟紧而痛，骛溏，大孔痛，脐中、关元、脊中、脾俞、章门、大肠俞、小肠俞、天枢灸之。

〇气　林

忧死肢冷，心腹口鼻温，目神不转，口中无涎，舌卵不缩，针合谷入三分，徐徐出针扪穴，复活。

惊死心下温，刺兑骨，针口中温，入三分，徐徐出扪穴。

悲哭欲死，肢冷，身口温，针人中三分、灸百会三壮。

〇五痔　林

对脐脊骨上七壮、长强年壮，灸之。

〇自汗盗汗　全

曲池、百会、五处、阳谷宜灸之。

〇积聚诸块　全

上管、水分、胃脘、气海、悬枢灸之。

医林曰：气海、关元、期门各百壮。奔豚，章门百壮、中极五十壮。妇人癥瘕，天枢、胃脘各百壮，灸之。

治例曰：针中脘、建里、石关、商曲。

〇消渴　全

关元、膀胱俞、曲泉、复溜、阴陵泉宜灸之。

〇心痛　全

膈俞、膻中、期门、巨阙、心俞、鸠尾。厥冷心痛，丰隆灸之。

寿域曰：灸手中指端三壮。

〇腹痛 全

巨阙、中极、章门、肝俞、不容、胞肓、脾俞、天枢、大肠俞灸之。

治例曰：灸气海、关元、中脘，针太冲、三阴交、太白、太渊、太陵。

〇淋病 全

灸曲骨、丹田、关元、两足外踝中尖。石淋灸关元、大敦、气门。血淋灸丹田、复溜。小便急满不通灸太冲、中封、关元、胞肓、肾俞、足大指爪甲角灸之，脐上盐灸。

治例曰灸三阴交。

〇秘结 全

脐下一寸石关、小肠俞、府舍灸之。

又法：神道、五椎针三分、灸三壮。

脐下撮痛流入阴中，发作无时，此冷气也，关元灸百壮。奔豚气舍心不得息，中极灸五十壮。

徐氏灸心气之法见于前。

〇咳嗽 林

诸般咳嗽，肺俞二七壮、俞府三五七壮、列缺七壮。

一法：从大椎下第五节下六节上，灸一处年壮。

一法：两乳下黑白肉际各百壮。

咳嗽咽冷，声破，喉猜猜，天突五壮。

上气咳嗽短气气满，食不下，中府五十壮。

劳嗽，膏肓年壮、三里七壮、肺俞二七壮。

〇喘证 林

肺俞三七壮、天突七壮。

全九曰：中府、璇玑、五椎下、膻中、巨阙、肺俞、魄户、关元。

○劳瘵 林

肺俞、厥阴俞、心俞、肝俞、脾俞、肾俞各灸之。

患门二穴、四花四穴，凡六穴同时下火，各七壮，累灸至百壮、百五十壮，百日内慎饮食房室，心静将息。

患门、四花、膏肓，灸后疮发欲瘥，灸三里、下气三七壮。

腰眼癸亥日二更时，六神皆聚，解下体服，平立，腰上两旁微陷点定而卧，共一十四壮灸之，劳虫吐出，泻下断根，用火焚之，弃于河中。

寿域曰：灸乳后三寸十四壮，男左女右，不止加壮数。大椎、身柱、噫嘻、气海灸之。

全九曰：膏肓、脾俞、肾俞、章门、肩井、魄户、大杼、上廉、下廉宜灸之。

○胁痛 林

章门二穴。

○腰痛 林

对脐脊中，以杖量之灸之，年壮，是命门也。肾俞二穴各七壮。

腰脚肿痛，刺委中出血。

全①九曰：志室、命门、胞肓、委阳、三里、腰俞宜灸之。闪挫腰痛，足踵白肉际腰目灸之。

杂病治例曰：宜灸昆仑。

○脚气 林

灸三里、绝骨、风市、巨阙、涌泉、肩井、膻中、三阴交。

寿域曰：灸上廉、下廉、脊底尖、内踝、中极。

①全：原作“金”，据前文改。

治例曰：针公孙、冲阳。

○黄疸 仝

当灸脾俞、少商、胃脘、噫嘻、肺俞、太冲。

○胀满 林

肝俞百壮、分水百壮、三焦俞灸之。

仝九曰：乳下一寸、大肠俞、气海、水分、天枢、大泉灸之。

寿域曰：上脘、中脘、下脘、章门、三里、脾俞宜灸之。

○水肿 林

分水七壮、神阙三壮、石门七壮、三里七壮、水沟三壮，灸之。

水肿惟针水沟，若针余穴，水尽即死。庸医针分水多杀人。

仝九曰：云门、膈俞、脾俞、意舍、分水灸之。

寿域曰：灸足内踝下白肉际三壮，妙。

○眼目 林

神庭禁针，止可以针出血、上星针、囟会针泄热、百会刺二分、攒竹刺泄热气、丝竹空禁灸，针三分，宜泻不宜补。

眼暗，第十节脊中各二百壮灸之，三里人年十以上不灸之则气上目暗，三里下气也，风翳左目患灸右中指本节头骨上五壮，右目患灸左，大指节横文左灸右右灸左，三壮，睛明针一寸半。

仝九曰：灸中渚、百会、天柱、心俞、二间、三里、复溜、肝俞、后溪。

治例曰：刺风池，针①灸合谷。

○咽喉口舌 林

针少商，治腮颔肿、喉中闭塞。

寿域曰：治喉痹，少商出血、针合谷五分、尺泽出血，妙。

患人两耳上下撮中耳尖对耳门，于尖处针出血，妙。

---

①针：疑衍。

全九曰：口疮灸劳宫、少泽，重舌灸两足外踝、行间，木舌刺阴谷、窍阴，舌上出血灸上星、窍阴、阴谷，咽疮痛灸不容、天突、支满，喉痹急闭宜灸天柱、大杼、合谷、中府、阳交、温溜。

○**紧唇** 林

紧唇，不能开合，灸虎口男左女右，灸承浆三壮。

○**牙齿** 林

治风虫牙痛，以草量手中指至掌后横文止，将草折为四分去三分，将一分于横文后量臂中灸三壮，左灸左，右灸右，两手交叉，中指尽处灸七壮，肩髃七壮，承浆三壮，耳垂下于尽骨上三壮，兑端针二分、灸三壮。

全九曰：灸耳门、曲池、少海、颊车、足外踝上三寸随病左右、内踝上三寸同上。

○**鼻病** 林

鼻痔鼻鼽，囟会七壮、通天七壮，灸后鼻中必出臭积一块方愈。

○**耳病** 全

百会、上关、翳风、耳门、曲池各灸之。

气厥而蓰耳，三阳络。酒过人耳鸣，大陵、侠谷。

医林曰：耳聋蝉鸣，听会五壮、翳风七壮。

○**癞** 全

须灸关元、肩井、玉泉、内踝中央、绝骨。

○**脱肛** 全

顶上回发中、龟尾、鸠尾、骨上、脐中各灸之。

林曰：大人，灸长强七壮，灸脐中年壮。小儿，百会三壮、长强灸之。

○**疝气**　林

大敦三壮、风市五七壮、气海七壮、外陵七壮、关元百壮各灸之。

全九曰：灸蠡沟、太冲、陷谷。

治例曰：灸三阴交，针太冲大敦、跳骨、足小指下。

○**吞酸恶心**　林

胃俞三壮、幽门五壮、商丘三壮、中府五壮、石门三七壮、膈俞三壮、阳关三壮。

○**吐血**　全

膻中、脾俞、胃脘、天枢、劳宫、心俞、中庭各灸之。

林曰：虚劳吐血，灸胃脘三百壮，即上脘。吐血唾血上气，肺俞年壮灸之。吐血呕逆，大陵。心鼻出血不止，上星五十壮各灸之。

○**便血**　林

劳宫三壮、太白三壮、会阳五壮、三里三壮，各灸之。

○**瘰疬**　林

以手仰置肩上微举，肘骨上尖，随患处左右，左灸左肘，右灸右肘。再灸如前三次，永无恙。患数年药不退，辰时着灸，申时即落。

○**小水不禁**

治例曰：灸阴陵泉、阳陵泉。

寿域曰：遗尿灸中极、关元。

○**遗精**　全

三阴交、肾俞、章门、曲泉、大赫灸之。

○**喉痹**　治例

针合谷、涌泉、天突、丰隆。

○**痿**　治例

灸三里、肺俞，针中渎、环跳。

〇**头眩** 治例

针上星、风池、天柱。

寿域曰：灸天枢、通天，针三分、灸三壮。

〇**痛风** 治例

针百会、环跳。

〇**癞风** 治例

针委中，去恶血二三合。

〇**自缢** 域

于鼻下人中穴针灸，遂治。

〇**头风** 域

百会、曲鬓、神庭、上星、囟会、前顶、风池灸之。

〇**瘊子** 域

灸瘊子上一壮，以水滴之，即去。

〇**难产** 林

横生逆产药不效，灸右足小指尖头二壮，下火立产。

〇**小儿急惊风** 林

灸前顶三壮、两眉头三壮、人中三壮。慢惊风，眉心、囟会各三壮、百会三壮、尺泽七壮。

〇**小儿癫痫** 林

长强三七壮、神庭七壮、百会三壮、耳后青丝脉上三壮，各灸之。

小儿癖气 林

乳下一寸三壮、中脘、章门各七壮、脐后脊中二七壮，灸之。小儿胁下满，泻痢[①]体重，四肢不收，痃癖，腹痛不嗜食，寒热，

①痢：原脱，据《针灸大成》卷十补。

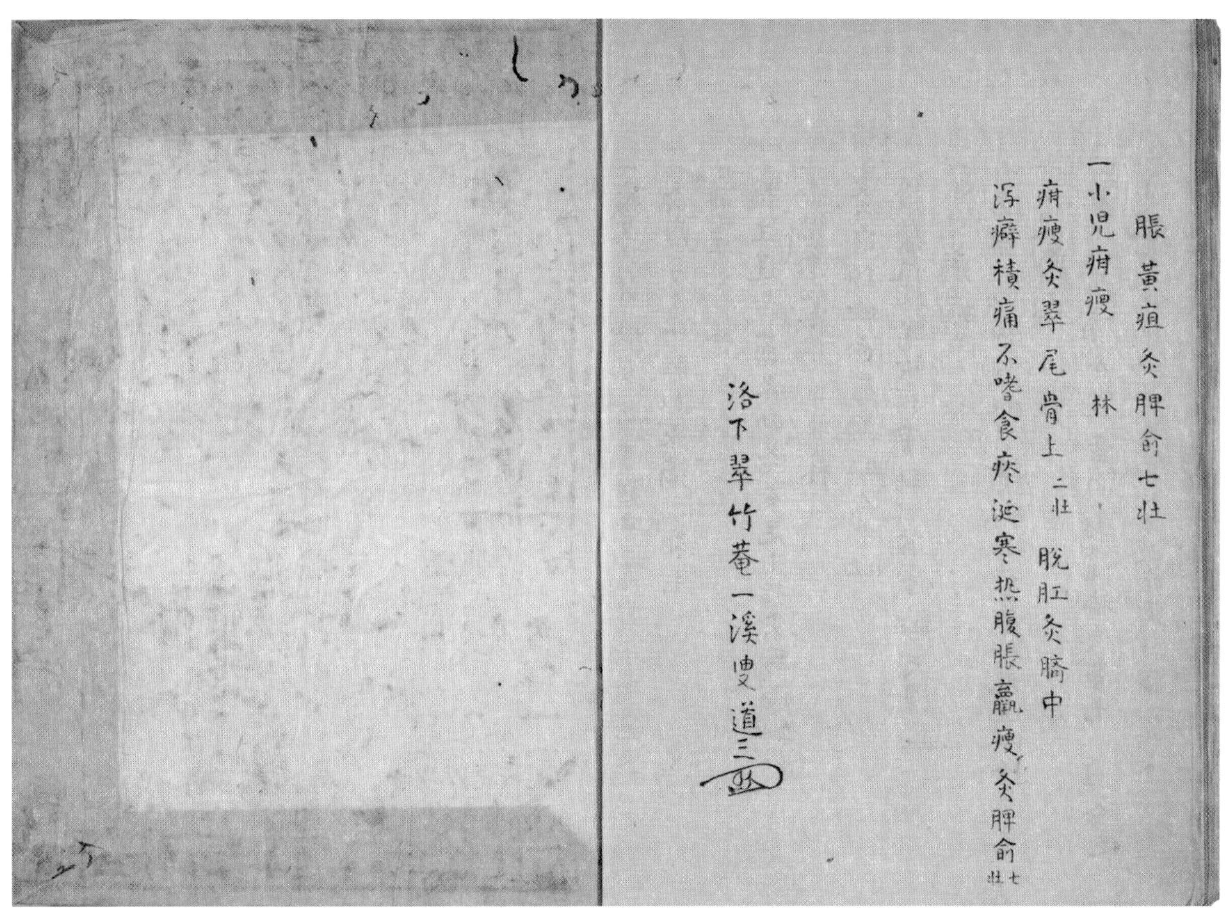
脹黄疸灸脾俞七壮
一小兒疳瘦　林
疳瘦灸翠尾骨上二壮　脱肛灸臍中
泻癖積痛不嗜食痰涎寒热腹脹羸瘦灸脾俞七壮
洛下翠竹菴一溪叟道三

胀，黄疸，灸脾俞七壮。

小儿疳瘦　林

疳瘦，灸翠尾骨上二壮。脱肛灸脐中。泻癖积痛，不嗜食，痰涎，寒热，腹胀，羸瘦，灸脾俞七壮。

洛下翠竹庵一溪叟道三

针方六集

[明] 吴昆撰　王旭东　陈杞然　校订

明万历四十六年刻本

《针方六集》六卷，针灸丛书。明吴昆撰。吴昆，字山甫，号鹤皋，安徽歙县人，明代著名医家，一生活人无算，著述甚多，对医经、针灸造诣颇深。本书刊于明万历四十六年（1618）。全书六集，第一集《神照集》，论经脉流注、经穴及奇穴、骨度分寸等，附图三十多幅；第二集《开蒙集》，注《窦太师标幽赋》、论五门八法（八法针方、五腧穴针方）、六十六穴日时主治穴、《难经》五门主治、十二经为病补母泻子成法等；第三集《尊经集》，集录摘录《灵枢》《素问》《难经》等经典中有关针灸论述148条；第四集《旁通集》，论针药及针刺手法及作者阐发针灸学的一些短论45条，修金针赋24条，对八法理论尤多见解；第五集《纷署集》，收录腧穴641个，详述腧穴取穴方法和主病，按照头、背腰、耳、颈、肩、胸腹、四肢等各部排列，形式与《针灸甲乙经》相似；第六集《兼罗集》，载《玉龙歌》《天元太乙歌》等歌赋并注释，以及灸法等。全书说理明晰，注释精辟，结合临床，批评中肯，是颇具价值的针灸学著述。现据明万历四十六年（1618）程标刻本影印。

鍼方六集序

古歙鶴皐山人吳崐撰

良醫者兆人司命。任不啻與九鼎爭昂。然必鍼藥竝詣其極。始爲無忝。隆古聖神。旣嘗百草而示人以藥。復作九鍼而喻人以刺。亦以人命至重拯救之術。不得不詳且悉也。

正統中。

聖慮宋製銅人日久漫滅。

命復範銅爲之。建諸醫官。式廣

敎詔。又礱石圖經序由

御製。

聖心之保民也弘矣。其所望於醫

针方六集序

古歙鹤皋山人吴昆撰

良医者，兆人司命，任不啻与九鼎争昂[1]，然必针药并诣其极，始为无忝。隆古圣神，既尝百草而示人以药，复作《九针》而喻人以刺。亦以人命至重，拯救之术，不得不详且悉也。正统中，圣虑宋制铜人日久漫灭，命复范铜为之。建诸医官，式广教诏。又砻石《图经》，序由御制，圣心之保民也弘矣，其所望于医

①任不啻与九鼎争昂：虽然不像争夺九鼎（代指江山社稷）那样重要。

者至矣語曰不針不神不灸
不良良有以也近世刀圭之
徒才能不及中庸分科療病
更不講求神良精藝者萬夫
一轍無亦法妙無方探之猶
望洋爾昆自束髮脩儒游心
靈素諸砭焫針經皆時討究

盖未及壯年負笈萬里虛衷
北面不減七十二師念在取
善發矇不謂一吷非律一簣
非山故也時以所授針方對
證施治種種神驗然窮其所
以神者牴牾背馳阻於頓悟
益之三十餘年覺以歲積始

者至矣。语曰："不针不神，不灸不良"，良有以也。近世刀圭之徒，才能不及中庸，分科疗病，更不讲求神良精艺者，万夫一辙。无亦法妙无方，探之犹望洋尔。昆自束发修儒，游心《灵》《素》，诸砭焫针经，皆时讨究。盖未及壮年，负笈万里，虚衷北面，不减七十二师。念在取善发蒙，不谓一吷非律[1]，一篑非山[2]故也。时以所授针方，对证施治，种种神验。然穷其所以神者，牴牾背驰，阻于顿悟。益之三十余年，觉以岁积，始

①一吷非律：吷，音xuè，口吹出的微弱气息。意指轻微的一声气息不成音律。

②一篑非山：篑，装土的筐子。意为一筐土堆不成一座山。

破前迷。今樗櫟之年六十有
七。視昔考醫方時。年則倍矣。
志在公善於人。成斯六集首
神照。次開蒙。次尊經。次旁通。
次紛署。次兼羅。其間一得之
愚。寔千慮之所開也。良工之
心獨苦。今乃驗之。藉是以翼

鍼方六集　大自序

圖經。豈云自與。遡瞻
天朝。軫念疲癃。
澤同雨露。茲六集者。倘有補於
聖政。亦桔槔之助甘霖耳。遑自功
哉。所跂望者。
一人有慶。壽域同躋。林總萬方。家
松齡而人鶴筭。參苓不餌。鍼

破前迷。今樗栎之年，六十有七。视昔考医方时，年则倍矣。志在公善于人，成斯《六集》：首《神照》，次《开蒙》，次《尊经》，次《旁通》，次《纷署》，次《兼罗》。其间一得之愚，是千虑之所开也。良工之心独苦，今乃验之，藉是以翼《图经》，岂云自与？溯瞻天朝，轸念疲癃，泽同雨露。兹《六集》者，倘有补于圣政，亦桔槔之助甘霖耳，遑自功哉？所跂望者，一人有庆，寿域同跻，林总万方，家松龄而人鹤算，参苓不饵，针

石永捐俾池上神工挾術而
無所施則巖穴之私慰矣他
尚何求歲丁巳海陽程處士
標病劇得起進不肖爲醫林
長側弁六集而左袒焉復捐
阿堵以鳩剞劂義之紀也惟
是並序

鍼方六集　自序　四

皇明萬曆四十六年歲次戊午長
至日書

石永捐，俾池上神工挟术而无所施，则岩穴之私慰矣，他尚何求？岁丁巳，海阳程处士标，病剧得起，进不肖为医林长，侧弁《六集》而左袒焉。复捐阿堵[1]，以鸠剞劂，义之纪也。惟是并序。

皇明万历四十六年岁次戊午长至日书

①阿堵：钱财。

針方六集卷之一

神照集目錄

手足三陰三陽流注總論一　十二官相使

正人明堂經穴總圖二

伏人明堂經穴總圖三

靈樞骨度四

明堂取穴法五

正人臟腑圖六

伏人臟腑圖七

手太陰肺經圖穴八

手陽明大腸經圖穴九

足陽明胃經圖穴十

足太陰脾經圖穴十一

手少陰心經圖穴十二

手太陽小腸經圖穴十三

足太陽膀胱經圖穴十四

针方六集卷之一

神照集目录

神照集目録終

神照集目录终

校閲本書諸友

程五典　程五章　程時耀　黃國學

程一陽　程　綬　程一新　程自新

程國英　吳　彰　程　照

汪　珊　汪士序　汪應昉

門人

汪躍德　方位中　方元振　吳廣胤

方逢時　洪正立　張時惠　吳德謙

鍼方六集〈神照集　三

張尚訓　程願良　程靖國　吳象先

黃之禎　方維善　宋　錦　余應兆

殷宗儀　殷伯長　謝有貞　汪守任

方有道　朱之榮　葉應蕙

校阅本书诸友

程五典　程五章　程时耀　黄国学　程一阳　程　绶　程一新　程自新　程国英　吴　彰　程　照　汪　珊　汪士序　汪应昉

门人

汪跃德　方位中　方元振　吴广胤　方逢时　洪正立　张时惠　吴德谦　张尚训　程愿良　程靖国　吴象先　黄之祯　方维善　宋　锦　余应兆　殷宗仪　殷伯长　谢有贞　汪守任　方有道　朱之荣　叶应蕙

針方六集卷之一

古歙鶴臯吴崐述

海陽忍菴程標梓

神照集

叙曰。元戎不熟諳山陵川澤。疆界險易。則寇之巢穴部落。出沒遠邇。有所未知。良醫不精明經絡孔穴。陰陽逆順。則邪之表裏谿谷。原會俞募。有所未達。而欲戡亂去疾。均悖之矣。古昔神工。洞照五内。至今誦之。惟是考述明堂經穴如左。署曰神照集。

鍼方六集 〈神照集 一

手足三陰三陽流注總論

凡人兩手足各有三陰脉三陽脉。以合爲十二經也。手之三陰。從藏走至手。手之三陽。從手走至頭。足之三陽。從頭走至足。足之三陰。從足走入腹。絡脉傳注。周流不息。故經脉者。行血氣。通陰陽。以榮於身者也。其始從中焦注手太陰肺陽明。大腸陽明注足陽明胃太陰。脾太陰注手少陰心太陽。小腸太陽注足太

针方六集卷之一

古歙鹤皋吴昆述

海阳忍庵程标梓

神照集

叙曰：元戎不熟谙山陵川泽，疆界险易，则寇之巢穴部落，出没远迩，有所未知。良医不精明经络孔穴，阴阳逆顺，则邪之表里溪谷，原会俞募，有所未达，而欲戡乱去疾，均悖之矣。古昔神工，洞照五内，至今诵之。惟是考述明堂经穴如下，署曰“神照集”。

手足三阴三阳流注总论　十二官相使[1]

凡人两手足各有三阴脉三阳脉，以合为十二经也。手之三阴从脏走至手，手之三阳从手走至头，足之三阳从头走至足，足之三阴从足走入腹。络脉传注，周流不息。故经脉者，行血气，通阴阳，以荣于身者也。其始从中焦注手太阴肺、阳明大肠，阳明注足阳明胃、太阴脾，太阴注手少阴心、太阳小肠，太阳注足太

①十二官相使：此五字原无，据目录补。本卷标题有多处脱落，均据目录补出，不另出注。

陽膀胱少陰腎少陰注手心主包絡少陽三焦少陽
注足少陽膽厥陰肝厥陰復還注手太陰肺其氣常
以平旦爲紀以漏水下百刻晝夜流行與天同度終
而復始也

十二藏相使貴賤

心者君主之官也神明出焉肺者相傳之官治節出
焉肝者將軍之官謀慮出焉膽者中正之官決斷出
焉膻中者臣使之官喜樂出焉脾胃者倉廩之官五

味出焉大腸者傳道之官變化出焉小腸者受盛之
官化物出焉腎者作強之官伎巧出焉三焦者決瀆
之官水道出焉膀胱者州都之官津液藏焉氣化則
能出矣凡此十二官者不得相失也故主明則下安
以此養生則壽殁世不殆以爲天下則大昌主不明
則十二官危使道閉塞而不通形乃大傷以此養生
則殃以爲天下其宗大危戒之戒之

阳膀胱、少阴肾，少阴注手心主包络，少阳三焦，少阳注足少阳胆、厥阴肝，厥阴复还注手太阴肺。其气常以平旦为纪，以漏水下百刻，昼夜流行，与天同度，终而复始也。

十二藏相使贵贱

心者，君主之官也，神明出焉。肺者，相傅之官，治节出焉。肝者，将军之官，谋虑出焉。胆者，中正之官，决断出焉。膻中者，臣使之官，喜乐出焉。脾胃者，仓廪之官，五味出焉。大肠者，传导之官，变化出焉。小肠者，受盛之官，化物出焉。肾者，作强之官，伎巧出焉。三焦者，决渎之官，水道出焉。膀胱者，州都之官，津液藏焉，气化则能出矣。凡此十二官者，不得相失也。故主明则下安，以此养生则寿，殁世不殆，以为天下则大昌，主不明则十二官危，使道闭塞而不通，形乃大伤，以此养生则殃，以为天下，其宗大危，戒之戒之。

手足六陰經及任脈經穴起止詳後
手太陰肺經。起於中府穴。終於少商穴。
手少陰心經。起於極泉穴。終於少衝穴。
手厥陰心包絡。起於天池穴。終於中衝穴。
足太陰脾經。起於隱白穴。終於大包穴。
足少陰腎經。起於湧泉穴。終於俞府穴。
足厥陰肝經。起於大敦穴。終於期門穴。
任脈起於會陰穴。終於承漿穴。

手足六阴经及任脉经穴起止详后：

手太阴肺经，起于中府穴，终于少商穴。

手少阴心经，起于极泉穴，终于少冲穴。

手厥阴心包络，起于天池穴，终于中冲穴。

足太阴脾经，起于隐白穴，终于大包穴。

足少阴肾经，起于涌泉穴，终于俞府穴。

足厥阴肝经，起于大敦穴，终于期门穴。

任脉起于会阴穴，终于承浆穴。

正人明堂经穴总图

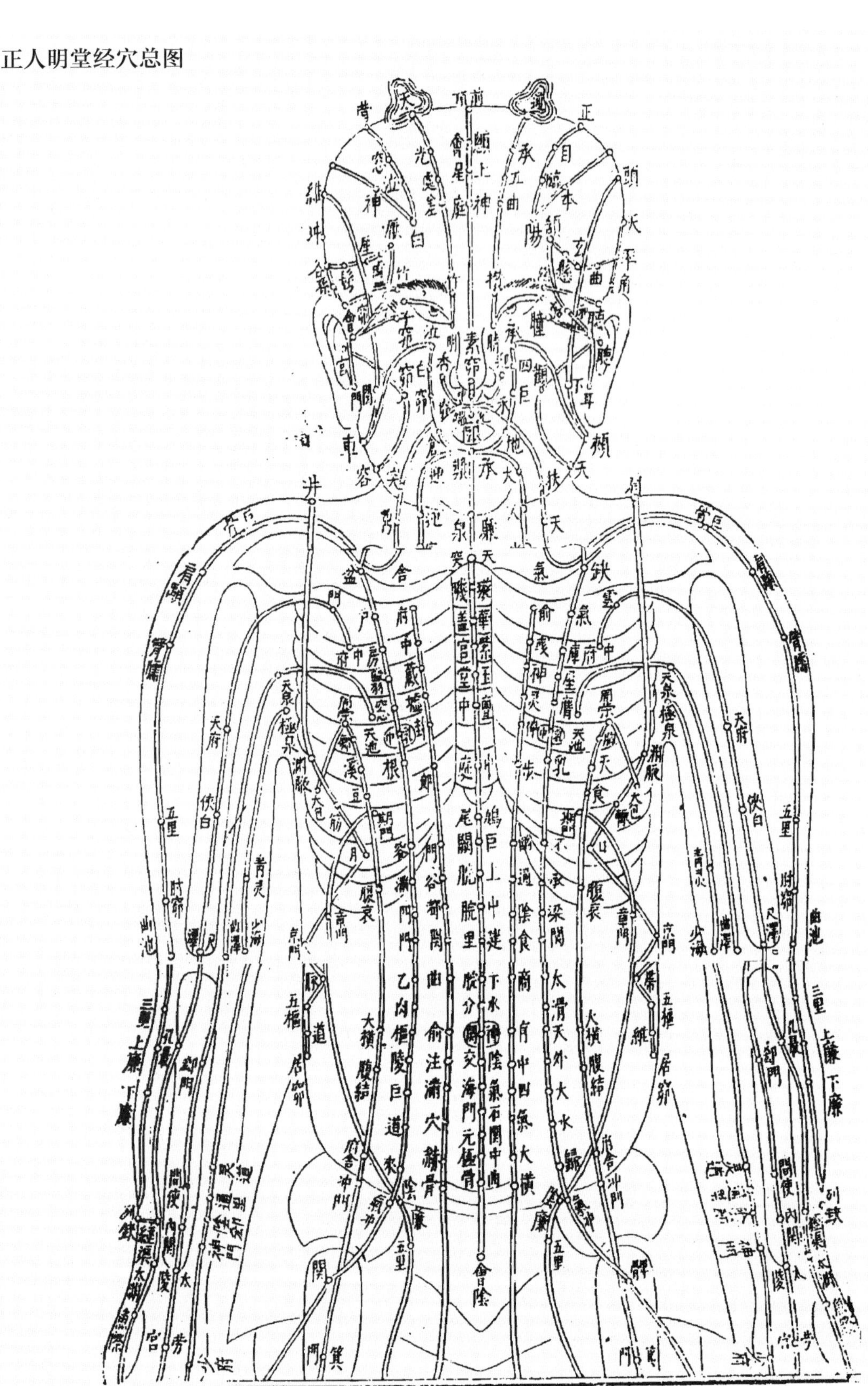

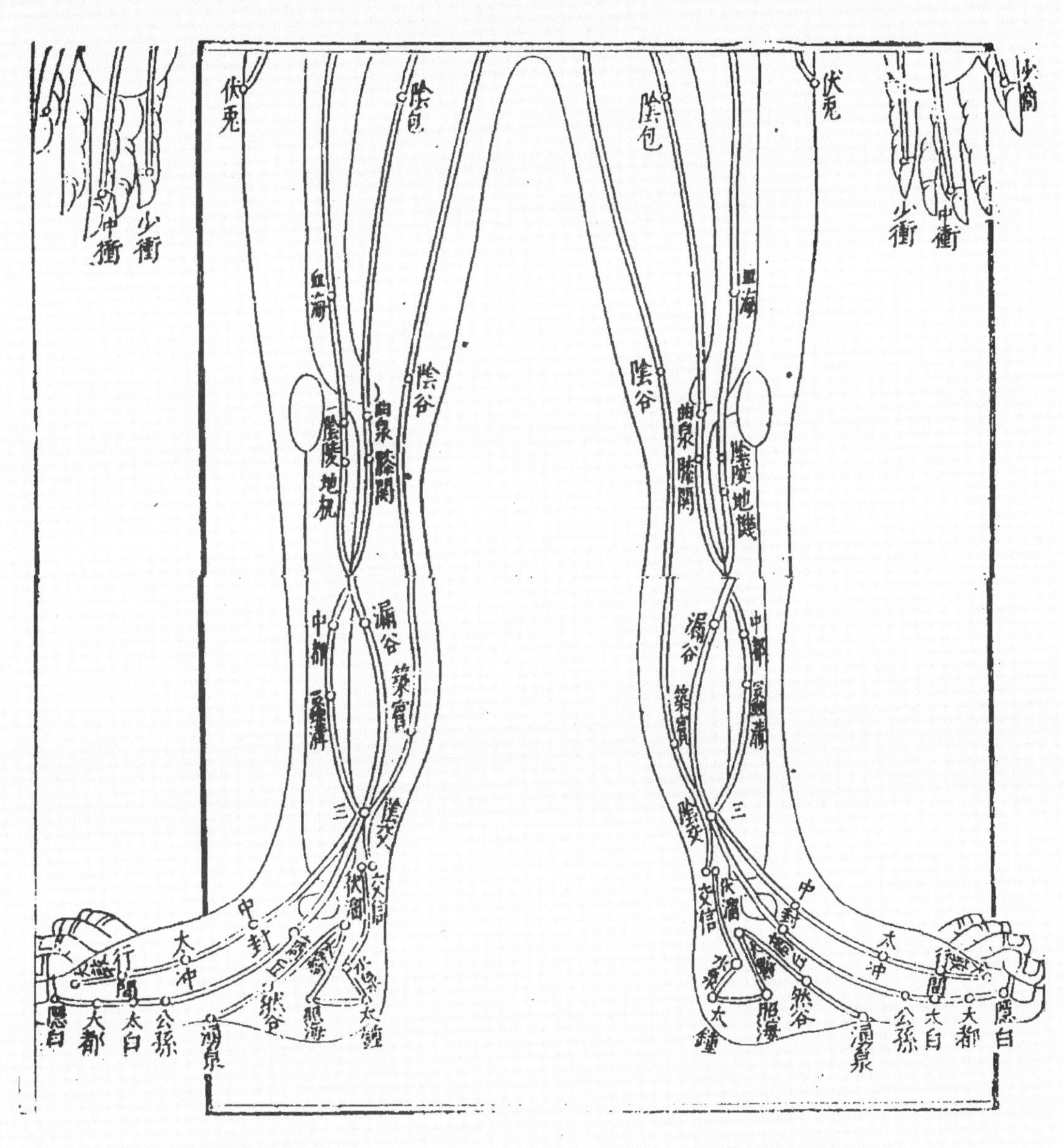
伏兔
陰包
血海
陰谷
曲泉
膝關
陰陵
地機
漏谷
中都
蠡溝
築賓
三陰交
交信
伏溜
中封
太冲
行間
大敦
隱白
大都
太白
公孫
然谷
照海
水泉
太鐘
湧泉
少衝
中衝

手足六陽經及督脉經穴起止詳後

手陽明大腸經。起於商陽穴。終於迎香穴。

手太陽小腸經。起於少澤穴。終於聽宮穴。

手少陽三焦經。起於關衝穴。終於絲竹空穴。

足太陽膀胱經。起於睛明穴。終於至陰穴。

足陽明胃經。起於頭維穴。終於厲兑穴。

足少陽膽經。起於瞳子髎穴。終於竅陰穴。

督脉起於長强穴。終於齦交穴。

鍼方六集 《神照集》 六

手足六阳经及督脉经穴起止详后：

手阳明大肠经，起于商阳穴，终于迎香穴。

手太阳小肠经，起于少泽穴，终于听宫穴。

手少阳三焦经，起于关冲穴，终于丝竹空穴。

足太阳膀胱经，起于睛明穴，终于至阴穴。

足阳明胃经，起于头维穴，终于历兑穴。

足少阳胆经，起于瞳子髎穴，终于窍阴穴。

督脉起于长强穴，终于龈交穴。

伏人明堂经穴总图

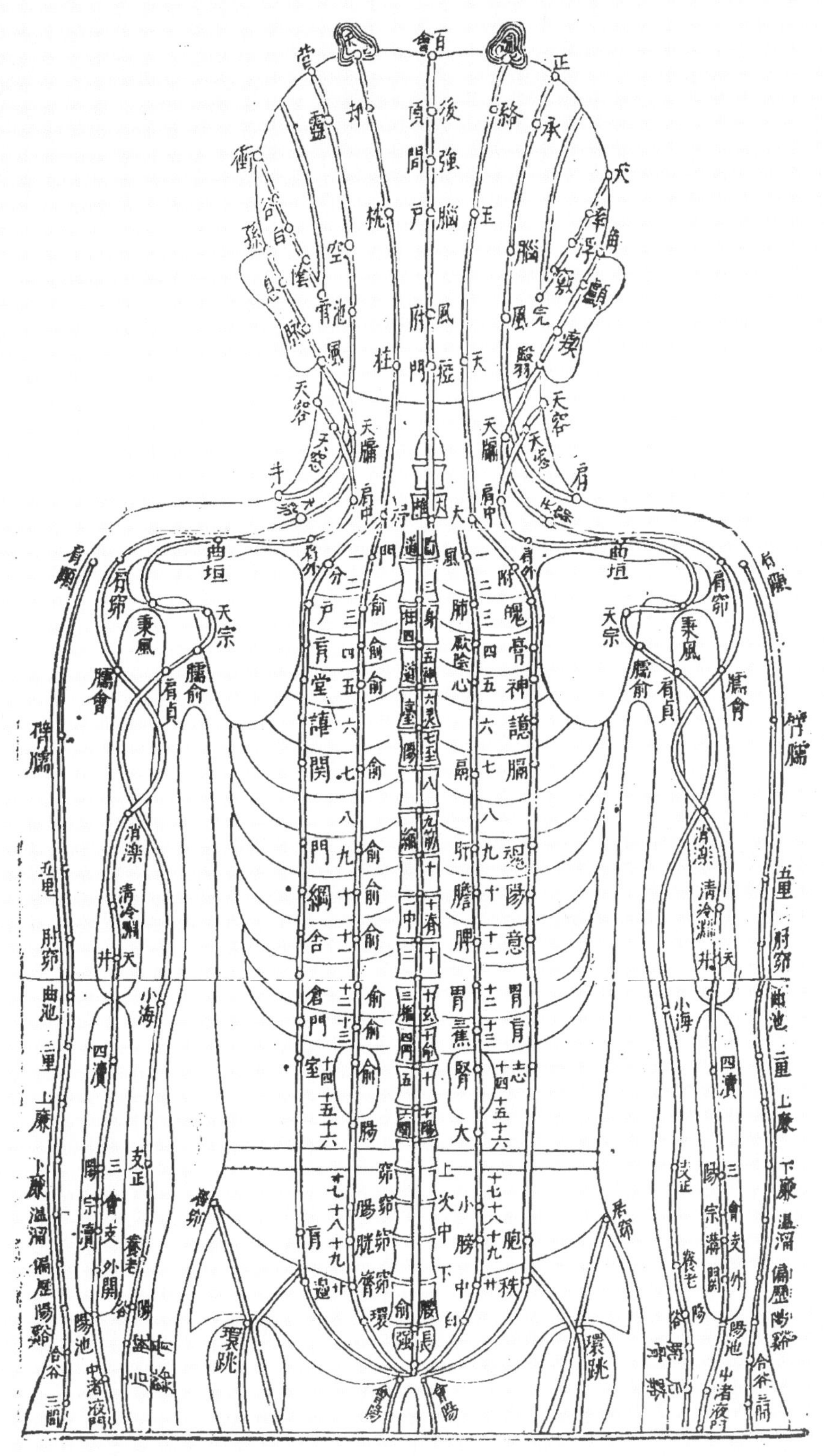

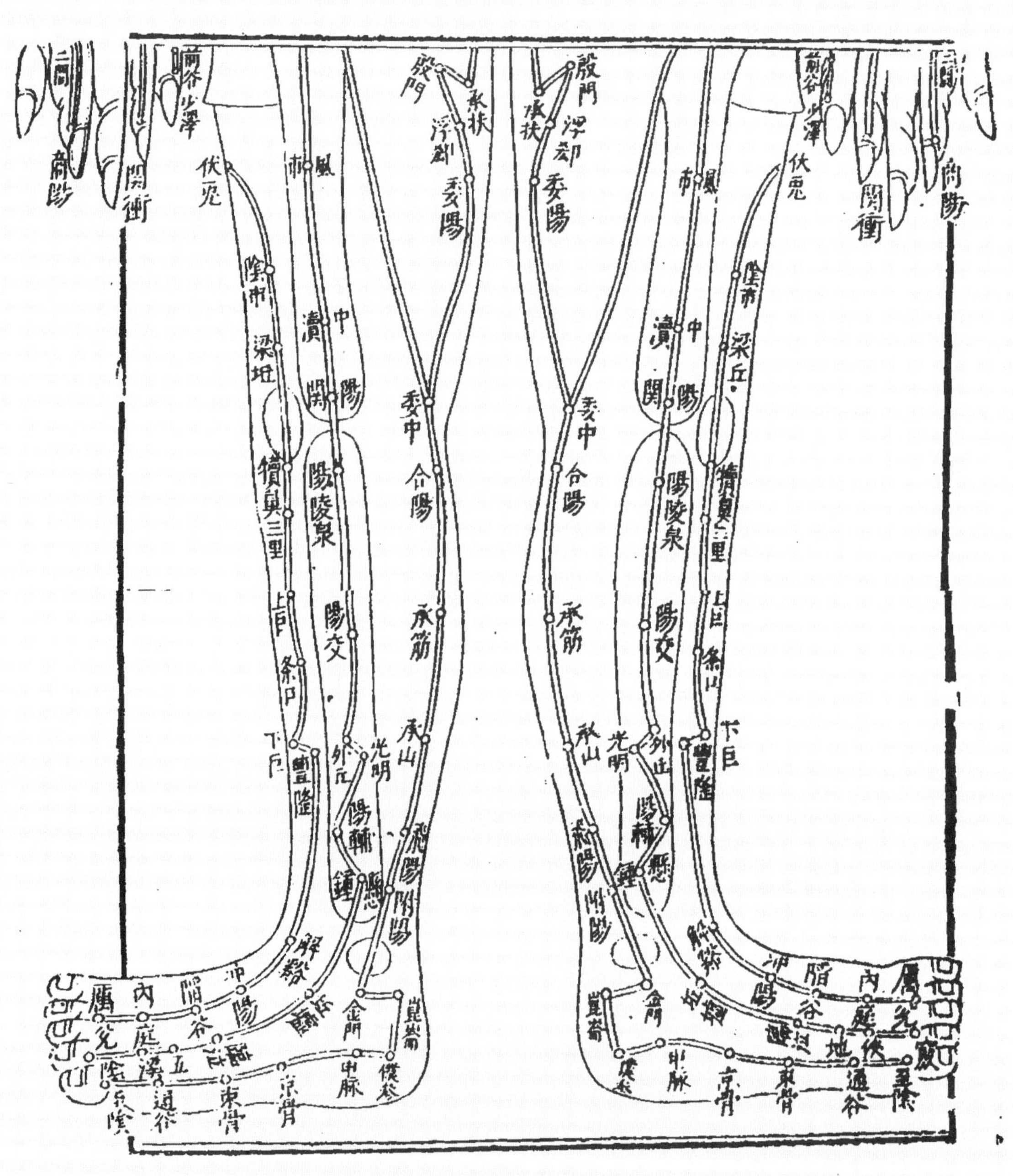

商陽
關衝
前谷
少澤
伏兔
陰市
梁丘
犢鼻
三里
上巨
條口
下巨
豐隆
風市
中瀆
陽關
陽陵泉
陽交
外丘
光明
陽輔
懸鍾
殷門
承扶
浮郄
委陽
委中
合陽
承筋
承山
飛陽
附陽
解谿
衝陽
陷谷
內庭
厲兌
丘墟
臨泣
地五會
俠谿
竅陰
崑崙
金門
申脈
僕參
京骨
束骨
通谷
至陰

靈樞骨度

法以人長七尺五寸爲則

頭之大骨圍二尺六寸

胸圍四尺五寸

腰圍四尺二寸

髮所覆者顱至項長尺二寸

髮以下至頤長一尺

結喉以下至缺盆中長四寸

缺盆以下至髑骬長九寸 髑骬即鳩尾

髑骸以下至天樞長八寸

天樞以下至横骨長六寸半

横骨上廉以下至內輔之上廉長一尺八寸

內輔之上廉以下至下廉長三寸半

內輔下廉至內踝長一尺三寸

內踝以下至地長三寸

膝膕以下至跗屬長一尺六寸

《灵枢》骨度

法以人长七尺五寸为则。

头之大骨围二尺六寸。

胸围四尺五寸。

腰围四尺二寸。

发所复者颅至项，长尺二寸。

发以下至颐，长一尺。

结喉以下至缺盆中，长四寸。

缺盆以下至髑骬，长九寸。髑骬即鸠尾。

髑骬[1]以下至天枢，长八寸。

天枢以下至横骨，长六寸半。

横骨上廉以下至内辅之上廉，长一尺八寸。

内辅之上廉以下至下廉，长三寸半。

内辅下廉至内踝，长一尺三寸。

内踝以下至地，长三寸。

膝腘以下至跗属，长一尺六寸。

①骬：原作“骸”，形近之误，据《灵枢·骨度》改。

跗屬以下至地長三寸
角以下至柱骨長一尺
行腋中不見者長四寸
腋以下至季脅長一尺二寸
季脅以下至髀樞長六寸
髀樞以下至膝中長一尺九寸
膝以下至外踝長一尺六寸
外踝以下至京骨長三寸

京骨以下至地長一寸
耳後當完骨者廣九寸
耳前當耳門者廣一尺三寸
兩顴之間相去七寸
兩乳之間廣九寸半
兩髀之間廣六寸半
足長一尺二寸廣四寸半
肩至肘長一尺四寸

跗属以下至地，长三寸。

角以下至柱骨，长一尺。

行腋中不见者，长四寸。

腋以下至季胁，长一尺二寸。

季胁以下至髀枢，长六寸。

髀枢以下至膝中，长一尺九寸。

膝以下至外踝，长一尺六寸。

外踝以下至京骨，长三寸。

京骨以下至地，长一寸。

耳后当完骨者，广九寸。

耳前当耳门者，广一尺三寸。

两颧之间，相去七寸。

两乳之间，广九寸半。

两髀之间，广六寸半。

足长一尺二寸，广四寸半。

肩至肘，长一尺四寸。

肘至腕長一尺二寸半

腕至中指本節長四寸

本節至其末長四寸半

項髮以下至背骨長二寸半

膂骨以下至尾骶二十一節長三尺

上七節每節長一寸四分分之一

中七節每節長一寸六分分之一

下七節每節長一寸二分分之六

以上爲衆人骨度取穴者準而分之則無差矣。

明堂取穴法

頭面腹背手足。橫用橫尺寸。直用直尺寸。橫法不可以準直直法不可以準橫。

前髮際至後髮際均作一尺二寸。

其髮際不明者取眉中心後至大椎。共折作一尺八寸。

頭部橫寸。以眼內眥角至外眥角爲一寸。

肘至腕，长一尺二寸半。

腕至中指本节，长四寸。

本节至其末，长四寸半。

项发以下至背骨，长二寸半。

膂骨以下至尾骶二十一节，长三尺：上七节每节长一寸四分分之一；中七节每节长一寸六分分之一；下七节每节长一寸二分分之六。

以上为众人骨度，取穴者准而分之，则无差矣。

明堂取穴法

头面腹背手足，横用横尺寸，直用直尺寸，横法不可以准直，直法不可以准横。

前发际至后发际，均作一尺二寸，其发际不明者，取眉中心后至大椎，共折作一尺八寸。

头部横寸，以眼内眦角至外眦角为一寸。

神庭至曲差。曲差至本神。本神至頭維。各一寸五分。
自神庭至頭維。共四寸半。
背部自大椎至尾骶。共二十一椎。上中下長短不同。詳在前骨度中。
夾脊第二行。相去四寸取之。針經相去三寸
夾脊第三行。相去七寸取之。針經相去六寸
腹部膺部。用乳間橫折作八寸爲則。
鍼方六集 八神照集 十二
其直者。自天突至膻中。折作六寸八分。
下行一寸六分爲中庭。
上取岐骨。下至臍心。共折作九寸取之。
臍中至橫骨。共折作五寸。
手足部。竝依骨度均折取之。或以中指第二節。內度兩橫紋爲一寸。
諸穴有眉髮筋骨約紋陷下肉際者。即取之。不必度也。明堂取穴終

神庭至曲差，曲差至本神，本神至头维，各一寸五分。

自神庭至头维，共四寸半。

背部自大椎至尾骶，共二十一椎。上中下长短不同，详在前骨度中。

夹脊第二行，相去四寸取之。《针经》相去三寸。

夹脊第三行，相去七寸取之。《针经》相去六寸。

腹部膺部：用乳间横折作八寸为则。

其直者，自天突至膻中，折作六寸八分，下行一寸六分为中庭。

上取岐骨，下至脐心，共折作九寸取之。

脐中至横骨，共折作五寸。

手足部：并依骨度均折取之。或以中指第二节，内度两横纹为一寸。

诸穴有眉发、筋骨、约纹陷下、肉际者，即取之，不必度也。明堂取穴终

正人脏腑图　伏人脏腑图

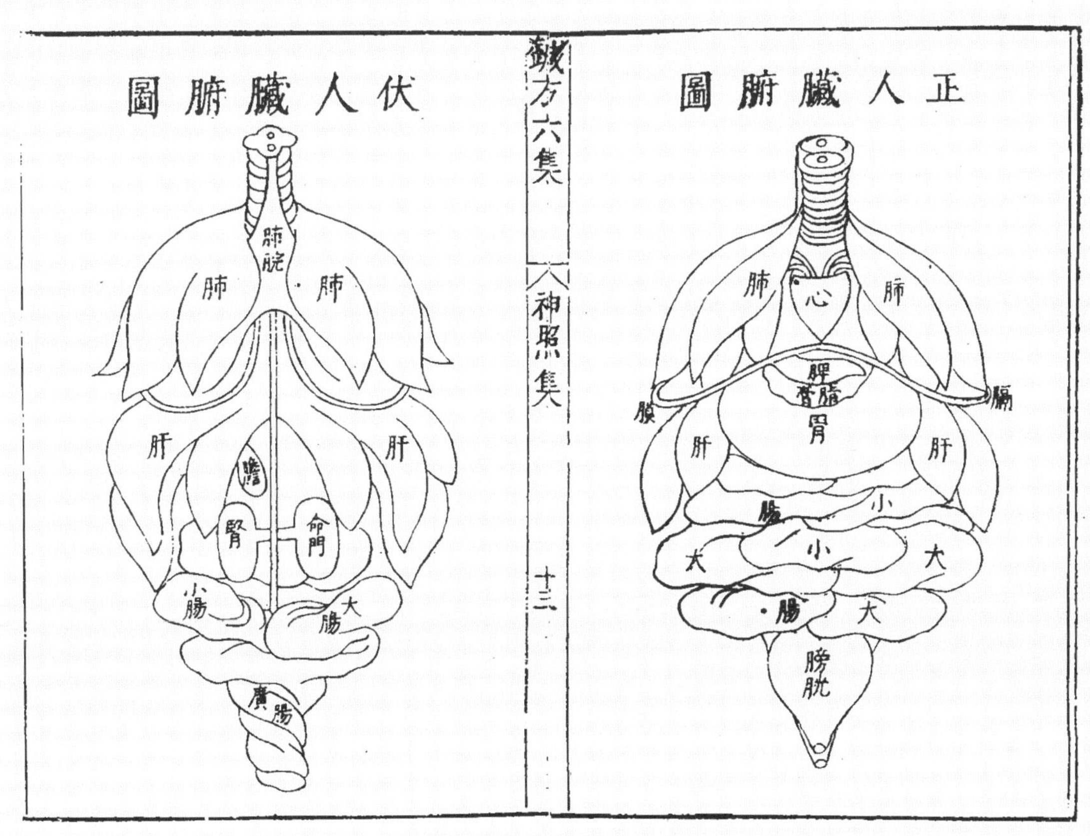
伏人臟腑圖
肺脘
肺
肺
肝
肝
膽
腎
命門
小腸
大腸
廣腸
鍼方六集
神照集
十三
正人臟腑圖
肺
心
肺
脾
膈
膈
胃
肝
肝
小
腸
大
小
大
腸
大
膀胱

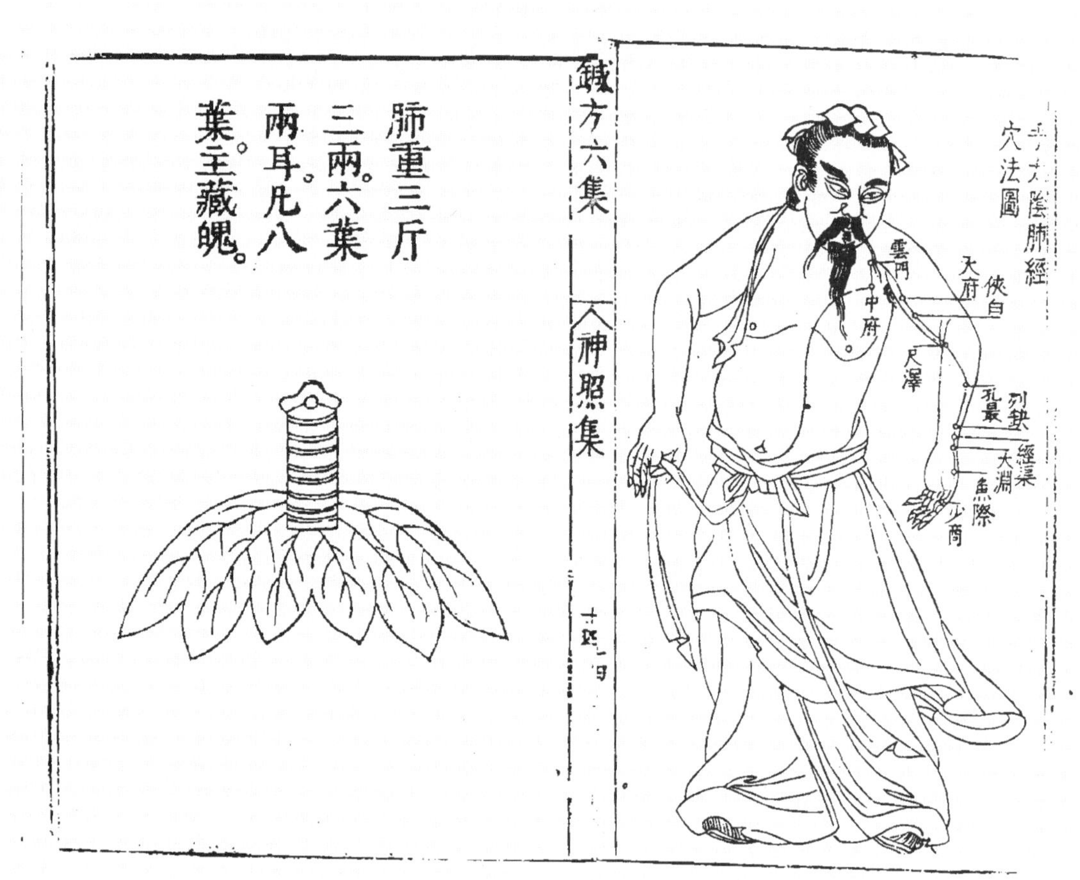

手太阴肺经穴法图（图见上）

肺重三斤三两，六叶两耳，凡八叶，主藏魄。

手太陰肺經

靈樞經曰肺手太陰之脉起于中焦下絡大腸還循胃口上膈屬肺從肺系橫出腋下下循臑內行少陰心主之前下肘中循臂內上骨下廉入寸口上魚循魚際出大指之端其支者從腕後直出次指內廉出其端〇是動則病肺脹滿膨膨而喘咳缺盆中痛甚則交兩手而瞀此爲臂厥是主肺所生病者欬上氣喘渴煩心胷滿臑臂內前廉痛厥掌中熱氣盛有餘

則肩背痛風寒汗出中風小便數而欠氣虛則肩背痛寒少氣不足以息溺色變爲此諸病盛則瀉之虛則補之熱則疾之寒則留之陷下則灸之不盛不虛以經取之盛者寸口大三倍于人迎虛者則寸口反小于人迎也

手太陰肺經所發十一穴 左右共二十二穴

中府二穴一名膺中俞在雲門下一寸俠任脉華蓋穴兩傍各六寸居乳上三肋間動脉應手肺之募

手太阴肺经

《灵枢经》曰：肺手太阴之脉，起于中焦，下络大肠，还循胃口，上膈属肺，从肺系横出腋下，下循臑内，行少阴心主之前，下肘中，循臂内上骨下廉，入寸口，上鱼，循鱼际，出大指之端。其支者，从腕后直出次指内廉，出其端。是动则病肺胀满膨膨而喘咳，缺盆中痛，甚则交两手而瞀，此为臂厥。是主肺所生病者，咳，上气喘渴，烦心胸满，臑臂内前廉痛厥，掌中热。气盛有余则肩背痛，风寒，汗出中风，小便数而欠；气虚则肩背痛寒，少气不足以息，溺色变。为此诸病，盛则泻之，虚则补之，热则疾之，寒则留之，陷下则灸之，不盛不虚，以经取之。盛者寸口大三倍于人迎，虚者则寸口反小于人迎也。

手太阴肺经所发十一穴左右共二十二穴

中府二穴，一名膺中俞。在云门下一寸，挟任脉华盖穴两旁各六寸，居乳上三肋间，动脉应手，肺之募

也足陽明手太陰之會。針經刺入三分。留五呼。灸
五壯。竇氏刺入一分。沿皮向外一寸半。灸二七壯。
雲門二穴。在巨骨下二骨間。俠任脉璇璣穴兩傍各
六寸。動脉應手。舉臂取之。針經刺入七分。留五呼。
灸五壯。竇氏刺入一分。沿皮向外一寸半。禁灸。針
經云。刺大深令人逆息。是所當慎。
天府二穴。在腋下三寸。臂臑內廉動脉應手。又法。以
手伸直。用鼻尖點到處是穴。又法。垂手與乳相平

是穴。針經刺入四分。留三呼。禁不可灸。灸之氣逆。
俠白二穴。在天府下。去肘五寸。動脉中。手太陰之別
針經刺入四分。留三呼。灸五壯。
尺澤二穴。水也。在肘內橫紋筋骨罅中。動脉應手。手
太陰之所入也。爲合。針經刺入三分。留三呼。灸五
壯。
孔最二穴。在腕上七寸。手太陰之郄。針經刺入三分。
留三呼。灸五壯。

也，足阳明、手太阴之会[①]。《针经》刺入三分，留五呼，灸五壮。《窦氏》[②]刺入一分，沿皮向外一寸半，灸二七壮。

云门二穴，在巨骨下二骨间，夹任脉璇玑穴两旁各六寸，动脉应手，举臂取之。《针经》刺入七分，留五呼，灸五壮。《窦氏》刺入一分，沿皮向外一寸半。禁灸。《针经》云：刺太深令人逆息。是所当慎。

天府二穴，在腋下三寸臂臑内廉，动脉应手。又法：以手伸直，用鼻尖点到处是穴。又法：垂手与乳相平是穴。《针经》刺入四分，留三呼。禁不可灸，灸之气逆。

侠白二穴，在天府下，去肘五寸动脉中。手太阴之别。《针经》刺入四分，留三呼，灸五壮。

尺泽二穴，水也。在肘内横纹筋骨罅中，动脉应手。手太阴之所入也，为合。《针经》刺入三分，留三呼，灸五壮。

孔最二穴，在腕上七寸。手太阴之郄。《针经》刺入三分，留三呼，灸五壮。

①足阳明、手太阴之会：《铜人腧穴针灸图经》卷中、《圣济总录》卷一九一均作“手足太阴之会”。

②《窦氏》：此处“窦氏”乃本书作者辑自某失名腧穴书，非窦杰（汉卿）、窦材、窦桂芳等人的存世著作。

列缺二穴。手太陰之絡，別走陽明者。去腕一寸五分。用手交扠，食指點到處是穴。當筋骨罅中。針經刺入三分，留三呼，灸五壯。竇氏刺入一分，沿皮向前一寸半，透太淵穴，灸二七壯。列缺爲八法之一，以其合任脈，行肺系，而會陰蹻也。

經渠二穴，金也。在寸口陷中，手太陰之所行也，爲經。針經刺入三分，留三呼。禁不可灸，灸之傷人神明。

太淵二穴。避唐祖諱，一名太泉。土也。在掌後寸口頭陷中，是爲

脈會。手太陰之所注也，爲俞。針經刺入二分，留二呼，灸三壯。

魚際二穴，火也。在手大指本節後內側散脈中，爲手三陰諸絡之會。手太陰之所溜也，爲滎。針經刺入二分，留三呼，灸三壯。

少商二穴，木也。在手大指內側端，去爪甲如韭葉。手太陰脈之所出也，爲井。針經刺入一分，留一呼，灸三壯。竇氏刺入一分，更沿皮向後三分。

列缺二穴，手太阴之络，别走阳明者。去腕一寸五分，用手交叉，食指点到处是穴，当筋骨罅中。《针经》刺入三分，留三呼，灸五壮。窦氏刺入一分，沿皮向前一寸半，透太渊穴，灸二七壮。列缺为八法之一，以其合任脉，行肺系，而会阴跷也。

经渠二穴，金也。在寸口陷中，手太阴之所行也，为经。《针经》刺入三分，留三呼。禁不可灸，灸之伤人神明。

太渊二穴，避唐祖讳，一名太泉。土也。在掌后寸口头陷中，是为脉会。手太阴之所注也，为俞。《针经》刺入二分，留二呼，灸三壮。

鱼际二穴，火也。在手大指本节后内侧散脉中，为手三阴诸络之会。手太阴之所溜也，为荥。《针经》刺入二分，留三呼，灸三壮。

少商二穴，木也。在手大指内侧端，去爪甲如韭叶。手太阴脉之所出也，为井。《针经》刺入一分，留一呼，灸三壮。《窦氏》刺入一分，更沿皮向后三分。

肺經穴法分寸歌

肺手太陰出中府　雲門之下一寸許

雲門氣戶旁二寸　人迎之下二骨數

天府腋下三寸求　俠白肘上五寸主

尺澤肘內約紋中　孔最腕上七寸取

列缺腕上寸有半　經渠寸口陷中爾

太淵掌後寸口頭　魚際大指節後舉

少商甲後一韭葉　一十一穴斟酌取

鍼灸六集　〈神照集〉　十八

肺经穴法分寸歌

肺手太阴出中府，云门之下一寸许，云门气户旁二寸，人迎之下二骨数，天府腋下三寸求，侠白肘上五寸主，尺泽肘内约纹中，孔最腕上七寸取，列缺腕上寸有半，经渠寸口陷中尔，太渊掌后寸口头，鱼际大指节后举，少商甲后一韭叶，一十一穴斟酌取。

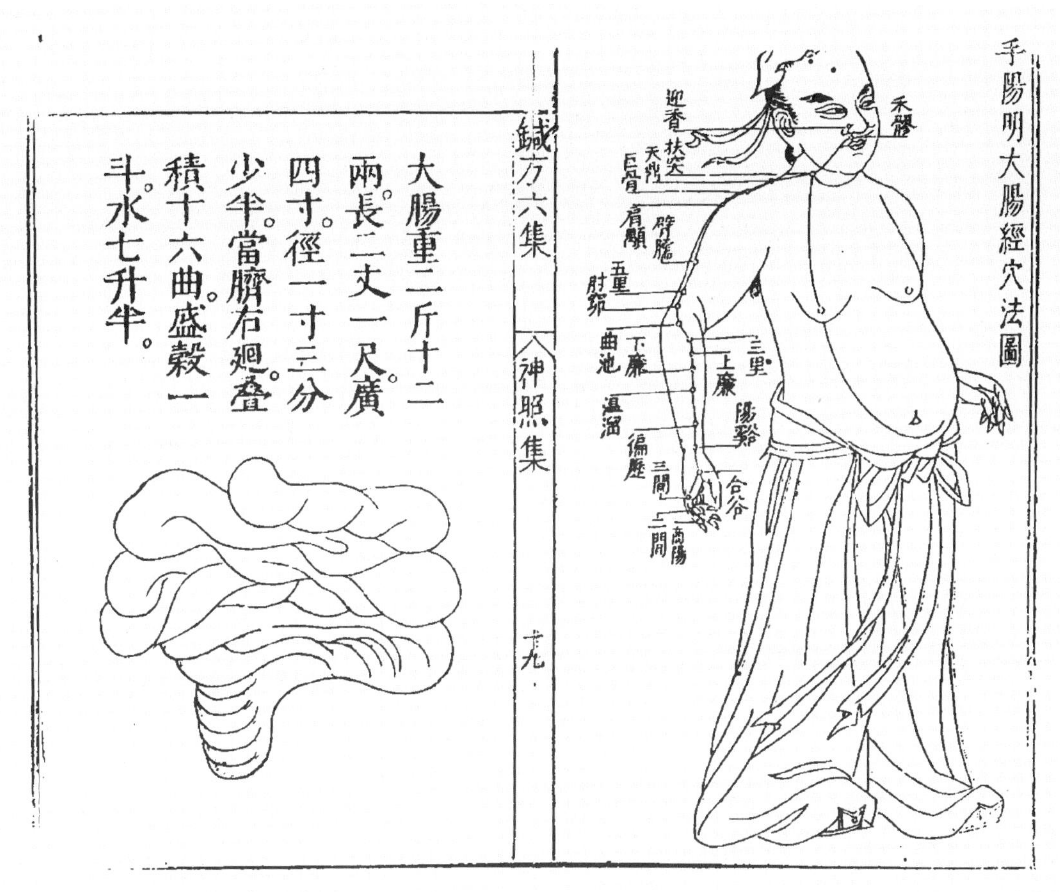

手陽明大腸經穴法圖

鍼方六集　神照集　十九

大腸重二斤十二兩。長二丈一尺。廣四寸。徑一寸三分少半。當臍右廻疊積十六曲。盛穀一斗。水七升半。

手阳明大肠经穴法图（图见上）

大肠重二斤十二两，长二丈一尺，广四寸，径一寸三分少半。当脐右回，叠积十六曲。盛谷一斗，水七升半。

手陽明大腸經

大腸手陽明之脉。起于大指次指之端。循指上廉。出合谷兩骨之間。上入兩筋之中。循臂上廉。入肘外廉。上臑外前廉。上肩。出髃骨之前廉。上出于柱骨之會上。下入缺盆。絡肺。下膈。屬太腸。其支者。從缺盆。上頸。貫頰。入下齒中。還出挾口。交人中。左之右。右之左。上挾鼻孔。○是動則病齒痛頸腫。是主津液。所生病者。目黄口乾。鼽衄。喉痺。肩前臑痛。大指次指痛不用。氣

鍼方六集 〈八〉神照集 二十

有餘。則當脉所過者熱腫。虛則寒慄不復。爲此諸病。盛則寫之。虛則補之。熱則疾之。寒則留之。陷下則灸之。不盛不虛。以經取之。盛者人迎大三倍于寸口。虛者人迎反小於寸口也。

手陽明大腸經所發二十穴 左右共四十穴

商陽二穴。金也。一名絕陽。在手大指次指內側端。去爪甲如韭葉。手陽明脉之所出也。爲井。針經刺入一分。留一呼。灸三壯。竇氏針入一分。更沿皮向後

手阳明大肠经

大肠手阳明之脉，起于大指次指之端，循指上廉，出合谷两骨之间，上入两筋之中，循臂上廉，入肘外廉，上臑外前廉，上肩，出髃骨之前廉，上出于柱骨之会上，下入缺盆，络肺，下膈，属大肠。其支者，从缺盆上颈贯颊，入下齿中，还出夹口，交人中，左之右，右之左，上夹鼻孔。是动则病齿痛颈肿。是主津液所生病者，目黄口干，鼽衄，喉痹，肩前臑痛，大指次指痛不用。气有余则当脉所过者热肿，虚则寒栗不复。为此诸病，盛则泻之，虚则补之，热则疾之，寒则留之，陷下则灸之，不盛不虚，以经取之。盛者人迎大三倍于寸口，虚者人迎反小于寸口也。

手阳明大肠经所发二十穴左右共四十穴

商阳二穴，金也。一名绝阳。在手大指次指内侧端，去爪甲如韭叶。手阳明脉之所出也，为井。《针经》刺入一分，留一呼，灸三壮。《窦氏》针入一分，更沿皮向后

三分。
二間二穴水也一名間谷在手大指次指本節前內
側陷中手陽明脉之所溜也爲滎針經刺入三分
留六呼灸三壯
三間二穴木也一名少谷在手大指次指本節後陷
中手陽明之所注也爲俞針經刺入三分留三呼
灸三壯
合谷二穴一名虎口在手大指次指岐骨間動脉應

手手陽明之所過也爲原或云捻拳取之針經刺
入三分留六呼灸三壯竇氏刺入五分虛實皆拔
之孕娠禁針此穴一云可瀉不可補補即下胎
陽谿二穴一名中魁火也在手腕上側橫紋前兩筋
間陷中手陽明之所行也爲經針經刺入三分留
七呼灸七壯
偏歷二穴在手腕後三寸手陽明絡別走太陰者針
經刺入三分留七呼灸三壯竇氏刺入一分沿皮

三分。

二间二穴，水也。一名间谷。在手大指次指本节前内侧陷中。手阳明脉之所溜也，为荥。《针经》刺入三分，留六呼，灸三壮。

三间二穴，木也。一名少谷。在手大指次指本节后陷中。手阳明之所注也，为俞。《针经》刺入三分，留三呼，灸三壮。

合谷二穴，一名虎口。在手大指次指岐骨间，动脉应手。手阳明之所过也，为原。或云：捻拳取之。《针经》刺入三分，留六呼，灸三壮。窦氏刺入五分。虚实皆拔之。孕娠禁针此穴。一云：可泻不可补，补即下胎。

阳溪二穴，一名中魁，火也。在手腕上侧横纹前两筋间陷中。手阳明之所行也，为经。《针经》刺入三分，留七呼，灸七壮。

偏历二穴，在手腕后三寸。手阳明络，别走太阴者。《针经》刺入三分，留七呼，灸三壮。《窦氏》刺入一分，沿皮向前一寸半。透列鈌穴。灸七壯。
温溜二穴。一名逆注。一名池頭。手陽明郄。在腕後少士五寸。大士六寸。針經刺入三分。灸三壯。
下廉二穴。在輔骨下。去上廉穴一寸。輔兊肉分外斜縫中。針經刺入五分。留五呼。灸五壯。
上廉二穴。在三里下一寸。其分抵三陽會外。針經斜入五分。灸七壯。
三里二穴。在曲池下二寸。按之肉起兊肉之端。針經

刺入三分。灸三壯。竇氏針入二寸半。或曰此穴爲諸絡會。不可輕灸。
曲池二穴。土也。在肘間輔骨肘骨之中。屈手拱胸橫紋尖陷中是穴。手陽明之所入也。爲合。針經刺入五分。留七呼。灸三壯。銅人云得氣先瀉後補。竇氏刺入二寸半。灸二七壯。
肘髎二穴。在曲池穴橫紋尖上。向外二寸。大骨外廉陷中。手拱胸取之。針經刺入四分。灸三壯。竇氏針

向前一寸半，透列缺穴，灸七壮。

温溜二穴，一名逆注，一名池头，手阳明郄。在腕后，少士五寸，大士六寸。《针经》刺入三分，灸三壮。

下廉二穴，在辅骨下，去上廉穴一寸，辅兑肉分外斜缝中。《针经》刺入五分，留五呼，灸五壮。

上廉二穴，在三里下一寸，其分抵三阳会外。《针经》斜入五分，灸七壮。

三里二穴，在曲池下二寸，按之肉起兑肉之端。《针经》刺入三分，灸三壮，《窦氏》针入二寸半。或曰：此穴为诸络会，不可轻灸。

曲池二穴，土也。在肘间辅骨肘骨之中，屈手拱胸，横纹尖陷中是穴。手阳明之所入也，为合。《针经》刺入五分，留七呼，灸三壮。《铜人》云：得气先泻后补。《窦氏》刺入二寸半，灸二七壮。

肘髎二穴，在曲池穴横纹尖上，向外二寸，大骨外廉陷中，手拱胸取之。《针经》刺入四分，灸三壮。《窦氏》针

入一寸半。灸二七壯。
五里二穴。在肘上三寸。行向裏大脉中央是穴。針經灸三壯。禁刺。禁多灸。
臂臑二穴。在肘上七寸臑肉之端。舉臂取之。手陽明絡。手足太陽陽維之會。針經刺入五分。灸三壯。
肩髃二穴。一名中肩井。一名偏肩。在肩端兩骨間。舉臂有空。手陽明蹻脉之會。平手取之。針經刺入六分。留六呼。灸三壯。一方刺入一寸。竇氏針入二寸

半。灸二七壯。
巨骨二穴。在肩端上行兩叉骨間陷中。手陽明陽蹻之會。針經刺入一寸五分。灸五壯。
天鼎二穴。在缺盆上。直扶突。當氣舍後一寸五分。針經刺入四分。灸三壯。
扶突二穴。在人迎後一寸五分。當曲頰下一寸。針經刺入三分。灸三壯。
禾髎二穴。取法。鼻孔下三分是人中穴。兩傍各開五

入一寸半，灸二七壮。

五里二穴，在肘上三寸，行向里大脉中央是穴。《针经》灸三壮。禁刺。禁多灸。

臂臑二穴，在肘上七寸臑肉之端，举臂取之。手阳明络，手足太阳、阳维之会。《针经》刺入五分，灸三壮。

肩髃二穴，一名中肩井，一名偏肩。在肩端两骨间，举臂有空。手阳明、跷脉之会，平手取之。《针经》刺入六分，留六呼，灸三壮。一方：刺入一寸。《窦氏》针入二寸半，灸二七壮。

巨骨二穴，在肩端上行两叉骨间陷中。手阳明、阳跷之会。《针经》刺入一寸五分，灸五壮。

天鼎二穴，在缺盆上，直扶突，当气舍后一寸五分。《针经》刺入四分，灸三壮。

扶突二穴，在人迎后一寸五分，当曲颊下一寸。《针经》刺入三分，灸三壮。

禾髎二穴，取法：鼻孔下三分是人中穴，两旁各开五

分。即此穴也。鍼經刺入三分。

迎香二穴。一名衝陽。在鼻下孔傍五分。當約口紋。手足陽明之會。鍼經刺入三分。留三呼。禁灸。

大腸經穴法分寸歌

大腸陽明二十穴　食指內側起商陽
本節前取二間定　本節後取三間强
岐骨陷中尋合谷　陽谿腕中上側詳
腕後三寸走偏歷　歷上二寸溫溜當

下廉上廉各一寸　廉上一寸三里隍
屈肘紋尖曲池得　肘髎大骨外廉陷
五里肘後三寸量　臂臑肘後七寸是
肩髃肩端兩骨當　巨骨肩端叉骨內
天鼎缺盆之上藏　扶突氣舍後寸半
禾髎水溝五分傍　迎香禾髎上一寸
孔傍五分約紋當

分即此穴也。《针经》刺入三分。

迎香二穴，一名冲阳。在鼻下孔旁五分，当约口纹。手足阳明之会。《针经》刺入三分，留三呼。禁灸。

大肠经穴法分寸歌

大肠阳明二十穴，食指内侧起商阳，本节前取二间定，本节后取三间强，

岐骨陷中寻合谷，阳溪腕中上侧详，腕后三寸走偏历，历上二寸温溜当，

下廉上廉各一寸，廉上一寸三里隍，屈肘纹尖曲池得，肘髎大骨外廉陷，

五里肘后三寸量，臂臑肘后七寸是，肩髃肩端两骨当，巨骨肩端叉骨内，

天鼎缺盆之上藏，扶突气舍后寸半，禾髎水沟五分旁，迎香禾髎上一寸，

孔旁五分约纹当。

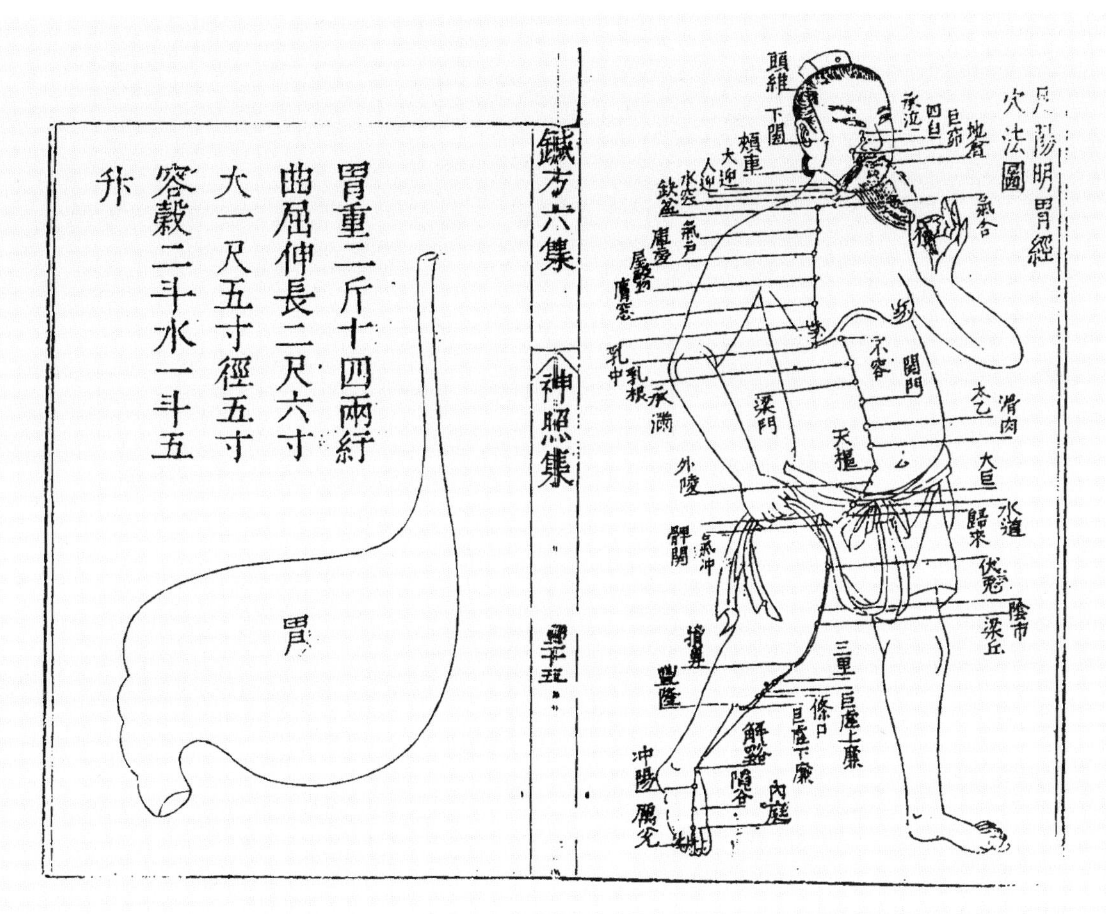

足阳明胃经穴法图（图见上）

胃重二斤十四两，纡曲屈伸，长二尺六寸，大一尺五寸，径五寸，容谷二斗，水一斗五升。

足陽明胃經

胃足陽明之脉起于鼻交頞中旁約太陽之脉下循鼻外入上齒中還出挾口環唇下交承漿却循頤後下廉出大迎循頰車上耳前過客主人循髮際至額顱其支者從大迎前下人迎循喉嚨入缺盆下膈屬胃絡脾其直者從缺盆下乳內廉下挾臍入氣街中其支者起胃下口下循腹裏下至氣街中而合以下髀關抵伏兎下膝臏中下循脛外廉下足跗入中指

內間其支者下膝三寸而別下入中指外間其支者別跗上入大指間出其端〇是動則病洒洒振寒善呻數欠顏黑病至則惡人與火聞木聲則惕然而驚心欲動獨閉戶塞牖而處甚則欲上高而歌棄衣而走賁響腹脹是為骭厥是主血所生病者狂瘧溫淫汗出鼽衄口喎唇胗頸腫喉痺大腹水腫膝臏腫痛循膺乳氣街股伏兎骭外廉足跗上皆痛中指不用氣盛則身以前皆熱其有餘于胃則消穀善饑溺色

足阳明胃经

胃足阳明之脉，起于鼻，交頞中，旁约太阳之脉，下循鼻外，入上齿中，还出夹口，环唇，下交承浆，却循颐后下廉，出大迎，循颊车，上耳前，过客主人，循发际，至额颅。其支者，从大迎前下人迎，循喉咙，入缺盆，下膈属胃络脾。其直者，从缺盆下乳内廉下夹脐，入气街中。其支者，起胃下口，下循腹里，下至气街中而合，以下髀关，抵伏兔，下膝髌中，下循胫外廉，下足跗，入中指内间；其支者，下膝三寸而别，下入中指外间。其支者，别跗上，入大指间出其端。〇是动则病洒洒振寒，善呻数欠，颜黑，病至则恶人与火，闻木声则惕然而惊，心欲动，独闭户塞牖而处，甚则欲上高而歌，弃衣而走，贲响腹胀，是为骭厥。是主血所生病者，狂疟温淫汗出，鼽衄，口㖞唇胗，颈肿喉痹，大腹水肿，膝髌肿痛，循膺、乳、气街、股、伏兔、胻外廉、足跗上皆痛，中指不用。气盛则身以前皆热，其有余于胃，则消谷善饥，溺色

黃氣不足則身以前皆寒慄。胃中寒則脹滿。爲此諸
病。盛則瀉之。虛則補之。熱則疾之。寒則留之。陷下則
灸之。不盛不虛。以經取之。盛者人迎大三部于寸口。
虛者人迎反小于寸口也。

足陽明胃經所發四十五穴 左右共九十穴

承泣二穴。一名鼷穴。一名面髎。在目下七分。直目瞳
子。陽蹻任脉足陽明之會。針經刺入三分。不可灸。
一方用艾如麥大。灸二壯。不可針。

四白二穴。在目珠下一寸。向顴空。令病人正視取之。
針經刺入三分。灸七壯。近古禁不宜灸。

巨髎二穴。在俠鼻孔傍八分。直瞳子。蹻脉足陽明之
會。針經刺入三分。得氣即瀉。灸七壯。

地倉二穴。一名會維。俠口傍四分。直縫中。如近下是
穴。有脉微動。蹻脉手足陽明之會。針經刺入三分。
竇氏針更沿皮透頰車。灸七壯。或二七壯。銅人云。
得氣即瀉。不宜留針。右病治左。左病治右。

黄。气不足则身以前皆寒栗，胃中寒则胀满。为此诸病，盛则泻之，虚则补之，热则疾之，寒则留之，陷下则灸之，不盛不虚，以经取之。盛者人迎大三倍[1]于寸口，虚者人迎反小于寸口也。

足阳明胃经所发四十五穴左右共九十穴

承泣二穴，一名鼷穴，一名面髎，在目下七分，直目瞳子。阳跷、任脉、足阳明之会。《针经》刺入三分，不可灸。一方：用艾如麦大，灸二壮。不可针。

四白二穴，在目珠下一寸，向颧空，令病人正视取之。《针经》刺入三分，灸七壮。近古禁不宜灸。

巨髎二穴，在挟鼻孔旁八分，直瞳子。跷脉、足阳明之会。《针经》刺入三分，得气即泻，灸七壮。

地仓二穴，一名会维，挟口旁四分，直缝中，如近下是穴，有脉微动。跷脉、手足阳明之会。《针经》刺入三分。《窦氏》针更沿皮透颊车，灸七壮，或二七壮。《铜人》云：得气即泻，不宜留针，右病治左，左病治右。

①倍：原作“部”，据前文肺经、大肠经经络概述之体例改。

大迎二穴。一名髓孔。在曲頷前一寸三分骨陷者中。動脉應手。針經刺入三分。留七呼。灸三壯。

頰車二穴。一名機關。一名曲牙。在耳垂下三分。曲頰端陷中。張口取之。針經刺入三分。灸三壯。銅人得氣即瀉。不宜留針。竇氏針入一分。沿皮透地倉穴。左病治右。右病治左。

下關二穴。在客主人下。耳前動脉下空下廉。合口有空。開口即閉。足陽明少陽之會。針經刺入三分。留

七呼。灸三壯。銅人云。得氣即瀉。不得久留針。耳中有乾櫖不可灸。

頭維二穴。在額角。入髪際。俠本神一寸半。俠神庭四寸五分。足少陽陽維之會。針經刺入五分。禁不可灸。竇氏刺入一分。沿皮向下一寸半。

人迎二穴。一名天五會。在頸大脉動應手。俠結喉兩傍一寸五分。以候五藏氣。針經禁灸。刺入四分。禁過深。不幸殺人。

大迎二穴，一名髓孔。在曲颔前一寸三分骨陷者中，动脉应手。《针经》刺入三分，留七呼，灸三壮。

颊车二穴，一名机关，一名曲牙。在耳垂下三分。曲颊端陷中，张口取之。《针经》刺入三分，灸三壮。《铜人》得气即泻，不宜留针。《窦氏》针入一分，沿皮透地仓穴。左病治右，右病治左。

下关二穴，在客主人下，耳前动脉下空下廉，合口有空，开口即闭。足阳明、少阳之会。《针经》刺入三分，留七呼，灸三壮。《铜人》云：得气即泻，不得久留针，耳中有干擿[①]不可灸。

头维二穴，在额角，入发际，夹本神一寸半，挟神庭四寸五分。足少阳、阳维之会。《针经》刺入五分。禁不可灸。《窦氏》刺入一分。沿皮向下一寸半。

人迎二穴，一名天五会。在颈大脉动应手，挟结喉两旁一寸五分，以候五脏气。《针经》禁灸。刺入四分，禁过深，不幸杀人。

---

①擿：原作"櫖"，据《针灸甲乙经》卷三第十一改。又，此字《素问·气穴论》作"挝之"二字，《针灸甲乙经》作"擿抵"二字，《千金要方》卷二十九作"适低"二字，《外台秘要》卷三十九作"底"一字。均指耳中耵聍，俗称耳屎者。

水突二穴。一名水門。在頸大筋前。直人迎下。氣舍上。
俠喉嚨傍一寸五分。鍼經刺入三分。灸三壯。
氣舍二穴。在頸直人迎下。俠天突陷中一寸五分。鍼
經刺入三分。灸五壯。
缺盆二穴。一名天蓋。在肩上橫骨陷中。俠天突兩傍
各四寸。鍼經刺入三分。留七呼。禁不可太深。太深
則氣泄。令人逆息欬喘。灸三壯。
氣戶二穴。在巨骨下。輸府兩傍各二寸陷者中。俠任

脉兩傍各四寸。仰而取之。鍼經刺入四分。灸五壯。
庫房二穴。在氣戶下一寸六分陷者中。俠任脉兩傍
各四寸。仰而取之。鍼經刺入四分。灸五壯。
屋翳二穴。在庫房下一寸六分。俠任脉兩傍各四寸。
仰而取之。鍼經刺入四分。灸五壯。
膺窻二穴。在屋翳下一寸六分。俠任脉兩傍各四寸。
鍼經刺入四分。灸五壯。
乳中二穴。當乳頭。禁不可刺灸。刺灸之。不幸生蝕瘡。

水突二穴，一名水门。在颈大筋前，直人迎下，气舍上，夹喉咙旁一寸五分。《针经》刺入三分，灸三壮。

气舍二穴，在颈，直人迎下，夹天突陷中一寸五分。《针经》刺入三分，灸五壮。

缺盆二穴，一名天盖。在肩上横骨陷中，夹天突两旁各四寸。《针经》刺入三分，留七呼，禁不可太深。太深则气泄，令人逆息咳喘。灸三壮。

气户二穴，在巨骨下输府两旁各二寸陷者中。夹任脉两旁各四寸，仰而取之。《针经》刺入四分，灸五壮。

库房二穴，在气户下一寸六分陷者中，夹任脉两旁各四寸，仰而取之。《针经》刺入四分，灸五壮。

屋翳二穴，在库房下一寸六分，夹任脉两旁各四寸，仰而取之。《针经》刺入四分，灸五壮。

膺窗二穴，在屋翳下一寸六分，夹任脉两旁各四寸。《针经》刺入四分，灸五壮。

乳中二穴，当乳头。禁不可刺灸。刺灸之，不幸生蚀疮，

瘡中有膿血清汁者可治。有瘜肉若蝕瘡者死。

乳根二穴，在乳下一寸六分陷中，俠任脉兩傍各四寸，仰而取之。鍼經刺入四分，灸五壯。竇氏刺入一分，沿皮向外一寸半，灸二七壯。

不容二穴，在幽門傍各一寸五分，俠任脉兩傍各二寸五分，直四肋間。鍼經刺入五分，灸五壯。

承滿二穴，在不容下一寸，俠任脉兩傍各二寸五分。鍼經刺入八分，灸五壯。

梁門二穴，在承滿下一寸，俠任脉兩傍各二寸五分。鍼經刺入八分，灸五壯。

關門二穴，在梁門下，太乙上，各一寸，穴少外沿。鍼經刺入八分，灸五壯。

太乙二穴，在關門下一寸，俠任脉兩傍各二寸五分。鍼經刺入八分，灸五壯。

滑肉二穴，在太乙下一寸，俠任脉兩傍各二寸五分。鍼經刺入八分，灸五壯。

疮中有脓血清汁者可治，有息肉若蚀疮者死。

乳根二穴，在乳下一寸六分陷中，夹任脉两旁各四寸，仰而取之。《针经》刺入四分，灸五壮。《窦氏》刺入一分，沿皮向外一寸半，灸二七壮。

不容二穴，在幽门旁各一寸五分，夹任脉两旁各二寸五分，直四肋间。《针经》刺入五分，灸五壮。

承满二穴，在不容下一寸，夹任脉两旁各二寸五分。《针经》刺入八分，灸五壮。

梁门二穴，在承满下一寸，夹任脉两旁各二寸五分。《针经》刺入八分，灸五壮。

关门二穴，在梁门下，太乙上，各一寸，穴少外沿。《针经》刺入八分，灸五壮。

太乙二穴，在关门下一寸，夹任脉两旁各二寸五分。《针经》刺入八分，灸五壮。

滑肉二穴，在太乙下一寸，夹任脉两旁各二寸五分。《针经》刺入八分，灸五壮。

天樞二穴一名長谿一名谷門去肓俞一寸五分俠
臍兩傍各二寸大腸募也針經刺入五分留七呼
灸五壯竇氏針入二寸半灸五十壯
外陵二穴在天樞穴下一寸俠任脉兩傍各二寸針
經刺入八分灸五壯竇氏針入二寸半灸二七壯
大巨二穴一名腋門在外陵下一寸俠任脉兩傍各
二寸針經刺入八分灸五壯
水道二穴在大巨下三寸俠任脉兩傍各二寸針經

刺入三分半灸五壯一方刺入二寸五分
歸來二穴一名谿穴在水道穴下二寸俠任脉兩傍
各二寸針經刺入八分灸五壯竇氏針入二寸五
分或一寸五分灸二七壯
氣衝二穴一名氣街在歸來下鼠鼷上一寸當橫骨
兩端俠任脉兩傍各二寸動脉應手針經刺入三
分留七呼灸三壯灸之不幸使人不得息明堂云
氣至即瀉○自氣戶至乳根去中行各四寸自不

天枢二穴，一名长溪，一名谷门。去肓俞一寸五分，夹脐两旁各二寸，大肠募也。《针经》刺入五分，留七呼，灸五壮。《窦氏》针入二寸半，灸五十壮。

外陵二穴，在天枢穴下一寸，夹任脉两旁各二寸。《针经》刺入八分，灸五壮。《窦氏》针入二寸半，灸二七壮。

大巨二穴，一名腋门。在外陵下一寸，夹任脉两旁各二寸。《针经》刺入八分，灸五壮。

水道二穴，在大巨下三寸，夹任脉两旁各二寸。《针经》刺入三分半，灸五壮。一方：刺入二寸五分。

归来二穴，一名溪穴。在水道穴下二寸，夹任脉两旁各二寸。《针经》刺入八分，灸五壮。《窦氏》针入二寸五分，或一寸五分，灸二七壮。

气冲二穴，一名气街。在归来下鼠鼷上一寸，当横骨两端，夹任脉两旁各二寸，动脉应手。《针经》刺入三分，留七呼，灸三壮。灸之不幸，使人不得息。《明堂》云：气至即泻。〇自气户至乳根，去中行各四寸。自不容至滑肉门，去中行各三寸。自天枢至气冲，去中行各二寸。

髀关二穴，在膝上伏兔后交分中。《针经》刺入六分，灸三壮。

伏兔二穴，在膝上六寸，起肉间，正跪坐而取之。《针经》刺入五分，禁不可灸。痈疽死地有九，伏兔居一。

阴市二穴，又名阴鼎。在膝盖上三寸。垂手中指点到处是穴。一方：拜而取之。《针经》刺入三分，留七呼，禁不可灸。《窦氏》针入五分，灸五十壮。

梁丘二穴，时名鹤顶穴，在膝盖上两筋间陷中，去膝盖二寸。足阳明郄。《针经》刺入三分，灸三壮。《窦氏》针入五分，灸二七壮。一方云：宜三棱针出血。

犊鼻二穴，在膝盖骨下，胻骨上，夹解大筋中，形如牛鼻，故名。《针经》刺入六分，灸三壮。

三里二穴，土也。在膝下三寸，大胫骨外廉两筋间，举足取之，以虎口当膝端，中指尽处是穴。一方，以手①

①手：此下底本缺一筒子页。

繫鞋帶處是穴。足陽明脉所行，爲經。針經刺入五分。留五呼。灸三壯。

衝陽二穴。一名會原。在跗上五寸陷中。動脉應手。去陷谷三寸。足陽明之所過也。爲原。針經刺入三分。留十呼。灸三壯。竇氏針入五分。

陷谷二穴。木也。在足大指次指外間。本節後陷中。去內庭穴二寸。足陽明脉所注。爲俞。針經刺入五分。留七呼。灸三壯。

內庭二穴。水也。在足大指次指外間陷中。兩岐骨後三分。足陽明脉所溜。爲滎。針經刺入二分。留二十呼。灸三壯。竇氏針入五分。灸七壯。仲景曰。傷寒欲作再經者。針足陽明。使不傳則愈。此穴近之。

厲兌二穴。金也。在足大指次指之端外側向中指邊。去爪甲如韭葉。足陽明脉所出。爲井。針經刺入一分。留一呼。灸三壯。竇氏針入一分。更沿皮向後三分。

系鞋带处是穴。足阳明脉所行，为经。《针经》刺入五分，留五呼，灸三壮。

冲阳二穴，一名会原。在跗上五寸陷中，动脉应手，去陷谷三寸。足阳明之所过也，为原。《针经》刺入三分，留十呼，灸三壮。《窦氏》针入五分。

陷谷二穴，木也。在足大趾次趾外间，本节后陷中，去内庭穴二寸。足阳明脉所注，为俞。《针经》刺入五分，留七呼，灸三壮。

内庭二穴，水也。在足大趾次趾外间陷中，两岐骨后三分。足阳明脉所溜，为荥。《针经》刺入二分，留二十呼，灸三壮。《窦氏》针入五分，灸七壮。仲景曰：伤寒欲作再经者，针足阳明，使不传则愈，此穴近之。

厉兑二穴，金也。在足大趾次趾之端外侧向中指边，去爪甲如韭叶。足阳明脉所出，为井。《针经》刺入一分，留一呼，灸三壮。《窦氏》针入一分，更沿皮向后三分。

陽明經穴法分寸歌

四十五穴足陽明　頭維本神寸五分
下關耳前動脉是　頰車耳下八分針
承泣目下七分取　四白一寸不可深
巨髎孔旁八分定　地倉俠吻四分迎
大迎頷前一寸三　人迎結傍各寸半
水突在頸大筋前　氣舍直下俠天突
缺盆横骨陷中親　氣户俞府傍二寸

至乳六寸三四分　庫房屋翳膺窻近
乳中正在乳中心　次有乳根出乳下
各一寸六不相侵　穴俠幽門二寸五
是曰不容依法數　其下承滿至粱門
關門太乙從頭舉　節次續排滑肉門
各是一寸爲君語　天樞俠臍二寸傍
外陵樞下一寸當　一寸大巨三水道
道下二寸歸來將　氣衝曲骨傍二寸

阳明经穴法分寸歌

四十五穴足阳明，头维本神寸五分，下关耳前动脉是，颊车耳下八分针，承泣目下七分取，四白一寸不可深，巨髎孔旁八分定，地仓夹吻四分迎，大迎颔前一寸三，人迎结旁各寸半，水突在颈大筋前，气舍直下夹天突，缺盆横骨陷中亲，气户俞府旁二寸，至乳六寸三四分，库房屋翳膺窗近，乳中正在乳中心，次有乳根出乳下，各一寸六不相侵，穴夹幽门二寸五，是曰不容依法数，其下承满至梁门，关门太乙从头举，节次续排滑肉门，各是一寸为君语，天枢夹脐二寸旁，外陵枢下一寸当，一寸大巨三水道，道下二寸归来将，气冲曲骨旁二寸，

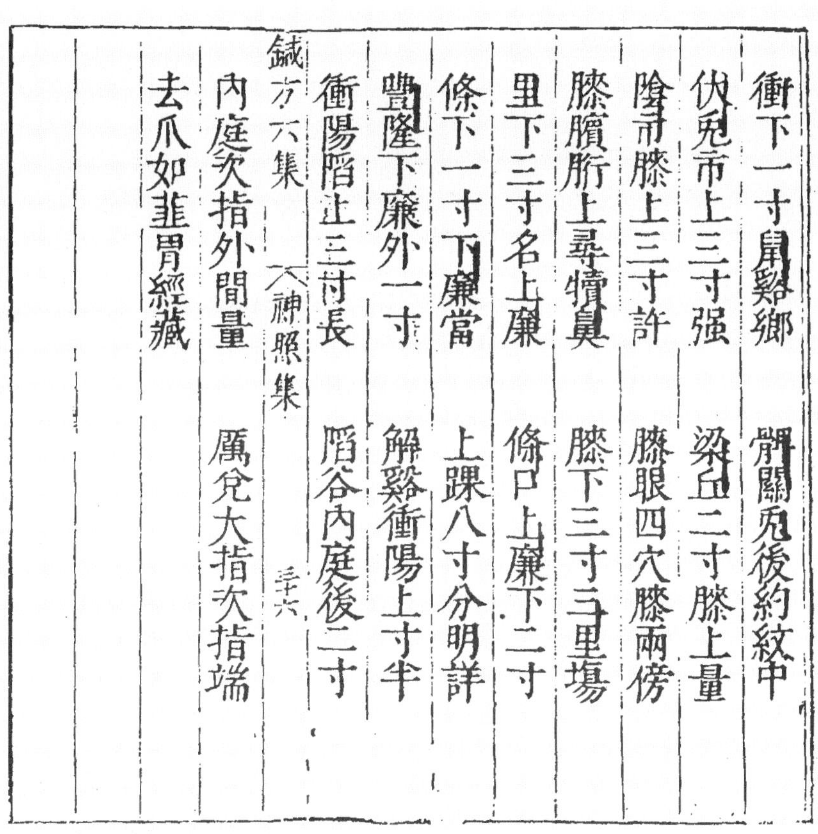

衝下一寸鼠谿鄉　髀關兎後約紋中
伏兎市上三寸強　梁丘二寸膝上量
陰市膝上三寸許　膝眼四穴膝兩傍
膝臏胻上尋犢鼻　膝下三寸三里場
里下三寸名上廉　條口上廉下二寸
條下一寸下廉當　上踝八寸分明詳
豐隆下廉外一寸　解谿衝陽上寸半
衝陽陷上三寸長　陷谷內庭後二寸
鍼方六集　神照集　三十六
內庭次指外間量　厲兌大指次指端
去爪如韭胃經藏

冲下一寸鼠鼷乡，髀关兔后约纹中，伏兔市上三寸强，梁丘二寸膝上量，阴市膝上三寸许，膝眼四穴膝两旁，膝髌胻上寻犊鼻，膝下三寸三里场，里下三寸名上廉，条口上廉下二寸，条下一寸下廉当，上踝八寸分明详，丰隆下廉外一寸，解溪冲阳上寸半，冲阳陷上三寸长，陷谷内庭后二寸，内庭次指外间量，厉兑大指次指端，去爪如韭胃经藏。

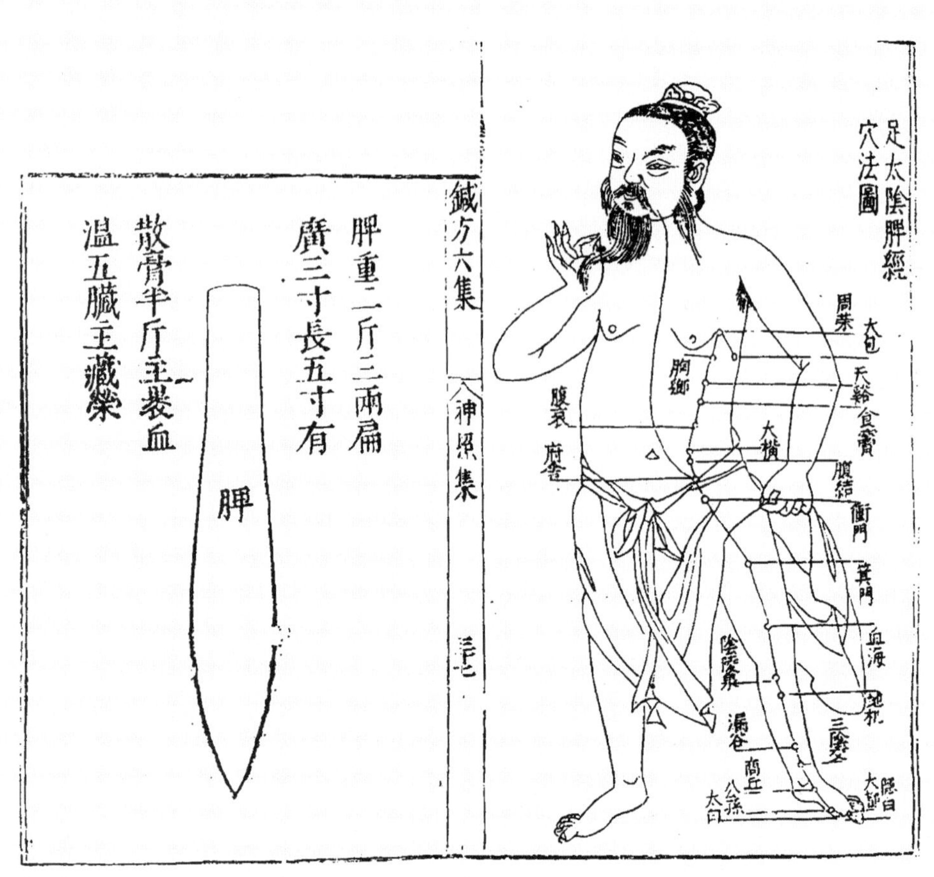

足太阴脾经穴法图（图见上）

脾重二斤三两，扁，广三寸，长五寸，有散膏半斤。主裹血，温五脏，主藏荣。

足太陰脾經

脾足太陰之脉起于大指之端循指内側白肉際過核骨後上内踝前廉上腨内循胻骨後交出厥陰之前上膝股内前廉入腹属脾絡胃上膈挾咽連舌本散舌下其支者復從胃別上膈注心中○是動則病舌本强食則嘔胃脘痛腹脹善噫得後與氣則快然如衰身體皆重是主脾所生病者舌本痛體不能動揺食不下煩心心下急痛便溏瘕泄水閉黄疸不能

臥强立股膝内腫厥足大指不用爲此諸病盛則瀉之虚則補之熱則疾之寒則留之陷下則灸之不盛不虚以經取之盛者寸口大三倍于人迎虚者寸口反小于人迎

足太陰脾經所發二十一穴 左右共四十二穴

隱白二穴木也在足大指端内側去爪甲如韭葉足太陰脉所出爲井鍼經刺入一分留三呼灸三壯

竇氏針入一分更沿皮向後三分灸七壯

足太阴脾经

脾足太阴之脉，起于大趾之端，循指内侧白肉际，过核骨后，上内踝前廉，上腨内，循胫骨后，交出厥阴之前，上膝股内前廉，入腹属脾络胃，上膈，夹咽，连舌本，散舌下。其支者，复从胃别上膈，注心中。○是动则病舌本强，食则呕，胃脘痛，腹胀善噫，得后与气则快然如衰，身体皆重。是主脾所生病者，舌本痛，体不能动摇，食不下，烦心，心下急痛，便溏，瘕泄，水闭，黄疸，不能卧，强立，股膝内肿厥，足大趾不用。为此诸病，盛则泻之，虚则补之，热则疾之，寒则留之，陷下则灸之，不盛不虚，以经取之。盛者寸口大三倍于人迎，虚者寸口反小于人迎。

足太阴脾经所发二十一穴左右共四十二穴

隐白二穴，木也。在足大趾端内侧，去爪甲如韭叶。足太阴脉所出，为井。《针经》刺入一分，留三呼，灸三壮。《窦氏》：针入一分，更沿皮向后三分，灸七壮。

大都二穴火也在足大指本節後內側陷中赤白肉
際足太陰脉所溜為榮針經刺入三分留七呼灸
一壯若本節痛腫者三稜針出血
太白二穴土也在足大指內側核骨下陷者中足太
陰脉所注為俞針經刺入三分留七呼灸三壯竇
氏刺入五分灸二七壯
公孫二穴在足大指本節後內側一寸足太陰絡別
走陽明者舉足取之針經刺入四分留二十呼灸

三壯竇氏針入一寸灸五壯如本節紅腫者宜出
血諸病宜下不下者取此穴公孫為八法之一以
其合衝脉會陰維于心胸也
商丘二穴金也在足內踝下微前陷中足太陰脉所
行為經針經刺入三分留七呼灸三壯竇氏針入
五分灸七壯
三陰交二穴在足內踝上三寸骨下陷中足太陰少
陰厥陰三脉之會針經刺入三分留七呼灸三壯

大都二穴，火也。在足大趾本节后内侧陷中，赤白肉际。足太阴脉所溜，为荥。《针经》刺入三分，留七呼，灸一壮。若本节痛肿者，三棱针出血。

太白二穴，土也。在足大趾内侧核骨下陷者中。足太阴脉所注，为俞。《针经》刺入三分，留七呼，灸三壮。《窦氏》刺入五分，灸二七壮。

公孙二穴，在足大趾本节后内侧一寸。足太阴络，别走阳明者。举足取之。《针经》刺入四分，留二十呼，灸三壮。《窦氏》针入一寸，灸五壮。如本节红肿者，宜出血。诸病宜下不下者，取此穴。公孙为八法之一，以其合冲脉，会阴维于心胸也。

商丘二穴，金也。在足内踝下微前陷中。足太阴脉所行，为经。《针经》刺入三分，留七呼，灸三壮。《窦氏》针入五分，灸七壮。

三阴交二穴，在足内踝上三寸，骨下陷中。足太阴、少阴、厥阴三脉之会。《针经》刺入三分，留七呼，灸三壮。

竇氏刺入一寸半直透絕骨穴灸二七壯○傳曰
宋太子出苑逢姙婦診曰女徐文伯曰一男一女
太子性急欲視文伯瀉三陰交補合谷胎應鍼而
下果如文伯之診後世遂以二穴爲姙婦禁一方
云補三陰交瀉合谷則胎反安
漏谷二穴在內踝上六寸骨下陷者中足太陰絡鍼
經刺入三分留七呼灸三壯
地機二穴一名脾舍在膝內側輔骨下陷中足太陰

郄別走上一寸空在膝下五寸伸足取之鍼經刺
入三分灸三壯
陰陵泉二穴水也在膝下內側輔骨下一指陷中屈
足取之足太陰脉所入爲合鍼經刺入五分留七
呼灸三壯竇氏刺入二寸半直透陽陵泉穴灸二
七壯
血海二穴一名血郄一名百虫窠在膝上內廉輔骨
上二寸半赤白肉際宛宛中一方以患人手按膝

《窦氏》刺入一寸半，直透绝骨穴，灸二七壮。○传曰：宋太子出苑逢妊妇，诊曰女。徐文伯曰一男一女。太子性急欲视，文伯泻三阴交，补合谷，胎应针而下，果如文伯之诊，后世遂以二穴为妊妇禁。一方云：补三阴交泻合谷，则胎反安。

漏谷二穴，在内踝上六寸骨下陷者中，足太阴络。《针经》刺入三分，留七呼，灸三壮。

地机二穴，一名脾舍。在膝内侧辅骨下陷中，足太阴郄，别走上一寸，空在膝下五寸，伸足取之。《针经》刺入三分，灸三壮。

阴陵泉二穴，水也。在膝下内侧辅骨下一指陷中，屈足取之。足太阴脉所入，为合。《针经》刺入五分，留七呼、灸三壮。《窦氏》刺入二寸半，直透阳陵泉穴，灸二七壮。

血海二穴，一名血郄，一名百虫窠。在膝上内廉辅骨上二寸半，赤白肉际宛宛中。一方：以患人手按膝蓋骨上，大指向內，餘四指向外，大指盡處是穴。針經刺入五分，灸五壯。竇氏刺入二寸半，灸三七壯。

箕門二穴，在魚腹上，越兩筋間動脈應手，上血海六寸下氣衝五寸，足太陰內市。針經刺入三分，留六呼，灸三壯。一方禁刺。

衝門二穴，一名慈宮，上直兩乳，去大横五寸，在府舍下横骨兩端約紋中，動脈應手，俠任脈兩傍各四寸，足太陰厥陰之會。針經刺入七分，灸五壯。

府舍二穴，在腹結下三寸，上直兩乳俠任脈兩傍各四寸，足太陰陰維厥陰之會。此脈上下入腹絡胸結心肺，從脇至肩，比太陰郄三陰陽明支別。針經刺入七分，灸五壯。

腹結二穴，一名腹屈，在大横下一寸三分，上直兩乳，俠任脈兩傍各四寸。針經刺入七分，灸五壯。

大横二穴，在腹哀下三寸，横直臍傍大横紋中，上直兩乳，俠任脈兩傍各四寸，足太陰陰維之會。針經

盖骨上，大指向内，余四指向外，大指尽处是穴。《针经》刺入五分，灸五壮。《窦氏》刺入二寸半，灸三七壮。

箕门二穴，在鱼腹上，越两筋间动脉应手，上血海六寸下气冲五寸，足太阴内市。《针经》刺入三分，留六呼，灸三壮。一方：禁刺。

冲门二穴，一名慈宫。上直两乳，去大横五寸，在府舍下横骨两端约纹中，动脉应手，夹任脉两旁各四寸。足太阴、厥阴之会。《针经》刺入七分，灸五壮。

府舍二穴，在腹结下三寸，上直两乳夹任脉两旁各四寸。足太阴、阴维、厥阴之会。此脉上下入腹络胸结心肺，从胁至肩，此太阴郄，三阴、阳明支别。《针经》刺入七分，灸五壮。

腹结二穴，一名腹屈。在大横下一寸三分，上直两乳。夹任脉两旁各四寸。《针经》刺入七分，灸五壮。

大横二穴，在腹哀下三寸，横直脐旁大横纹中，上直两乳，夹任脉两旁各四寸。足太阴、阴维之会。《针经》

刺入七分灸五壯
腹哀二穴在日月下一寸五分上直兩乳俠任脉兩
傍各四寸足太陰陰維之會針經刺入七分灸五
壯
食竇二穴在天谿下一寸六分陷者中俠任脉兩傍
各六寸仰而取之一云直兩乳外旁開一寸半舉
臂取之針經刺入四分灸五壯
天谿二穴在胸鄉下一寸六分陷者中俠任脉兩傍
鍼方六集 〈神照集〉 四十二
各六寸仰而取之針經刺入四分灸五壯
胸鄉二穴在周榮下一寸六分陷中俠任脉兩傍各
六寸仰而取之針經刺入四分灸五壯
周榮二穴在中府下一寸六分陷中俠任脉兩傍各
六寸仰而取之針經刺入四分灸五壯
大包二穴在淵脇下三寸直脇下六寸為脾大絡布
胸脇中出九肋間及季脇端別絡諸陰總統陰陽
由脾灌溉五臟針經刺入三分灸三壯

刺入七分，灸五壮。

腹哀二穴，在日月下一寸五分，上直两乳，挟任脉两旁各四寸，足太阴阴维之会。《针经》刺入七分，灸五壮。

食窦二穴，在天溪下一寸六分陷者中，夹任脉两旁各六寸，仰而取之。一云：直两乳外旁开一寸半，举臂取之。《针经》刺入四分，灸五壮。

天溪二穴，在胸乡下一寸六分，陷者中，夹任脉两旁各六寸，仰而取之。《针经》刺入四分，灸五壮。

胸乡二穴，在周荣下一寸六分陷中，夹任脉两旁各六寸，仰而取之。《针经》刺入四分，灸五壮。

周荣二穴，在中府下一寸六分陷中，夹任脉两旁各六寸，仰而取之。《针经》刺入四分，灸五壮。

大包二穴，在渊腋[1]下三寸，直胁下六寸。为脾大络，布胸胁中，出九肋间及季胁端，别络诸阴，总统阴阳，由脾灌溉五脏。《针经》刺入三分，灸三壮。

①腋：原作"胁"，据《针灸甲乙经》卷三第十八改。

脾經穴法分寸歌

二十一穴足太陰　大拇內側隱白侵
大都節後陷中取　太白核骨後陷尋
公孫節後一寸取　商丘踝下微前真
踝上三寸三陰交　漏谷踝上六寸親
膝下五寸名地機　陰陵內側膝輔際
血海分明膝臏上　內廉肉際二寸半
箕門血海上六寸　筋間動脈須詳諦

衝門五寸大橫下　三寸三分尋府舍
腹結橫下寸三分　大橫俠臍非所詐
腹哀寸半日月傍　直與食竇相連亞
食竇天谿又胸鄉　周榮各一寸六定
淵腋三寸下大包　九肋之間當熟諳

脾经穴法分寸歌

二十一穴足太阴，大拇内侧隐白侵，大都节后陷中取，太白核骨后陷寻，公孙节后一寸取，商丘踝下微前真，踝上三寸三阴交，漏谷踝上六寸亲，膝下五寸名地机，阴陵内侧膝辅际，血海分明膝髌上，内廉肉际二寸半，箕门血海上六寸，筋间动脉须详谛，冲门五寸大横下，三寸三分寻府舍，腹结横下寸三分，大横夹脐非所诈，腹哀寸半日月旁，直与食窦相连亚，食窦天溪又胸乡，周荣各一寸六定，渊腋三寸下大包，九肋之间当熟谙。

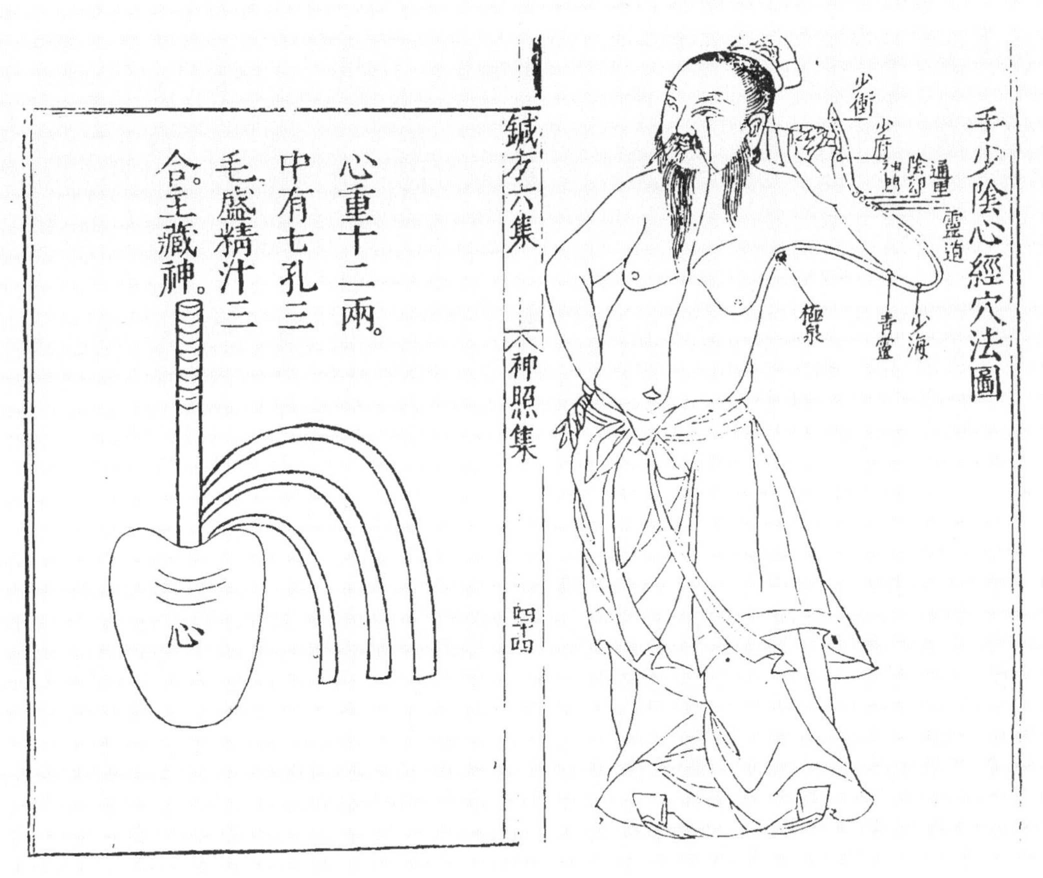

手少阴心经穴法图（图见上）

心重十二两，中有七孔三毛，盛精汁三合。主藏神。

手少陰心經

心手少陰之脉起于心中出屬心系下膈絡小腸其支者從心系上挾咽繫目系其直者復從心系却上肺下出腋下下循臑内後廉行太陰心主之後下肘内循臂内後廉抵掌後兑骨之端入掌内後廉循小指之内出其端○是動則病嗌乾心痛渴而欲飲是為臂厥是主心所生病者目黄脇痛臑臂内後廉痛厥掌中熱痛為此諸病盛則瀉之虚則補之熱則疾之寒則留之不盛不虚以經取之盛者寸口大二倍于人迎虚者寸口反小于人迎也

手少陰心經所發九穴左右共一十八穴

極泉二穴在腋下筋間聚毛中動脉入胸鍼經刺入三分灸五壯

青靈二穴在肘上三寸伸肘舉臂取之灸七壯不宜用針

少海二穴一名曲節水也在肘内廉節後去肘内大

手少阴心经

心手少阴之脉，起于心中，出属心系，下膈络小肠；其支者，从心系上夹咽，系目系。其直者，复从心系却上肺，下出腋下，下循臑内后廉，行太阴心主之后，下肘内，循臂内后廉，抵掌后兑骨之端，入掌内后廉，循小指之内，出其端。○是动则病，嗌干心痛，渴而欲饮，是为臂厥。是主心所生病者，目黄胁痛，臑臂内后廉痛厥，掌中热痛。为此诸病，盛则泻之，虚则补之，热则疾之，寒则留之，不盛不虚，以经取之。盛者寸口大二倍于人迎，虚者寸口反小于人迎也。

手少阴心经所发九穴左右共一十八穴

极泉二穴，在腋下筋间聚毛中，动脉入胸。《针经》刺入三分，灸五壮。

青灵二穴，在肘上三寸，伸肘举臂取之。灸七壮，不宜用针。

少海二穴，一名曲节，水也。在肘内廉节后，去肘内大骨端五分陷中。動脉應手。屈肘向頭取之。在肘骨大筋内。手少陰脉所入。爲合。針經刺入五分。灸三壯。

靈道二穴。金也。去腕骨後一寸五分。手少陰脉所行。爲經。針經刺入三分。灸三壯。竇氏刺入二分。沿皮向後一寸半。灸七壯。

通里二穴。在手内側腕骨後一寸。手少陰絡。別走太陽者。針經刺入三分。灸三壯。

陰郄二穴。手少陰郄也。在手掌後。前直小指。去腕五分動脉中。針經刺入三分。灸三壯。竇氏針入五分。灸五壯。

神門二穴。土也。一名兌冲。一名中都。在小指掌後兌骨端陷者中。手少陰脉所注。爲俞。針經刺入三分。灸三壯。竇氏針入二分。沿皮向後一寸。

少府二穴。火也。在手小指本節後兩指中間陷中。直勞宮。手少陰脉之所溜也。爲滎。針經刺入三分。灸

骨端五分陷中，动脉应手，屈肘向头取之，在肘骨大筋内。手少阴脉所入，为合。《针经》刺入五分，灸三壮。

灵道二穴，金也。去腕骨后一寸五分，手少阴脉所行，为经。《针经》刺入三分，灸三壮。《窦氏》刺入二分，沿皮向后一寸半，灸七壮。

通里二穴，在手内侧腕骨后一寸。手少阴络，别走太阳者。《针经》刺入三分，灸三壮。

阴郄二穴，手少阴郄也。在手掌后，前直小指，去腕五分动脉中。《针经》刺入三分，灸三壮。《窦氏》针入五分，灸五壮。

神门二穴，土也。一名兑冲，一名中都。在小指掌后兑骨端陷者中。手少阴脉所注，为俞。《针经》刺入三分，灸三壮。《窦氏》针入二分，沿皮向后一寸。

少府二穴，火也。在手小指本节后两指中间陷中，直劳宫。手少阴脉之所溜也，为荥。《针经》刺入三分，灸

三壯。
少衝二穴一名經始木也在手小指內側去爪甲如
韭葉手少陰脉所出爲井鍼經刺入一分灸一壯
竇氏針入一分更沿皮向後三分

心經穴法分寸歌
少陰九穴始極泉　臂內腋下兩筋間
青靈肘節上三寸　少海肘後五分端
靈道腕後一寸半　通里腕後一寸占

陰郄腕後五分是　神門掌後兌骨端
少府衝下勞宮對　少衝小指內側靈

三壮。

少冲二穴，一名经始，木也。在手小指内侧，去爪甲如韭叶。手少阴脉所出，为井。《针经》刺入一分，灸一壮。《窦氏》针入一分，更沿皮向后三分。

心经穴法分寸歌

少阴九穴始极泉，臂内腋下两筋间，青灵肘节上三寸，少海肘后五分端，

灵道腕后一寸半，通里腕后一寸占，阴郄腕后五分是，神门掌后兑骨端，

少府冲下劳宫对，少冲小指内侧灵。

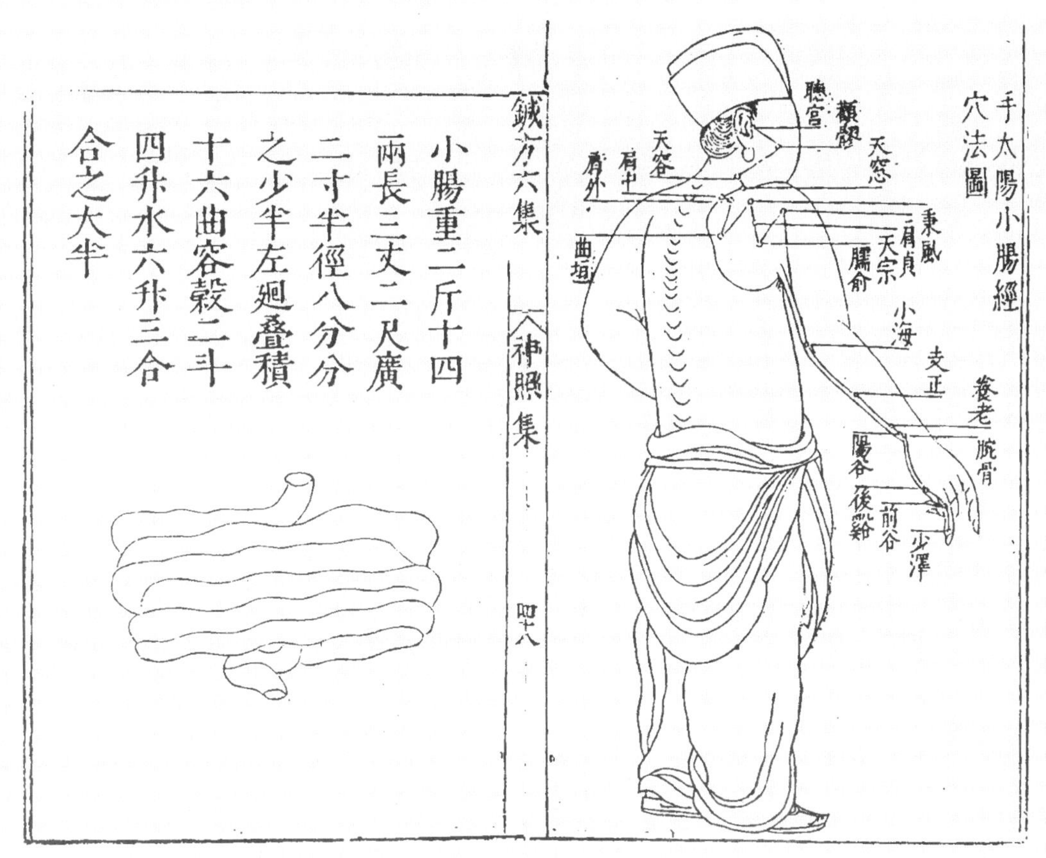

手太阳小肠经穴法图（图见上）

小肠重二斤十四两，长三丈二尺，广二寸半，径八分分之少半。左回，叠积十六曲。容谷二斗四升，水六升三合合之大半。

手太陽小腸經

小腸手太陽之脉起于小指之端循手外側上腕出踝中直上循臂骨下廉出肘內側兩筋之間上循臑外後廉出肩解繞肩胛交肩上入缺盆絡心循咽下膈抵胃屬小腸其支者從缺盆循頸上頰至目鋭眥却入耳中其支者別頰上䪼抵鼻至目內眥斜絡于顴〇是動則病嗌痛頷腫不可以顧肩似拔臑似折是主液所生病者耳聾目黃頰腫頸頷肩臑肘臂外後廉痛為此諸病盛則瀉之虛則補之熱則疾之寒則留之陷下則灸之不盛不虛以經取之盛者人迎大二倍于寸口虛者人迎反小于寸口也

手太陽小腸經所發一十九穴左右共三十八穴

少澤二穴一名小吉金也在手小指外側端去爪甲如韭葉手太陽脉所出為井針經刺入一分留三呼灸一壯竇氏針入一分更沿皮向後三分

前谷二穴水也在手小指外側本節前次節後橫紋

手太阳小肠经

小肠手太阳之脉，起于小指之端，循手外侧上腕，出踝中，直上循臂骨下廉，出肘内侧两筋之间，上循臑外后廉，出肩解，绕肩胛，交肩上，入缺盆络心，循咽下膈，抵胃属小肠。其支者，从缺盆循颈上颊，至目锐眦，却入耳中。其支者，别颊上䪼抵鼻，至目内眦，斜络于颧。〇是动则病，嗌痛颔肿，不可以顾，肩似拔，臑似折。是主液所生病者，耳聋，目黄，颊肿，颈颔、肩臑、肘臂外后廉痛。为此诸病，盛则泻之，虚则补之，热则疾之，寒则留之，陷下则灸之，不盛不虚，以经取之。盛者人迎大二倍于寸口，虚者人迎反小于寸口也。

手太阳小肠经所发一十九穴左右共三十八穴

少泽二穴，一名小吉，金也。在手小指外侧端，去爪甲如韭叶。手太阳脉所出，为井。《针经》刺入一分，留三呼，灸一壮。《窦氏》针入一分，更沿皮向后三分。

前谷二穴，水也。在手小指外侧，本节前次节后横纹

陷中握手取之手太陽脉所溜為滎針經刺入一分留三呼灸三壯竇氏針入二分

後谿二穴木也在手小指外側本節後一寸大横紋尖上陷中捏拳取之手太陽脉所注為俞針經刺入二分留二呼灸一壯竇氏刺入五分灸二七壯後谿為八法之一以其合督脉而會陽蹻于內眥與頸也

腕骨二穴在手外側腕前起骨縫中必轉手向內腕

骨中分為二乃下針手太陽脉所過為原虛實皆拔之針經刺入二分留三呼灸三壯竇氏針入三分或透神門穴灸二七壯

陽谷二穴火也在手外側宛中兌骨下二分陷者中手太陽脉所行為經針經刺入二分留二呼灸三壯竇氏針入三分灸七壯

養老二穴手太陽郄在手踝上一空腕後一寸陷中針經刺入三分灸三壯

陷中，握手取之。手太阳脉所溜，为荥。《针经》刺入一分，留三呼，灸三壮。窦氏针入二分。

后溪二穴，木也。在手小指外侧本节后一寸，大横纹尖上陷中，捏拳取之。手太阳脉所注，为俞。《针经》刺入二分，留二呼，灸一壮。窦氏刺入五分，灸二七壮。后溪为八法之一，以其合督脉而会阳跷于内眦与颈也。

腕骨二穴，在手外侧腕前起骨缝中，必转手向内，腕骨中分为二，乃下针。手太阳脉所过，为原。虚实皆拔之。《针经》刺入二分，留三呼，灸三壮。窦氏针入三分，或透神门穴，灸二七壮。

阳谷二穴，火也。在手外侧宛中，兑骨下二分陷者中。手太阳脉所行，为经。《针经》刺入二分，留二呼，灸三壮。窦氏针入三分，灸七壮。

养老二穴，手太阳郄。在手踝上一空，腕后一寸陷中。《针经》刺入三分，灸三壮。

支正二穴。在手腕後五寸。手太陽絡別走少陰者。針經刺入三分。留七呼。灸三壯。竇氏針入一分。沿皮向前一寸半。一方以腕骨肘節為兩端。居中是穴。當臂之中。故曰支正。

小海二穴。土也。在肘內大骨外。大筋內去肘端五分陷中。屈手入腰取之。手太陽脉所入為合。針經刺入二分。留七呼。灸七壯。竇氏針入五分。灸二七壯。

肩貞二穴。在肩曲胛下。兩骨解間。肩髃後陷中。針經

刺入八分。灸三壯。竇氏針入一寸半。灸二七壯。

臑俞二穴。在肩臑後大骨下。胛上廉陷者中。手太陽陽維蹻脉之會。舉臂取之。針經刺入八分。灸三壯。

天宗二穴。在秉風後大骨下陷者中。針經刺入五分。留六呼。灸三壯。

秉風二穴。俠天髎在外肩上小髃骨後。舉臂有空。手陽明太陽手足少陽之會。舉臂取之。針經刺入五分。灸五壯。

支正二穴，在手腕后五寸，手太阳络，别走少阴者。《针经》刺入三分，留七呼，灸三壮。《窦氏》针入一分，沿皮向前一寸半。一方：以腕骨肘节为两端，居中是穴。当臂之中，故曰支正。

小海二穴，土也。在肘内大骨外，大筋内去肘端五分陷中，屈手入腰取之。手太阳脉所入，为合。《针经》刺入二分，留七呼，灸七壮。《窦氏》针入五分，灸二七壮。

肩贞二穴，在肩曲胛下，两骨解间，肩髃后陷中。《针经》刺入八分，灸三壮。《窦氏》针入一寸半，灸二七壮。

臑俞二穴，在肩臑后，大骨下，胛上廉陷者中。手太阳、阳维、跷脉之会。举臂取之。《针经》刺入八分，灸三壮。

天宗二穴，在秉风后，大骨下陷者中。《针经》刺入五分，留六呼，灸三壮。

秉风二穴，夹天髎在外肩上小髃骨后，举臂有空。手阳明太阳、手足少阳之会，举臂取之。《针经》刺入五分，灸五壮。

曲垣二穴在肩中央曲胛陷者中按之動脉應手針經刺入八分或九分灸十壯

肩外俞二穴在肩胛上廉去脊三寸陷者中針經刺入六分灸三壯

肩中俞二穴在肩胛内廉去脊二寸陷者中針經刺入三分留七呼灸三壯

天窗二穴一名窗籠在頸大筋前曲頰下扶突穴後動脉應手陷中針經刺入六分灸三壯竇氏針入

三分灸七壯

天容二穴在耳下曲頰後針經刺入三分灸三壯

顴髎二穴一名兌骨在面頄骨下廉陷者中手少陽太陽之會針經刺入三分禁不宜灸

聽宫二穴在耳中珠子大如赤小豆是穴手足少陽手太陽之會謂之聽宫者宫閫之名言在内也居耳輪之内故名宫針經刺入三分灸三壯竇氏針入一分輕彈出血禁灸

曲垣二穴，在肩中央曲胛陷者中，按之动脉应手。《针经》刺入八分或九分，灸十壮。

肩外俞二穴，在肩胛上廉，去脊三寸陷者中。《针经》刺入六分，灸三壮。

肩中俞二穴，在肩胛内廉，去脊二寸陷者中。《针经》刺入三分，留七呼，灸三壮。

天窗二穴，一名窗笼。在颈大筋前，曲颊下，扶突穴后，动脉应手陷中。《针经》刺入六分，灸三壮。《窦氏》针入三分，灸七壮。

天容二穴，在耳下曲颊后。《针经》刺入三分。灸三壮。

颧髎二穴，一名兑骨。在面頄骨下廉陷者中。手少阳、太阳之会。《针经》刺入三分。禁不宜灸。

听宫二穴，在耳中珠子，大如赤小豆是穴。手足少阳、手太阳之会。谓之听宫者，宫阃之名，言在内也，居耳轮之内，故名宫。《针经》刺入三分，灸三壮。《窦氏》针入一分，轻弹出血。禁灸。

小腸經穴法分寸歌

小腸少澤小指端　前谷外側節前論
節後陷中後谿是　掌盡外側腕骨存
腕中骨下陽谷討　腕上一寸名養老
支正腕後量五寸　小海肘端五分好
肩貞在肩曲胛下　臑俞胛上挾肩杳
天宗大骨下陷中　秉風髎後舉有空
曲垣肩中曲胛陷　肩外去脊三寸中

肩中二寸大椎傍　天窗頰下動脉詳
天容耳下曲頰後　顴髎面頰兑端量
聽宮耳前如赤豆　一十九穴手太陽

小肠经穴法分寸歌

小肠少泽小指端，前谷外侧节前论，节后陷中后溪是，掌尽外侧腕骨存，腕中骨下阳谷讨，腕上一寸名养老，支正腕后量五寸，小海肘端五分好，肩贞在肩曲胛下，臑俞胛上夹肩杳，天宗大骨下陷中，秉风髎后举有空，曲垣肩中曲胛陷，肩外去脊三寸中，肩中二寸大椎旁，天窗颊下动脉详，天容耳下曲颊后，颧髎面颊兑端量，听宫耳前如赤豆，一十九穴手太阳。

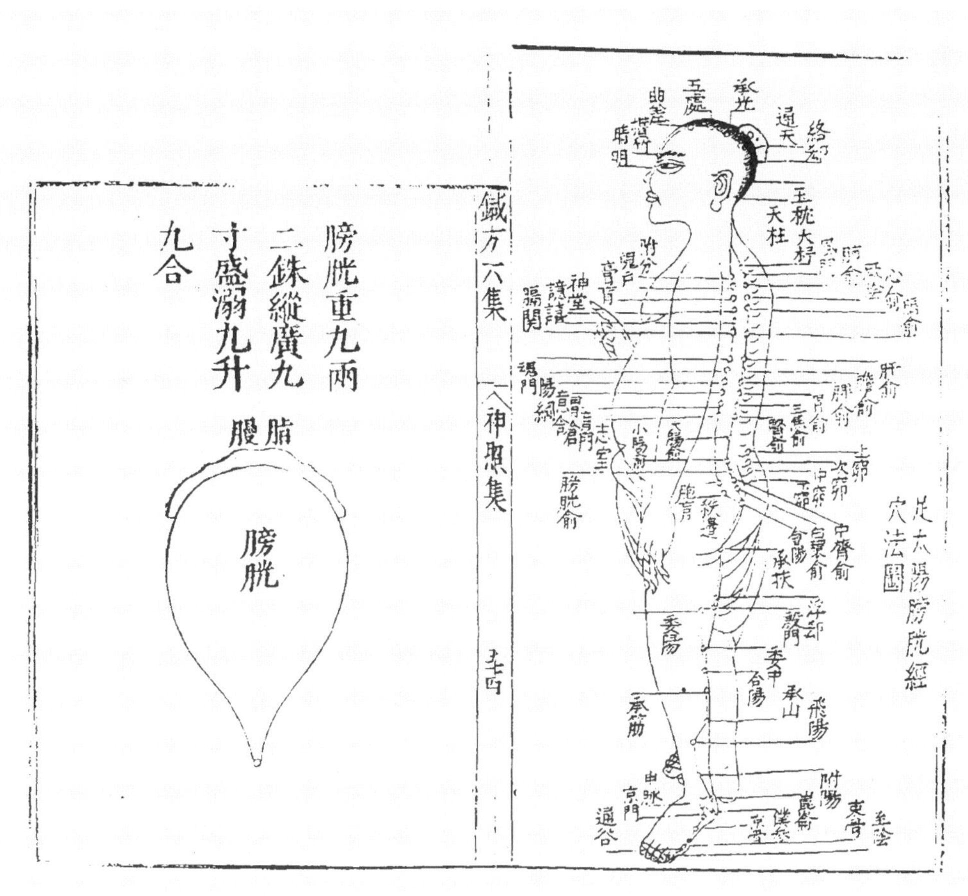

足太阳膀胱经穴法图（图见上）

膀胱重九两二铢，纵广九寸，盛溺九升九合。

足太陽膀胱經

膀胱足太陽之脉，起于目内眥，上額交巔上。其支者，從巔至耳上角。其直者，從巔入絡腦，還出別下項，循肩髆内，挾脊抵腰中，入循膂，絡腎屬膀胱。其支者，從腰中下挾脊貫臀，入膕中。其支者，從髆内左右，別下貫胂，挾脊内，過髀樞，循髀外後廉，下合膕中，以下貫腨内，出外踝之後，循京骨，至小指外側端。○是動則病衝頭痛，目似脫，項如拔，脊痛，腰似折，髀不可以曲，

膕如結，腨如裂，是爲踝厥。是主筋所生病者，痔瘧狂癲疾，頭顖項痛，目黄淚出，鼽衄，項背腰尻膕腨脚皆痛，小指不用。爲此諸病，盛則瀉之，虚則補之，熱則疾之，寒則留之，陷下則灸之，不盛不虚，以經取之。盛者人迎大二倍于寸口，虚者人迎反小于寸口也。

足太陽膀胱經所發六十三穴左右共一百二十六穴

睛明二穴，一名淚孔，在目内眥，手足太陽足陽明之會。針經刺入六分，留六呼，灸三壯。一方刺入一分

足太阳膀胱经

膀胱足太阳之脉，起于目内眦，上额交巅上。其支者，从巅至耳上角。其直者，从巅入络脑，还出别下项，循肩髆内，夹脊抵腰中，入循膂，络肾属膀胱。其支者，从腰中下夹脊贯臀，入腘中。其支者，从髆内左右，别下贯胛，夹脊内，过髀枢，循髀外后廉，下合腘中，以下贯腨内，出外踝之后，循京骨，至小指外侧端。〇是动则病，冲头痛，目似脱，项如拔，脊痛，腰似折，髀不可以曲，腘如结，腨如裂，是为踝厥。是主筋所生病者，痔，疟，狂，癫疾，头颈项痛，目黄，泪出，鼽衄，项背腰尻腘腨脚皆痛，小指不用。为此诸病，盛则泻之，虚则补之，热则疾之，寒则留之，陷下则灸之，不盛不虚，以经取之。盛者人迎大二倍于寸口，虚者人迎反小于寸口也。

足太阳膀胱经所发六十三穴左右共一百二十六穴

睛明二穴，一名泪孔。在目内眦。手足太阳、足阳明之会。《针经》刺入六分，留六呼，灸三壮。一方：刺入一分

半。竇氏鍼入一寸。禁灸。

東垣曰。刺太陽睛明出血。則目愈明。盖此經多血少氣。故目翳赤痛從內眥起者。刺之以宣泄太陽之熱。

攢竹二穴。一名光明。一名始光。一名員柱。一名夜光。在兩眉尖陷中。鍼經刺入三分。留六呼。灸三壯。竇氏鍼入一分。沿皮透魚腰穴。

曲差二穴。一名鼻衝。俠神庭兩傍各開一寸五分。在

髮際。正頭取之。鍼經刺入三分。灸三壯。竇氏鍼入一分。沿皮向外透臨泣穴。灸七壯。

五處二穴。在上星穴兩傍各開一寸五分。上曲差一寸。鍼經刺入三分。禁不可灸。銅人灸三壯。明堂灸五壯。竇氏鍼入一分。沿皮向外透目窻穴。灸七壯。又宜三稜鍼出血。

承光二穴。在五處後一寸五分。俠督脉兩傍亦各一寸五分。鍼經刺入三分。禁不可灸。

半。《窦氏》针入一寸，禁灸。东垣曰：刺太阳睛明出血则目愈明。盖此经多血少气，故目翳赤痛从内眦起者，刺之以宣泄太阳之热。

攒竹二穴，一名光明，一名始光，一名员柱，一名夜光。在两眉尖陷中。《针经》刺入三分，留六呼，灸三壮。《窦氏》针入一分，沿皮透鱼腰穴。

曲差二穴，一名鼻冲。夹神庭两旁各开一寸五分，在发际，正头取之。《针经》刺入三分。灸三壮。《窦氏》针入一分。沿皮向外透临泣穴，灸七壮。

五处二穴，在上星穴两旁各开一寸五分，上曲差一寸。《针经》刺入三分，禁不可灸。《铜人》灸三壮。《明堂》灸五壮。《窦氏》针入一分，沿皮向外透目窗穴，灸七壮。又宜三棱针出血。

承光二穴，在五处后一寸五分，夹督脉两旁亦各一寸五分。《针经》刺入三分，禁不可灸。

通天二穴。一名天臼。在承光後一寸五分。俠督脉兩
傍亦各一寸五分。針經刺入三分。留七呼。灸三壯。
絡却二穴。一名强陽。一名腦盖。在通天後一寸五分。
俠督脉兩傍亦一寸五分。針經刺入三分。留五呼。
灸三壯。
玉枕二穴。在絡却後一寸五分。俠腦戶傍各一寸三
分。起肉枕骨上。入髮際三寸。針經刺入三分。留三
呼。灸三壯。

天柱二穴。在俠項後髮際。大經外廉陷者中。甲乙刺
入三分。留六呼。灸三壯。銅人云。得氣即瀉。竇氏針
入二寸半。左右相透。灸二七壯。
大杼二穴。在項後第一椎下。兩傍各開一寸五分陷
者中。正坐取之。督脉别絡。手足太陽之會。針經刺
入五分。留七呼。灸七壯。竇氏針入一分。沿皮向外
一寸半。灸七七壯。
風門二穴。一名熱府。在背部第二椎下。兩傍各開一

通天二穴，一名天臼。在承光后一寸五分，夹督脉两旁亦各一寸五分。《针经》刺入三分，留七呼，灸三壮。

络却二穴，一名强阳，一名脑盖。在通天后一寸五分，夹督脉两旁亦一寸五分。《针经》刺入三分，留五呼，灸三壮。

玉枕二穴，在络却后一寸五分，夹脑户旁各一寸三分，起肉枕骨上，入发际三寸。《针经》刺入三分，留三呼，灸三壮。

天柱二穴，在夹项后发际，大筋[1]外廉陷者中。《甲乙》刺入三分，留六呼，灸三壮。《铜人》云：得气即泻。《窦氏》针入二寸半，左右相透，灸二七壮。

大杼二穴，在项后第一椎下，两旁各开一寸五分陷者中，正坐取之。督脉别络，手足太阳之会。《针经》刺入五分，留七呼，灸七壮。《窦氏》针入一分，沿皮向外一寸半，灸七七壮。

风门二穴，一名热府。在背部第二椎下，两旁各开一

①筋：原作“经”，据《素问·刺热篇》改。

寸五分陷者中。正坐取之。督脉足太陽之會。針經
刺入五分。留五呼。灸三壯。竇氏針入一分。沿皮向
外一寸半。灸五十壯。
肺俞二穴。在第三椎下。兩傍各開一寸五分陷中。針
經刺入三分。留七呼。灸三壯。竇氏針入一分。沿皮
向外一寸半。灸五十壯。
心包俞。在第四椎下。兩傍各開一寸五分陷中。正坐
取之。針經刺灸缺。銅人針三分。灸七壯。竇氏針入

一分。沿皮向外一寸半。灸七壯。
心俞二穴。在第五椎下。兩傍各開一寸五分。針經刺
入三分。留七呼。得氣即泄。禁不可灸。竇氏針入一
分。沿皮向外一寸半。灸七壯。
膈俞。即崔知悌患門穴。在第七椎下。兩傍各開一寸
五分。血之所會。針經刺入三分。留七呼。灸三壯。竇
氏針入一分。沿皮向外一寸半。灸七壯。
肝俞二穴。在第九椎下。兩傍各開一寸五分。針經刺

寸五分陷者中，正坐取之。督脉、足太阳之会。《针经》刺入五分，留五呼，灸三壮。《窦氏》针入一分，沿皮向外一寸半，灸五十壮。

肺俞二穴，在第三椎下，两旁各开一寸五分陷中。《针经》刺入三分，留七呼，灸三壮。《窦氏》针入一分，沿皮向外一寸半，灸五十壮。

心包俞二穴[①]，在第四椎下，两旁各开一寸五分陷中，正坐取之。《针经》刺灸缺。《铜人》针三分，灸七壮。《窦氏》针入一分，沿皮向外一寸半，灸七壮。

心俞二穴，在第五椎下，两旁各开一寸五分。《针经》刺入三分，留七呼，得气即泄。禁不可灸。《窦氏》针入一分，沿皮向外一寸半，灸七壮。

膈俞二穴，即崔知悌患门穴，在第七椎下，两旁各开一寸五分。血之所会。《针经》刺入三分，留七呼，灸三壮。《窦氏》针入一分，沿皮向外一寸半，灸七壮。

肝俞二穴，在第九椎下，两旁各开一寸五分。《针经》刺

①二穴：原无，据体例补。下“膈俞二穴”同。

入三分。留七呼。灸三壯。竇氏針入一分。沿皮向外一寸半。灸二七壯。

膽俞二穴。在第十椎下。兩傍各開一寸五分。更廣五分。即崔知悌四花傍二穴也。針經刺入五分。灸三壯。竇氏針入一分。沿皮向外一寸半。

脾俞二穴。在第十一椎下。兩傍各開一寸五分。針經刺入三分。留七呼。灸三壯。竇氏針入一分。沿皮向外一寸半。灸五十壯。

胃俞二穴。在第十二椎下。兩傍各開一寸五分。針經刺入三分。留七呼。灸三壯。竇氏針入一分。沿皮向外入寸半。灸二七壯。一方隨年爲壯。

三焦俞二穴。在十三椎下。兩傍各開一寸五分。針經刺入五分。灸三壯。竇氏針入一分。沿皮向外一寸半。禁灸。

腎俞二穴。在第十四椎下。兩傍各開一寸五分。針經刺入三分。留七呼。灸三壯。竇氏針入一分。沿皮向

入三分，留七呼，灸三壮。《窦氏》针入一分，沿皮向外一寸半，灸二七壮。

胆俞二穴，在第十椎下，两旁各开一寸五分。更广五分，即崔知悌四花旁二穴也。《针经》刺入五分，灸三壮。《窦氏》针入一分，沿皮向外一寸半。

脾俞二穴，在第一十椎下，两旁各开一寸五分。《针经》刺入三分，留七呼，灸三壮。《窦氏》针入一分，沿皮向外一寸半，灸五十壮。

胃俞二穴，在第十二椎下，两旁各开一寸五分。《针经》刺入三分，留七呼，灸三壮。《窦氏》针入一分，沿皮向外入寸半，灸二七壮。一方：随年为壮。

三焦俞二穴，在十三椎下，两旁各开一寸五分。《针经》刺入五分，灸三壮。《窦氏》针入一分，沿皮向外一寸半。禁灸。

肾俞二穴，在第十四椎下，两旁各开一寸五分。《针经》刺入三分，留七呼，灸三壮。《窦氏》针入一分，沿皮向

外一寸半灸五十壯至百壯一方云植杖度之與
臍平是穴
大腸俞二穴在第十六椎下兩傍各開一寸五分伏
而取之針經刺入三分留六呼灸三壯竇氏針入
一分沿皮向外一寸半灸三七壯
小腸俞二穴在第十八椎下兩傍各開一寸五分伏
而取之針經刺入三分留六呼灸三壯竇氏針入
一分沿皮向外一寸半灸三七壯

膀胱俞二穴在第十九椎下兩傍各開一寸五分伏
而取之針經刺入三分留六呼灸三壯竇氏針入
一分沿皮向外一寸半灸三七壯
中膂俞二穴在第二十椎下兩傍各開一寸五分俠
脊胂而起伏而取之針經刺入三分留六呼灸三
壯
白環俞二穴在第二十一椎下兩傍各開一寸五分
取法挺身伏地以兩手支額縱息令皮膚俱緩乃

外一寸半，灸五十壮至百壮。一方云：植杖度之与脐平是穴。

大肠俞二穴，在第十六椎下，两旁各开一寸五分，伏而取之。《针经》刺入三分，留六呼，灸三壮。《窦氏》针入一分，沿皮向外一寸半，灸三七壮。

小肠俞二穴，在第十八椎下，两旁各开一寸五分，伏而取之。《针经》刺入三分，留六呼，灸三壮。《窦氏》针入一分，沿皮向外一寸半，灸三七壮。

膀胱俞二穴，在第十九椎下，两旁各开一寸五分，伏而取之。《针经》刺入三分，留六呼，灸三壮。《窦氏》针入一分，沿皮向外一寸半，灸三七壮。

中膂俞二穴，在第二十椎下，两旁各开一寸五分，夹脊胂而起，伏而取之。《针经》刺入三分，留六呼，灸三壮。

白环俞二穴，在第二十一椎下，两旁各开一寸五分。取法：挺身伏地，以两手支额，纵息，令皮肤俱缓，乃

取其穴針經刺入八分得氣卽瀉瀉訖多補之禁
不宜灸竇氏針入一寸半灸三七壯
上髎二穴在腰髁骨下一寸第一空俠脊陷中足太
陽少陽之絡針經刺入三分留七呼灸三壯
次髎二穴在腰髁骨第二空俠脊陷中針經刺入三
分留七呼灸三壯
中髎二穴在腰髁骨第三空俠脊陷中針經刺入三
分留十呼灸三壯

下髎二穴在腰髁骨第四空俠脊陷中足太陽少陽
厥陰所結針經刺入三分留十呼灸三壯
會陽二穴一名利機在陰尻骨兩傍去長强一分針
經刺入八分灸五壯
附分二穴在第二椎下附項內廉去脊兩傍各開三
寸手足太陽之會正坐取之針經刺入八分灸五
壯
魄户二穴在第三椎下兩傍各開三寸上直附分正

取其穴。《针经》刺入八分，得气即泻，泻讫多补之。禁不宜灸。《窦氏》针入一寸半，灸三七壮。

上髎二穴，在腰髁骨下一寸，第一空，夹脊陷中。足太阳、少阳之络。《针经》刺入三分，留七呼，灸三壮。

次髎二穴，在腰髁骨第二空，夹脊陷中。《针经》刺入三分，留七呼，灸三壮。

中髎二穴，在腰髁骨第三空，夹脊陷中。《针经》刺入三分，留十呼，灸三壮。

下髎二穴，在腰髁骨第四空，夹脊陷中，足太阳、少阳、厥阴所结。《针经》刺入三分，留十呼，灸三壮。

会阳二穴，一名利机。在阴尻骨两旁，去长强一分。《针经》刺入八分，灸五壮。

附分二穴，在第二椎下，附项内廉，去脊两旁各开三寸。手足太阳之会，正坐取之。《针经》刺入八分，灸五壮。

魄户二穴，在第三椎下，两旁各开三寸，上直附分，正

坐取之針經刺入三分灸三壯竇氏針入一分沿
皮向外一寸半灸三七壯一方云得氣即瀉又宜
久留針
膏肓二穴在四椎下微帶五椎骨上兩傍各開三寸
正坐開肩取之禁不宜針灸三七壯至百壯針經
未有此穴唐眞人孫思邈始指而論之無所不療
一切痰飲虛損勞瘵傳尸骨蒸癰疽發背並治之
竇文貞云若針此穴洩人五藏眞氣是在所忌昔

秦和緩不救晉侯之疾以其病在膏之下肓之上
鍼砭湯液皆所不及即此穴也一方云灸膏肓二
穴宜取臍下氣海丹田關元中極四穴中灸一穴
以應之又灸足三里引火氣下行方爲盡善又曰
人言二十以上不宜灸膏肓恐致虛火上炎又多
不針瀉三里是不經師授而妄作也
神堂二穴在第五椎下兩傍各開三寸陷者中針經
刺入三分灸五壯

坐取之。《针经》刺入三分，灸三壮。《窦氏》针入一分，沿皮向外一寸半，灸三七壮。一方云：得气即泻，又宜久留针。

膏肓二穴，在四椎下，微带五椎骨上，两旁各开三寸，正坐开肩取之。禁不宜针。灸三七壮至百壮。《针经》未有此穴。唐真人孙思邈始指而论之，无所不疗，一切痰饮虚损劳瘵，传尸骨蒸，痈疽发背并治之。窦文贞云：若针此穴，泄人五脏真气。是在所忌。昔秦和缓，不救晋侯之疾，以其病在膏之下，肓之上，针砭汤液皆所不及，即此穴也。一方云：灸膏肓二穴，宜取脐下气海、丹田、关元、中极，四穴中灸一穴以应之。又灸足三里，引火气下行，方为尽善。又曰：人言二十以上不宜灸膏肓，恐致虚火上炎。又多不针泻三里，是不经师授而妄作也。

神堂二穴，在第五椎下，两旁各开三寸陷者中。《针经》刺入三分，灸五壮。

譩譆二穴。在肩髆內廉。第六椎下兩傍各三寸。正坐
取之。令病人呼譩譆。其動應手。針經刺入六分。留
七呼。灸五壯。一方云多灸益善。
膈關二穴。在第七椎下兩傍各三寸陷中。正坐開肩
取之。針經刺入五分。灸三壯。
魂門二穴。在第九椎下兩傍各開三寸。正坐取之。針
經刺入五分。灸五壯。竇氏針入一分。沿皮向外一
寸半。灸二七壯。

陽綱二穴。在第十椎下兩傍各三寸陷中。正坐開肩
取之。針經刺入五分。灸三壯。
意舍二穴。在第十一椎下兩傍各三寸陷中。針經刺
入五分。灸三壯。銅人灸五十壯至百壯。
胃倉二穴。在第十二椎下兩傍各三寸陷中。針經刺
入五分。灸三壯。一方灸五十壯。
肓門二穴。在第十三椎下兩傍各三寸。平巨闕。針經
刺入五分。灸三壯。

譩譆二穴，在肩膊内廉，第六椎下，两旁各三寸，正坐取之。令病人呼譩譆，其动应手。《针经》刺入六分，留七呼，灸五壮。一方云：多灸益善。

膈关二穴，在第七椎下，两旁各三寸陷中，正坐开肩取之。《针经》刺入五分，灸三壮。

魂门二穴，在第九椎下，两旁各开三寸，正坐取之。《针经》刺入五分，灸五壮。《窦氏》针入一分，沿皮向外一寸半，灸二七壮。

阳纲二穴，在第十椎下，两旁各三寸陷中，正坐开肩取之。《针经》刺入五分，灸三壮。

意舍二穴，在第十一椎下，两旁各三寸陷中。《针经》刺入五分，灸三壮。《铜人》灸五十壮至百壮。

胃仓二穴，在第十二椎下，两旁各三寸陷中。《针经》刺入五分，灸三壮。一方：灸五十壮。

肓门二穴，在第十三椎下，两旁各三寸，平巨阙。《针经》刺入五分，灸三壮。

志室二穴。在第十四椎下兩傍各三寸陷者中。正坐取之。針經刺入五分。灸三壯。

胞肓二穴。在第十九椎下兩傍各三寸陷中。伏而取之。針經刺入五分。灸三壯。

秩邊二穴。在第二十椎下兩傍各三寸陷者中。伏而取之。針經刺入五分。灸三壯。

承扶二穴。一名肉郄。一名陰關。一名皮部。在尻臀下股陰上約紋中。針經刺入二寸。留七呼。灸三壯。

殷門二穴。在肉郄下六寸。針經刺入五分。留七呼。灸三壯。

浮郄二穴。在委陽上一寸。屈膝而展得之。針經刺入五分。灸三壯。

委陽二穴。在承扶下六寸。與殷門並。屈伸取之。出於膕中外廉兩筋間。太陽之前。少陽之後。足太陽之別絡也。為三焦下輔俞。針經刺入七分。留五呼。灸三壯。

志室二穴，在第十四椎下，两旁各三寸陷者中，正坐取之。《针经》刺入五分，灸三壮。

胞肓二穴，在第十九椎下，两旁各三寸陷中，伏而取之。《针经》刺入五分，灸三壮。

秩边二穴，在第二十椎下，两旁各三寸陷者中，伏而取之。《针经》刺入五分，灸三壮。

承扶二穴，一名肉郄，一名阴阙，一名皮部。在尻臀下股阴上约纹中。《针经》刺入二寸，留七呼，灸三壮。

殷门二穴，在肉郄下六寸。《针经》刺入五分，留七呼，灸三壮。

浮郄二穴，在委阳上一寸，屈膝而展得之。《针经》刺入五分，灸三壮。

委阳二穴，在承扶下六寸，与殷门并，屈伸取之。出于腘中外廉两筋间，太阳之前，少阳之后，足太阳之别络也。为三焦下辅俞。《针经》刺入七分，留五呼，灸三壮。

委中二穴。一名血郄。土也。在膝後約紋中央兩筋之
間動脉是穴。伏臥取之。足太陽脉所入為合。針經
刺入五分留七呼灸三壯。竇氏針入二寸五分。禁
灸。四畔紫脉上宜鋒針出血。大經不宜出血。
合陽二穴在膝後約紋中央下二寸是穴。針經刺入
六分灸五壯。竇氏針入二寸半。灸二七壯。
承筋二穴。一名腨腸。在腨中央陷中。針經禁不可刺。
灸三壯。

承山二穴。一名肉柱。一名魚腰。在足兌腨腸下分肉
間陷中。伏臥用兩足大指堅挺乃取之。針經刺入
七分灸三壯。明堂云。得氣即瀉。速出針。灸不及針。
竇氏針入二寸半。灸三七壯。
飛揚二穴。一名厥陽。在足外踝上七寸。足太陽絡別
走少陰者。針經刺入三分。灸三壯。
附陽二穴。陽蹻之郄。在足外踝上三寸。太陽前少陽
後筋骨間。針經刺入六分。留七呼。灸三壯。

委中二穴，一名血郄，土也。在膝后约纹中央，两筋之间动脉是穴。伏卧取之。足太阳脉所入，为合。《针经》刺入五分，留七呼，灸三壮。《窦氏》针入二寸五分。禁灸。四畔紫脉上宜锋针出血，大经不宜出血。

合阳二穴，在膝后约纹中央下二寸是穴。《针经》刺入六分，灸五壮。《窦氏》针入二寸半，灸二七壮。

承筋二穴，一名腨肠。在腨中央陷中。《针经》禁不可刺，灸三壮。

承山二穴，一名肉柱，一名鱼腰。在足兑腨肠下分肉间陷中。伏卧，用两足大指坚挺，乃取之。《针经》刺入七分，灸三壮。《明堂》云：得气即泻，速出针，灸不及针。《窦氏》针入二寸半，灸三七壮。

飞扬二穴，一名厥阳。在足外踝上七寸。足太阳络，别走少阴者。《针经》刺入三分，灸三壮。

附阳二穴，阳跷之郄。在足外踝上三寸，太阳前，少阳后，筋骨间。《针经》刺入六分，留七呼，灸三壮。

崑崙二穴火也在足外踝骨後下五分足跟骨上陷中動脉應手足太陽脉所行爲經針經刺入五分留十呼灸三壯竇氏橫透吕細穴灸三七壯或五十壯

僕參二穴一名安邪陽蹻之本在足後跟骨下陷中拱足取之針經刺入五分留十呼灸七壯

申脉二穴陽蹻所生也在足外踝下五分陷中容爪甲許一方云取外踝尖下二寸赤白肉際針經刺

入三分留六呼灸三壯竇氏針入一寸灸二七壯申脉爲八法之一以其合陽蹻會督脉于内眥也

金門二穴一名關梁在足外踝下陷中足太陽郄陽維別屬也針經刺入五分灸三壯

京骨二穴在足外側大骨下赤白肉際陷中按而得之足太陽脉所過爲原針經刺入三分留七呼灸三壯竇氏針入五分灸七壯一方虚實皆拔之

束骨二穴木也在足小指外側本節後赤白肉際陷

昆仑二穴，火也。在足外踝骨后下五分，足跟骨上陷中，动脉应手。足太阳脉所行，为经。《针经》刺入五分，留十呼，灸三壮。《窦氏》横透吕细穴，灸三七壮或五十壮。

仆参二穴，一名安邪，阳跷之本。在足后跟骨下陷中，拱足取之。《针经》刺入五分，留十呼，灸七壮。

申脉二穴，阳跷所生也。在足外踝下五分陷中，容爪甲许。一方云：取外踝尖下二寸，赤白肉际。《针经》刺入三分，留六呼，灸三壮。《窦氏》针入一寸，灸二七壮。申脉为八法之一，以其合阳跷，会督脉于内眦也。

金门二穴，一名关梁。在足外踝下陷中。足太阳郄，阳维别属也。《针经》刺入五分，灸三壮。

京骨二穴，在足外侧大骨下，赤白肉际陷中，按而得之。足太阳脉所过，为原。《针经》刺入三分，留七呼，灸三壮。《窦氏》针入五分，灸七壮。一方：虚实皆拔之。

束骨二穴，木也。在足小指外侧，本节后赤白肉际陷

中足太陽脉所注爲俞針經刺入三分留七呼灸三壯

通谷二穴水也在足小指外側本節前陷中足太陽脉所溜爲滎針經刺入三分留五呼灸五壯本節紅腫彈針出血脚背紅腫鋒針出血一方云五藏氣亂於頭宜深取通谷束骨此知根結者也

至陰二穴金也在足小指外側去爪甲如韮葉足太陽脉所出爲井針經刺入一分留五呼灸五壯竇

氏針入一分沿皮向後三分

膀胱經穴法分寸歌

六十三穴膀胱經　目眥内角始睛明
攢竹眉端陷中是　曲差寸五伴神庭
五處挨排挾上星　承光五處後寸半
通天絡却一停勻　玉枕横俠於腦户
一寸三分相傍助　天柱髮際大筋外
大杼在項一椎下　俠脊相去寸五分

中。足太阳脉所注，为俞。《针经》刺入三分，留七呼，灸三壮。

通谷二穴，水也。在足小指外侧本节前陷中。足太阳脉所溜，为荥。《针经》刺入三分，留五呼，灸五壮。本节红肿，弹针出血；脚背红肿，锋针出血。一方云：五脏气乱于头，宜深取通谷、束骨。此知根结者也。

至阴二穴，金也。在足小指外侧，去爪甲如韭叶。足太阳脉所出，为井。《针经》刺入一分，留五呼，灸五壮。《窦氏》针入一分，沿皮向后三分。

膀胱经穴法分寸歌

六十三穴膀胱经，目眦内角始睛明，攒竹眉端陷中是，曲差寸五伴神庭，

五处挨排夹上星，承光五处后寸半，通天络却一停匀，玉枕横夹于脑户，

一寸三分相旁助，天柱发际大筋外，大杼在项一椎下，夹脊相去寸五分，

第一大杼二風門　肺俞三椎心包四
心俞五椎之下論　督俞鬲俞相梯級
第六第七次第立　第八椎下穴無有
肝俞相椎當第九　十椎膽俞脾十一
十二椎下胃俞取　三焦腎俞氣海俞
十三十四十五主　大腸關元俞要量
十六十七椎兩傍　十八椎下小腸俞
十九椎下尋膀胱　中膂内俞椎二十

白環二十一椎當　上髎次髎中與下
一空二空俠腰髁　竝同俠脊四箇髎
載在針經人勿訝　會陽在尾髎骨傍
相看督脉一分詳　第二椎下外附分
夾脊相去古法云　先除脊後量三寸
不爾灸之能傷筋　魄戶三椎膏肓四
四椎微多五椎上　虛損灸之精神旺
第五椎下索神堂　第六譩譆穴最强

第一大杼二风门，肺俞三椎心包四，心俞五椎之下论，督俞膈俞相梯级，
第六第七次第立，第八椎下穴无有，肝俞相椎当第九，十椎胆俞脾十一，
十二椎下胃俞取，三焦肾俞气海俞，十三十四十五主，大肠关元俞要量，
十六十七椎两旁，十八椎下小肠俞，十九椎下寻膀胱，中膂内俞椎二十，
白环二十一椎当，上髎次髎中与下，一空二空夹腰胯，并同挟脊四个髎，
载在《针经》人勿讶，会阳在尾髎骨旁，相看督脉一分详，第二椎下外附分，
夹脊相去古法云，先除脊后量三寸，不尔灸之能伤筋，魄户三椎膏肓四，
四椎微多五椎上，虚损灸之精神旺，第五椎下索神堂，第六噫嘻穴最强，

鬲關第七魂門九　陽光意舍依次數
胃倉肓門屈指彈　椎看十二與十三
志室次之胞十九　秩邊二十椎下詳
承扶臀下紋中央　殷門承扶下六寸
浮郄一寸上委陽　委陽却與殷門竝
膕中外廉兩筋鄉　委中膝膕約紋裏
此下三寸尋合陽　承筋腨腸中央是
承山腨下分肉陷　飛陽外踝上七寸

鍼灸六集　六　神照集　廿九

跗陽踝上三寸量　金門正在外踝下
崐崘踝後跟骨上　僕參跟骨後陷是
申脉分明踝下容　京骨外側大骨下
束骨本節後陷中　通谷本節前陷索
至陰小指外側當

膈关第七魂门九，阳纲[1]意舍依次数，胃仓肓门屈指弹，椎看十二与十三，志室次之胞十九，秩边二十椎下详，承扶臀下纹中央，殷门承扶下六寸，浮郄一寸上委阳，委阳却与殷门并，腘中外廉两筋乡，委中膝腘约纹里，此下三寸寻合阳，承筋腨肠中央是，承山腨下分肉陷，飞扬外踝上七寸，附阳踝上三寸量，金门正在外踝下，昆仑踝后跟骨上，仆参跟骨后陷是，申脉分明踝下容，京骨外侧大骨下，束骨本节后陷中，通谷本节前陷索，至阴小指外侧当。

①纲：原作“光”，据《十四经发挥》卷中改。

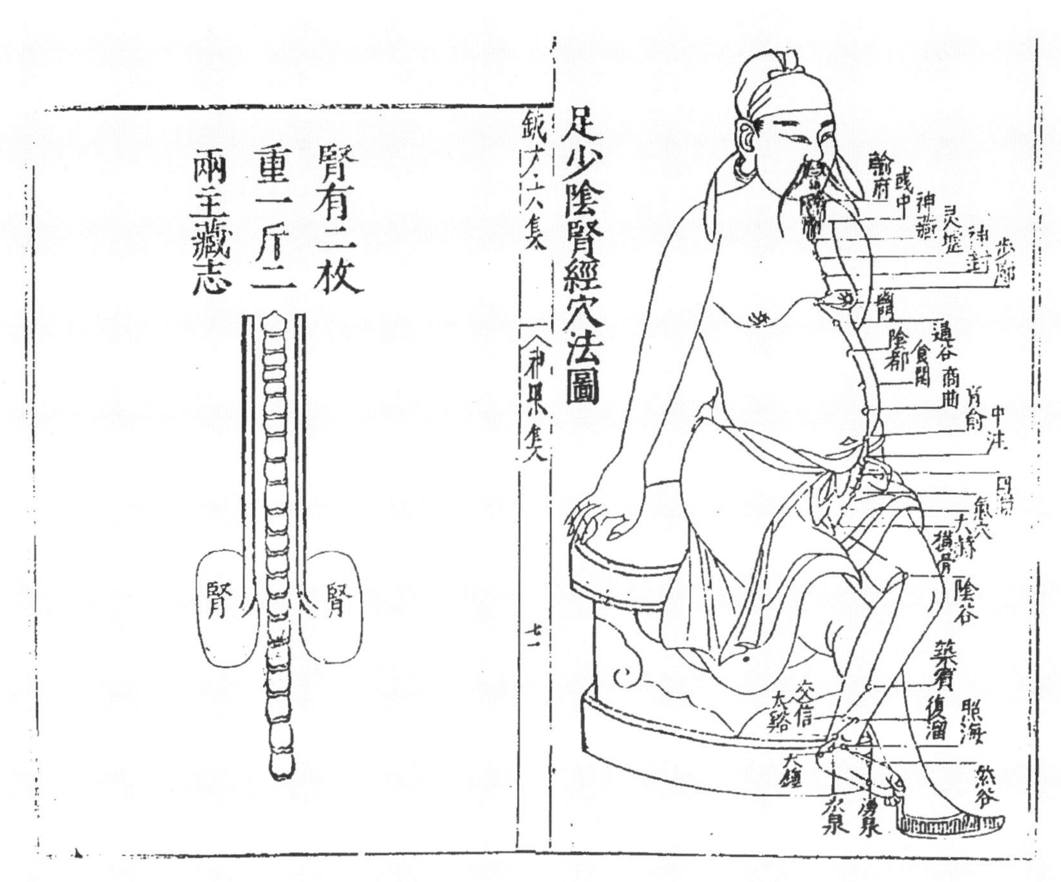

足少阴肾经穴法图（图见上）

肾有二枚，重一斤二两。主藏志。

足少陰腎經

腎足少陰之脉。起於小指之下。斜走足心。出然谷之下。循內踝之後。別入跟中。以上貫腨內。出膕內廉。上股內後廉。貫脊。屬腎。絡膀胱。其直者。從腎上貫肝膈。入肺中。循喉嚨。挾舌本。其支者。從肺出絡心。注胷中。○是動則病饑不欲食。面如漆紫。欬唾則有血。喝喝而喘。坐而欲起。目䀮䀮如無所見。心如懸若饑狀。氣不足則善恐。心惕惕如人將捕之。是爲骨厥。是主腎所生病者。口熱舌乾。咽腫上氣。嗌乾及痛。煩心心痛。黃疸腸澼。脊股內後廉痛。痿厥嗜臥。足下熱而痛。爲此諸病。盛則瀉之。虛則補之。熱則疾之。寒則留之。陷下則灸之。不盛不虛。以經取之。灸則强食生肉。緩帶被髮。拽杖重履而步。盛者寸口大二倍于人迎。虛者寸口反小于人迎也。

足少陰腎經所發二十七穴左右共五十四穴

湧泉二穴。木也。一名地衝。在足心陷中。屈足踡指宛

足少阴肾经

肾足少阴之脉，起于小指之下，斜走足心，出然谷之下，循内踝之后，别入跟中，以上贯腨内，出腘内廉，上股内后廉，贯脊属肾络膀胱。其直者，从肾上贯肝膈，入肺中，循喉咙，夹舌本。其支者，从肺出络心，注胸中。○是动则病，饥不欲食，面如漆柴[1]，咳唾则有血，喝喝而喘，坐而欲起，目䀮䀮如无所见，心如悬，若饥状，气不足则善恐，心惕惕如人将捕之，是为骨厥。是主肾所生病者，口热舌干，咽肿上气，嗌干及痛，烦心心痛，黄疸肠澼，脊股内后廉痛，痿厥嗜卧，足下热而痛。为此诸病，盛则泻之，虚则补之，热则疾之，寒则留之，陷下则灸之，不盛不虚，以经取之。灸则强食生肉，缓带被发，拽杖重履而步。盛者寸口大二倍于人迎，虚者寸口反小于人迎也。

足少阴肾经所发二十七穴左右共五十四穴

涌泉二穴，木也。一名地冲。在足心陷中，屈足蜷指宛

①柴：原作"紫"，据《灵枢·经脉》改。

宛內跪取之一方云踡足第三縫中與大指本節
平等一方用線於中指量至後跟盡處折中是穴
足少陰脉所出爲井針經刺入三分留三呼灸三
壯銅人云無令出血明堂云灸不及針此各有見
竇氏針入一分沿皮向後三分
然谷二穴火也一名龍淵在足內踝前起大骨下陷
中足少陰脉所溜爲滎太陰蹻脉之郄針經刺入
三分留三呼灸三壯竇氏針入五分灸二七壯甲

乙云刺之多見血使人立饑欲食
太谿二穴土也一名吕細在足內踝後跟骨上動脉
陷中足少陰脉所注爲俞針經刺入三分留七呼
灸三壯竇氏針透崑崙穴灸五十壯東垣曰治痿
宜導濕熱不令濕土尅腎水其穴在太谿
照海二穴陰蹻脉所生在足內踝骨下一寸赤白肉
際針經刺入四分留六呼灸三壯竇氏針入五分
灸二七壯照海爲八法之一以其合陰蹻任脉于

宛内，跪取之。一方云：蜷足第三缝中，与大指本节平等。一方：用线于中指量至后跟尽处，折中是穴。足少阴脉所出，为井。《针经》刺入三分，留三呼，灸三壮。《铜人》云：无令出血。《明堂》云：灸不及针。此各有见。《窦氏》针入一分，沿皮向后三分。

然谷二穴，火也。一名龙渊，在足内踝前起大骨下陷中。足少阴脉所溜，为荥。太阴、跷脉之郄。《针经》刺入三分，留三呼，灸三壮。《窦氏》针入五分，灸二七壮。《甲乙》云：刺之多见血，使人立饥欲食。

太溪二穴，土也。一名吕细。在足内踝后，跟骨上动脉陷中。足少阴脉所注，为俞。《针经》刺入三分，留七呼，灸三壮。《窦氏》针透昆仑穴，灸五十壮。东垣曰：治痿宜导湿热，不令湿土克肾水，其穴在太溪。

照海二穴，阴跷脉所生。在足内踝骨下一寸，赤白肉际。《针经》刺入四分，留六呼，灸三壮。《窦氏》针入五分，灸二七壮。照海为八法之一，以其合阴跷任脉于喉嚨也。
太鍾二穴。在足後跟衝中。足少陰絡。別走太陽者。針
經刺入二分。留七呼。灸三壯。竇氏針入三分。灸七
壯。
水泉二穴。足少陰郄。去太谿穴一寸。在足內踝下。針
經刺入四分。灸三壯。
復溜二穴。一名昌陽。一名伏白。金也。在足內踝上二
寸筋骨陷中。足少陰脉所行。爲經。針經刺入三分。

留三呼。灸五壯。
交信二穴。在足內踝上二寸。少陰前。太陰後。筋骨間。
居復溜之後。二穴相平。前傍骨是復溜。後傍筋是
交信。二穴止隔一筋。爲陰蹻之郄。針經刺入四分。
灸三壯。
築賓二穴。陰維之郄。在足內踝上六寸腨分中。針經
刺入三分。灸五壯。
陰谷二穴。水也。在膝內輔骨後。大筋下。小筋上。按之

喉咙也。

太钟二穴，在足后跟冲中。足少阴络，别走太阳者。《针经》刺入二分，留七呼，灸三壮。《窦氏》针入三分，灸七壮。

水泉二穴，足少阴郄。去太溪穴一寸，在足内踝下。《针经》刺入四分，灸三壮。

复溜二穴，一名昌阳，一名伏白，金也。在足内踝上二寸，筋骨陷中。足少阴脉所行，为经。《针经》刺入三分，留三呼，灸五壮。

交信二穴，在足内踝上二寸，少阴前、太阴后，筋骨间，居复溜之后，二穴相平，前旁骨是复溜，后旁筋是交信，二穴只隔一筋。为阴跷之郄。《针经》刺入四分，灸三壮。

筑宾二穴，阴维之郄。在足内踝上六寸腨分中。《针经》刺入三分，灸五壮。

阴谷二穴，水也。在膝内辅骨后，大筋下，小筋上，按之

動脉應手。屈膝取之。縫尖是穴。足少陰脉所入爲合。針經刺入四分。灸三壯。竇氏針入五分。灸二七壯。

横骨二穴。一名下極。在腹部大赫下一寸。肓俞下五寸。針經云。俠任脉兩傍各五分。衝脉足少陰之會。針經刺入一寸。灸五壯。

大赫二穴。一名陰維。一名陰關。在氣穴下一寸。俠任脉兩傍各五分。衝脉足少陰之會。針經刺入一寸。

灸五壯。

氣穴二穴。一名胞門。一名子戶。在四滿下一寸。俠任脉各五分。衝脉足少陰之會。針經刺入一寸。灸五壯。

四滿二穴。一名髓府。在中注下一寸。俠任脉各五分。衝脉足少陰之會。針經刺入一寸。灸五壯。

中注二穴。在肓俞下一寸。俠任脉各五分。衝脉足少陰之會。針經刺入一寸。灸五壯。

动脉应手，屈膝取之，缝尖是穴。足少阴脉所入，为合。《针经》刺入四分，灸三壮。《窦氏》针入五分，灸二七壮。

横骨二穴，一名下极。在腹部大赫下一寸，肓俞下五寸。《针经》云：夹任脉两旁各五分，冲脉、足少阴之会。《针经》刺入一寸，灸五壮。

大赫二穴，一名阴维，一名阴关。在气穴下一寸，夹任脉两旁各五分。冲脉、足少阴之会。《针经》刺入一寸，灸五壮。

气穴二穴，一名胞门，一名子户。在四满下一寸，夹任脉各五分。冲脉、足少阴之会。《针经》刺入一寸，灸五壮。

四满二穴，一名髓府。在中注下一寸，夹任脉各五分。冲脉、足少阴之会。《针经》刺入一寸，灸五壮。

中注二穴，在肓俞下一寸，夹任脉各五分。冲脉、足少阴之会。《针经》刺入一寸，灸五壮。

肓俞二穴。在商曲下一寸。直臍中兩傍各五分。衝脉
足少陰之會。針經刺入一寸。灸五壯。
商曲二穴。在食關下一寸。俠任脉各五分。衝脉足少
陰之會。針經刺入一寸。灸五壯。
食關二穴。在陰都下一寸。俠任脉各五分。衝脉足少
陰之會。針經刺入一寸。灸五壯。
陰都二穴。一名食宫。在通谷下一寸。俠任脉各五分。
衝脉足少陰之會。針經刺入一寸。灸五壯。

通谷二穴。在幽門下一寸。俠任脉各五分。衝脉足少
陰之會。針經刺入五分。灸五壯。
幽門二穴。一名上門。在巨闕兩傍各五分陷中。衝脉
足少陰之會。針經刺入五分。灸五壯。○自横骨至
幽門十一穴。針經云。俠任脉兩傍各半寸。千金方
云。幽門在巨闕傍半寸。肓輸直臍傍各五分。與針
經符合。明堂穴法。王氷素問註。去中行一寸。資生
經作俠任脉兩傍一寸五分。諸家不同如此。今從

肓俞二穴，在商曲下一寸，直脐中两旁各五分。冲脉、足少阴之会。《针经》刺入一寸，灸五壮。

商曲二穴，在食关下一寸，夹任脉各五分。冲脉、足少阴之会。《针经》刺入一寸，灸五壮。

食关二穴，在阴都下一寸，夹任脉各五分。冲脉、足少阴之会。《针经》刺入一寸，灸五壮。

阴都二穴，一名食宫。在通谷下一寸，夹任脉各五分。冲脉、足少阴之会。《针经》刺入一寸，灸五壮。

通谷二穴，在幽门下一寸，夹任脉各五分。冲脉、足少阴之会。《针经》刺入五分，灸五壮。

幽门二穴，一名上门。在巨阙两旁各五分陷中。冲脉、足少阴之会。《针经》刺入五分，灸五壮。○自横骨至幽门十一穴。《针经》云：夹任脉两旁各半寸。《千金方》云：幽门在巨阙旁半寸，肓俞直脐旁各五分，与《针经》符合。《明堂》穴法、王冰《素问》注："去中行一寸。"《资生经》作夹任脉两旁一寸五分。诸家不同如此，今从

上古鍼經以五分爲訓。
步廊二穴。在神封下一寸六分陷者中。俠任脉兩傍
各二寸。仰而取之。鍼經刺入四分。灸五壯。
神封二穴。在靈墟下一寸六分陷中。俠任脉兩傍各
二寸。仰而取之。鍼經刺入四分。灸五壯。
靈墟二穴。在神藏下一寸六分陷中。俠任脉各二寸。
仰而取之。鍼經刺入四分。灸五壯。
神藏二穴。在彧中下一寸六分陷中。俠任脉各二寸。
鍼方六集　二　神照集　七十六
仰而取之。鍼經刺入四分。灸五壯。
彧中二穴。在輸府下一寸六分陷中。俠任脉各二寸。
仰而取之。鍼經刺入四分。灸五壯。竇氏鍼入一分。
沿皮向外一寸半。灸二七壯。
輸府二穴。在巨骨下。去璇璣穴兩傍各開二寸。仰面
取之。鍼經刺入四分。灸五壯。竇氏鍼入一分。沿皮
向外一寸半。灸二七壯。
腎經穴法分寸歌

上古《针经》，以五分为训。

步廊二穴，在神封下一寸六分陷者中，夹任脉两旁各二寸，仰而取之。《针经》刺入四分，灸五壮。

神封二穴，在灵墟下一寸六分陷中，夹任脉两旁各二寸，仰而取之。《针经》刺入四分，灸五壮。

灵墟二穴，在神藏下一寸六分陷中，夹任脉各二寸，仰而取之。《针经》入四分，灸五壮。

神藏二穴，在彧中下一寸六分陷中，夹任脉各二寸，仰而取之。《针经》刺入四分，灸五壮。

彧中二穴，在俞府下一寸六分陷中，夹任脉各二寸，仰而取之。《针经》刺入四分，灸五壮。《窦氏》针入一分，沿皮向外一寸半，灸二七壮。

俞府二穴，在巨骨下，去璇玑穴两旁各开二寸，仰而取之。《针经》刺入四分，灸五壮。《窦氏》针入一分，没皮向外一寸半。灸二七壮。

肾经穴法分寸歌

湧泉屈足踡指取　腎經起處須記此
然谷踝前大骨下　踝後跟上太谿主
後跟衝中尋太鍾　水泉谿下一寸許
照海踝下陰蹻生　踝上二寸復溜與
溜傍筋骨取交信　築賓六寸之端取
陰谷膝內輔骨後　橫骨有陷如仰月
大赫氣穴四滿處　中注肓俞正俠臍
每穴一寸逐一數　商曲食關上陰都

鍼方六集　八神照集　七十七

通谷幽門一寸居　幽門寸半俠巨闕
此去中行各五分　步廊神封過靈墟
神藏彧中入俞府　各一寸六不差殊
欲知俞府君當問　璇璣之傍各二寸

涌泉屈足蜷指取，肾经起处须记此，然谷踝前大骨下，踝后跟上太溪主，后跟冲中寻大钟，水泉溪下一寸许，照海踝下阴跷生，踝上二寸复溜与，溜旁筋骨取交信，筑宾六寸之端取，阴谷膝内辅骨后，横骨有陷如仰月，大赫气穴四满处，中注肓俞正夹脐，每穴一寸逐一数，商曲食关上阴都，通谷幽门一寸居，幽门寸半夹巨阙，此去中行各五分，步廊神封过灵墟，神藏彧中入俞府，各一寸六不差殊，欲知俞府君当问，璇玑之旁各二寸。

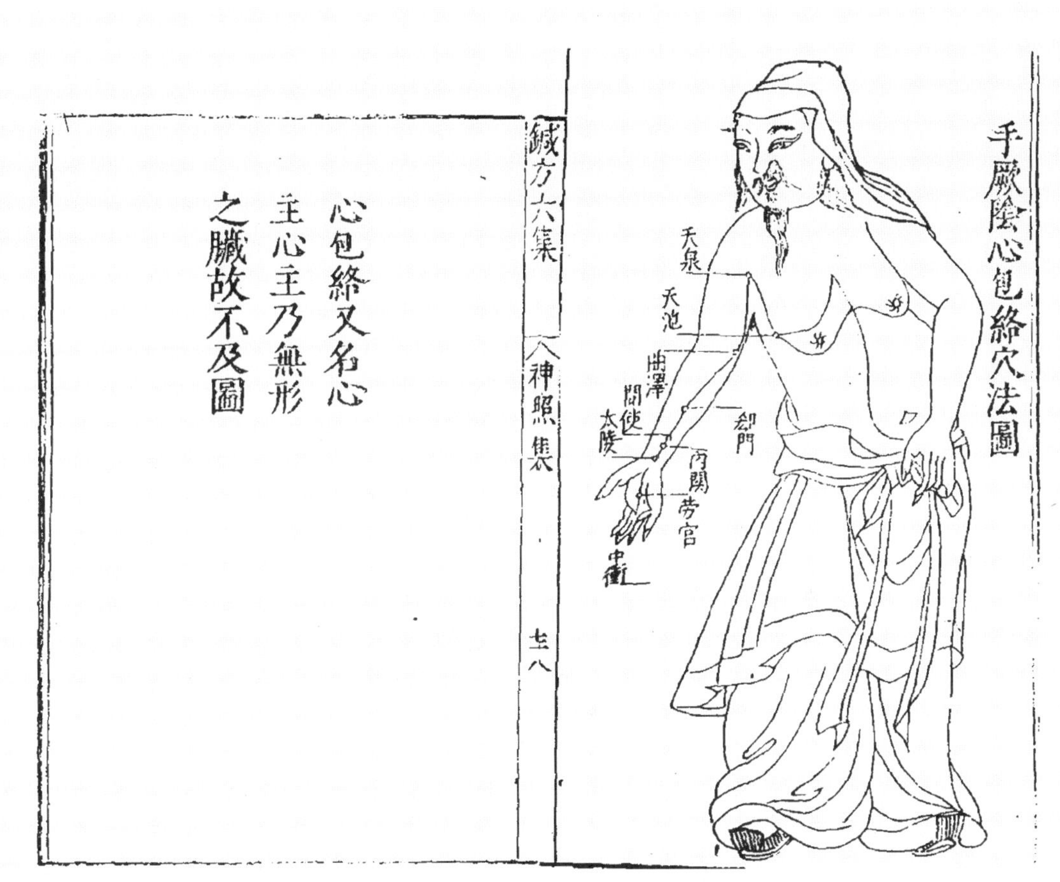

手厥陰心包絡穴法圖

心包絡又名心主心主乃無形之臟故不及圖

鍼方六集 八神照集 七八

手厥阴心包络穴法图（图见上）

心包络又名心主，心主乃无形之脏，故不及图。

心主手厥陰心包絡經
手厥陰心包絡之脉起于胷中出屬心包絡下膈歷
絡三焦其支者循胷出脇下腋三寸上抵腋下循臑
內行太陰少陰之間入肘中下臂行兩筋之間入掌
中循中指出其端其支者別掌中循小指次指出其
端〇是動則病手心熱臂肘攣急腋腫甚則胸脇支
滿心中憺憺大動面赤目黃喜笑不休是主脉所生
病者煩心心痛掌中熱爲此諸病盛則瀉之虛則補

鍼方六集 〈神照集〉 卷九

之熱則疾之寒則留之陷下則灸之不盛不虛以經
取之盛者寸口大一倍于人迎虛者寸口反小于人
迎也
手厥陰心包絡脉所發九穴左右共一十八穴一名手心主脉
天池二穴一名天會在乳後一寸腋下三寸着脇直
掖撅肋間手厥陰足少陽之會針經刺入七分灸
三壯
天泉二穴一名天温在曲腋下去腋居臑間二寸舉

心主手厥阴心包络经

手厥阴心包络之脉，起于胸中，出属心包络，下膈，历络三焦。其支者，循胸出胁，下腋三寸，上抵腋，下循臑内，行太阴少阴之间，入肘中，下臂行两筋之间，入掌中，循中指出其端。其支者，别掌中，循小指次指，出其端。〇是动则病，手心热，臂肘挛急，腋肿，甚则胸胁支满，心中憺憺大动，面赤目黄，喜笑不休。是主脉所生病者，烦心心痛，掌中热。为此诸病，盛则泻之，虚则补之，热则疾之，寒则留之，陷下则灸之，不盛不虚，以经取之。盛者寸口大一倍于人迎，虚者寸口反小于人迎也。

手厥阴心包络脉所发九穴左右共一十八穴，一名手心主脉

天池二穴，一名天会。在乳后一寸，腋下三寸着胁，直掖撅肋间。手厥阴、足少阳之会。《针经》刺入七分，灸三壮。

天泉二穴，一名天温。在曲腋下，去腋居臑间二寸，举

臂取之。針經刺入六分，灸三壯。
曲澤二穴，水也。在手肘内廉下陷中，屈肘，得之橫紋兩筋中間，用手柱腰，便於下針。手厥陰脉所入，爲合。針經刺入五分，留七呼，灸二七壯。
郄門二穴，手心主郄。在掌後，去腕五寸。針經刺入三分，灸三壯。
間使二穴，金也。在手掌後橫紋上三寸，兩筋間陷中。手厥陰心主脉所行，爲經。針經刺入六分，留七呼，灸三壯。竇氏針透支溝穴。

内關二穴，在掌後橫紋上二寸，兩筋間陷中。手心主絡，別走少陽者，握拳取之。針經刺入二分，灸五壯。竇氏針透外關穴。諸病宜吐不得吐者取此。内關爲八法之一，以其合陰維，而會衝脉于心胸也。
太陵二穴，土也。在手掌後橫紋兩筋間陷中，手厥陰脉所注，爲俞。針經刺入二分，留七呼，灸三壯。
勞宫二穴，火也，一名五里。在掌中央動脉中，屈無名

臂取之。《针经》刺入六分，灸三壮。

曲泽二穴，水也。在手肘内廉下陷中，屈肘，得之横纹两筋中间，用手拄腰，便于下针。手厥阴脉所入，为合。《针经》刺入五分，留七呼，灸二七壮。

郄门二穴，手心主郄。在掌后，去腕五寸。《针经》刺入三分，灸三壮。

间使二穴，金也。在手掌后横纹上三寸，两筋间陷中。手厥阴心主脉所行，为经。《针经》刺入六分，留七呼，灸三壮。《窦氏》针透支沟穴。

内关二穴，在掌后横纹上二寸，两筋间陷中。手心主络，别走少阳者，握拳取之。《针经》刺入二分，灸五壮。《窦氏》针透外关穴。诸病宜吐不得吐者取此。内关为八法之一，以其合阴维，而会冲脉于心胸也。

大陵二穴，土也。在手掌后横纹两筋间陷中，手厥阴脉所注，为俞。《针经》刺入二分，留七呼，灸三壮。

劳宫二穴，火也，一名五里。在掌中央动脉中，屈无名

指點到處是穴。手厥陰脉所溜。爲滎。針經刺入三分。留六呼。灸三壯。明堂云。得氣即瀉。又云。不可多灸。令人瘜肉日加。

中衝二穴。木也。在手中指之端。去爪甲如韭葉陷者中。手厥陰心主脉所出。爲井。針經刺入一分。留三呼。灸一壯。竇氏針入一分。更沿皮向後三分。灸七壯。

心包絡經部穴分寸歌

鍼方六集 〈神照集〉 全

胞絡穴共一十八　乳後一寸天池索
天泉腋下二寸求　曲澤中紋動脉覺
郄門去腕上五寸　間使掌後三寸逢
內關去腕乃二寸　太陵掌後兩筋中
勞宮掌內屈指取　中指之末是中衝

指点到处是穴。手厥阴脉所溜，为荥。《针经》刺入三分，留六呼，灸三壮。《明堂》云：得气即泻。又云：不可多灸，令人息肉日加。

中冲二穴，木也。在手中指之端，去爪甲如韭叶陷者中。手厥阴心主脉所出，为井。《针经》刺入一分，留三呼，灸一壮。《窦氏》针入一分，更沿皮向后三分，灸七壮。

心包络经部穴分寸歌

包络穴共一十八，乳后一寸天池索，天泉腋下二寸求，曲泽中纹动脉觉，

郄门去腕上五寸，间使掌后三寸逢，内关去腕乃二寸，大陵掌后两筋中，

劳宫掌内屈指取，中指之末是中冲。

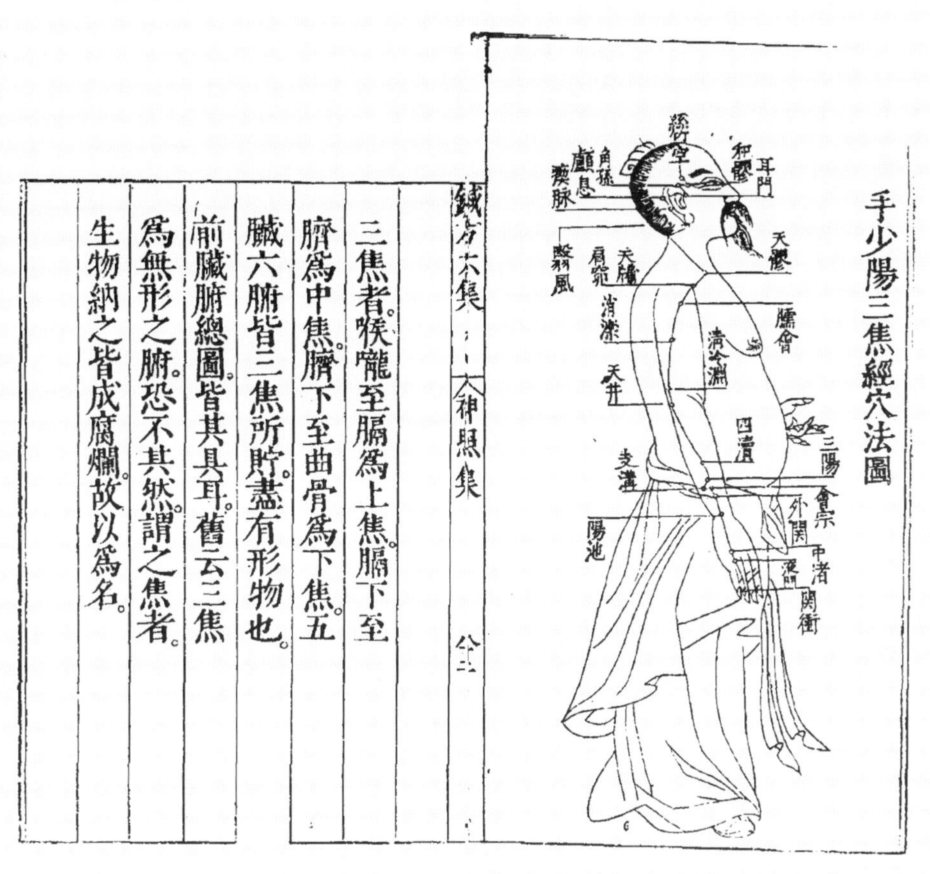

鍼方六集 卷之一 神照集

三焦者。喉嚨至膈爲上焦。膈下至臍爲中焦。臍下至曲骨爲下焦。五臟六腑皆三焦所貯。盡有形物也。前臟腑總圖。皆其具耳。舊云三焦爲無形之腑。恐不其然。謂之焦者。生物納之皆成腐爛。故以爲名。

手少阳三焦经穴法图（图见上）

三焦者，喉咙至膈为上焦，膈下至脐为中焦，脐下至曲骨为下焦。五脏六腑皆三焦所贮，尽有形物也。前脏腑总图，皆其具耳。旧云三焦为无形之腑，恐不其然。谓之焦者，生物纳之皆成腐烂，故以为名。

手少陽三焦經

三焦手少陽之脉起于小指次指之端上出兩指之間循手表腕出臂外兩骨之間上貫肘循臑外上肩交出足少陽之後入鈌盆布膻中散絡心包下膈歷屬三焦其支者從膻中上出鈌盆上頸繫耳後直上出耳上角以屈下頰至頔其支者從耳後入耳中出走耳前過客主人前交頰至目鋭眥○是動則病耳聾渾渾焞焞嗌腫喉痹是主氣所生病者汗出目鋭眥痛頰痛耳後肩臑肘臂外皆痛小指次指不用爲此諸病盛則瀉之虛則補之熱則疾之寒則留之不盛不虛以經取之盛者人迎大一倍于寸口虛者人迎反小于寸口也

手少陽三焦經所發二十三穴左右共四十六穴

關衝二穴金也在手小指次指端去爪甲角如韮葉手少陽脉所出爲井鍼經刺入一分留三呼灸三壯竇氏針入一分沿皮向後三分

手少阳三焦经

三焦手少阳之脉，起于小指次指之端，上出两指之间，循手表腕，出臂外两骨之间，上贯肘，循臑外上肩，交出足少阳之后，入缺盆，布膻中，散络心包，下膈，历属三焦。其支者，从膻中上出缺盆，上颈，系耳后直上，出耳上角，以屈下颊至頔。其支者，从耳后入耳中，出走耳前，过客主人前，交颊，至目锐眦。〇是动则病，耳聋，浑浑焞焞，嗌肿喉痹。是主气所生病者，汗出，目锐眦痛，颊痛，耳后肩臑肘臂外皆痛，小指次指不用。为此诸病，盛则泻之，虚则补之，热则疾之，寒则留之，不盛不虚，以经取之。盛者人迎大一倍于寸口，虚者人迎反小于寸口也。

手少阳三焦经所发二十三穴左右共四十六穴

关冲二穴，金也。在手小指次指端，去爪甲角如韭叶。手少阳脉所出，为井。《针经》刺入一分，留三呼，灸三壮。《窦氏》针入一分，沿皮向后三分。

液門二穴。水也。在小指次指間陷者中。手少陽脉所
溜。爲滎。針經刺入三分。灸三壯。
中渚二穴。木也。在小指次指本節後五分陷者中。手
少陽脉所注。爲俞。針經刺入二分。留三呼。灸三壯。
竇氏針入一分。沿皮向後一寸半。
陽池二穴。一名別陽。在手表腕上陷中。手少陽脉所
過。爲原。針經刺入二分。留三呼。灸五壯。一方透太
陵。虛實皆拔之。腫痛宜彈針出血。

外關二穴。在腕後二寸陷者中。正坐覆手取之。手少
陽絡別走心主者。針經刺入三分。留七呼。灸三壯。
竇氏針透內關穴。外關爲八法之一。以其合陽維
而會帶脉也。
支溝二穴。一名飛虎。火也。在手腕後三寸。兩骨之間
陷者中。手少陽脉所行。爲經。針經刺入二分。留七
呼。灸三壯。竇氏針透間使穴。
會宗二穴。手少陽郄。在腕後三寸。如外五分。針經刺

液门二穴，水也。在小指次指间陷者中。手少阳脉所溜，为荥。《针经》刺入三分，灸三壮。

中渚二穴，木也。在小指次指本节后五分陷者中。手少阳脉所注，为俞。《针经》刺入二分，留三呼，灸三壮。《窦氏》针入一分，沿皮向后一寸半。

阳池二穴，一名别阳。在手表腕上陷中。手少阳脉所过，为原。《针经》刺入二分，留三呼，灸五壮。一方：透大陵，虚实皆拔之，肿痛宜弹针出血。

外关二穴，在腕后二寸陷者中，正坐覆手取之。手少阳络，别走心主者。《针经》刺入三分，留七呼，灸三壮。《窦氏》针透内关穴。外关为八法之一，以其合阳维而会带脉也。

支沟二穴，一名飞虎，火也。在手腕后三寸，两骨之间陷者中。手少阳脉所行，为经。《针经》刺入二分，留七呼，灸三壮。《窦氏》针透间使穴。

会宗二穴，手少阳郄。在腕后三寸，如外五分。《针经》刺

入三分灸三壯。
三陽絡二穴在臂上大交脉支溝上一寸針經禁刺
灸七壯。
四瀆二穴在肘前五寸外廉陷者中針經刺入六分
留七呼灸五壯。
天井二穴土也在肘尖骨上後一寸兩筋間陷中屈
肘拱胸取之甄權叉手按膝取之手少陽脉所入
為合針經刺入一分留七呼灸三壯竇氏針入五

分灸二七壯。
清冷淵二穴在肘上二寸伸肘舉臂取之針經刺入
三分灸三壯。
消濼二穴在肩下臂外開腋斜肘分下針經刺入六
分灸三壯。
臑會二穴一名臑窌在肩前廉去肩端三寸手陽明
之絡一云少陽陽維之會針經刺入五分灸五壯。
肩窌二穴在肩端臑上斜舉臂取之針經刺入七分

入三分，灸三壮。

三阳络二穴，在臂上大交脉，支沟上一寸。《针经》禁刺，灸七壮。

四渎二穴，在肘前五寸外廉陷者中。《针经》刺入六分，留七呼，灸五壮。

天井二穴，土也。在肘尖骨上后一寸，两筋间陷中，屈肘拱胸取之。甄权：叉手按膝取之。手少阳脉所入，为合。《针经》刺入一分，留七呼，灸三壮。《窦氏》针入五分，灸二七壮。

清冷渊二穴，在肘上二寸，伸肘举臂取之。《针经》刺入三分，灸三壮。

消泺二穴，在肩下臂外，开腋斜肘分下。《针经》刺入六分，灸三壮。

臑会二穴，一名臑髎。在肩前廉，去肩端三寸。手阳明之络。一云：少阳、阳维之会。《针经》刺入五分，灸五壮。

肩髎二穴，在肩端臑上斜举臂取之。《针经》刺入七分，

灸三壯
天髎二穴在肩缺盆中毖骨之間陷者中善針者取缺盆上突起肉上針之若誤針陷處傷人五藏氣令人欬逆喘手少陽陽維之會針經刺入八分灸三壯
天牖二穴在頸大筋外缺盆上天容後天柱前完骨下髮際上針經刺入一分灸三壯銅人針一寸留七呼不宜補不宜灸明堂針五分得氣即瀉瀉盡

更留三呼瀉三吸不宜補
翳風二穴在耳後尖角陷中按之引耳中開口得穴諸方先以銅錢二十文令患人咬之尋取穴手足少陽之會針經刺入四分灸三壯
瘈脉二穴一名資脉在耳本後雞足青絡脉針經刺入一分出血如豆許灸三壯
顱息二穴在耳後青絡中針經刺入一分出血如豆多則殺人灸三壯

灸三壮。

天髎二穴，在肩缺盆中，毖骨之间陷者中。善针者取缺盆上突起肉上针之。若误针陷处，伤人五脏气，令人咳逆喘。手少阳、阳维之会。《针经》刺入八分，灸三壮。

天牖二穴，在颈大筋外，缺盆上，天容后，天柱前，完骨下，发际上。《针经》刺入一分，灸三壮。《铜人》针一寸，留七呼，不宜补，不宜灸。《明堂》针五分，得气即泻，泻尽更留三呼，泻三吸，不宜补。

翳风二穴，在耳后尖角陷中，按之引耳中，开口得穴。诸方先以铜钱二十文，令患人咬之，寻取穴。手足少阳之会。《针经》刺入四分，灸三壮。

瘛脉二穴，一名资脉。在耳本后鸡足青络脉。《针经》刺入一分，出血如豆许，灸三壮。

颅息二穴，在耳后青络中。《针经》刺入一分，出血如豆，多则杀人，灸三壮。

角孫二穴。在耳上廓外間髮際之下。開口有孔。手足少陽手陽明之會。針經刺入二分。灸三壯。一云禁針。

耳門二穴。在耳前起肉當耳缺陷中。針經刺入三分。留三呼。灸三壯。

和髎二穴。在耳前銳髮下。橫脉應手。手足少陽手太陽之會。針經刺入三分。灸三壯。

絲竹空二穴。一名目髎。在眉後入髮際陷中。針經刺

入三分。留三呼。禁不宜灸。灸之不幸令人目小及盲。竇氏治偏正頭風。沿皮向後一寸五分。透率谷穴。治眼目赤腫。沿皮向前一寸五分。透瞳子窌穴宜彈針出血。

三焦經部穴分寸歌

三焦名指外關衝　小指次指間液門
中渚次指本節後　陽池表腕上陷中
腕上二寸外關絡　支溝腕上三寸約

角孙二穴，在耳上廓外间，发际之下，开口有孔。手足少阳、手阳明之会。《针经》刺入二分，灸三壮。一云禁针。

耳门二穴，在耳前起肉，当耳缺陷中。《针经》刺入三分，留三呼，灸三壮。

和髎二穴，在耳前锐发下，横脉应手。手足少阳、手太阳之会。《针经》刺入三分，灸三壮。

丝竹空二穴，一名目髎。在眉后入发际陷中。《针经》刺入三分，留三呼。禁不宜灸，灸之不幸，令人目小及盲。《窦氏》治偏正头风，沿皮向后一寸五分，透率谷穴。治眼目赤肿，沿皮向前一寸五分，透瞳子髎穴，宜弹针出血。

三焦经部穴分寸歌

三焦名指外关冲，小指次指间液门，中渚次指本节后，阳池表腕上陷中，

腕上二寸外关络，支沟腕上三寸约，

會宗三寸空中求　消詳五分毋令錯
腕前四寸臂大脉　此是三陽絡穴宅
四瀆腕前五寸量　天井肘上一寸側
腕上二寸清冷淵　消濼臂外腋肘分
臑會肩端去三寸　肩髎肩端臑上斜
天髎盆上毖骨際　天牖傍頸後天容
翳風耳後尖角陷　瘈脉耳後雞足青
顱息耳後青脉內　角孫耳角開口空

絲竹眉後陷中看　和髎耳前兌髮橫
耳門耳前當耳缺　此穴禁灸分明說

会宗三寸空中求，消详五分毋令错，腕前四寸臂大脉，此是三阳络穴宅，四渎腕前五寸量，天井肘上一寸侧，腕上二寸清冷渊，消泺臂外腋肘分，臑会肩端去三寸，肩髎肩端臑上斜，天髎盆上毖骨际，天牖旁颈后天容，翳风耳后尖角陷，瘈脉耳后鸡足青，颅息耳后青脉内，角孙耳角开口空，丝竹眉后陷中看，和髎耳前兑发横，耳门耳前当耳缺，此穴禁灸分明说。

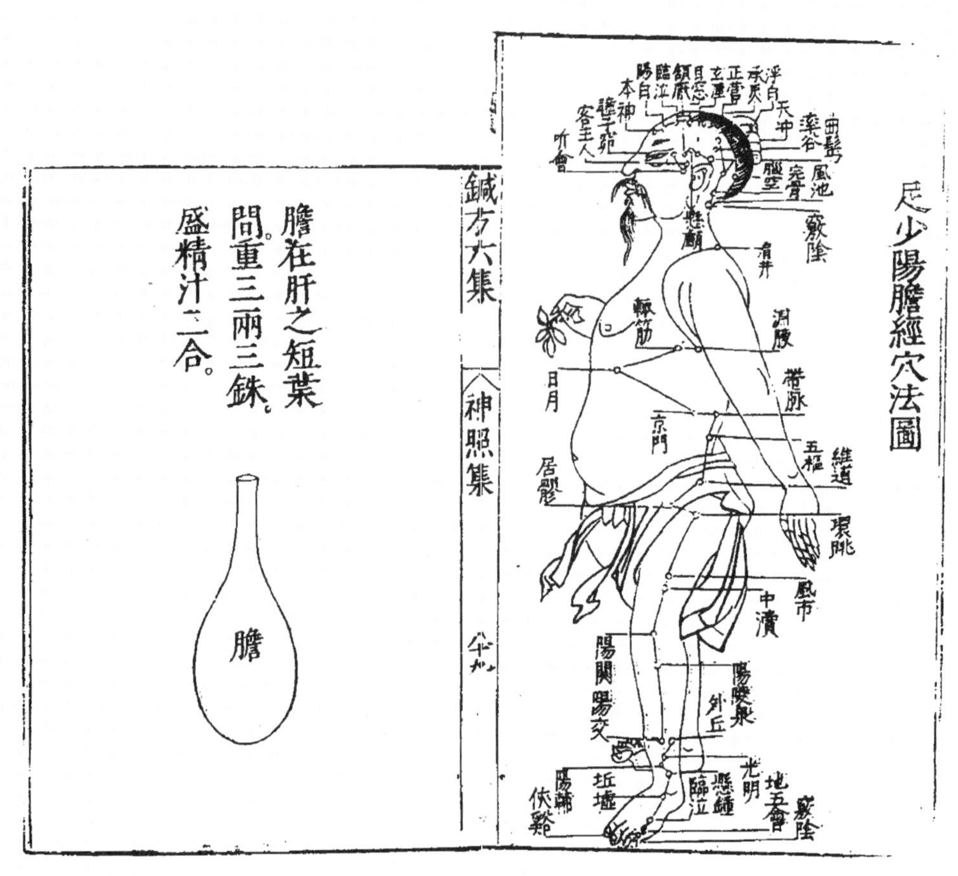

足少阳胆经穴法图（图见上）

胆在肝之短叶间，重三两三铢，盛精汁二合。

足少陽膽經

膽足少陽之脉起于目銳眥上抵頭角下耳後循頸行手少陽之前至肩上却交出手少陽之後入缺盆其支者從耳後入耳中出走耳前至目銳眥後其支者別銳眥下大迎合手少陽抵于䪼下加頰車下頸合缺盆下胷中貫膈絡肝屬膽循脇裏出氣衝繞毛際橫入髀厭中其直者從缺盆下腋循胸過季脇下合髀厭中以下循髀陽出膝外廉下外輔骨之前直

下抵絕骨之端下出外踝之前循足跗上入小指次指之間其支者別跗上入大指間循大指岐骨內出其端還貫爪甲出三毛〇是動則病口苦善太息心脇痛不能轉側甚則面微有塵體無膏澤足反大熱是爲陽厥是主骨所生病者頭痛頷痛目銳眥痛缺盆中腫痛腋下腫馬刀俠癭汗出振寒瘧胸脇肋髀膝外至脛絕骨外踝前諸節皆痛小指次指不用爲此諸病盛則瀉之虛則補之熱則疾之寒則留之不

足少阳胆经

胆足少阳之脉，起于目锐眦，上抵头角，下耳后，循颈行手少阳之前，至肩上，却交出手少阳之后，入缺盆。其支者，从耳后入耳中，出走耳前，至目锐眦后。其支者，别锐眦，下大迎，合手少阳，抵于䪼，下加颊车，下颈合缺盆，下胸中，贯膈络肝属胆，循胁里，出气冲，绕毛际，横入髀厌中。其直者，从缺盆下腋循胸过季胁，下合髀厌中，以下循髀阳，出膝外廉，下外辅骨之前，直下抵绝骨之端，下出外踝之前，循足跗上，入小指次指之间。其支者，别跗上，入大指间，循大指岐骨内，出其端，还贯爪甲，出三毛。〇是动则病口苦，善太息，心胁痛不能转侧，甚则面微有尘，体无膏泽，足反大热，是为阳厥。是主骨所生病者，头痛颔痛，目锐眦痛，缺盆中肿痛，腋下肿，马刀夹瘿，汗出振寒，疟，胸胁肋髀膝外至胫绝骨外踝前，诸节皆痛，小指次指不用。为此诸病，盛则泻之，虚则补之，热则疾之，寒则留之，不

盛不虛以經取之盛者人迎大一倍于寸口虛者人
迎反小于寸口也
足少陽膽經所發四十四穴左右共八十八穴
瞳子髎二穴一名太陽一名前關在目外去眥五分
尖盡處是穴手太陽手足少陽之會針經刺入三
分灸三壯竇氏針入一分沿皮向上透魚腰穴
聽會二穴在耳前陷中上關穴下一寸動脉應手開
口得穴針經刺入四分灸三壯銅人得氣即瀉不

須補竇氏横入四分一方口噙尺方可下針此爲
直入四分設也盖噙尺有孔便可下針故耳
客主人二穴一名上關在耳前上廉起骨端開口有
孔乃取之手足少陽陽明之會針經刺入三分留
七呼灸三壯刺不宜深太深令人耳無聞明堂針
一分留之得氣即瀉
頷厭二穴在曲角下顳顬上廉顳顬者腦有空之名
手足少陽陽明之會針經刺入七分留七呼灸三

盛不虚，以经取之。盛者人迎大一倍于寸口，虚者人迎反小于寸口也。

足少阳胆经所发四十四穴左右共八十八穴

瞳子髎二穴，一名太阳，一名前关。在目外去眦五分，尖尽处是穴。手太阳、手足少阳之会。《针经》刺入三分，灸三壮。《窦氏》针入一分，沿皮向上透鱼腰穴。

听会二穴，在耳前陷中，上关穴下一寸，动脉应手，开口得穴。《针经》刺入四分，灸三壮。《铜人》得气即泻，不须补。《窦氏》横入四分。一方：口衔尺，方可下针，此为直入四分设也。盖衔尺有孔，便可下针故耳。

客主人二穴，一名上关。在耳前上廉起骨端，开口有孔乃取之。手足少阳、阳明之会。《针经》刺入三分，留七呼，灸三壮。刺不宜深，太深令人耳无闻。《明堂》针一分，留之，得气即泻。

颔厌二穴，在曲角下，颞颥上廉。颞颥者，脑有空之名。手足少阳、阳明之会。《针经》刺入七分，留七呼，灸三壯。深刺令人耳聾。
懸顱二穴。在曲角顳顬中。手足少陽陽明之會。針經
刺入三分。留七呼。灸三壯。深刺令人耳無聞。
懸釐二穴。在曲角顳顬下廉。手足少陽陽明之會。針
經刺入三分。留七呼。灸三壯。
曲鬢二穴。一名曲髮。在耳上入髮際曲隅陷者中。鼓
頷有空。足太陽少陽之會。針經刺入三分。灸三壯。
率谷二穴。在耳上入髮際一寸五分。足太陽少陽之

會。嚼而取之。針經刺入四分。灸三壯。竇氏針入一
分。沿皮向前。透絲竹空穴。
天衝二穴。在耳上入髮際二寸。如前三分。足太陽少
陽之會。針經刺入三分。灸三壯。
浮白二穴。在耳後入髮際一寸。足太陽少陽之會。針
經刺入三分。灸三壯。
竅陰二穴。一名枕骨。在完骨上。枕骨下。搖動有空。足
太陽手足少陽之會。針經刺入四分。灸五壯。難經

壮。深刺令人耳聋。

悬颅二穴，在曲角颞颥中，手足少阳、阳明之会。《针经》刺入三分，留七呼，灸三壮。深刺令人耳无闻。

悬厘二穴，在曲角颞颥下廉。手足少阳阳明之会。《针经》刺入三分，留七呼。灸三壮。

曲鬓二穴，一名曲发。在耳上，入发际曲隅陷者中，鼓颔有空。足太阳、少阳之会。《针经》刺入三分，灸三壮。

率谷二穴，在耳上入发际一寸五分。足太阳、少阳之会。嚼而取之。《针经》刺入四分，灸三壮。《窦氏》针入一分，沿皮向前，透丝竹空穴。

天冲二穴，在耳上，入发际二寸，如前三分。足太阳、少阳之会。《针经》刺入三分，灸三壮。

浮白二穴，在耳后入发际一寸。足太阳、少阳之会。《针经》刺入三分，灸三壮。

窍阴二穴，一名枕骨。在完骨上，枕骨下，摇动有空。足太阳、手足少阳之会。《针经》刺入四分，灸五壮。《难经》

曰髓會絕骨非懸鍾也當作枕骨乃此穴之謂
完骨二穴在耳後入髮際四分足太陽少陽之會針
經刺入二分留七呼灸七壯明堂依年爲壯
本神二穴入髮際四分在曲差傍一寸五分俠神庭
兩傍各三寸足少陽陽維之會針經刺入三分灸
三壯
陽白二穴在眉上一寸直瞳子手足陽明少陽陽維
之會針經刺入三分灸三壯

臨泣二穴當目上眥直入髮際五分陷中足太陽少
陽陽維之會正視取之針經刺入三分留七呼灸
五壯
目窗二穴一名至榮在臨泣後一寸足少陽陽維之
會針經刺入三分灸五壯銅人云三度刺之目大
明
正營二穴在目窗後一寸足少陽陽維之會針經刺
入三分灸五壯

曰：髓会绝骨。非悬钟也，当作枕骨，乃此穴之谓。

完骨二穴，在耳后，入发际四分。足太阳、少阳之会。《针经》刺入二分，留七呼，灸七壮。《明堂》依年为壮。

本神二穴，入发际四分，在曲差旁一寸五分，夹神庭两旁各三寸。足少阳、阳维之会。《针经》刺入三分，灸三壮。

阳白二穴，在眉上一寸，直瞳子。手足阳明少阳、阳维之会。《针经》刺入三分，灸三壮。

临泣二穴，当目上眦直入发际五分陷中。足太阳少阳、阳维之会，正视取之。《针经》刺入三分，留七呼，灸五壮。

目窗二穴，一名至荣。在临泣后一寸。足少阳、阳维之会。《针经》刺入三分，灸五壮。《铜人》云：三度刺之，目大明。

正营二穴，在目窗后一寸。足少阳、阳维之会。《针经》刺入三分，灸五壮。

承靈二穴在正營後一寸五分足少陽陽維之會針經刺入三分灸五壯

腦空二穴一名顳顬在承靈後一寸五分俠玉枕骨下陷者中足少陽陽維之會針經刺入四分灸五壯銅人云得氣即瀉○魏武患頭風發即心亂目眩針腦空立愈

風池二穴在腦空後大筋上髮際陷中俠風府兩傍各開二寸按之引於耳中足少陽陽維之會陽蹻

之所入也針經刺入三分留三呼灸三壯一方累灸百壯明堂云灸不及針竇氏針入七分或橫針三寸半

肩井二穴一名膊井取法肩上陷是缺盆其上一寸半是柱骨如取左穴用本人右手小指按於左肩柱骨尖上平排三指取中指下第一節中是穴取右穴亦如是足少陽陽維之會針經刺入五分灸三壯竇氏針入二寸半灸二七壯

承灵二穴，在正营后一寸五分。足少阳、阳维之会。《针经》刺入三分，灸五壮。

脑空二穴，一名颞颥。在承灵后一寸五分，夹玉枕骨下陷者中。足少阳、阳维之会。《针经》刺入四分，灸五壮。《铜人》云：得气即泻。〇魏武患头风，发即心乱目眩，针脑空立愈。

风池二穴，在脑空后大筋上，发际陷中，夹风府两旁各开二寸，按之引于耳中。足少阳、阳维之会，阳跷之所入也。《针经》刺入三分，留三呼，灸三壮。一方：累灸百壮。《明堂》云：灸不及针。《窦氏》针入七分，或横针三寸半。

肩井二穴，一名膊井。取法：肩上陷是缺盆，其上一寸半是柱骨，如取左穴，用本人右手小指，按于左肩柱骨尖上，平排三指，取中指下第一节中是穴。取右穴亦如是。足少阳、阳维之会。《针经》刺入五分，灸三壮。《窦氏》针入二寸半，灸二七壮。

淵腋二穴。一名泉液。在腋下三寸宛宛中。舉臂取之。針經刺入三分。禁不可灸。灸之不幸。生腫蝕馬刀。内潰者死。寒熱馬瘍可治。

輒筋二穴。在腋下三寸。復前行一寸。着脇陷中。針經刺入六分。灸三壯。

日月二穴。一名神光。膽募也。在期門穴下五分。俠任脉兩傍各四寸。平蔽骨。足太陰少陽之會。針經刺入七分。灸五壯。竇氏針入一分。沿皮向外一寸半。

京門二穴。一名氣俞。一名氣府。腎之募也。在監骨下腰中。脇脊季肋下一寸八分。針經刺入三分。留七呼。灸三壯。竇氏針入一分。沿皮向外一寸半。灸七壯。

帶脉二穴。在季脇下一寸八分。足少陽帶脉之會。針經刺入六分。灸五壯。

五樞二穴。在帶脉下三寸。環跳上五寸。一曰。在水道穴傍一寸五分。是俠任脉兩傍三寸五分也。足少

渊液二穴，一名泉液。在腋下三寸宛宛中。举臂取之。《针经》刺入三分，禁不可灸，灸之不幸，生肿蚀马刀，内溃者死，寒热马疡可治。

辄筋二穴，在腋下三寸，复前行一寸，着胁陷中。《针经》刺入六分，灸三壮。

日月二穴，一名神光，胆募也。在期门穴下五分，夹任脉两旁各四寸，平蔽骨，足太阴、少阳之会。《针经》刺入七分，灸五壮。《窦氏》针入一分，沿皮向外一寸半。

京门二穴，一名气俞，一名气府，肾之募也。在监骨下腰中，胁脊季肋下一寸八分。《针经》刺入三分，留七呼，灸三壮。《窦氏》针入一分，沿皮向外一寸半，灸七壮。

带脉二穴，在季胁下一寸八分。足少阳、带脉之会。《针经》刺入六分，灸五壮。

五枢二穴，在带脉下三寸，环跳上五寸。一曰：在水道穴旁一寸五分，是夹任脉两旁三寸五分也。足少

陽帶脉之會。針經刺入一寸。灸五壯。竇氏針入一寸半。灸二七壯。

維道二穴。一名外樞。在章門下五寸三分。足少陽帶脉之會。針經刺入八分。灸三壯。

居髎二穴。在章門下八寸三分。髂骨上陷中。居腹部。度與環跳穴上一寸相平。足少陽陽蹻之會。針經刺入八分。灸三壯。

環跳二穴。一名髖骨。一名分中。在髀樞中。側臥屈上

足伸下足。以左手按穴。右手搖撼取之。穴在陷中。足少陽太陽之會。針經刺入一寸。留二十呼。灸五十壯。竇氏針入三寸半。已刺不可搖。恐傷針。○唐仁壽宮患脚氣偏風。甄權奉勑針環跳陽陵泉陽輔巨虛下廉而能起行。環跳穴痛者。恐生附骨疽。

風市二穴。針經無之。千金方有風市。取法在膝上七寸。股外側兩筋間。垂手中指點到處是穴。針入五分。灸五十壯。

阳、带脉之会。《针经》刺入一寸，灸五壮。《窦氏》针入一寸半，灸二七壮。

维道二穴，一名外枢。在章门下五寸三分。足少阳、带脉之会。《针经》刺入八分，灸三壮。

居髎二穴，在章门下八寸三分，髂骨上陷中，居腹部，度与环跳穴上一寸相平。足少阳、阳跷之会。《针经》刺入八分，灸三壮。

环跳二穴，一名髋骨，一名分中。在髀枢中，侧卧，屈上足，伸下足，以左手按穴，右手摇撼取之，穴在陷中。足少阳、太阳之会。《针经》刺入一寸，留二十呼，灸五十壮。《窦氏》针入三寸半，已刺不可摇，恐伤针。〇唐仁寿宫患脚气偏风，甄权奉敕针环跳、阳陵泉、阳辅、巨虚下廉，而能起行。环跳穴痛者，恐生附骨疽。

风市二穴，《针经》无之，《千金方》有风市。取法：在膝上七寸，股外侧两筋间，垂手中指点到处是穴。针入五分，灸五十壮。

中瀆二穴。在髀骨外。膝上五寸。分肉間陷中。針經刺入五分。留七呼。灸五壯。

陽關二穴。在陽陵泉上三寸。犢鼻外陷者中。針經刺入五分。禁不可灸。

陽陵泉二穴。土也。在膝下一寸。䯒外廉陷者中。是爲筋會。足少陽脉所入爲合。針經刺入六分。留十呼。灸三壯。竇氏針入二寸半。横透陰陵泉。得氣即瀉。宜久留針。

陽交二穴。一名别陽。一名足窌。陽維之郄。在足外踝上七寸。斜屬三陽分肉間。針經刺入六分。留七呼。灸七壯。竇氏針入二寸半。透中都穴。灸二七壯。

外丘二穴。在外踝上七寸。與陽交平。差後一寸。足少陽郄。針經刺入三分。灸三壯。

光明二穴。在足外踝上五寸陷中。足少陽絡。别走厥陰者。針經刺入六分。留七呼。灸五壯。竇氏針入二寸半。透蠡溝穴。灸七壯。

中渎二穴，在髀骨外，膝上五寸，分肉间陷中。《针经》刺入五分，留七呼，灸五壮。

阳关二穴，在阳陵泉上三寸，犊鼻外陷者中。《针经》刺入五分，禁不可灸。

阳陵泉二穴，土也。在膝下一寸，胻外廉陷者中，是为筋会。足少阳脉所入，为合。《针经》刺入六分，留十呼，灸三壮。《窦氏》针入二寸半，横透阴陵泉，得气即泻，宜久留针。

阳交二穴，一名别阳，一名足髎。阳维之郄。在足外踝上七寸，斜属三阳分肉间。《针经》刺入六分，留七呼，灸七壮。《窦氏》针入二寸半，透中都穴，灸二七壮。

外丘二穴，在外踝上七寸，与阳交平，差后一寸。足少阳郄。《针经》刺入三分，灸三壮。

光明二穴，在足外踝上五寸陷中。足少阳络，别走厥阴者。《针经》刺入六分，留七呼，灸五壮。《窦氏》针入二寸半，透蠡沟穴，灸七壮。

陽輔二穴。一名分肉。火也。在足外踝上四寸。輔骨前絕骨端。如前三分。去坵墟七寸。足少陽脉所行。爲經。針經刺入五分。留七呼。灸三壯。竇氏針入二寸半。

懸鍾二穴。一名絕骨。在足外踝上三寸。動脉是穴。足三陽絡。按之陽明脉絕。針經刺入六分。留七呼。灸五壯。竇氏針入二寸半。灸三七壯。

坵墟二穴。在足外廉踝下。如前三分陷中。去臨泣穴

三寸。足少陽脉所過爲原。針經刺入五分。留七呼。灸三壯。虛實皆拔之。

臨泣二穴。木也。在足小指次指本節外側後。筋骨縫陷者中。去俠谿穴一寸五分。足少陽脉之所注也。爲俞。針經刺入二分。留五呼。灸三壯。竇氏針入五分。出血水。針隨皮過一寸。臨泣爲八法之一。以其連帶脉。行目銳。而會陽蹻也。

地五會二穴。在足小指次指本節後陷中。去俠谿一

阳辅二穴，一名分肉，火也。在足外踝上四寸，辅骨前，绝骨端，如前三分，去丘墟七寸。足少阳脉所行，为经。《针经》刺入五分，留七呼，灸三壮。《窦氏》针入二寸半。

悬钟二穴，一名绝骨。在足外踝上三寸，动脉是穴。足三阳络，按之阳明脉绝。《针经》刺入六分，留七呼，灸五壮。《窦氏》针入二寸半，灸三七壮。

丘墟二穴，在足外廉踝下，如前三分陷中，去临泣穴三寸。足少阳脉所过，为原。《针经》刺入五分，留七呼，灸三壮。虚实皆拔之。

临泣二穴，木也。在足小指次指本节外侧后，筋骨缝陷者中，去侠溪穴一寸五分。足少阳脉之所注也，为俞。《针经》刺入二分，留五呼，灸三壮。《窦氏》针入五分。出血水，针随皮过一寸。临泣为八法之一，以其连带脉，行目锐，而会阳跷也。

地五会二穴，在足小指次指本节后陷中，去侠溪一

寸。針經刺入三分。禁不可灸。灸之令人瘦。不出三年死。

俠谿二穴。水也。在足小指次指二岐骨間。本節前陷中。足少陽脉之所溜也。爲滎。針經刺入三分。留三呼。灸三壯。

竅陰二穴。金也。在足小指次指端。去爪甲如韭葉。足少陽脉之所出也。爲井。針經刺入三分。留三呼。灸三壯。竇氏針入一分。沿皮向後三分。

膽經穴法分寸歌

少陽瞳子髎目外　耳前陷中尋聽會

客主耳前開有空　懸顱曲角顳顬中

懸釐腦空下廉揣　頷厭腦空上廉看

曲鬢偃耳正尖上　率谷耳髮寸半安

本神差傍一寸半　入髮際中四分是

陽白眉上一寸取　記眞瞳子睛明貫

臨泣有穴當兩目　直入髮際五分屬

寸。《针经》刺入三分，禁不可灸，灸之令人瘦，不出三年死。

侠溪二穴，水也。在足小指次指二岐骨间，本节前陷中。足少阳脉之所溜也，为荥。《针经》刺入三分，留三呼，灸三壮。

窍阴二穴，金也。在足小指次指端，去爪甲如韭叶。足少阳脉之所出也，为井。《针经》刺入三分，留三呼，灸三壮。《窦氏》针入一分，沿皮向后三分。

胆经穴法分寸歌

少阳瞳子髎目外，耳前陷中寻听会，客主耳前开有空，悬颅曲角颞颥中，

悬厘脑空下廉揣，颔厌脑空上廉看，曲鬓偃耳正尖上，率谷耳发寸半安，

本神差旁一寸半，入发际中四分是，阳白眉上一寸取，记真瞳子睛明贯，

临泣有穴当两目，直入发际五分属，

目窻正營各一寸　承靈營後寸五錄
天衝耳上二寸居　浮白髮際一分殊
完骨耳後際四分　竅陰枕下動有空
腦空正俠玉枕骨　風池腦後髮際陷
肩井柱骨傍有空　淵液腋下三寸中
輒筋淵前平半寸　日月期門下五分
京門脇脊監骨下　帶脉季肋寸八分
伍樞帶下三寸斷　維道章下五寸三

居髎章下八寸三　環跳髀樞宛宛中
兩手着腿風市攻　中瀆膝上五寸逢
陽關陽陵上三寸　陽陵膝側一寸下
陽交外踝斜七寸　外坵踝上七寸正
光明外踝上五寸　陽輔踝上又四寸
懸鍾三寸動脉中　坵墟踝前陷中出
臨泣後俠谿寸半　五會小指次指本
俠谿小指岐骨間　竅陰小指次指端

目窗正营各一寸，承灵营后寸五录，天冲耳上二寸居，浮白发际一分殊，完骨耳后际四分，窍阴枕下动有空，脑空正夹玉枕骨，风池脑后发际陷，肩井柱骨旁有空，渊液腋下三寸中，辄筋渊前平半寸，日月期门下五分，京门胁脊监骨下，带脉季胁[1]寸八分，五枢带下三寸断，维道章下五寸三，居髎章下八寸三，环跳髀枢宛宛中，两手着腿风市攻，中渎膝上五寸逢，阳关阳陵上三寸，阳陵膝侧一寸下，阳交外踝斜七寸，外丘踝上七寸正，光明外踝上五寸，阳辅踝上又四寸，悬钟三寸动脉中，丘墟踝前陷中出，临泣后侠溪寸半，五会小指次指本，侠溪小指岐骨间，窍阴小指次指端。

①胁：原作“肋”，据《针灸大成》卷七改。

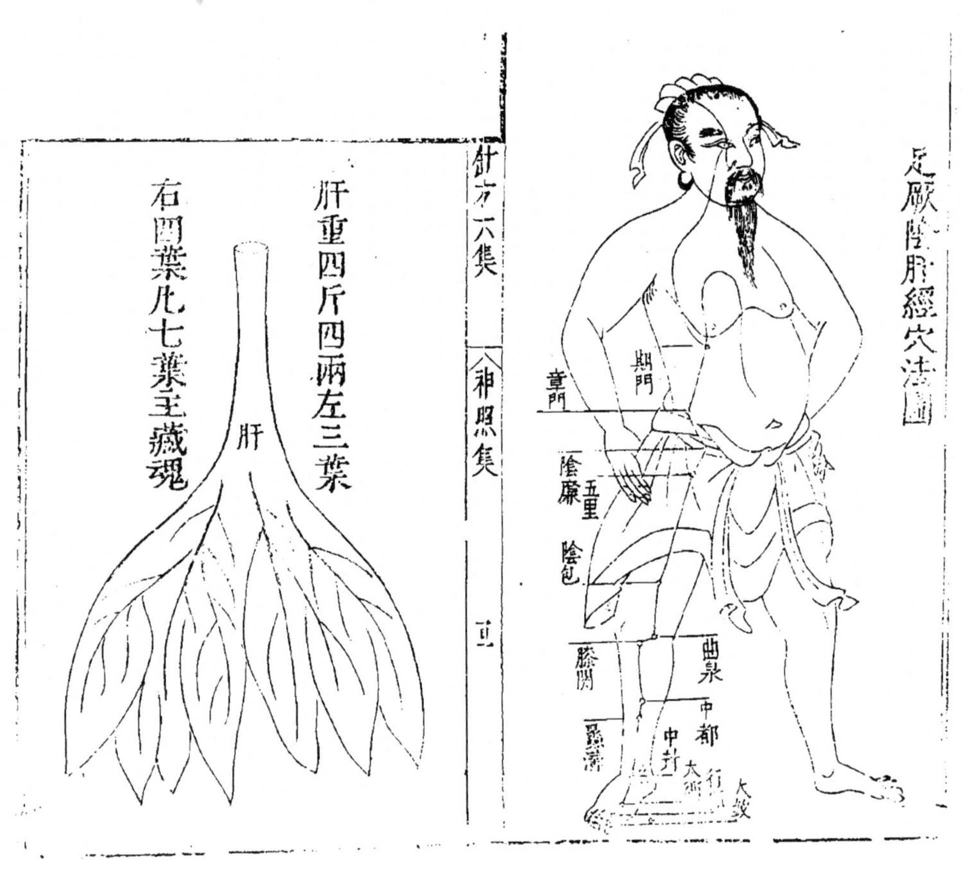

足厥阴肝经穴法图（图见上）

肝重四斤四两，左三叶右四叶，凡七叶。主藏魂。

足厥陰肝經

肝足厥陰之脉，起于大指叢毛之上，循足跗上廉，去內踝一寸，上踝八寸，交出太陰之後，上膕內廉，循股陰入毛中，環陰器，抵少腹，挾胃屬肝絡膽，上貫膈，布脇肋，循喉嚨之後，上入頏顙，連目系，上出額，與督脉會于巔。其支者，從目系下頰裏，環唇內。其支者，復從肝別貫膈，上注肺。○是動則病，腰痛不可以俛仰，丈夫㿗疝，婦人少腹腫，甚則嗌乾，面塵脱色。是主肝所

生病者，胷滿嘔逆，飱泄，狐疝，遺溺閉癃。爲此諸病，盛則瀉之，虚則補之，熱則疾之，寒則留之，陷下則灸之，不盛不虚，以經取之。盛者寸口大一倍于人迎，虚者寸口反小于人迎也。

足厥陰肝經所發一十三穴　左右共二十六穴

大敦二穴，木也。在足大指端，直甲後，去爪甲如韭葉，及三毛中。足厥陰脉之所出也，爲井。鍼經刺入三分，留十呼，灸三壯。竇氏鍼入一分，沿皮向後三分。

足厥阴肝经

肝足厥阴之脉，起于大指丛毛之上，循足跗上廉，去内踝一寸，上踝八寸，交出太阴之后，上腘内廉，循股阴入毛中，环阴器，抵少腹，夹胃属肝络胆，上贯膈，布胁肋，循喉咙之后，上入颃颡，连目系，上出额，与督脉会于巅。其支者，从目系下颊里，环唇内。其支者，复从肝别贯膈，上注肺。〇是动则病，腰痛不可以俯仰，丈夫㿗疝，妇人少腹肿，甚则嗌干，面尘脱色。是主肝所生病者，胸满呕逆，飧泄，狐疝，遗溺闭癃。为此诸病，盛则泻之，虚则补之，热则疾之，寒则留之，陷下则灸之，不盛不虚，以经取之。盛者寸口大一倍于人迎，虚者寸口反小于人迎也。

足厥阴肝经所发一十三穴左右共二十六穴

大敦二穴，木也。在足大指端，直甲后，去爪甲如韭叶，及三毛中。足厥阴脉之所出也，为井。《针经》刺入三分，留十呼，灸三壮。《窦氏》针入一分，沿皮向后三分，

灸三七壯。

行間二穴。火也。在足大指岐骨間動脉陷中。足厥陰脉之所溜也。爲滎。針經刺入六分。留十呼。灸三壯。膝頭足趺紅腫。并宜出血。浮腫宜出水。

太衝二穴。土也。在足大指本節後内間二寸陷中。動脉應手。或曰一寸五分陷中。足厥陰脉之所注也。爲俞。針經刺入三分。留十呼。灸三壯。竇氏針入五分。

中封二穴。一名懸泉。金也。在足内踝前一寸。筋裏陷中。仰足取之。足厥陰脉之所行也。爲經。針經刺入四分。留七呼。灸三壯。

蠡溝二穴。一名交儀。足厥陰絡。別走少陽者。在足内踝上五寸。針經刺入三分。留三呼。灸三壯。竇氏針入二寸半。横透光明穴。灸二七壯。

中都二穴。足厥陰郄。在内踝上七寸䯒中。與太陰相直。針經刺入三分。留六呼。灸五壯。竇氏針入二寸

灸三七壮。

行间二穴，火也。在足大指岐骨间动脉陷中。足厥阴脉之所溜也，为荥。《针经》刺入六分，留十呼，灸三壮。膝头足趺红肿，并宜出血，浮肿宜出水。

太冲二穴，土也。在足大指本节后内间二寸陷中动脉应手，或曰一寸五分陷中。足厥阴脉之所注也，为俞。《针经》刺入三分，留十呼，灸三壮。《窦氏》刺入五分。

中封二穴，一名悬泉。金也。在足内踝前一寸，筋里陷中，仰足取之。足厥阴脉之所行也，为经。《针经》刺入四分，留七呼，灸三壮。

蠡沟二穴，一名交仪。足厥阴络，别走少阳者。在足内踝上五寸。《针经》刺入三分，留三呼，灸三壮。《窦氏》针入二寸半，横透光明穴，灸二七壮。

中都二穴，足厥阴郄。在内踝上七寸胻中，与太阴相直。《针经》刺入三分，留六呼，灸五壮。《窦氏》针入二寸

半。横透陽交穴。
膝關二穴。一名陰關。在膝盖骨下内側陷中。與犢鼻平。相去二寸。針經刺入四分灸五壯。竇氏横透陽關穴。
曲泉二穴。水也。在膝内輔骨下。大筋下。小筋上陷者中。屈膝横紋盡處是穴。足厥陰脉之所入也。爲合。針經刺入六分留十呼。灸三壯。竇氏針入一寸半。
陰包二穴。在膝上四寸。股内廉兩筋間足厥陰别絡。

踡足取之。膝内側虚陷中是穴。針經刺入六分灸三壯。
五里二穴。在陰廉下一寸。去氣衝三寸。去外廉二寸。陰股中動脉。針經刺入六分灸五壯。竇氏針入二寸五分。
陰廉二穴。在羊矢下。羊矢者。膚中有核如羊矢也。去氣衝二寸動脉中。針經刺入八分。灸三壯。
章門二穴。脾之募也。一名長平。一名季脇。一名脇髎。

半，横透阳交穴。

膝关二穴，一名阴关。在膝盖骨下内侧陷中，与犊鼻平，相去二寸。《针经》刺入四分，灸五壮。《窦氏》横透阳关穴。

曲泉二穴，水也。在膝内辅骨下，大筋下，小筋上陷者中，屈膝横纹尽处是穴。足厥阴脉之所入也，为合。《针经》刺入六分，留十呼，灸三壮。《窦氏》针入一寸半。

阴包二穴，在膝上四寸，股内廉两筋间。足厥阴别络，蜷足取之，膝内侧虚陷中是穴。《针经》刺入六分，灸三壮。

五里二穴，在阴廉下一寸，去气冲三寸，去外廉二寸，阴股中动脉。《针经》刺入六分，灸五壮。《窦氏》针入二寸五分。

阴廉二穴，在羊矢下。羊矢者，肤中有核如羊矢也。去气冲二寸动脉中。《针经》刺入八分，灸三壮。

章门二穴，脾之募也。一名长平，一名季胁，一名胁髎。

在大橫外直季脇端，肘盡處是穴，俠下脘兩傍各九寸，側卧屈上足，伸下足，舉臂取之。足少陽厥陰之會。針經刺入八分，留六呼，灸三壯。銅人累灸百壯。經曰：藏會章門，以其能統五藏之氣故也。

期門二穴，肝之募也。在乳下第二肋端，俠不容穴傍一寸五分。足太陰厥陰陰維之會。舉臂取之。針經刺入四分，灸五壯。竇氏針入二分，沿皮向外一寸半。

肝經穴法分寸歌

大敦拇指叢毛際　行間縫尖動脉處
太衝本節後二寸　中封内踝前一寸
蠡溝内踝上五寸　中都内踝上七寸
膝關犢平二寸所　曲泉屈膝横紋盡
陰包膝髕上四寸　在股内廉兩筋間
五里氣衝下三寸　陰廉穴在横紋胯
章門臍上二寸量　横在季脇看兩傍

在大横外直季肋端，肘尽处是穴，夹下脘两旁各九寸，侧卧屈上足，伸下足，举臂取之。足少阳、厥阴之会。《针经》刺入八分，留六呼，灸三壮。《铜人》累灸百壮。经曰：脏会章门，以其能统五脏之气故也。

期门二穴，肝之募也。在乳下第二肋端，夹不容穴旁一寸五分。足太阴、厥阴、阴维之会。举臂取之。《针经》刺入四分，灸五壮。《窦氏》针入二分，沿皮向外一寸半。

肝经穴法分寸歌

大敦拇指丛毛际，行间缝尖动脉处，太冲本节后二寸，中封内踝前一寸，

蠡沟内踝上五寸，中都内踝上七寸，膝关犊平二寸所，曲泉屈膝横纹尽，

阴包膝髌上四寸，在股内廉两筋间，五里气冲下三寸，阴廉穴在横纹胯，

章门脐上二寸量，横在季肋看两旁，

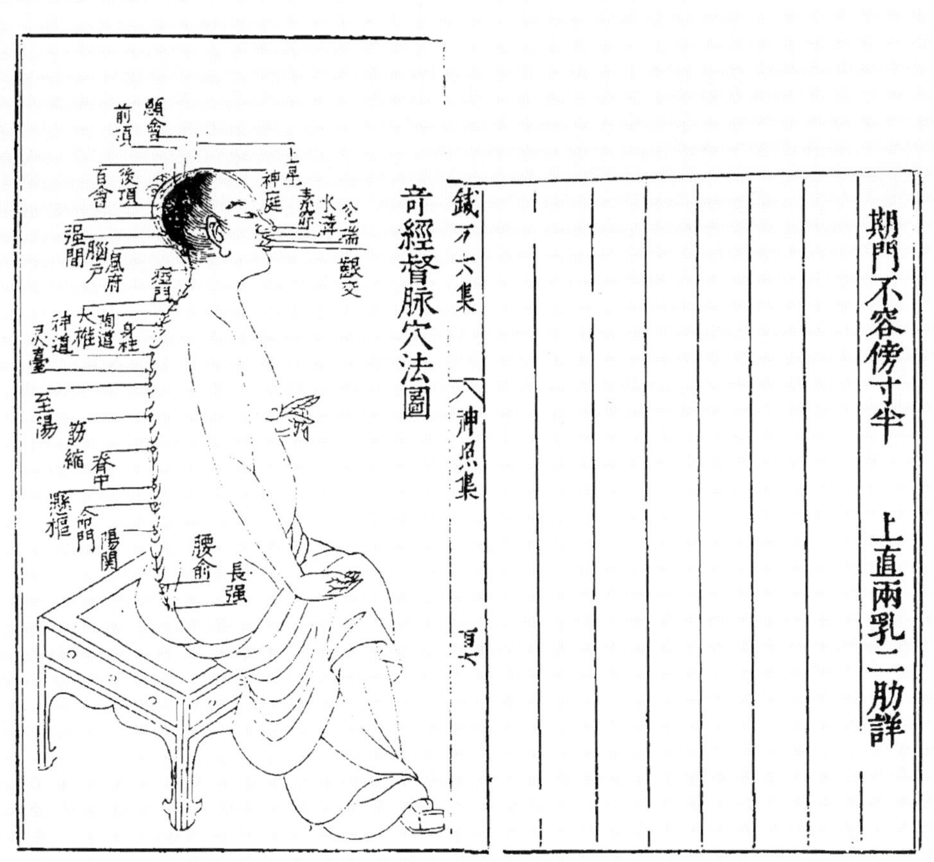

期门不容旁寸半，上直两乳二肋详。

奇经督脉穴法图（图见上）

督脉

督之爲言都也行背部之中行爲諸陽之都綱奇經八脉之一也

督脉者起于下極之俞並于脊裏上至風府入屬于腦上巔循額至鼻柱經素髎歷水溝兊端至齦交而終焉爲陽脉之海也○是病脊強而厥

督脉所發二十七穴

長强一穴一名氣之陰郄一名撅骨伏而取之督脉

别走任脉者在脊骶端足少陰少陽所會針經刺入三分留七呼灸三壯刺之大痛無喜是穴一方灸三十壯累灸至二百壯

腰俞一穴一名背解一名髓空一名腰柱一名腰戶在二十一椎下間患人昻首伏地縱四體乃取其穴針經刺入二分留七呼灸五壯一方刺八分灸七七壯

陽關一穴在第十六椎下間坐取之針經刺入五分

督脉

督之为言，都也，行背部之中行，为诸阳之都纲，奇经八脉之一也。

督脉者，起于下极之俞，并于脊里，上至风府，入属于脑，上巅，循额，至鼻柱，经素髎，历水沟兑端，至龈交而终焉。为阳脉之海也。○是病脊强而厥。

督脉所发二十七穴

长强一穴，一名气之阴郄，一名橛骨。伏而取之。督脉别走任脉者，在脊骶端。足少阴、少阳所会。《针经》刺入三分，留七呼，灸三壮。刺之大痛无喜是穴。一方：灸三十壮，累灸至二百壮。

腰俞一穴，一名背解，一名髓空，一名腰柱，一名腰户。在二十一椎下间，患人昂首伏地，纵四体，乃取其穴。《针经》刺入二分，留七呼，灸五壮。一方：刺八分，灸七七壮。

阳关一穴，在第十六椎下间，坐取之。《针经》刺入五分，灸三壯。

命門一穴。一名屬累。在第十四椎下間。伏而取之。針經刺入五分。灸三壯。

懸樞一穴。在第十三椎下間。伏取之。針經刺入三分。灸三壯。

脊中一穴。一名神宗。一名脊俞。在第十一椎下間。俛而取之。針經刺入五分。禁不可灸。灸之令人傴僂。

筋縮一穴。在第九椎下間。俛而取之。針經刺入五分。

鍼方六集　神照集　百八

灸三壯。

至陽一穴。在第七椎下間。俛而取之。針經刺入五分。灸三壯。

靈臺一穴。在第六椎下間。禁不可灸。上古無主治。

神道一穴。在第五椎下間。俛而取之。針經刺入五分。留五呼。灸三壯。一方灸七壯。累至百壯。

身柱一穴。在第三椎下間。俛取之。針經刺入五分。留五呼。灸三壯。一方灸七七壯。止百壯。

灸三壮。

命门一穴，一名属累。在第十四椎下间，伏而取之。《针经》刺入五分，灸三壮。

悬枢一穴，在第十三椎下间，伏取之。《针经》刺入三分，灸三壮。

脊中一穴，一名神宗，一名脊俞。在第十一椎下间，俯而取之。《针经》刺入五分。禁不可灸，灸之令人伛偻。

筋缩一穴，在第九椎下间，俯而取之。《针经》刺入五分，灸三壮。

至阳一穴，在第七椎下间，俯而取之。《针经》刺入五分，灸三壮。

灵台一穴，在第六椎下间。禁不可灸，上古无主治。

神道一穴，在第五椎下间，俯而取之。《针经》刺入五分，留五呼，灸三壮。一方：灸七壮，累至百壮。

身柱一穴，在第三椎下间，俯取之。《针经》刺入五分，留五呼，灸三壮。一方：灸七七壮，止百壮。

陶道一穴在第二椎下間俛而取之督脉足太陽之
會針經刺入五分留五呼灸五壯
大椎一穴一名百勞在第一椎下陷者中手足三陽
督脉之會針經刺入五分灸九壯竇氏灸二七壯
瘂門一穴一名舌横一名舌厭在風府後五分入髮
際五分項中央宛宛中仰頭取之督脉陽維之會
入繫舌本針經刺入四分不可更深不可灸灸之
令人瘂

風府一穴一名舌本在項後入髮際一寸大筋內宛
宛中去腦戶一寸五分疾言其肉立起言休其肉
立下督脉陽維之會針經刺入四分留三呼禁不
可深不可灸逆之令人瘖
腦戶一穴一名匝風一名合顱在枕骨上強間下一
寸五分督脉足太陽之會針經刺入三分禁不可
深深刺中腦立死禁不可妄灸妄灸令人瘂
强間一穴一名大羽在後頂後一寸五分針經刺入

陶道一穴，在第二椎下间，俯而取之。督脉、足太阳之会。《针经》刺入五分，留五呼，灸五壮。

大椎一穴，一名百劳。在第一椎下陷者中。手足三阳、督脉之会。《针经》刺入五分，灸九壮。《窦氏》灸二七壮。

哑门一穴，一名舌横，一名舌厌。在风府后五分，入发际五分，项中央宛宛中，仰头取之。督脉、阳维之会，入系舌本。《针经》刺入四分，不可更深。不可灸，灸之令人哑。

风府一穴，一名舌本。在项后，入发际一寸，大筋内宛宛中，去脑户一寸五分，疾言其肉立起，言休其肉立下。督脉、阳维之会。《针经》刺入四分，留三呼。禁不可深，不可灸，逆之令人喑。

脑户一穴，一名匝风，一名合颅。在枕骨上，强间下一寸五分。督脉、足太阳之会。《针经》刺入三分，禁不可深，深刺中脑立死。禁不可妄灸，妄灸令人哑。

强间一穴，一名大羽。在后顶后一寸五分。《针经》刺入三分。灸五壯。

後頂一穴。一名交衝。在百會後一寸五分。枕骨上是穴。針經刺入四分。灸五壯。

百會一穴。一名三陽五會。一名天滿。在前頂後一寸五分項中央。直兩耳尖。陷可容指。北溪陳氏曰。略退纖子。猶天之極星居北。一方。以草前後齊髮際量折當中是穴。手足三陽督脉之會。針經刺入三分。灸三壯。竇氏針入二分。前病者沿皮向前一寸。

後病者沿皮向後一寸。左右如法。灸七壯。

前頂一穴。在顖會後一寸五分。骨間陷中。針經刺入四分。灸五壯。

顖會一穴。在上星後一寸骨間陷中。針經刺入四分。灸五壯。小兒八歲以下。顖會未合。刺之恐傷其骨。令人夭。風熱上攻。宜出血

上星一穴。在顱上直鼻中央。入髮際一寸。陷中可容豆。一方。以掌後橫紋按於鼻尖。中指點到處是穴。

三分，灸五壮。

后顶一穴，一名交冲。在百会后一寸五分，枕骨上是穴。《针经》刺入四分，灸五壮。

百会一穴，一名三阳五会，一名天满。在前顶后一寸五分顶中央，直两耳尖，陷可容指。北溪陈氏曰：略退纤子，犹天之极星居北。一方，以草前后齐发际量折当中是穴。手足三阳、督脉之会。《针经》刺入三分，灸三壮。《窦氏》针入二分，前病者沿皮向前一寸，后病者沿皮向后一寸，左右如法，灸七壮。

前顶一穴，在囟会后一寸五分，骨间陷中。《针经》刺入四分，灸五壮。

囟会一穴，在上星后一寸骨间陷中。《针经》刺入四分，灸五壮。小儿八岁以下，囟会未合，刺之恐伤其骨，令人夭。风热上攻，宜出血。

上星一穴，在颅上直鼻中央，入发际一寸，陷中可容豆。一方：以掌后横纹按于鼻尖，中指点到处是穴。

針經刺入三分。留六呼。灸三壯。

神庭一穴。入髮際五分。直鼻。督脉足太陽陽明之會。針經禁勿刺。令人癲疾。目失明。灸三壯。張子和曰。目痛目腫翳腫。針神庭上星顖會前頂。翳者可使立退。腫者可使立消。此以邪氣作實而弗禁針也。

素髎一穴。一名面王。在鼻端。針經刺入三分。禁灸。

水溝一穴。一名人中。在鼻柱下三分。口含水。凸珠是穴。督脉手足陽明之會。直唇取之。針經刺入三分。

留七呼。灸三壯。

兌端一穴。在唇上端。針經刺入三分。留六呼。灸三壯。

齦交一穴。在唇內上齒齦縫中。督任足陽明之會。針經刺入三分。灸三壯。

督脉經穴分寸歌 歌內增神聰四穴亦太醫所傳累用神良今并存之

齦交唇內齦縫間　兌端正在唇中央

水溝鼻下溝內索　素髎宜向鼻端詳

頭形北高南面下　先以前後髮際量

《针经》刺入三分，留六呼，灸三壮。

神庭一穴，入发际五分，直鼻。督脉、足太阳、阳明之会。《针经》禁勿刺，令人癫疾，目失明。灸三壮。张子和曰：目痛目肿翳肿，针神庭、上星、囟会、前顶，翳者可使立退，肿者可使立消，此以邪气作实而弗禁针也。

素髎一穴，一名面王。在鼻端。《针经》刺入三分。禁灸。

水沟一穴，一名人中。在鼻柱下三分，口含水，凸珠是穴。督脉、手足阳明之会，直唇取之。《针经》刺入三分，留七呼，灸三壮。

兑端一穴，在唇上端。《针经》刺入三分，留六呼，灸三壮。

龈交一穴，在唇内上齿龈缝中。督、任、足阳明之会。《针经》刺入三分，灸三壮。

督脉经穴分寸歌歌内增神聪四穴，亦太医所传，累用神良，今并存之

龈交唇内龈缝间，兑端正在唇中央，水沟鼻下沟内索，素髎宜向鼻端详，

头形北高南面下，先以前后发际量，

分爲一尺有二寸　髮上五分神庭當
庭上五分上星位　顖會星上一寸强
上至前頂一寸半　寸半百會居中央
神聰百會四面取　各開一寸風癇主
後頂强間腦户三　相去腦户一寸五
後髮五分定瘂門　門上五分定風府
上有大椎下尾骶　分爲二十有一椎
古来自有折量法　鍼經凛凛不可欺

九寸八分分之七　每椎一寸四分一
上之七節如是推　中之七節依法量
一寸六分一厘强　每椎一寸二分六
下之七節忒眞詳　共長三尺少四厘
此是督脉脊中央　大椎第一節上是
節下便爲陶道知　身柱第三椎節下
神道第五無足疑　靈臺第六至陽七
筋縮第九椎下司　脊中在脊十一椎

分为一尺有二寸，发上五分神庭当，庭上五分上星位，囟会星上一寸强，
上至前顶一寸半，寸半百会居中央，神聪百会四面取，各开一寸风痫主，
后顶强间脑户三，相去脑户一寸五，后发五分定哑门，门上五分定风府，
上有大椎下尾骶，分为二十有一椎，古来自有折量法，针经凛凛不可欺，
九寸八分分之七，每椎一寸四分一，上之七节如是推，中之七节依法量，
一寸六分一厘强，每椎一寸二分六，下之七节忒真详，共长三尺少四厘，
此是督脉脊中央，大椎第一节上是，节下便为陶道知，身柱第三椎节下，
神道第五无足疑，灵台第六至阳七，筋缩第九椎下司，脊中在脊十一椎，

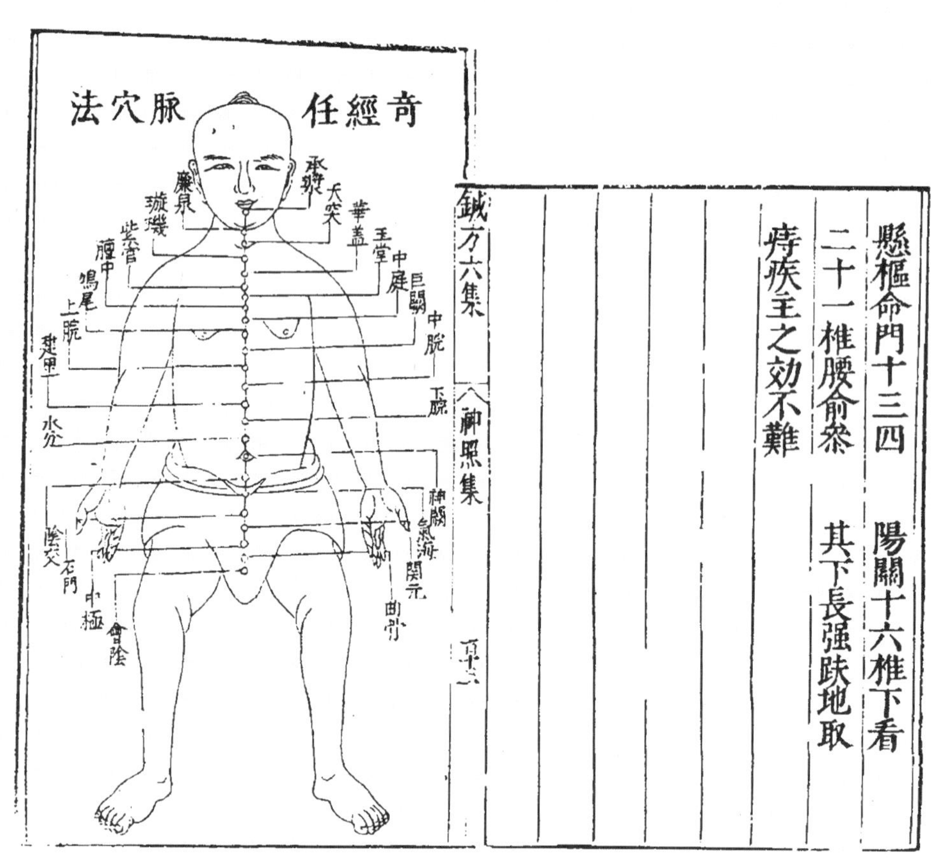

懸樞命門十三四　陽關十六椎下看

二十一椎腰俞叅　其下長强趺地取

痔疾主之効不難

悬枢命门十三四，阳关十六椎下看，二十一椎腰俞参，其下长强趺地取，痔疾主之效不难。

奇经任脉穴法图[1]（图见上）

①图：原无，据本书图例补。下同。

任脉

任之爲言姙也行腹部中行爲夫人生養之本奇
經八脉之一也
任脉者起于中極之下以上毛際循腹裏上關元至
咽喉承漿環唇上至齦交分繫目系會承泣而終焉
爲陰脉之海○是病其内若結男子爲七疝女子爲
瘕聚氣盛則充膚熱肉血盛則溢灌皮膚生毫毛婦
人月事數下衝任有虧脉不榮于口唇内宦以刑身

傷其衝任故髭鬚並不生焉

任脉所發二十四穴

會陰一穴一名屏翳一名海底在兩陰之間男人取
陰囊後盡處中縫是穴任督衝三脉所會鍼經刺
入二寸留三呼灸三壯
曲骨一穴在臍下五寸中極下一寸横骨之上毛際
之中動脉應手是穴任脉足厥陰之會鍼經刺入
一寸五分留七呼灸三壯竇氏鍼入一寸五分灸

任脉

任之为言，妊也，行腹部中行，为夫人生养之本，奇经八脉之一也。

任脉者，起于中极之下，以上毛际，循腹里，上关元，至咽喉承浆，环唇上，至龈交，分系目系，会承泣而终焉。为阴脉之海。○是病，其内若结，男子为七疝，女子为瘕聚。气盛则充肤热肉，血盛则溢灌皮肤，生毫毛，妇人月事数下。冲任有亏，脉不荣于口唇，内宦以刑身，伤其冲任，故髭须并不生焉。

任脉所发二十四穴

会阴一穴，一名屏翳，一名海底，在两阴之间。男人取阴囊后尽处中缝是穴。任、督、冲三脉所会。《针经》刺入二寸，留三呼，灸三壮。

曲骨一穴，在脐下五寸，中极下一寸横骨之上，毛际之中，动脉应手是穴。任脉、足厥阴之会。《针经》刺入一寸五分，留七呼，灸三壮。《窦氏》针入一寸五分，灸三七壯。

中極一穴。一名氣原。一名玉泉。膀胱募也。在臍下四寸。足三陰任脉之會。針經刺入二寸。留七呼。灸三壯。一方灸五十壯。宜三灸之。

關元一穴。一名次門。一名下紀。在臍下三寸。小腸募也。足三陰任脉之會。針經刺入二寸。留七呼。灸三壯。一方灸五十壯。累百壯。

石門一穴。一名利機。一名精露。一名丹田。一名命門。

在臍下二寸。三焦募也。針經刺入五分。留十呼。灸三壯。一方灸五十壯。女子禁不可刺灸。令人絕子。

氣海一穴。一名脖胦。一名下肓。在臍下一寸五分。針經刺入一寸三分。灸五壯。一方灸五十壯。止百壯。是穴爲生氣之原。諸虛不足。竝宜取之。

陰交一穴。一名橫戶。一名少關。在臍下一寸。當膀胱上口。足三陰衝任之會。針經刺入八分。灸五壯。竇氏針入二寸五分。灸五十壯。

三七壮。

中极一穴，一名气原，一名玉泉。膀胱募也。在脐下四寸。足三阴、任脉之会。《针经》刺入二寸，留七呼，灸三壮。一方：灸五十壮，宜三灸之。

关元一穴，一名次门，一名下纪。在脐下三寸，小肠募也。足三阴、任脉之会。《针经》刺入二寸，留七呼，灸三壮。一方：灸五十壮，累百壮。

石门一穴，一名利机，一名精露，一名丹田，一名命门。在脐下二寸，三焦募也。《针经》刺入五分，留十呼，灸三壮。一方：灸五十壮，女子禁不可刺灸，令人绝子。

气海一穴，一名脖胦，一名下肓。在脐下一寸五分。《针经》刺入一寸三分，灸五壮。一方：灸五十壮，止百壮。是穴为生气之原，诸虚不足，并宜取之。

阴交一穴，一名横户，一名少关。在脐下一寸，当膀胱上口。足三阴、冲、任之会。《针经》刺入八分，灸五壮。《窦氏》针入二寸五分，灸五十壮。

神闕一穴，一名氣舍，一名維會，在臍中。禁不可刺，刺之令人惡瘍，遺矢者死不治。灸一百壯。徐平仲中風不甦，桃源簿爲灸臍中百壯，始甦。

水分一穴，在下脘下一寸，臍上一寸。針經刺入一寸，灸五壯。竇氏針入二寸，灸七七壯，止百壯。一方：水脹病灸百壯大良。禁針，針之水出盡死矣。

下脘一穴，在建里下一寸，臍上二寸。足太陰任脉之會。針經刺入一寸，灸五壯。竇氏針入二寸五分，灸五十壯。

建里一穴，在中脘下一寸，臍上三寸。針經刺入五分，灸五壯。竇氏針入二寸五分，灸五十壯。

中脘一穴，一名太倉，一名上紀，胃之募也。居膻中與臍之中，在上脘下一寸，臍上四寸。手太陽少陽足陽明任脉之會。又曰府會中脘。針經刺入八分，灸七壯。竇氏針入二寸五分，灸三七壯，止百壯。

上脘一穴，在巨闕下一寸五分，去蔽骨三寸，臍上五

神阙一穴，一名气舍，一名维会，在脐中。禁不可刺，刺之令人恶疡，遗矢者死不治。灸一百壮。徐平仲中风不苏，桃源簿为灸脐中百壮，始苏。

水分一穴，在下脘下一寸，脐上一寸。《针经》刺入一寸，灸五壮。《窦氏》针入二寸，灸七七壮，止百壮。一方：水胀病灸百壮大良。禁针，针之水出尽死矣。

下脘一穴，在建里下一寸，脐上二寸。足太阴、任脉之会。《针经》刺入一分，灸五壮。《窦氏》针入二寸五分，灸五十壮。

建里一穴，在中脘下一寸，脐上三寸。《针经》刺入五分，灸五壮。《窦氏》针入二寸五分，灸五十壮。

中脘一穴，一名太仓，一名上纪，胃之募也。居膻中与脐之中，在上脘下一寸，脐上四寸。手太阳、少阳、足阳明、任脉之会。又曰：腑会中脘。《针经》刺入八分，灸七壮。《窦氏》针入二寸五分，灸三七壮，止百壮。

上脘一穴，在巨阙下一寸五分，去蔽骨三寸，脐上五

寸手足陽明任脉之會針經刺入八分灸五壯竇
氏針入二寸五分灸五十壯
巨闕一穴心之募也在鳩尾下一寸針經刺入六分
留七呼灸五壯竇氏針入二寸五分針頭向下施
鳩尾一穴一名尾翳一名髑骬在臆前蔽骨下五分
任脉之別膏肓之原也針經禁刺灸一方刺三分
灸三壯竇氏針入一寸五分針頭向下施禁不宜
直入人無蔽骨者從岐骨際下行一寸是穴非高
鍼方六集　神照集　頁十七
手不能下
中庭一穴在膻中穴下一寸六分陷中仰以取之針
經刺入三分灸五壯
膻中一穴在玉堂下一寸六分陷中居兩乳間是爲
氣之所會仰臥取之針經刺入三分灸五壯
玉堂一穴一名玉英在紫宫下一寸六分陷中仰頭
取之針經刺入三分灸三壯
紫宫一穴在華盖下一寸六分陷中仰頭取之針經

寸。手足阳明、任脉之会。《针经》刺入八分，灸五壮。《窦氏》针入二寸五分，灸五十壮。

巨阙一穴，心之募也。在鸠尾下一寸。《针经》刺入六分，留七呼，灸五壮。《窦氏》针入二寸五分，针头向下施。

鸠尾一穴，一名尾翳，一名髑骬。在臆前蔽骨下五分。任脉之别，膏肓之原也。《针经》禁刺灸。一方：刺三分，灸三壮。《窦氏》针入一寸五分，针头向下施，禁不宜直入。人无蔽骨者，从岐骨际下行一寸是穴，非高手不能下。

中庭一穴，在膻中穴下一寸六分陷中，仰以取之。《针经》刺入三分，灸五壮。

膻中一穴，在玉堂下一寸六分陷中，居两乳间，是为气之所会，仰卧取之。《针经》刺入三分，灸五壮。

玉堂一穴，一名玉英。在紫宫下一寸六分陷中，仰头取之。《针经》刺入三分，灸三壮。

紫宫一穴，在华盖下一寸六分陷中，仰头取之。《针经》

刺入三分。灸五壯。
華盖一穴。在璇璣下一寸陷中。仰頭取之。鍼經刺入
三分。灸五壯。
璇璣一穴。在天突下一寸陷中。仰頭取之。鍼經刺入
三分。灸五壯。
天突一穴。一名玉戶。在頸結喉下三寸中央宛宛中。
陰維任脉之會。仰頭取之。鍼經刺入一寸。留七呼。
灸三壯。鍼頭宜向下施。所謂直下是也。

廉泉一穴。一名本池。在頷下結喉上舌本下。陰維任
脉之會。鍼經刺入三分。留三呼。灸三壯。一方刺入
一寸。低鍼取之。
承漿一穴。一名懸漿。在頤前唇下三分陷中。足陽明
任脉之會。合口取之。鍼經刺入三分。留六呼。灸三
壯。
靈樞本輸篇云。任脉一次足陽明人迎。二次手陽明
扶突。三次手太陽天窗。四次足少陽天容。五次手

刺入三分，灸五壮。

华盖一穴，在璇玑下一寸陷中，仰头取之。《针经》刺入三分，灸五壮。

璇玑一穴，在天突下一寸陷中，仰头取之。《针经》刺入三分，灸五壮。

天突一穴，一名玉户。在颈结喉下三寸中央宛宛中。阴维、任脉之会，仰头取之。《针经》刺入一寸，留七呼，灸三壮。针头宜向下施，所谓直下是也。

廉泉一穴，一名本池。在颔下，结喉上，舌本下。阴维、任脉之会。《针经》刺入三分，留三呼，灸三壮。一方：刺入一寸，低针取之。

承浆一穴，一名悬浆。在颐前唇下三分陷中。足阳明、任脉之会，合口取之。《针经》刺入三分，留六呼，灸三壮。

《灵枢·本输篇》云：任脉，一次足阳明人迎，二次手阳明扶突，三次手太阳天窗，四次足少阳天容，五次手

少陽天牖。六次足太陽天柱。七次於督脈之風府。故七穴皆主暴瘖喉痺。咽中諸疾。

任脈穴法分寸歌

會陰正在兩陰間　曲骨臍下毛際安

中極臍下四寸取　三寸關元二石門

氣海臍下一寸半　陰交臍下一寸論

分明臍內號神闕　水分一寸臍上列

下脘建里中上脘　各穴一寸爲君談

巨闕上脘一寸半　鳩尾蔽骨五分安

中庭膻中寸六分　膻中兩乳中間看

玉堂紫宮至華蓋　相去各寸六分筭

華盖璣下一寸量　璇璣突下一寸當

天突結下宛宛中　廉泉頷下骨尖强

承漿地閣唇稜下　任脈二十四穴詳

衝脈

衝脈者。與任脈起於胞中。上循脊裏。爲經絡之海。其

少阳天牖，六次足太阳天柱，七次于督脉之风府。故七穴皆主暴喑喉痹，咽中诸疾。

任脉穴法分寸歌

会阴正在两阴间，曲骨脐下毛际安，中极脐下四寸取，三寸关元二石门，

气海脐下一寸半，阴交脐下一寸论，分明脐内号神阙，水分一寸脐上列，

下脘建里中上脘，各穴一寸为君谈，巨阙上脘一寸半，鸠尾蔽骨五分安，

中庭膻中寸六分，膻中两乳中间看，玉堂紫宫至华盖，相去各寸六分算，

华盖玑下一寸量，璇玑突下一寸当，天突结下宛宛中，廉泉颔下骨尖强，

承浆地阁唇棱下，任脉二十四穴详。

冲脉

冲脉者，与任脉起于胞中，上循脊里，为经络之海。其

浮于外者。循腹上行。會于咽喉。別而絡唇口。經又曰：衝脉者。起于會陰。併足少陰之經。俠臍上行。至胸中而散。其爲病也。令人氣逆而裏急。

針經衝脉所發一十二穴左右中共二十四穴

會陰衝脉之會　横骨　大赫　氣穴　四滿
中注　肓俞　商曲　食關　陰都
通谷　幽門上十一穴皆衝脉足少陰之會

衝脉經穴歌

衝脉所發十二穴　會陰横骨大赫列
氣穴四滿中注存　肓俞商曲食關接
陰都通谷及幽門　悉是少陰經裏穴

帶脉

帶脉者。起于季脇。廻身一週。〇其爲病也。腰腹縱溶溶如囊水之狀。若坐水中。

針經帶脉所發二穴

帶脉穴　維道二穴與足少陽會

浮于外者，循腹上行，会于咽喉，别而络唇口。经又曰：冲脉者，起于会阴，并足少阴之经，夹脐上行，至胸中而散。其为病也，令人气逆而里急。

《针经》冲脉所发一十二穴左右中共二十四穴

会阴冲脉之会、横骨、大赫、气穴、四满、中注、肓俞、商曲、食关、阴都、通谷、幽门上十一穴皆冲脉、足少阴之会。

冲脉经穴歌

冲脉所发十二穴，会阴横骨大赫列，气穴四满中注存，肓俞商曲食关接，

阴都通谷及幽门，悉是少阴经里穴。

带脉

带脉者，起于季胁，回身一周。〇其为病也，腰腹纵，溶溶如囊水之状，若坐水中。

《针经》带脉所发二穴

带脉穴、维道二穴与足少阳会。

帶脉穴歌

此脉環腰束一周　幾希犀玉束人流
穴惟帶脉與維道　足少陽經圖所收

陽蹻脉

陽蹻者起于跟中循外踝上行入風池其爲病也陰緩而陽急以邪氣在陽經故陽脉緊急陰不受邪其脉自舒緩也○陽蹻脉本太陽之别合于太陽其氣上行氣并相還則爲濡目氣不營則目不合

針經陽蹻脉所發一十穴左右共二十穴

僕參陽蹻之本　申脉陽蹻所生也　跗陽陽蹻之郄　居髎足少陽陽蹻會　肩髃手陽明蹻脉會　巨骨手陽明蹻脉會　臑俞手太陽陽蹻會　地倉手足陽明蹻會　巨髎足陽明蹻脉會　承泣足陽明任脉陽蹻會

陽蹻穴歌

陽蹻十穴本僕參　申脉附陽居髎安
肩髃巨骨臑俞竝　地倉巨髎承泣完

陰蹻脉

带脉穴歌

此脉环腰束一周，几希犀玉束人流，穴惟带脉与维道，足少阳经图所收。

阳跷脉

阳跷者，起于跟中，循外踝上行，入风池。其为病也，阴缓而阳急。以邪气在阳经，故阳脉紧急；阴不受邪，其脉自舒缓也。○阳跷脉本太阳之别，合于太阳，其气上行，气并相还，则为濡目，气不营则目不合。

《针经》阳跷脉所发一十穴左右共二十穴

仆参阳跷之本　申脉阳跷所生也　附阳阳跷之郄　居髎足少阳阳跷会　肩髃手阳明跷脉会　巨骨手阳明跷脉会　臑俞手太阳阳跷会　地仓手足阳明跷会　巨髎足阳明跷脉会　承泣足阳明任脉阳跷会

阳跷穴歌

阳跷十穴本仆参，申脉附阳居髎安，肩髃巨骨臑俞并，地仓巨髎承泣完。

阴跷脉

陰蹻脉者，亦起于跟中，循内踝上行至㗋嚨，交貫衝脉。為病陽緩而陰急。○陰蹻脉者，足少陰之别，别于然谷之後，上内踝之上，直上循陰股，入陰，上循胸裹，入缺盆，上出人迎之前，入鼻，屬目内眥，合于太陽。女子以為經，男子以為絡。

針經陰蹻脉所發二穴左右共四穴

照海陰蹻所生交信陰蹻之郄

陰蹻穴歌

陰蹻脉起足跟中　循内踝上至㗋嚨

穴惟照海與交信　少陰所發是其踪

陽維脉

陽維者，起于諸陽之會，維絡諸陽，溢畜環流，溉灌諸經者也。陽維不能維諸陽，則溶溶不能自收持，其為病也苦寒熱。

針經陽維脉所發一十三穴左右共二十四穴

金門陽維所别屬　陽交陽維郄　臑俞手太陽陽維蹻會　天髎手少陽陽維會

阴跷脉者，亦起于跟中，循内踝，上行至喉咙，交贯冲脉。为病阳缓而阴急。○阴跷脉者，足少阴之别，别于然谷之后，上内踝之上，直上循阴股，入阴，上循胸里，入缺盆，上出人迎之前，入鼻，属目内眦，合于太阳。女子以为经，男子以为络。

《针经》阴跷脉所发二穴左右共四穴

照海阴跷所生交信阴跷之郄

阴跷穴歌

阴跷脉起足跟中，循内踝上至喉咙，穴惟照海与交信，少阴所发是其踪。

阳维脉

阳维者，起于诸阳之会，维络诸阳，溢蓄环流，溉灌诸经者也。阳维不能维诸阳，则溶溶不能自收持，其为病也苦寒热。

《针经》阳维脉所发一十三穴左右共二十四穴

金门阳维所别属　阳交阳维郄　臑俞手太阳阳维跷会　天髎手少阳阳维会

肩井足少陽陽維會　陽白足少陽陽維會　本神足少陽陽維會　臨泣足少陽陽維會

正營足少陽　腦空足少陽　風池足少陽　風府督脉

啞門督脉

陽維穴歌

陽維經穴一十三　金門陽交臑俞安

天髎肩井與陽白　本神臨泣正營追

腦空風池風府同　更有啞門在其中

陰維脉

鍼方六集　神照集　卷三

陰維者。起于諸陰之交。維絡諸陰。流環溉灌者也。陰維不能維諸陰。則悵然失志。其爲病也苦心痛。

針經陰維脉所發七穴左右中共十二穴

築賓陰維郄　腹哀足太陰　大横足太陰　府舍足太陰厥陰

期門足太陰厥陰　天突任脉　廉泉任脉

陰維穴歌

陰維七穴有築賓　腹哀大横府舍承

期門天突廉泉序　載在針經予所聞

肩井足少阳阳维会　阳白足少阳阳维会　本神足少阳阳维会　临泣足少阳阳维会　正营足少阳　脑空足少阳　风池足少阳　风府督脉　哑门督脉

阳维穴歌

阳维经穴一十三，金门阳交臑俞安，天髎肩井与阳白，本神临泣正营追，

脑空风池风府同，更有哑门在其中。

阴维脉

阴维者，起于诸阴之交，维络诸阴，流环溉灌者也。阴维不能维诸阴，则怅然失志，其为病也，苦心痛。

《针经》阴维脉所发七穴左右中共十二穴

筑宾阴维郄　腹哀足太阴　大横足太阴　府舍足太阴厥阴　期门足太阴厥阴　天突任脉　廉泉任脉

阴维穴歌

阴维七穴有筑宾，腹哀大横府舍承，期门天突廉泉序，载在针经予所闻。

○附針經不載諸家奇穴

十宣十穴在手十指端上是穴宜三稜針出血禁灸治傷寒不識尊卑發沙等証

手鬼眼二穴在手大拇指端外側去爪甲韭許用線縛定兩大指縫內是穴灸七壯禁針治五癇呆癡傷寒發狂等証

五虎四穴在手第二指與第四指上四穴俱是指背第二節尖上是穴灸七壯禁針治手拘攣不開

龍囦二穴又名龍玄在手側腕上交扠紫脈上是穴灸七壯治牙齒疼痛瀉

小骨空二穴在手小指第二節紋尖灸七壯禁針治目羞明怕風日爛眼迎風冷淚

大骨空二穴在手大指拇本節側横紋尖灸七壯禁針治目痛失明怕日風沿爛眼迎風下淚

中魁二穴在手中指第一節尖灸七壯禁針治翻胃吐食眼疾心疼痛

○附：《针经》不载诸家奇穴

十宣十穴，在手十指端上是穴。宜三棱针出血。禁灸。治伤寒不识尊卑，发痧等证。

手鬼眼二穴，在手大拇指端外侧，去爪甲韭许，用线缚定，两大指缝内是穴。灸七壮。禁针。治五痫呆痴，伤寒发狂等证。

五虎四穴，在手第二指与第四指上。四穴俱是指背第二节尖上是穴。灸七壮。禁针。治手拘挛不开。

龙囦二穴，又名龙玄。在手侧腕上，交叉紫脉上是穴。灸七壮。治牙齿疼痛，泻。

小骨空二穴，在手小指第二节纹尖。灸七壮。禁针。治目羞明，怕风日，烂眼，迎风冷泪。

大骨空二穴，在手大拇指本节侧横纹尖。灸七壮。禁针。治目痛，失明，怕日，风沿烂眼，迎风下泪。

中魁二穴，在手中指第一节尖。灸七壮。禁针。治翻胃吐食，眼疾，心疼痛。

中都二穴。在手次指本節陷中。針入一分。沿皮透陽池穴。治手背紅腫痛。瀉。宜三稜針出血。

上都二穴。在手小指次指岐骨間。針入一分。沿皮透陽池穴。治手臂紅腫生瘡。

二白四穴。在手腕上四寸。一穴在大筋內。一穴在大筋外。針入五分。灸七壯。一法。用線量轉脛間。除下。將患人虎口量起。到線頭盡處是穴。治五腫痔漏便血。

膝眼四穴。在膝盖骨下。犢鼻穴內外陷中。針入五分。灸七壯。治膝紅腫疼痛。鶴膝風。

肘尖二穴。在手肘大骨尖上是穴。灸七壯。禁針。治眼目疼痛。翳膜冷泪。風沿眼爛。與肩髃並灸。治瘰癧。

金津一穴。在舌底。在左紫脉上是穴。禁灸。宜用三稜針出血。治小兒重舌。大人乳蛾等症。出血妙。

玉液一穴。在口舌底右紫脉上是穴。禁灸。宜用三稜針出血。治五痺重舌乳蛾等症。

中都二穴，在手次指本节陷中。针入一分，沿皮透阳池穴。治手背红肿痛，泻。宜三棱针出血。

上都二穴，在手小指次指岐骨间。针入一分，沿皮透阳池穴。治手臂红肿生疮。

二白四穴，在手腕上四寸，一穴在大筋内，一穴在大筋外。针入五分，灸七壮。一法：用线量转胫间，除下，将患人虎口量起，到线头尽处是穴。治五肿痔漏，便血。

膝眼四穴，在膝盖骨下，犊鼻穴内外陷中。针入五分，灸七壮。治膝红肿疼痛，鹤膝风。

肘尖二穴，在手肘大骨尖上是穴。灸七壮。禁针。治眼目疼痛，翳膜冷泪，风沿眼烂。与肩髃并灸，治瘰疬。

金津一穴，在舌底，在左紫脉上是穴。禁灸。宜用三棱针出血。治小儿重舌，大人乳蛾等症。出血妙。

玉液一穴，在口舌底，右紫脉上是穴。禁灸。宜用三棱针出血。治五痹，重舌，乳蛾等症。

海泉一穴在口舌底根當中紫脉上是穴宜三稜針
出血禁灸治舌上諸病針不宜深
内迎香二穴在鼻孔内用箸葉做一箸管搐動出血
治眼紅腫一法在鼻柱兩傍珠上陷中是穴針入
二分治鼻中瘜肉不聞香臭
瘿俞一穴在廉泉穴下近結喉骨上是穴針入三分
灸七壯治瘿等症
魚腰二穴一名吊睛在兩眉中間針入一分沿皮向

外透魚尾穴禁灸治眼紅腫疼痛瀉之良
子宮二穴在臍下四寸中極穴兩傍各開三寸是穴
針入二寸五分灸三七壯治血崩漏下及男子婦
人無子
關元二穴在曲骨穴微上兩傍各開三寸是穴針入
三寸灸五十壯治乳痃疝氣肚腹膨脹偏墜木腎
遺尿先補後瀉
腋縫二穴在肩柱骨前縫尖是穴針入五分灸七壯

海泉一穴，在口舌底根，当中紫脉上是穴。宜三棱针出血。禁灸。治舌上诸病，针不宜深。

内迎香二穴，在鼻孔内。用箬叶做一箬管，搐动出血，治眼红肿。一法：在鼻柱两旁珠上陷中是穴。针入二分。治鼻中息肉，不闻香臭。

瘿俞一穴，在廉泉穴下，近结喉骨上是穴。针入三分，灸七壮。治瘿等症。

鱼腰二穴，一名吊睛。在两眉中间。针入一分，沿皮向外透鱼尾穴。禁灸。治眼红肿疼痛，泻之良。

子宫二穴，在脐下四寸，中极穴两旁各开三寸是穴。针入二寸五分，灸三七壮。治血崩漏下及男子妇人无子。

关元二穴，在曲骨穴微上，两旁各开三寸是穴。针入三寸，灸五十壮。治乳痃疝气，肚腹膨胀，偏坠木肾，遗尿，先补后泻。

腋缝二穴，在肩柱骨前缝尖是穴。针入五分，灸七壮。

治肩胛疼痛。

蘭門二穴。在曲骨穴兩傍。各開二寸。針入一寸五分。灸三七壯。治膀胱七疝之氣。

髖骨四穴。在膝上梁丘穴兩傍。各開五分。針入五分。灸二七壯。治腰腿脚膝無力麻木。補多瀉少。膝盖紅腫瀉之。又法。在梁丘穴兩傍一寸。

獨陰二穴。在足第二指節下橫紋縫中。灸二七壯。禁針。治難產胎衣不下。偏墜木腎。

鬼哭四穴。在手足大指端。去爪甲外側。用繩縛定。取兩指縫內是穴。灸七壯。禁針。治傷寒發狂。癇疾呆痴。

太陽二穴。在頭額角髮際下紫脉上。用三稜針出血。治目疼。

腦堂一穴。在頭後風府穴上一寸五分。玉枕骨下陷中。針入二分。灸三七壯。治腦頂頭暈痛。

胛縫二穴。在肩背胛縫尖盡處。直針入三分。灸三七

治肩胛疼痛。

兰门二穴，在曲骨穴两旁，各开二寸。针入一寸五分，灸三七壮。治膀胱七疝之气。

髋骨四穴，在膝上梁丘穴两旁，各开五分。针入五分，灸二七壮。治腰腿脚膝无力麻木，补多泻少；膝盖红肿泻之。又法，在梁丘穴两旁一寸。

独阴二穴，在足第二指节下横纹缝中。灸二七壮。禁针。治难产，胎衣不下，偏坠木肾。

鬼哭四穴，在手足大指端，去爪甲外侧，用绳缚定，取两指缝内是穴。灸七壮。禁针。治伤寒发狂，痫疾呆痴。

太阳二穴，在头额角发际下紫脉上。用三棱针出血。治目疼。

脑堂一穴，在头后风府穴上一寸五分，玉枕骨下陷中。针入二分，灸三七壮。治脑顶头晕痛。

胛缝二穴，在肩背胛缝尖尽处。直针入三分，灸三七

壯。治肩背髆臂痛。瀉。手足無力。補。
鼻柱一穴。在鼻柱尖上。專治鼻上酒醉風。宜三稜針
出血。
耳尖二穴。在耳尖上。捲耳取尖上是穴。治眼生翳膜。
用小艾炷灸五壯。
聚泉一穴。在舌上。當舌中。吐出舌直縫陷中。用三稜
針出血。治喘咳久嗽不愈。舌胎舌强。
肩柱骨尖二穴。在肩端起骨尖上。灸五壯。治瘰癧。手

不能舉動。
內踝尖二穴。在足內踝骨尖上。灸五壯。治下牙痛。足
內廉轉筋。
外踝尖二穴。在足外踝骨尖上。灸七壯。治足外廉轉
筋。脚氣寒熱。宜三稜針出血。
囊底一穴。在陰囊十字紋中。用艾如小豆大灸七壯。
治腎藏風瘡。小腸疝氣家一切症候。
印堂一穴。在兩眉陷中。針入一分。灸五壯。治小兒驚

壮。治肩背髆臂痛，泻；手足无力，补。

鼻柱一穴，在鼻柱尖上。专治鼻上酒醉风。宜三棱针出血。

耳尖二穴，在耳尖上，卷耳取尖上是穴。治眼生翳膜。用小艾炷灸五壮。

聚泉一穴，在舌上，当舌中，吐出舌直缝陷中。用三棱针出血。治喘咳久嗽不愈，舌苔舌强。

肩柱骨尖二穴，在肩端起骨尖上。灸五壮。治瘰疬，手不能举动。

内踝尖二穴，在足内踝骨尖上。灸五壮。治下牙痛，足内廉转筋。

外踝尖二穴，在足外踝骨尖上。灸七壮。治足外廉转筋，脚气寒热。宜三棱针出血。

囊底一穴，在阴囊十字纹中。用艾如小豆大，灸七壮。治肾脏风疮，小肠疝气家一切症候。

印堂一穴，在两眉陷中。针入一分，灸五壮。治小儿惊

風。

八邪八穴。在左右手十指岐骨間縫中。其一大都二穴。在手大指次指虎口赤白肉際間。握拳取之。針入一分。灸七壯。治頭風牙痛。○其二上都二穴。在手食指中指本節岐骨間縫中。握拳取之。針入一分。灸五壯。治手臂紅腫。○其三中都二穴。在手中指無名指本節岐骨間縫中。一名液門。針入一分。灸五壯。治手臂紅腫。○其四下都二穴。在手無名指小指本節岐骨間縫中。一名中渚穴。中渚在液門下五分。針入一分。灸五壯。治手背紅腫。竇氏針八邪穴。針入一分。更沿皮向後一寸五分。宜出血。治手膊紅腫。手上諸疾。

八風八穴。在足十指陷中。竇氏針直入五分。宜出血。治紅腫脚氣。

天應穴。即千金方阿是穴。玉龍歌謂之不定穴。但痛處。就于左右穴道上。臥針透痛處瀉之。經所謂以

风。

八邪八穴，在左右手十指岐骨间缝中。其一：大都二穴，在手大指次指虎口，赤白肉际间，握拳取之。针入一分，灸七壮。治头风牙痛。〇其二：上都二穴，在手食指中指本节岐骨间缝中，握拳取之。针入一分，灸五壮。治手臂红肿。〇其三：中都二穴，在手中指无名指本节岐骨间缝中，一名液门。针入一分，灸五壮。治手臂红肿。〇其四：下都二穴，在手无名指小指本节岐骨间缝中，一名中渚穴，中渚在液门下五分。针入一分，灸五壮。治手背红肿。《窦氏》针八邪穴，针入一分，更沿皮向后一寸五分，宜出血。治手膊红肿，手上诸疾。

八风八穴，在足十指陷中。《窦氏》针直入五分，宜出血。治红肿脚气。

天应穴，即《千金方》“阿是穴”，《玉龙歌》谓之“不定穴”。但痛处，就于左右穴道上，卧针透痛处泻之，经所谓“以

痛爲腧是也。若青腫痠疼麻木不仁寒痛等症。補。灸五七壯。紅光腫毒痛。宜三稜針出血。

睛中穴主治內障

龍木居士金針撥轉瞳人玅訣

睛中二穴。在眼青白珠縫中。法以暑月。先用布搭目

外。以冷水淋一刻。方將三稜針于目外角離黑珠一分許。刺入半分取出。然後用金針針入數分深。自上層轉撥向瞳人。輕輕而下。斜插定目角。即能見物。一飯頃出針。輕扶偃臥。仍用青布搭目外。再以冷水淋三日夜止。初針盤膝正坐。將筋一把。兩手握於胸前。寧心正視。其穴易得。治一切內障。年久不能視物。頃刻光明。神秘穴也。

針內障秘訣歌

痛为腧”是也。若青肿酸疼，麻木不仁，寒痛等症，补，灸五七壮；红光肿毒痛，宜三棱针出血。

睛中穴主治内障

龙木居士金针拨转瞳仁妙诀

睛中二穴，在眼青白珠缝中。法：以暑月，先用布搭目外，以冷水淋一刻，方将三棱针于目外角离黑珠一分许，刺入半分取出。然后用金针针入数分深，自上层转拨向瞳仁，轻轻而下，斜插定目角，即能见物。一饭顷出针，轻扶偃卧，仍用青布搭目外。再以冷水淋三日夜止。初针，盘膝正坐，将箸一把，两手握于胸前，宁心正视，其穴易得。治一切内障，年久不能视物，顷刻光明，神秘穴也。

针内障秘诀歌

內障由來十八般　精醫明哲用心看
分明一一知形色　知得行針自入玄
察他冷熱虛和實　多驚先服定心丸
弱翳細針粗撥老　針形不可一般般
病虛新瘥懷娠月　針後應知將息難
不風不雨兼吉日　清齋三日在針前
安心定坐存真氣　醫師全要靜心田
有血莫驚須住手　裹封如舊勿頻看

若然頭痛不能忍　熱茶和服草烏烟
七日解封方視物　花生水動莫開言
還睛圓散堅心服　百日冰輪徹九淵

針內障要歌

內障金針針了時　醫師治法要精微
綿包黑豆如毬子　眼上安排慢熨之
頭邊鎮枕須平穩　仰卧三朝莫厭遲
封後或然微有痛　腦風牽動莫狐疑

内障由来十八般，精医明哲用心看，分明一一知形色，知得行针自入玄，察他冷热虚和实，多惊先服定心丸，弱翳细针粗拨老，针形不可一般般，病虚新瘥怀妊月，针后应知将息难，不风不雨兼吉日，清斋三日在针前，安心定坐存真气，医师全要静心田，有血莫惊须住手，裹封如旧勿频看，若然头痛不能忍，热茶和服草乌烟，七日解封方视物，花生水动莫开言，还睛圆散坚心服，百日冰轮澈九渊。

针内障要歌

内障金针针了时，医师治法要精微，绵包黑豆如球子，眼上安排慢熨之，头边镇枕须平稳，仰卧三朝莫厌迟，封后或然微有痛，脑风牵动莫狐疑，

或針或烙依前法　痛極仍將火熨宜
塩白梅含止咽吐　大小便起與扶持
高聲叫喚私人欲　驚動睛輪見雪飛
三七不須湯洗面　針痕濕著痛微微
五辛酒面週年慎　出户升堂緩步移
雙眸瞭瞭光明日　狂吝嗔予泄聖機

針方神照集終

或针或烙依前法，痛极仍将火熨宜，盐白梅含止咽吐，大小便起与扶持，
高声叫唤私人欲，惊动睛轮见雪飞，三七不须汤洗面，针痕湿著痛微微，
五辛酒面周年慎，出户升堂缓步移，双眸了了光明日，狂吝嗔予泄圣机。

针方神照集终

針方六集卷之二

開蒙集目錄

竇太師標幽賦吳註 一

八法針方直訣八句訓義 二

八法主治配合八條 三

五門針方說 四

十二經井滎俞原經合一覽圖 五

六十六穴日時主治 六

難經五門主治 七

十二經爲病補母瀉子成法 八

開蒙集目錄終

针方六集卷之二

开蒙集目录

开蒙集目录终

針方六集卷之二

古歙鶴臯吴崐述

海陽忍菴程標梓

開蒙集

敘曰針方神矣失其傳者未得其旨也余討論針方研窮今古讀標幽而後神識通貫遂揭八法五門竝訓如左署曰開蒙集

標幽賦一

宋北朝竇傑字漢卿今廣平府肥鄉縣人爲金太師謚文貞善針嘗作此賦予嘉之註爲庭訓○標榜也猶表章也針之爲道玄微淵奥故曰幽

拯救之法妙用者針

上古神良之醫針爲先務末世失其傳故莫知其妙竇氏妙之其所得者深矣

察歲時於天道

歲有五運六氣時有主客加臨皆當察之以審病

針方六集 開蒙集 一

针方六集卷之二

古歙鹤皋吴昆述

海阳忍庵程标梓

开蒙集

叙曰：针方神矣。失其传者，未得其旨也。余讨论针方，研穷今古，读《标幽》而后神识通贯，遂揭八法五门，并训如下，署曰“开蒙集”。

标幽赋

宋北朝窦杰，字汉卿，今广平府肥乡县人，为金太师，谥文贞，善针，尝作此赋。予嘉之，注为庭训。○标，榜也，犹表章也。针之为道，玄微渊奥，故曰幽。

拯救之法，妙用者针。

上古神良之医，针为先务。末世失其传，故莫知其妙。《窦氏》妙之，其所得者深矣。

察岁时于天道。

岁有五运六气，时有主客加临，皆当察之，以审病原。

定形氣於予心。

形有厚薄肥瘦堅脆。氣有長短怯壯虛實。皆當定之於心。以施針治。

春夏瘦而刺淺。秋冬肥而刺深。

春夏氣浮於表。故云瘦。秋冬氣沉於裏。故云肥。

不窮經絡陰陽。多逢刺禁。

知病在經在絡。爲陰爲陽。則萬舉萬當。不明經絡

陰陽。妄施針治。則虛實失宜。刺家所禁。

旣論藏府虛實。須向經尋。

知藏府何者爲虛。何者爲實。各有所主經穴。宜尋其邪由。而施針治。

原夫起自中焦。水初下漏。太陰爲始。至厥陰而方終。穴出雲門。抵期門而最後。

此略言經穴起止。

正經十二。別絡走三百餘支。正側偃伏。氣穴有六百

原。

定形气于予心。

形有厚薄肥瘦坚脆，气有长短怯壮虚实，皆当定之于心，以施针治。

春夏瘦而刺浅，秋冬肥而刺深。

春夏气浮于表，故云瘦；秋冬气沉于里，故云肥。

不穷经络阴阳，多逢刺禁。

知病在经在络，为阴为阳，则万举万当。不明经络阴阳，妄施针治，则虚实失宜，刺家所禁。

既论脏腑虚实，须向经寻。

知脏腑何者为虚，何者为实，各有所主经穴，宜寻其邪由，而施针治。

原夫起自中焦，水初下漏，太阴为始，至厥阴而方终。穴出云门，抵期门而最后。

此略言经穴起止。

正经十二，别络走三百余支；正侧偃伏，气穴有六百

餘候。

此略言經穴之數。

手足三陽手走頭而頭走足手足三陰足走腹而胸走手。

手之三陽從手走至頭足之三陽從頭走至足手之三陰從藏走至手足之三陰從足走入腹。

要識迎隨須明逆順。

手足三陰三陽經絡傳注周流不息逆順不同針

針方六集 開蒙集 十三

法有迎隨補瀉要識鍼法迎隨須明經脉逆順。

況夫陰陽氣血多少爲最厥陰太陽少氣多血太陰少陰少血多氣而又氣多血少者少陽之分氣盛血多者陽明之位。

多者易實宜瀉其多少者易虛宜補其少。

先詳多少之宜次察應至之氣輕滑慢而未來沉澁緊而已至既至也量寒熱而留疾未至也據虛實而補引。氣之至者若魚吞鉤餌之沉浮氣未至者似閒

余候。

此略言经穴之数。

手足三阳，手走头而头走足；手足三阴，足走腹而胸走手。

手之三阳，从手走至头；足之三阳，从头走至足；手之三阴，从脏走至手；足之三阴，从足走入腹。

要识迎随，须明逆顺。

手足三阴三阳，经络传注，周流不息，逆顺不同，针法有迎随补泻，要识针法迎随，须明经脉逆顺。

况夫阴阳气血，多少为最。厥阴太阳，少气多血；太阴少阴，少血多气；而又气多血少者，少阳之分；气盛血多者，阳明之位。

多者易实，宜泻其多；少者易虚，宜补其少。

先详多少之宜，次察应至之气。轻滑慢而未来，沉涩紧而已至。既至也，量寒热而留疾。未至也，据虚实而补引。气之至者，若鱼吞钩饵之沉浮；气未至者，似闲

處幽堂之深邃。氣至速而效速，氣至遲而不治。
留者，久留其針於孔穴；疾者，疾出其鍼也。
觀夫九針之法，毫鍼最微，七星上應，衆穴主持。本形
金也，有蠲邪扶正之道；短長水也，有決凝開滯之機。
定刺象木，或斜或正；口藏比火，進陽補羸。循捫可塞
以象土，寔應五行而可知。
九針：鑱針、員針、鍉針、鋒針、鈹針、員利針、毫針、長針、
大針也。毫針第七，取數於星，故云應七星。
針方六集　開蒙集
然是一寸六分，包含妙理。
一寸六分，毫針之度也，上應七星，備五行之象，是
包含妙理。
雖細擬於毫髮，同貫多岐。
毫針爲質甚微，如下文平五藏、調六府、遣八邪、開
四關，所貫何多岐。
可平五藏之寒熱，能調六府之虛實。
補之則寒者溫，瀉之則熱者凉，氣至則虛者實，氣

处幽堂之深邃。气至速而效速，气至迟而不治。

留者，久留其针于孔穴；疾者，疾出其针也。

观夫九针之法，毫针最微，七星上应，众穴主持。本形金也，有蠲邪扶正之道；短长水也，有决凝开滞之机。定刺象木，或斜或正；口藏比火，进阳补羸。循扪可塞以象土，实应五行而可知。

九针：镵针、圆针、提针、锋针、铍针、圆利针、毫针、长针、大针也。毫针第七，取数于星，故云应七星。

然是一寸六分，包含妙理。

一寸六分，毫针之度也，上应七星，备五行之象，是包含妙理。

虽细拟于毫发，同贯多歧。

毫针为质甚微，如下文平五脏、调六腑、遣八邪、开四关，所贯何多歧。

可平五脏之寒热，能调六腑之虚实。

补之，则寒者温；泻之，则热者凉。气至，则虚者实；气

散則實者虛

拘攣閉塞遣八邪而去矣

手足拘攣經隧閉塞八風之邪所爲也宜用針汗之遣去八風之邪

寒熱痺痛開四關而已之

四關乃十二經別走之絡爲陰陽表裏交通隘塞之地在於四末如往來之關隘故曰四關言爲寒爲熱爲痺爲痛皆四關閉塞所致宜開通四關而已之

凡刺者使本神朝而後入既刺也使本神定而氣隨神不朝而勿刺神已定而可施

本神主宰本經元神也前云氣至此云神朝旨哉言矣難經所謂知爲針者信其左乃本神朝穴也自非神良惡能道此

定脚處取氣血爲主意

立定主意氣病調氣血病取血調氣用迎隨補瀉

散，则实者虚。

拘挛闭塞，遣八邪而去矣。

手足拘挛，经隧闭塞，八风之邪所为也。宜用针汗之，遣去八风之邪。

寒热痹痛，开四关而已之。

四关，乃十二经别走之络，为阴阳表里交通隘塞之地，在于四末，如往来之关隘，故曰四关。言为寒为热，为痹为痛，皆四关闭塞所致。宜开通四关而已之。

凡刺者，使本神朝而后入。既刺也，使本神定而气随。神不朝而勿刺，神已定而可施。

本神，主宰本经元神也。前云气至，此云神朝，旨哉言矣。《难经》所谓"知为针者信其左"，乃本神朝穴也。自非神良，恶能道此。

定脚处，取气血为主意。

立定主意，气病调气，血病取血。调气用迎随补泻，

取血則出凝結之血而已蓋甚血不去留之於經
則成病痺故也
下手處認水土作根基
水謂腎土謂脾腎水不虧者如樹之有根脾土不
敗者如室之有基雖枝葉披離垣墻頹敗猶能建
立假令腎虧脾敗是無根基不足以施針治也
天地人三才也湧泉同璇璣百會
湧泉二穴在足心屈足蜷指縫中與大指本節平
針方六集〈開蒙集〉 六
等是穴主持三焦諸疾史記濟北王阿母患熱厥
足下熱倉公刺足下立愈蓋此穴也璇璣一穴在
天突下一寸陷中主胸膺諸疾百會一穴一名三
陽五會在頂中央用草齊前後髮際量折當中是
穴手足三陽督脈之會主諸陽百病史記虢太子
尸厥扁鵲取三陽五會有間太子甦蓋此穴也言
此三穴名曰三才主上中下周身之疾
上中下三部也大包與天樞地機

取血则出凝结之血而已。盖甚血不去，留之于经，则成病痹故也。

下手处，认水土作根基。

水谓肾，土谓脾。肾水不亏者，如树之有根；脾土不败者，如室之有基。虽枝叶披离，垣墙颓败，犹能建立。假令肾亏脾败，是无根基，不足以施针治也。

天地人三才也，涌泉同璇玑百会。

涌泉二穴，在足心，屈足蜷指缝中，与大指本节平等是穴。主持三焦诸疾。《史记》：济北王阿母患热厥，足下热，仓公刺足下立愈。盖此穴也。璇玑一穴，在天突下一寸陷中，主胸膺诸疾。百会一穴，一名三阳五会，在顶中央，用草齐前后发际，量折当中是穴，手足三阳、督脉之会，主诸阳百病。《史记》：虢太子尸厥，扁鹊取三阳五会，有间，太子苏，盖此穴也。言此三穴，名曰三才，主上、中、下周身之疾。

上中下三部也，大包与天枢地机。

大包二穴。直腋下六寸。爲脾大絡。布胸脇。出九肋
及季脇端。別絡諸陰。總統陰陽。由脾灌漑五藏。天
樞二穴。俠臍兩傍各二寸。胃脉所發。大腸募也。地
機二穴。足太陰郄。空在膝下五寸。言此三穴。皆脾
胃所發。主中宫氣血。脾胃諸疾。

陽蹻陽維并督脉。主肩背腰腿在表之病。陰蹻陰維
任衝帶。去心腹脇肋在裏之疑。

此論八法孔穴分主表裏也。陽蹻謂申脉。陽維謂

外關。督脉謂後谿。陰蹻謂照海。陰維謂内關。任謂
列缺。衝謂公孫。帶謂臨泣。此八法孔穴也。爲針家
一大法門。詳在八法註中細論之。陽蹻督脉主表。
陰蹻陰維任衝主裏。陽維帶脉主半表半裏者也。

二陵二蹻二交。以續而交五大。

二陵。謂陰陵泉陽陵泉。二蹻。謂陰蹻陽蹻。二交。謂
三陽交三陰交。取此六穴者。以之相續於足。而交
乎五體也。

大包二穴，直腋下六寸，为脾大络，布胸胁，出九肋及季胁端，别络诸阴，总统阴阳，由脾灌五脏。天枢二穴，夹脐两旁各二寸，胃脉所发，大肠募也。地机二穴，足太阴郄，空在膝下五寸。言此三穴，皆脾胃所发，主中宫气血、脾胃诸疾。

阳跷、阳维并督脉，主肩背腰腿在表之病。阴跷、阴维、任、冲、带，去心腹胁肋在里之疑。

此论八法孔穴分主表里也。阳跷谓申脉，阳维谓外关，督脉谓后溪，阴跷谓照海，阴维谓内关，任谓列缺，冲谓公孙，带谓临泣，此八法孔穴也，为针家一大法门，详在八法注中细论之。阳跷、督脉主表，阴跷、阴维、任、冲主里，阳维、带脉主半表半里者也。

二陵、二跷、二交，以续而交五大。

二陵，谓阴陵泉、阳陵泉。二跷，谓阴跷、阳跷。二交，谓三阳交、三阴交。取此六穴者，以之相续于足，而交乎五体也。

兩間兩商兩井相依而列兩支。
兩間謂二間三間兩商謂少商商陽兩井謂天井
肩井取此六穴者以之相依而列于兩手也。
足見取穴之法必有分寸先審其意次觀肉分或屈
伸而得之或平直而安定在陽部筋骨之側陷下爲
眞在陰分郄膕之間動脉相應取五穴用一穴而必
端取三經用一經而可正頭部與肩部詳分督脉與
任脉異定。

針方六集　開蒙集　八

取穴之理大率詳此。
明標與本論刺深刺淺之宜。
病有標有本必明何者爲標何者爲本急則治其
標緩則治其本又諸經氣血爲病不同四時肥瘠
淺深亦異病在氣分及形瘠者宜刺淺病在陰分
及形肥者宜刺深。
住痛移疼取相交相貫之徑。
經脉直行者有左右相交絡脉別走者爲表裏相

两间、两商、两井，相依而列两支。

两间，谓二间、三间。两商，谓少商、商阳。两井，谓天井、肩井。取此六穴者，以之相依而列于两手也。

足见取穴之法，必有分寸，先审其意，次观肉分。或屈伸而得之，或平直而安定。在阳部筋骨之侧，陷下为真；在阴分郄腘之间，动脉相应。取五穴用一穴而必端，取三经用一经而可正。头部与肩部详分，督脉与任脉异定。

取穴之理，大率详此。

明标与本，论刺深刺浅之宜。

病有标有本，必明何者为标，何者为本。急则治其标；缓则治其本。又诸经气血，为病不同，四时肥瘠，浅深亦异。病在气分及形瘠者，宜刺浅；病在阴分及形肥者，宜刺深。

住痛移疼，取相交相贯之径。

经脉直行者，有左右相交；络脉别走者，为表里相

貫針家住痛移疼取此交貫孔穴而已徑路之小
而捷者指絡脉而言
豈不聞藏府病而求門海俞募之微
門謂五門十二經之井滎俞經合也謂之門者以
本經之氣由之出入也海謂四海髓海氣海血海
水穀之海也謂之海者以其涵畜者大也胃爲水
穀之海其輸上在氣街下在三里衝脉爲十二經
之海其輸上在大杼下出于巨虛之上下廉膻中

爲氣之海其輸上在于柱骨之上下前在于人迎
腦爲髓之海其輸上在于其盖下在風府俞謂肺
俞包絡俞心俞肝俞膽俞脾俞胃俞三焦俞腎俞
大腸俞小腸俞膀胱俞謂之俞者藏府之氣於此
轉輸也募謂肺募中府心募巨闕肝募期門脾募
章門腎募京門胃募中脘膽募日月大腸募天樞
小腸募關元三焦募石門膀胱募中極謂之募者
藏府之氣於此召募也以上門海俞募之微凡藏

贯。针家住痛移疼，取此交贯孔穴而已。径路之小而捷者，指络脉而言。

岂不闻脏腑病，而求门海俞募之微。

门，谓五门，十二经之井荥俞经合也。谓之门者，以本经之气由之出入也。海，谓四海，髓海、气海、血海、水谷之海也。谓之海者，以其涵蓄者大也。胃为水谷之海，其输上在气街，下在三里。冲脉为十二经之海，其输上在大杼，下出于巨虚之上下廉。膻中为气之海，其输上在于柱骨之上下，前在于人迎。脑为髓之海，其输上在于其盖，下在风府。俞，谓肺俞、包络俞、心俞、肝俞、胆俞、脾俞、胃俞、三焦俞、肾俞、大肠俞、小肠俞、膀胱俞。谓之俞者，脏腑之气于此转输也。募，谓肺募中府、心募巨阙、肝募期门、脾募章门、肾募京门、胃募中脘、胆募日月、大肠募天枢、小肠募关元、三焦募石门、膀胱募中极。谓之募者，脏腑之气于此召募也。以上门海俞募之微，凡脏府病者宜求之。
經絡滯。而求原別交會之道。
原謂十二經之原。三焦之氣所遊行者也。肺之原太淵。包絡之原太陵。肝之原太冲。脾之原太白。腎之原太谿。心之原兌骨即神門也。膽之原坵墟。胃之原冲陽。三焦之原陽池。膀胱之原京骨。大腸之原合谷。小腸之原腕骨。五藏無原。以俞爲原也。別。謂十二經別走之絡。爲陰陽表裏往來之關也。手太陰

別走陽明者爲列缺。手陽明別走太陰者爲偏歷。手少陰別走太陽者爲通里。手太陽別走少陰者爲支正。手厥陰別走少陽者爲內關。手少陽別走厥陰者爲外關。足太陽別走少陰者爲飛陽。足少陰別走太陽者爲大鍾。足陽明別走太陰者爲豐隆。足太陰別走陽明者爲公孫。又爲漏谷。足少陽別走厥陰者爲光明。足厥陰別走少陽者爲蠡溝。交。謂兩脉交貫也。左右相交。如人中承漿。前後相

腑病者宜求之。

经络滞，而求原别交会之道。

原，谓十二经之原，三焦之气所游行者也。肺之原太渊、包络之原大陵、肝之原太冲、脾之原太白、肾之原太溪、心之原兑骨即神门也、胆之原丘墟、胃之原冲阳、三焦之原阳池、膀胱之原京骨、大肠之原合谷、小肠之原腕骨。五脏无原，以俞为原也。别，谓十二经别走之络，为阴阳表里往来之关也。手太阴别走阳明者为列缺，手阳明别走太阴者为偏历，手少阴别走太阳者为通里，手太阳别走少阴者为支正，手厥阴别走少阳者为内关，手少阳别走厥阴者为外关，足太阳别走少阴者为飞扬，足少阴别走太阳者为大钟，足阳明别走太阴者为丰隆，足太阴别走阳明者为公孙、又为漏谷，足少阳别走厥阴者为光明，足厥阴别走少阳者为蠡沟。交，谓两脉交贯也，左右相交，如人中、承浆；前后相

臨靈誤

交如陽交陰交是也會者謂二經三經四經五經共會於一穴也今詳考之在頭部者神庭爲督脉足太陽少陽之會禁不可刺本神爲足少陽陽維之會頭維亦足少陽陽維之會禁不可灸百會爲督脉足太陽所會風府爲督脉陽維之會臨泣爲足太陽少陽陽維之會目窻正營承臨腦空皆足少陽陽維之會率谷曲鬢浮白竅陰完骨皆足太陽少陽之會風池爲足少陽陽維之會在面部者

針方六集　開蒙集　十二

會厭爲手少陽足陽明之會懸釐爲手足少陽陽明之會陽白爲足少陽陽維之會睛明爲手足太陽足陽明之會瞳子窌爲手太陽手足少陽之會承泣爲陽蹻任脉足陽明之會顴窌爲手少陽太陽之會迎香爲手足陽明之會巨窌爲陽蹻足陽明之會水溝爲督脉手足陽明之會地倉爲陽蹻手足陽明之會承漿爲足陽明任脉之會在耳部前後者上關爲手少陽足陽明之會下關爲足陽

交，如阳交、阴交是也。会者，谓二经、三经、四经、五经共会于一穴也，今详考之：

在头部者，神庭为督脉、足太阳、少阳之会，禁不可刺。本神为足少阳、阳维之会。头维亦足少阳、阳维之会，禁不可灸。百会为督脉、足太阳所会。风府为督脉、阳维之会。临泣为足太阳、少阳、阳维之会。目窗、正营、承灵[1]、脑空，皆足少阳、阳维之会。率谷、曲鬓、浮白、窍阴、完骨，皆足太阳、少阳之会。风池为足少阳、阳维之会。

在面部者，会厌为手少阳、足阳明之会。悬厘为手足少阳、阳明之会。阳白为足少阳、阳维之会。睛明为手足太阳、足阳明之会。瞳子髎为手太阳手足少阳之会。承泣为阳跷、任脉、足阳明之会。颧髎为手少阳、太阳之会。迎香为手足阳明之会。巨髎为阳跷足阳明之会。水沟为督脉、手足阳明之会。地仓为阳跷、手足阳明之会。承浆为足阳明、任脉之会。

在耳部前后者，上关为手少阳、足阳明之会。下关为足阳

①灵：原作“临”，据底本眉批改。

明少陽之會。禾窌聽宮爲手足少陽手太陽之會。
角孫爲手足少陽手陽明之會。翳風爲手足少陽
之會。在頸部者。廉泉爲陰維任脉之會。在肩部者。
肩井爲足少陽陽維之會。巨骨爲手陽明陽蹻之
會。天髎爲手少陽陽維之會。肩顒爲手陽明陽蹻
之會。臑俞爲手太陽陽維陽蹻之會。秉風爲手陽
明太陽手足少陽之會。在胸部者。天突爲陰維任
脉之會。在腋脇者。天池爲手厥陰足少陽之會。在

腹部者。上脘爲任脉足陽明手太陽之會。中脘爲
手太陽少陽足陽明任脉之會。下脘爲足太陰任
脉之會。陰交爲任脉衝脉之會。關元中極爲足三
陰任脉之會。曲骨爲足厥陰任脉之會。會陰爲任
脉別絡督脉衝脉之會。幽門通谷陰都食關商曲
肓俞中注四滿氣穴大赫横骨皆衝脉足少陰之
會。期門爲太陰厥陰陰維之會。日月爲足太陰少
陽之會。腹哀大横皆爲足太陰陰維之會。府舍爲

明、少阳之会。禾髎、听宫为手足少阳、手太阳之会。角孙为手足少阳、手阳明之会。翳风为手足少阳之会。

在颈部者，廉泉为阴维、任脉之会。

在肩部者，肩井为足少阳、阳维之会。巨骨为手阳明、阳跷之会。天髎为手少阳、阳维之会。肩髃为手阳明、阳跷之会。臑俞为手太阳、阳维、阳跷之会。秉风为手阳明、太阳、手足少阳之会。

在胸部者，天突为阴维、任脉之会。

在腋胁者，天池为手厥阴、足少阳之会。

在腹部者，上脘为任脉、足阳明、手太阳之会。中脘为手太阳、少阳、足阳明、任脉之会。下脘为足太阴、任脉之会。阴交为任脉、冲脉之会。关元、中极为足三阴、任脉之会。曲骨为足厥阴、任脉之会。会阴为任脉别络，督脉、冲脉之会。幽门、通谷、阴都、食关、商曲、肓俞、中注、四满、气穴、大赫、横骨，皆冲脉、足少阴之会。期门为太阴、厥阴、阴维之会。日月为足太阴少阳之会。腹哀、大横皆为足太阴、阴维之会。府舍为

足太陰陰維厥陰之會。衝門爲足太陰厥陰之會。章門爲足厥陰少陽之會。維道爲足少陽帶脉之會。居髎爲陽蹻足少陽之會。在背部者。大椎爲足太陽督脉之會。大杼爲手足太陽之會。風門爲督脉足太陽之會。附分爲手足太陽之會。在手部者。手三陰獨魚際爲諸陰絡之會。手三陽獨臂臑爲手陽明絡之會。在足部者。三陰交爲足太陰少陰厥陰之會。巨虛上廉爲足陽明與大腸合。巨虛下

廉爲足陽明與小腸合。懸鐘爲足三陽絡。以上諸經原別交會之道。凡經絡壅滯不得流通者。皆所當求也。

更窮四根三結。依標本而刺無不痊。

諸經根於四末。謂之四根。結於面部胸部腹部。謂之三結。先病者爲本。後病者爲標。既窮根結標本。則病邪之巢穴蹊徑。皆在目矣。治之有不痊者乎。

但用八法五門。分主客而鍼無不効。

足太阴、阴维、厥阴之会。冲门为足太阴、厥阴之会。章门为足厥阴、少阳之会。维道为足少阳、带脉之会。居髎为阳跷、足少阳之会。

在背部者，大椎为足太阳、督脉之会。大杼为手足太阳之会。风门为督脉、足太阳之会。附分为手足太阳之会。

在手部者，手三阴，独鱼际为诸阴络之会。手三阳，独臂臑为手阳明络之会。

在足部者，三阴交为足太阴、少阴、厥阴之会。巨虚上廉为足阳明与大肠合。巨虚下廉为足阳明与小肠合。悬钟为足三阳络。

以上诸经原、别、交、会之道，凡经络壅滞不得流通者，皆所当求也。

更穷四根、三结、依标本而刺无不痊。

诸经根于四末，谓之四根。结于面部、胸部、腹部，谓之三结。先病者为本，后病者为标。既穷根结标本，则病邪之巢穴蹊径，皆在目矣，治之有不痊者乎。

但用八法、五门，分主客而针无不效。

八法公孫內關臨泣外關後谿申脈列缺照海八
穴之法五門井滎俞經合五者爲經氣所出入若
門戶焉故曰五門主客無定位但當經孔穴謂之
主配合兼施孔穴謂之客八法故有主客五門有
母子先後亦主客也例之湯液類有君臣佐使之
制乎○嘗見一註云八法者循而捫之切而散之
推而按之彈而怒之抓而下之通而取之動而伸
之推而內之謂之八法然此八句雖是經言乃術

之粗者竇公所指八法開針家一大法門能統攝
諸病簡易精絕豈若是之粗陋哉噫道之不明也
久矣

八脈始終連八會本是紀綱

此覆言八法八穴通於奇經八脈與之始終是爲
八會本是針家紀綱諸經變病不能出其範圍也
○嘗見一註云八會者血會鬲俞氣會膻中脈會
太淵筋會陽陵泉骨會大杼髓會絕骨臟會章門

八法：公孙、内关、临泣、外关、后溪、申脉、列缺、照海，八穴之法。五门：井、荥、俞、经、合，五者为经气所出入，若门户焉，故曰五门。主客无定位，但当经孔穴谓之主，配合兼施孔穴谓之客。八法故有主客，五门有母子先后，亦主客也。例之汤液，类有君、臣、佐、使之制乎。〇尝见一注云：八法者，循而扪之，切而散之，推而按之，弹而怒之，抓而下之，通而取之，动而伸之，推而纳之，谓之八法。然此八句虽是经言，乃术之粗者。窦公所指八法，开针家一大法门，能统摄诸病，简易精绝，岂若是之粗陋哉。噫！道之不明也久矣。

八脉始终连八会，本是纪纲。

此复言八法八穴通于奇经八脉，与之始终，是为八会，本是针家纪纲，诸经变病，不能出其范围也。〇尝见一注云：八会者，血会膈俞，气会膻中，脉会太渊，筋会阳陵泉，骨会大杼，髓会绝骨，脏会章门，

腑會中脘謂之八會言似是而實非有何始終連屬悖甚悖甚

十二經絡十二原是爲樞要

言取十二經别走之絡及十二經真氣遊行之原是爲樞機要法守約施博之道也

一日取六十六穴之法方見幽微

此子午流注孔穴法也六陽經皆有井滎俞原經合六六合三十六穴六陰經無原以俞代之五六合三十穴共成六十六穴法以十干分主其日甲日膽乙日肝丙日小腸丁日心戊日胃己日脾庚日大腸辛日肺壬日膀胱癸日腎三焦寄壬包絡寄癸陽日陽病取陽經陰日陰病取陰經各以所旺日時取穴開針次第相生周而後已方外謂之周天針法蓋以百刻而後已也其理玄奥故曰幽微

一時取十二經之原始知要妙

腑会中脘，谓之八会。言似是而实非，有何始终连属？悖甚悖甚！

十二经络十二原，是为枢要。

言取十二经别走之络，及十二经真气游行之原，是为枢机要法，守约施博之道也。

一日取六十六穴之法，方见幽微。

此子午流注孔穴法也。六阳经皆有井、荥、俞、原、经、合，六六合三十六穴，六阴经无原，以俞代之，五六合三十穴，共成六十六穴。法以十干分主其日：甲日胆、乙日肝、丙日小肠、丁日心、戊日胃、己日脾、庚日大肠、辛日肺、壬日膀胱、癸日肾、三焦寄壬、包络寄癸。阳日阳病取阳经，阴日阴病取阴经，各以所旺日时，取穴开针，次第相生，周而后已，方外谓之“周天针法”，盖以百刻而后已也。其理玄奥，故曰幽微。

一时取十二经之原，始知要妙。

原者三焦之氣所遊行者也用針者以候氣爲要妙候氣之法子時在手少陰原曰神門丑時在手太陰原曰太淵寅時在手少陽原曰陽池卯時在手陽明原曰合谷辰時在手太陽原曰腕骨巳時在手厥陰原曰太陵午時在足少陰原曰太谿未時在足太陰原曰太白申時在足少陽原曰丘墟酉時在足陽明原曰冲陽戌時在足太陽原曰京骨亥時在足厥陰原曰太衝氣穴廣矣獨以此爲

針方六集　〈開蒙集　十六

生氣之原按時取刺知要妙乃爾

原夫補瀉之法非呼吸而在手指

呼吸之法古人補瀉恒用之補者呼盡内針候吸引針瀉者吸盡内針候呼引針此呼吸道也然所以爲補瀉者不在呼吸之閒而在乎手指動退推内也

速效之功要交正而識本經

交正者十二經別走交會正經之蹊徑絡脉是也

原者，三焦之气所游行者也。用针者，以候气为要妙。候气之法，子时在手少阴，原曰神门。丑时在手太阴，原曰太渊。寅时在手少阳，原曰阳池。卯时在手阳明，原曰合谷。辰时在手太阳，原曰腕骨。巳时在手厥阴，原曰大陵。午时在足少阴，原曰太溪。未时在足太阴，原曰太白。申时在足少阳，原曰丘墟。酉时在足阳明，原曰冲阳。戌时在足太阳，原曰京骨。亥时在足厥阴，原曰太冲。气穴广矣，独以此为生气之原，按时取刺，知要妙乃尔。

原夫补泻之法，非呼吸而在手指。

呼吸之法，古人补泻恒用之。补者呼尽纳针，候吸引针；泻者吸尽纳针，候呼引针，此呼吸道也。然所以为补泻者，不在呼吸之间，而在乎手指动、退、推、纳也。

速效之功，要交正而识本经。

交正者，十二经别走交会正经之蹊径，络脉是也。

本經受邪之經。針家求此而刺之。功効速矣。

交經繆刺。左有病而右畔取。

交經者。刺法與經脉左右相交也。經云。身有痛處而經不病者。行繆刺法。左病刺右。右病刺左。胸腹病刺四肢。繆其處也。所以然者。絡病而經不病故也。

瀉絡遠針。頭有病而脚上針。

凡繆刺之法。皆是瀉絡。瀉絡者遠病而針。如頭有

病而脚上針。乃其道也。

巨刺與繆刺各異。

巨刺刺大經也。痛在於左而右脉病者。則巨刺之。邪客於經。左盛則右病。右盛則左病。亦有移易。左痛未已而右脉先病。如此者必巨刺之。必中其經。非絡脉也。繆刺解見上文。

微針與分刺相通。

微針者。刺微邪之針方。不傷大經者也。經曰。刺微

本经，受邪之经，针家求此而刺之，功效速矣。

交经缪刺，左有病而右畔取。

交经者，刺法与经脉左右相交也。经云：身有痛处而经不病者，行缪刺法。左病刺右，右病刺左，胸腹病刺四肢，缪其处也。所以然者，络病而经不病故也。

泻络远针，头有病而脚上针。

凡缪刺之法，皆是泻络。泻络者远病而针，如头有病而脚上针，乃其道也。

巨刺与缪刺各异。

巨刺，刺大经也。痛在于左而右脉病者，则巨刺之。邪客于经，左盛则右病，右盛则左病。亦有移易，左痛未已而右脉先病，如此者必巨刺之，必中其经，非络脉也。缪刺解见上文。

微针与分刺相通。

微针者，刺微邪之针方，不伤大经者也。经曰：刺微

奈何曰按摩勿釋着針勿斥移氣於不足神氣乃得復又曰我將深之適人必革精氣自伏皆刺微邪之針方也九針之內如鑱針鍉針皆此妙義分刺者刺分肉之間不犯大經恐傷經氣也微針亦不犯大經不傷經氣二法雖殊義相通也

觀部分而知經絡之虛實

此下二句以脉言脉之部分兩寸有餘兩尺不足爲經滿絡虛兩尺有餘兩寸不足爲絡滿經虛盖

針灸六集　八　開蒙集　廿八

兩寸爲手太陰之經兩尺爲手太陰之絡故也周身經絡有餘不足並準於此

視浮沉而辨藏府之寒温

脉來浮大爲陽爲温爲病在府脉來沉細爲陰爲寒爲病在藏

且夫先令針耀而慮針損次藏口內而欲針温目無外視手如握虎心無內慕如待貴人

言敬慎針事如此

奈何？曰：按摩勿释，着针勿斥，移气于不足，神气乃得复。又曰：我将深之，适人必革，精气自伏。皆刺微邪之针方也。九针之内，如鑱针、鍉针，皆此妙义。分刺者，刺分肉之间，不犯大经，恐伤经气也。微针亦不犯大经，不伤经气。二法虽殊，义相通也。

观部分而知经络之虚实。

此下二句，以脉言脉之部分。两寸有余，两尺不足为经满络虚；两尺有余，两寸不足，为络满经虚。盖两寸为手太阴之经，两尺为手太阴之络故也。周身经络有余不足，并准于此。

视浮沉而辨脏腑之寒温。

脉来浮大，为阳为温，为病在腑。脉来沉细，为阴为寒，为病在脏。

且夫先令针耀，而虑针损，次藏口内，而欲针温。目无外视，手如握虎，心无内慕，如待贵人。

言敬慎针事如此。

左手重而切按欲令氣散
欲令本經真氣散去不至傷損
右手輕而徐入不痛之因
穴中陰血不傷故不痛
空心恐怯直立側而多暈
空心恐怯則神失其養直立倚側則體失所依暈
之由也
背目沉掐坐臥平而沒昏

背目則神不驚沉掐則神內定坐臥平則四體有
所倚着宜無昏悶
推於十干十變知孔穴之開闔論其五行五藏察日
時之興衰
此以日時干支五行推藏府孔穴之開闔乃候氣
法也
伏如橫弩應若發機
氣未至而不應則針偃伏如橫置之弩扣之不發

左手重而切按，欲令气散。

欲令本经真气散去，不至伤损。

右手轻而徐入，不痛之因。

穴中阴血不伤，故不痛。

空心恐怯，直立侧而多晕。

空心恐怯，则神失其养，直立倚侧，则体失所依，晕之由也。

背目沉掐，坐卧平而没昏。

背目则神不惊，沉掐则神内定，坐卧平则四体有所倚着，宜无昏闷。

推于十干十变，知孔穴之开阖；论其五行五脏，察日时之兴衰。

此以日时干支五行，推脏腑孔穴之开阖，乃候气法也。

伏如横弩，应若发机。

气未至而不应，则针偃伏，如横置之弩，扣之不发。

氣至而應，則迎隨補瀉，若發機焉，疾莫如之矣。

陰交陽別而定血暈。

此經刺法也。陰交，臍下一寸之陰交，足三陰任衝所會。陽別，即陽交，一名別陽，足少陽所發，在外踝上七寸，爲陽維之郄，斜屬三陽分肉間。言二穴留針，則任脉之虛陽不起，少陽上升之氣歸原，故可以定血暈。

陰蹻陰維而下胎衣。

此絡刺法也。陰蹻謂照海，足少陰腎脉所發。陰維謂內關，手厥陰心主所發。經脉傳注，以次相及，足少陰注手厥陰，一定之序也。腎係胞胎，刺照海則胞胎之氣洩而不固，刺內關則所謂迎而奪之也。二穴洩其經氣，故下胎衣。

痺厥偏枯，迎隨俾經絡接續。

痺厥偏枯，乃風寒濕三者爲邪，流於經絡，經絡不得接續而成病也。用針者，察病屬於何經，須迎而

气至而应，则迎随补泻，若发机焉，疾莫如之矣。

阴交阳别，而定血晕。

此经刺法也。阴交，脐下一寸之阴交，足三阴、任、冲所会。阳别，即阳交，一名别阳，足少阳所发，在外踝上七寸，为阳维之郄，斜属三阳分肉间。言二穴留针，则任脉之虚阳不起，少阳上升之气归原，故可以定血晕。

阴跷阴维，而下胎衣。

此络刺法也。阴跷谓照海，足少阴肾脉所发。阴维谓内关，手厥阴心主所发。经脉传注，以次相及，足少阴注手厥阴，一定之序也。肾系胞胎，刺照海则胞胎之气泻而不固，刺内关则所谓迎而夺之也。二穴泻其经气，故下胎衣。

痹厥偏枯，迎随俾经络接续。

痹、厥、偏枯，乃风寒湿三者为邪，留于经络，经络不得接续而成病也。用针者，察病属于何经，须迎而

奪之以去其邪隨而濟之以補其正則病去而氣
血復矣氣血復其常寧復有痹厥偏枯乎
崩漏帶下溫補使氣血依歸
崩漏帶下乃氣血虛寒所致法宜溫針補之使氣
血依歸則崩漏帶下之疾去矣
靜以久留停針待之
針出速則病多反覆必久留其針待病邪去盡經
氣平調然後出針此承上文而總結之也

必准者取照海治喉中之閉塞
此瀉絡遠針之法也照海腎經所發腎脉循喉嚨
故主喉中閉塞
端的處用大鍾治心內之呆痴
大鍾足少陰絡別走太陽者少陰腎脉其支者絡
心注胸中故主心內呆痴此亦遠刺法也
大抵疼痛實瀉痒麻虛補
諸疼痛者爲邪氣實法宜瀉諸痒麻者爲正氣虛

夺之以去其邪，随而济之以补其正，则病去而气血复矣。气血复其常，宁复有痹厥偏枯乎？

崩漏带下，温补使气血依归。

崩漏带下，乃气血虚寒所致，法宜温针补之，使气血依归，则崩漏带下之疾去矣。

静以久留，停针待之。

针出速则病多反复，必久留其针，待病邪去尽，经气平调，然后出针。此承上文而总结之也。

必准者，取照海治喉中之闭塞。

此泻络远针之法也。照海，肾经所发，肾脉循喉咙，故主喉中闭塞。

端的处，用大钟治心内之呆痴。

大钟，足少阴络，别走太阳者。少阴肾脉，其支者络心，注胸中，故主心内呆痴。此亦远刺法也。

大抵疼痛实泻，痒麻虚补。

诸疼痛者，为邪气实，法宜泻；诸痒麻者，为正气虚，法宜補。

體重節痛而俞居。心下痞滿而井主。

陽俞木。陰俞土。木主筋。筋根於節。土主肉。肉附於體。故體重節痛而取之於俞。陽井金。陰井木。金爲肺。肺病則賁鬱。木爲肝。木病則不得條達。故心下痞滿而取之於井。二句義本難經。

胸脹咽痛針大衝而必除

大衝足厥陰肝脉所發。肝脉上貫肝鬲。布脇肋。循

喉嚨之後。故主胸脹咽痛。此遠刺法也。

脾痛胃疼瀉公孫而立愈

公孫足太陰脾脉所發。別走陽明者。其經屬脾絡胃。故主脾痛胃疼。亦遠刺法也。

胸滿腹痛刺內關

內關手厥陰心主脉所發。別走少陽者。其經歷絡三焦。故主胸滿腹痛。亦遠刺法也。

脇疼肋痛針飛虎。

法宜补。

体重节痛而俞居，心下痞满而井主。

阳俞木，阴俞土。木主筋，筋根于节，土主肉，肉附于体，故体重节痛而取之于俞。阳井金，阴井木。金为肺，肺病则贲郁；木为肝，木病则不得条达。故心下痞满而取之于井。二句义本《难经》。

胸胀咽痛，针太冲而必除。

太冲，足厥阴肝脉所发，肝脉上贯肝膈，布胁肋，循喉咙之后，故主胸胀咽痛。此远刺法也。

脾痛胃疼，泻公孙而立愈。

公孙，足太阴脾脉所发，别走阳明者。其经属脾络胃，故主脾痛胃疼。亦远刺法也。

胸满腹痛，刺内关。

内关，手厥阴心主脉所发，别走少阳者。其经历络三焦，故主胸满腹痛。亦远刺法也。

胁疼肋痛，针飞虎。

飛虎。支溝也。以虎口交扠。中指飛到處是穴。故曰飛虎。手少陽脉氣所發。少陽行於身側。其經歷屬三焦。故主脇疼肋痛。亦遠刺法也

筋攣骨痛而補魂門。

魂門。足太陽經所發。肝之部也。肝主筋。肝病而筋攣骨痛者宜取之。此巨刺法也。

體熱勞嗽而洩魄戶。

魄戶。足太陽經所發。肺之部也。肺主氣。肺病而體熱勞嗽者宜取之。亦巨刺法也。

頭風頭痛刺申脉於金門。

刺申脉於金門。言刺申脉於金門之分也。二穴相近。皆足太陽脉所發。足太陽之脉。起目內眥。上頞交巔。從巔至耳上角。其直行者。入絡腦。還出別下項。故主頭風頭痛。此亦瀉絡遠針之法也。

眼痒眼疼瀉光明與地五。

光明地五會。皆足少陽所發。光明為足少陽絡。別

飞虎，支沟也。以虎口交叉，中指飞到处是穴，故曰飞虎。手少阳脉气所发，少阳行于身侧，其经历属三焦，故主胁疼肋痛。亦远刺法也。

筋挛骨痛而补魂门。

魂门，足太阳经所发，肝之部也。肝主筋，肝病而筋挛骨痛者宜取之。此巨刺法也。

体热劳嗽而泄魄户。

魄户，足太阳经所发，肺之部也。肺主气，肺病而体热劳嗽者宜取之，亦巨刺法也。

头风头痛，刺申脉于金门。

刺申脉于金门，言刺申脉于金门之分也。二穴相近，皆足太阳脉所发。足太阳之脉，起目内眦，上颈交巅，从巅至耳上角，其直行者，入络脑，还出别下项，故主头风头痛。此亦泻络远针之法也。

眼痒眼疼，泻光明与地五。

光明、地五会，皆足少阳所发。光明为足少阳络，别

走厥陰者少陽之脉起於目銳眥故主眼痒眼疼。亦洩絡遠針之法。

瀉陰郄止盜汗治小兒骨蒸。

陰郄手少陰郄也心血不足則陽偏勝而生內熱令大人盜汗小兒骨蒸故瀉陰郄以去內熱內熱除則盜汗骨蒸去矣亦瀉絡遠針之旨。

刺偏歷利小便醫大人水蠱。

偏歷手陽明絡別走太陰者其經屬於大腸大腸之間爲闌門主泌別清濁故刺偏歷則大腸氣化而闌門通小便利而水蠱愈矣亦瀉絡遠針法也。

中風環跳而宜刺。

環跳足少陽脉氣所發少陽爲木爲風故刺中風者宜取之此巨刺法也。

虛損天樞而可取。

天樞足陽明脉氣所發陽明居中土也萬物之母五藏百骸莫不受其氣而母之故虛損者宜取天

走厥阴者。少阳之脉，起于目锐眦，故主眼痒眼疼。亦泻络远针之法。

泻阴郄，止盗汗，治小儿骨蒸。

阴郄，手少阴郄也。心血不足，则阳偏胜，而生内热，令大人盗汗，小儿骨蒸，故泻阴郄以去内热，内热除则盗汗骨蒸去矣。亦泻络远针之旨。

刺偏历，利小便，医大人水蛊。

偏历，手阳明络，别走太阴者。其经属于大肠，大肠之间为阑门，主泌别清浊，故刺偏历则大肠气化而阑门通，小便利而水蛊愈矣。亦泻络远针法也。

中风环跳而宜刺。

环跳，足少阳脉气所发，少阳为木为风，故刺中风者宜取之。此巨刺法也。

虚损天枢而可取。

天枢，足阳明脉气所发，阳明居中土也，万物之母，五脏百骸莫不受其气而母之，故虚损者宜取天樞刺而灼之可也。

由是午前卯後太陽生而疾溫。

午前卯後三陽生旺之時用針者乘時取氣而推內之則疾溫矣。

離左酉南月魄虧而速冷。

離左酉南三陽氣減之際用針者乘時迎瀉而動退焉則速冷矣此以陰道右旋推之也。

循捫彈怒留吸母而堅長。

以指循環於孔穴之上謂之循卽而摩之謂之捫以指重搏孔穴謂之彈孔穴赤起謂之怒靜置其針謂之留患人氣入謂之吸生我經穴謂之母肉着於針謂之堅閏息而永謂之長言用循捫彈怒留吸母諸法皆所以補虛虛得其補則肉堅而息長矣。

爪下伸提疾呼子而虛短。

以甲掐取孔穴謂之爪針隨而入謂之下引出豆

枢。刺而灼之可也。

由是午前卯后，太阳生而疾温。

午前卯后，三阳生旺之时，用针者，乘时取气而推纳之，则疾温矣。

离左酉南，月魄亏而速冷。

离左酉南，三阳气减之际。用针者，乘时迎泻而动退焉，则速冷矣。此以阴道右旋推之也。

循扪弹怒留吸母而坚长。

以指循环于孔穴之上谓之循；即而摩之谓之扪；以指重搏孔穴谓之弹；孔穴赤起谓之怒；静置其针谓之留；患人气入谓之吸；生我经穴谓之母；肉着于针谓之坚；闰息而永谓之长。言用循扪、弹、怒、留、吸、母诸法，皆所以补虚，虚得其补，则肉坚而息长矣。

爪下伸提疾呼子而虚短。

以甲掐取孔穴谓之爪；针随而入谓之下；引出豆

許謂之伸針起肉隨謂之提急出其針謂之疾患人呵氣謂之呼所生經穴謂之子肉不着針謂之虛聲微氣劣謂之短言用爪下伸提疾呼子諸法皆所以瀉實實得其瀉則經虛而息短矣

動退空歇迎奪右而瀉涼

搖動其針謂之動引針少出謂之退不捫針痏謂之空不復用針謂之歇先邪取穴謂之迎大瀉其邪謂之奪右旋其針謂之右以上諸法皆所以瀉

實而令熱者涼也

推內進搓隨濟左而補暖

持針力入謂之推刺入穴分謂之內漸次入深謂之進拈轉其針謂之搓後邪取穴謂之隨引氣益之謂之濟左旋其針謂之左以上諸法皆所以補虛而令寒者暖也

慎之大凡危疾色脉不順而莫針

病人色脉相生者吉色脉相尅者凶不可更施針

许谓之伸；针起肉随谓之提；急出其针谓之疾；患人呵气谓之呼；所生经穴谓之子；肉不着针谓之虚；声微气劣谓之短。言用爪、下、伸、提、疾、呼、子诸法，皆所以泻实，实得其泻，则经虚而息短矣。

动退空歇迎夺右而泻凉。

摇动其针谓之动；引针少出谓之退；不扪针痏谓之空；不复用针谓之歇；先邪取穴谓之迎；大泻其邪谓之夺；右旋其针谓之右。以上诸法皆所以泻实而令热者凉也。

推纳进搓随济左而补暖。

持针力入谓之推；刺入穴分谓之纳；渐次入深谓之进；拈转其针谓之搓；后邪取穴谓之随；引气益之谓之济；左旋其针谓之左。以上诸法，皆所以补虚而令寒者暖也。

慎之！大凡危疾，色脉不顺而莫针。

病人色脉相生者吉；色脉相克者凶，不可更施针治。
寒熱風陰。飢飽醉勞。而切忌。
寒熱風陰。天氣之乖和也。飢飽醉勞。人氣之乖和
也。如是者皆不宜刺。
望不補而晦不瀉。弦不奪而朔不濟。
人身營氣。與大陰同其盈虧。故當其盈而補。是謂
重實。令人絡有留血。當其虧而洩。是謂重虛。令人
益困。

精其心而窮其法。無灼艾而壞其肌。
脉証為寒。為積。為氣虛胃弱者。宜灼艾。為風。為火
為熱。為血虛者。不宜灼艾
正其理而求其原。免投鍼而失其位。
病有理有原。必正其理。求其原。何者宜針經。何者
宜針絡。不然。投針失位無益也。
避刺處而和四支。四十有六。
中心　中肺　中肝　中脾　中腎　中膀胱

治。

寒热风阴，饥饱醉劳而切忌。

寒热风阴，天气之乖和也；饥饱醉劳，人气之乖和也。如是者皆不宜刺。

望不补而晦不泻，弦不夺而朔不济。

人身营气，与太阴同其盈亏。故当其盈而补，是谓重实，令人络有留血；当其亏而泻，是谓重虚，令人益困。

精其心而穷其法，无灼艾而坏其肌。

脉证为寒、为积、为气虚胃弱者，宜灼艾。为风、为火、为热、为血虚者，不宜灼艾。

正其理而求其原，免投针而失其位。

病有理有原，必正其理，求其原，何者宜针经，何者宜针络。不然，投针失位无益也。

避刺处而和四肢，四十有六。

中心　中肺　中肝　中脾　中肾　中膀胱

中膽　中膈　跗上　陰股　面中　客主人
腦户　膝臏　郄中　膺中　氣街　太淵血
缺盆　乳房　乳中　雲門　臍中　少陰血
鳩尾　神庭　顱息　左角　人迎　足下中脉
石門　伏兎　會陰　脊髓　承筋　肘内陷
然谷　横骨　青靈　五里　眶上陷　面承泣
三陽絡　關節液出　腋脇内陷　孕婦三陰交
禁灸處而除六俞。三十有二
針方六集　入開蒙集　二十八
頭維　承光　腦户　下關　殷門　絲竹空
人迎　承泣　脊中　乳中　氣街　白環俞
淵液　經渠　鳩尾　四白　陽關　石門女子禁
天府　伏兎　瘈脉　啞門　風府　地五會
素髎　睛明　迎香　禾髎　顴窌　心俞
氣衝　陰市
抑又聞高皇抱疾未瘥。李氏刺巨闕而得甦。
高皇。金之高皇。李氏。今不能考。巨闕。心之募也。主

中胆　中膈　跗上　阴股　面中　客主人　脑户　膝髌　郄中　膺中　气街　太渊血　缺盆　乳房　乳中　云门　脐中　少阴血　鸠尾　神庭　颅息　左角　人迎　足下中脉　石门　伏兔　会阴　脊髓　承筋　肘内陷　然谷　横骨　青灵　五里　眶上陷　面承泣　三阳络　关节液出　腋胁内陷　孕妇三阴交

禁灸处而除六俞，三十有二。

头维　承光　脑户　下关　殷门　丝竹空　人迎　承泣　脊中　乳中　气街　白环俞　渊液　经渠　鸠尾　四白　阳关　石门女子禁　天府　伏兔　瘛脉　哑门　风府　地五会　素髎　睛明　迎香　禾髎　颧髎　心俞　气冲　阴市

抑又闻高皇抱疾未瘥，李氏刺巨阙而得苏。

高皇，金之高皇。李氏，今不能考。巨阙，心之募也，主

五藏氣相干。卒心痛尸厥。此巨刺也。

太子暴死爲尸厥。越人針維會而得醒。

太子。虢太子。越人。盧醫秦越人也。史稱虢太子病尸厥。扁鵲爲之刺三陽五會。有間太子甦。則百會穴也。此云維會。則非百會。針經云。臍中一名維會。謂扁鵲當時取此穴耳。盖人之生。嘗以此穴受母之氣。刺家能取此穴。調其厥逆。使之沖和。亦何嫌於刺哉。臍中爲是古之神良固未嘗以禁刺膠鼓

也。

肩井曲池。甄權刺臂痛而復射。

魯州刺史厙狄嶔患風痺。甄權取此二穴刺之。立能援弓引射。亦經刺也。

懸鍾環跳。華佗刺躄足而立行。

懸鍾爲絡刺。環跳爲經刺。皆足少陽經所發。足少陽爲甲木。故主風。能治躄足。

秋夫針腰俞而鬼免沉痾。王纂針交俞而妖精立出。

五脏气相干、卒心痛、尸厥。此巨刺也。

太子暴死为尸厥，越人针维会而得醒。

太子，虢太子。越人，卢医秦越人也。史称，虢太子病尸厥，扁鹊为之刺三阳五会，有太子苏，则百会穴也。此云维会，则非百会。《针经》云：脐中，一名维会，谓扁鹊当时取此穴耳。盖人之生，尝以此穴受母之气，刺家能取此穴，调其厥逆，使之冲和，亦何嫌于刺哉。脐中为是，古之神良，固未尝以禁刺胶鼓也。

肩井、曲池，甄权刺臂痛而复射。

鲁州刺史库狄嶔患风痹，甄权取此二穴刺之，立能援弓引射。亦经刺也。

悬钟、环跳，华佗刺躄**足而立行。**

悬钟为络刺，环跳为经刺，皆足少阳经所发，足少阳为甲木，故主风，能治躄足。

秋夫针腰俞而鬼免沉疴，王纂针交俞而妖精立出。

毉文從巫，以其通於鬼神也，故治鬼出妖，不為幽妄。聖人不語，術士傳焉。余煮針方中，主以五毒。五毒者，官桂、川烏、鬼臼、狼毒、自然銅也。復用真人手符，為降魔驅妖計也。交俞，非古穴，說者以為人中、三陰交，近是。

刺肝俞與命門，使瞽士視秋毫之末。

肝俞，足太陽脉氣所發，肝氣於此轉輸，故曰肝俞。目為肝之竅，故刺之。命門，非督之命門，亦非任之命門。靈樞根結論曰：命門者，目也。謂睛明穴，此治

外障法也。治內障者，宜刺睛中穴，其法候於暑月，先以涼水沃之，以凝其血，次用三稜針鑽穴，繼以黃金毫針刺入，撥去內障，五年十年不見物者，立能見物，復明如舊。其刺始於龍木禪師，詳載大藏經中，神妙神妙者也。所以必用涼水者，非水涼之則血不凝，能令血貫瞳人，不能復治矣。如水涼之不足，為患亦同，故於將出針時，宜更以涼水沃之。所以必候暑月者，非暑月不足以勝涼水故也。識

“毉”，文从“巫”，以其通于鬼神也。故治鬼出妖，不为幽妄。圣人不语，术士传焉。余煮针方中，主以五毒。五毒者，官桂、川乌、鬼臼、狼毒、自然铜也。复用真人手符，为降魔驱妖计也。交俞，非古穴，说者以为人中、三阴交，近是。

刺肝俞与命门，使瞽士视秋毫之末。

肝俞、足太阳脉气所发，肝气于此转输，故曰肝俞。目为肝之窍，故刺之。命门，非督之命门，亦非任之命门。《灵枢・根结》论曰：“命门者，目也”，谓睛明穴，此治外障法也。治内障者，宜刺睛中穴，其法：候于暑月，先以凉水沃之，以凝其血，次用三棱针开穴，继以黄金毫针刺入，拨去内障，五年十年不见物者，立能见物，复明如旧。其刺始于龙木禅师，详载《大藏经》中，神妙神妙者也。所以必用凉水者，非水凉之则血不凝，能令血贯瞳仁不能复治矣。如水凉之不足，为患亦同。故于将出针时，宜更以凉水沃之。所以必候暑月者，非暑月不足以胜凉水故也。识

之慎之。刺睛中穴法，附前《神照集》。

取少阳与交别，俾聋夫听夏蚋之声。

取少阳，取其结于耳者，翳风是也，为手足少阳之会。交于手少阳者为内关；别于手少阳者为外关，交于足少阳者为蠡沟，别于足少阳者为光明。外关与内关平等，光明与蠡沟亦平等，皆一针可取二穴者也。手、足少阳脉皆入耳，故治耳聋。此亦泻络远针之法。

嗟夫！去圣愈远，此道渐坠。或不得意而散其学，或愆其能而犯禁忌。愚庸志浅，难契于玄言。至道渊深，得之者有几？偶述斯言，不敢示诸明达者焉，庶几乎童蒙之心启。

次

八法针方二

八法者，八穴之法，公孙、内关、临泣、外关、后溪、申脉、列缺、照海是也。以八穴交会奇经八脉，而分主乎

表主乎裏主乎表裏之間也仲景妙於傷寒以其
有六經之辨予今以八法爲妙者以其分主八脉
而該乎十二經也創爲針家一大法門求之古籍
不稱作者何人或以爲少室異人所傳理或然也
蓋在竇氏之前已有其敎每下針以四痏爲主皆
瀉絡遠針之法四面攻討之兵也刺家但主八法
隨証加針不過五七孔穴無難去之疾矣訓如後
方

公孫合 臨泣合 後谿合 列鈌合
內關 外關 申脉 照海

訣曰
公孫衝脉胃心胸內關陰維會總同
公孫二穴在足大指內側本節後一寸白肉際足
太陰絡別走陽明者內關二穴在手臂內兩筋之
間去掌後横紋二寸手心主絡別走少陽者言公
孫二穴通乎奇經之衝脉內關二穴通乎奇經之

表、主乎里、主于表里之间也。仲景妙于伤寒，以其有六经之辨。予今以八法为妙者，以其分主八脉，而该乎十二经也。创为针家一大法门。求之古籍，不称作者何人，或以为少室异人所传，理或然也。盖在《窦氏》之前，已有其教。每下针以四痏为主，皆泻络远针之法，四面攻讨之兵也。刺家但主八法，随证加针，不过五七孔穴，无难去之疾矣。训如后方。

公孙合内关　临泣合外关

后溪合申脉　列缺合照海

诀曰：

公孙冲脉胃心胸，内关阴维会总同。

公孙二穴，在足大指内侧本节后一寸白肉际，足太阴络，别走阳明者。内关二穴，在手臂内两筋之间，去掌后横纹二寸，手心主络，别走少阳者。言公孙二穴，通乎奇经之冲脉；内关二穴，通乎奇经之陰維脉。衝脉起止併足少陰。循腹裏從肺出絡心。注胸中。故主胃與心胸諸疾。陰維者。維持腹內六陰之脉也。手心主之脉。起于胸中。出屬心包絡。下膈。歷絡三焦。故亦主胃與心胸諸疾。而云會總同也。取此四穴。針氣一行之後。三焦快然。疾去內和。例之湯液。則瀉心。凉膈。大小陷胸。調胃承氣諸方之力也。

臨泣膽經連帶脉。陽維目銳外關逢。

臨泣二穴。在足小指次指本節後外側。筋骨縫陷者中。足少陽膽經之所注也。外關二穴。在腕後二寸。兩骨間陷者中。手少陽絡。別走手心主者。帶脉爲奇經之一。環身一週。若束帶然。故名帶脉。陽維爲奇經之一。維持諸陽。抵目外眥。四穴者。主手足少陽半表半裏諸疾。針氣一行之後。中外皆和。營衛流暢。例之湯液。則三化雙解大小柴胡通聖溫膽諸方之力也。

阴维脉。冲脉起止并足少阴，循腹里，从肺出络心，注胸中，故主胃与心胸诸疾。阴维者，维持腹内六阴之脉也。手心主之脉，起于胸中，出属心包络，下膈，历络三焦，故亦主胃与心胸诸疾，而云会总同也。取此四穴，针气一行之后，三焦快然，疾去内和。例之汤液，则泻心、凉膈、大小陷胸、调胃承气诸方之力也。

临泣胆经连带脉，阳维目锐外关逢。

临泣二穴，在足小指次指本节后外侧，筋骨缝陷者中，足少阳胆经之所注也。外关二穴，在腕后二寸，两骨间陷者中，手少阳络，别走手心主者。带脉为奇经之一，环身一周，若束带然，故名带脉。阳维为奇经之一，维持诸阳，抵目外眦。四穴者，主手足少阳半表半里诸疾，针气一行之后，中外皆和，营卫流畅。例之汤液，则三化、双解、大小柴胡、通圣、温胆诸方之力也。

後谿督脉內眥頸。申脉陽蹻絡亦通。

後谿二穴。在手小指本節後一寸。橫紋尖上陷中。拳而取之。手太陽脉所注。申脉二穴。在足外踝下陷中。容爪甲許。言後谿通乎督脉。申脉為陽蹻所生。四穴主手足太陽二經諸疾。針氣一行。大汗如注。則表邪盡去。例之湯液。則桂枝麻黃葛根大小青龍諸方之旨也。

列缺會任行肺系。陰蹻照海膈喉嚨。

列缺二穴。去腕一寸五分。兩手交扠食指點到處是穴。當筋骨罅中。手太陰之絡。別走陽明者。照海二穴。足少陰腎經所發。在足內踝骨下一寸白肉際。陰蹻脉所生。言列缺二穴。會乎任脉而行於肺系。照海二穴。為陰蹻脉所生。少陰腎脉所發。少陰腎脉循喉嚨。系舌本。取此四穴。針氣一行之後。肺膈安和。喉嚨清利。例之湯液。則二冬二母犀苄甘桔諸方之旨也。○以上八法。下針必以四穴為主。

后溪督脉内眦颈，申脉阳跷络亦通。

后溪二穴，在手小指本节后一寸，横纹尖上陷中，拳而取之，手太阳脉所注。申脉二穴，在足外踝下陷中，容爪甲许。言后溪通乎督脉，申脉为阳跷所生。四穴主手足太阳二经诸疾，针气一行，大汗如注，则表邪尽去。例之汤液，则桂枝、麻黄、葛根、大小青龙诸方之旨也。

列缺会任行肺系，阴跷照海膈喉咙。

列缺二穴，去腕一寸五分，两手交叉，食指点到处是穴，当筋骨罅中，手太阴之络，别走阳明者。照海二穴，足少阴肾经所发，在足内踝骨下一寸白肉际，阴跷脉所生。言列缺二穴，会乎任脉而行于肺系。照海二穴，为阴跷脉所生，少阴肾脉所发，少阴肾脉循喉咙，系舌本。取此四穴，针气一行之后，肺膈安和，喉咙清利。例之汤液，则二冬、二母、犀薄甘桔诸方之旨也。○以上八法，下针必以四穴为主，

或補手而瀉足或補足而瀉手左右亦復如是如兵之奇正相生或以正爲奇或以奇爲正針之善物也○旁通集中揆八法四條宜互玩

公孫二穴主治二十七證　必取內關二穴配合三

九種心痛　痰膈涎悶　臍腹痛脹

脇肋疼痛　產後血迷　氣膈食不下

泄瀉不止　痃氣疼痛　裏急後重

傷寒結胸　水膈酒痰　滿悶嘔吐

腹脇脹痛　腸風下血　脫肛不收

氣膈　食膈不下　食積疼痛

癖氣食癖　酒癖　兒枕痛血塊

腹鳴　血刺痛　小兒瀉

瀉腹痛　胸中刺痛　瘧疾心痛

內關二穴主治二十五證　必取公孫二穴配合

中滿不快　傷寒結胸　心胸痞滿

吐逆不定　胸滿痰膈　腹痛

或补手而泻足，或补足而泻手，左右亦复如是，如兵之奇正相生，或以正为奇，或以奇为正，针之善物也。○《旁通集》中揆八法四条，宜互玩。

八法主治配合三[1]

公孙二穴主治二十七证，必取内关二穴配合：

九种心痛　痰膈涎闷　脐腹痛胀　胁肋疼痛

产后血迷　气膈食不下　泄泻不止　痃气疼痛

里急后重　伤寒结胸　水膈酒痰　满闷呕吐

腹胁胀痛　肠风下血　脱肛不收　气膈　食膈不下

食积疼痛　癖气食癖　酒癖　儿枕痛血块　腹鸣

血刺痛　小儿泻　泻腹痛　胸中刺痛　疟疾心痛。

内关二穴主治二十五证，必取公孙二穴配合：

中满不快　伤寒结胸　心胸痞满　吐逆不定　胸满痰膈　腹痛

①八法主治配合三：此七字原无，据目录补。

泄瀉滑腸　酒痰膈痛　米穀不化
横竪痃氣　小兒脱肛　九種心痛
脇肋痛　腸鳴　婦人血刺痛
積塊痛　男子酒癖　二膈心下痞痛
氣膈食不下　腹肋脹痛　腸風下血
傷寒　裏急後重　食膈食不下
痎瘧寒熱
臨泣二穴主治二十五證　必取外關二穴配合

足跗腫痛　手足麻　手指擅掉
赤眼冷泪　咽喉腫痛　手足攣急
脇肋痛　牙齒痛　手足發熱
解利傷寒　腿胯痛　脚膝腫痛
四肢不遂　頭風腫　頭頂腫
浮風搔痒　身體腫　身體麻
頭目眩暈　筋攣骨痛　頰顋痛
雷頭風　眼目腫痛　中風手足不舉

泄泻滑肠　酒痰膈痛　米谷不化　横竖痃气　小儿脱肛
九种心痛　胁肋痛　肠鸣　妇人血刺痛　积块痛
男子酒癖　二[1]膈心下痞痛　气膈食不下　腹肋胀痛
肠风下血　伤寒结胸[2]　里急后重　食膈食不下　痎疟寒热。

临泣二穴主治二十五证，必取外关二穴配合：

足跗肿痛　手足麻　手指颤掉　赤眼冷泪　咽喉肿痛
手足挛急　胁肋痛　牙齿痛　手足发热　解利伤寒
腿胯痛　脚膝肿痛　四肢不遂　头风肿　头顶肿
浮风瘙痒　身体肿　身体麻　头目眩晕　筋挛骨痛
颊腮痛　雷头风　眼目肿痛　中风手足不举

①二：《普济方》卷四一〇作“水”，意长。
②结胸：原无，据《普济方》卷四一〇补。

耳聾

外關二穴主治二十七證　必取臨泣二穴配合

肢節腫痛　臂膊冷痛　鼻衄

手足發熱　眉棱中痛　指節痛不能屈伸

手足疼痛　産後惡風　傷寒自汗

頭風　四肢不遂　筋骨疼痛

迎風淚出　赤目疼痛　腰背腫痛

眼腫　傷寒表熱　手足麻痛無力

破傷風　手臂痛　頭風掉眩痛

頭項痛　盜汗　目翳隱澀

産後身痛　腰胯痛　雷頭風

後谿二穴主治二十四證　必取申脈二穴配合

手足攣急　手足擅掉　頭風痛

傷寒不解　盜汗不止　中風不語

牙齒痛　癲癇吐沫　腰背强痛

筋骨痛　咽喉閉塞　頰顋腫痛

耳聋

外关二穴主治二十七证，必取临泣二穴配合：

肢节肿痛　臂膊冷痛　鼻衄　手足发热　眉棱中痛

指节痛不能屈伸　手足疼痛　产后恶风　伤寒自汗

头风　四肢不遂　筋骨疼痛　迎风泪出　赤目疼痛

腰背肿痛　眼肿　伤寒表热　手足麻痛无力　破伤风

手臂痛　头风掉眩痛　头项痛　盗汗　目翳隐涩

产后身痛　腰胯痛　雷头风

后溪二穴主治二十四证，必取申脉二穴配合：

手足挛急　手足颤掉　头风痛　伤寒不解　盗汗不止

中风不语　牙齿痛　癫痫吐沫　腰背强痛　筋骨痛

咽喉闭塞　颊腮肿痛

傷寒項强痛　膝脛腫痛　手足麻
眼赤腫　傷寒頭痛　表汗不出
衝風淚下　破傷風搐　產後汗出惡風
喉痺　脚膝腿痛　手麻痺
申脉二穴主治二十五證　必取後谿二穴配合
腰背强痛　肢節痛　手足不遂
傷寒頭痛　身體腫滿　頭面自汗
癲癇　目赤腫痛　傷風自汗

頭風痒痛　眉稜痛　雷頭風
手臂痛　臂冷　產後自汗
鼻衄　破傷風　肢節腫痛
腿膝腫痛　耳聾　手足麻
吹妳　洗頭風　手足攣
產後惡風
列缺二穴主治三十一證　必取照海二穴配合
寒痛泄瀉　咽喉腫痛　婦人血積敗血痛

伤寒项强痛　膝胫肿痛　手足麻　眼赤肿　伤寒头痛
表汗不出　冲风泪下　破伤风搐　产后汗出恶风
喉痹　脚膝腿痛　手麻痹。

申脉二穴主治二十五证，必取后溪二穴配合：

腰背强痛　肢节痛　手足不遂　伤寒头痛　身体肿满
头面自汗　癫痫　目赤肿痛　伤风自汗　头风痒痛
眉棱痛　雷头风　手臂痛　臂冷　产后自汗　鼻衄
破伤风　肢节肿痛　腿膝肿痛　耳聋　手足麻　吹奶
洗头风　手足挛　产后恶风

列缺二穴主治三十一证，必取照海二穴配合：

寒痛泄泻　咽喉肿痛　妇人血积败血痛

牙齒腫痛　小腸氣撮痛　死胎胎衣不下
脇癖痛　吐唾膿血　咳嗽寒痰
痃氣　食噎不下　臍腹撮痛
心腹痛　腸鳴下利　痔痒漏血
心痛溫痢　產後腰痛　產後發狂
產後不語　米穀不化　男子酒癖
乳癰腫痛　婦人血塊　溫病不瘥
吐逆不止　小便下血　小便不通

大便閉塞　大便下血　胃腸痛病
諸積為患
照海二穴主治二十七證　必取列缺二穴配合
喉嚨閉塞　小便冷痛　小便淋澁不通
膀胱氣痛　婦人血暈　胎衣不下
臍腹痛　小腹脹滿　反胃吐食不納
腸癖下血　酒癖　中滿不快
洩瀉　食不化　腸鳴下利腹痛

牙齿肿痛　小肠气撮痛　死胎胎衣不下　胁癖痛　吐唾脓血　咳嗽寒痰　痃气　食噎不下　脐腹撮痛　心腹痛　肠鸣下痢　痔痒漏血　心痛温痢　产后腰痛　产后发狂　产后不语　米谷不化　男子酒癖　乳痈肿痛　妇人血块　温病不瘥　吐逆不止　小便下血　小便不通　大便闭塞　大便下血　胃肠痛病　诸积为患。

照海二穴主治二十七证，必取列缺二穴配合：

喉咙闭塞　小便冷痛　小便淋涩不通　膀胱气痛　妇人血晕　胎衣不下　脐腹痛　小腹胀满　反胃吐食不纳　肠澼下血　酒癖　中满不快　泄泻　食不化　肠鸣下痢腹痛

難產　婦人血積　兒枕痛
嘔吐　酒積　痃氣
氣塊　酒痺　氣膈
食勞黃　足熱厥　大便不通
右法先刺主證之穴隨病左右上下所在取之仍
循捫導引按法祛除如病未已必求配合孔穴兼
施處治須要停針待氣上下相接快然無所苦而
後出針

次
五門鍼方說　四
五門者十二經井滎俞經合也藏府之氣由之開
闔若門戶焉故曰五門以十二經分主日時六十
六穴周而復始循環無已故錯舉其義謂之子午
流注當其時謂之開非其時謂之闔陽病用陽日
陽時陰病用陰日陰時又有五行相生之義因其
功行一晝夜而始備又謂之大周天針法以之祛

难产　妇人血积　儿枕痛　呕吐　酒积　痃气

气块　酒痹　气膈　食劳黄　足热厥　大便不通。

上法，先刺主证之穴，随病左右上下所在取之，仍循扪导引，按法祛除。如病未已，必求配合孔穴，兼施处治。须要停针，待气上下相接，快然无所苦，而后出针。

次

五门针方说四

五门者，十二经井荥俞经合也。脏腑之气由之开阖，若门户焉，故曰五门。以十二经分主日时，六十六穴周而复始，循环无已，故错举其义，谓之“子午流注”。当其时谓之开，非其时谓之阖。阳病用阳日阳时，阴病用阴日阴时。又有五行相生之义，因其功行一昼夜而始备，又谓之“大周天针法”，以之祛邪無邪不去以之調氣無氣不調寔隆古之針方也今以其成法述之如左。

○十二經井滎俞原經合一覽圖五

	肺	腎	肝	心	脾	包絡
井木	少商	湧泉	大敦	少衝	隱白	中衝所出
滎火	魚際	然谷	行間	少府	大都	勞宮所流
俞土	大淵	太谿	太衝	神門	太白	太陵所注
經金	經渠	復溜	中封	靈道	商丘	間使所行
合水	尺澤	陰谷	曲泉	少海	陰陵泉	曲澤所入

	大腸	膀胱	膽	小腸	胃	三焦
井金	商陽	至陰	竅陰	少澤	厲兌	關衝所出
滎水	二間	通谷	俠谿	前谷	內庭	液門所流
俞木	三間	束骨	臨泣	後谿	陷谷	中渚所注
原	合谷	京骨	坵墟	腕骨	衝陽	陽池所過
經火	陽谿	崑崙	陽輔	陽谷	解谿	支溝所行
合土	曲池	委中	陽陵泉	小海	三里	天井所入

邪，无邪不去；以之调气，无气不调，实隆古之针方也。今以其成法述之如下。

○十二经井荥俞原经合一览图五

	肺	肾	肝	心	脾	包络
井木	少商	涌泉	大敦	少冲	隐白	中冲所出
荥火	鱼际	然谷	行间	少府	大都	劳宫所流
俞土	太渊	太溪	太冲	神门	太白	大陵所注
经金	经渠	复溜	中封	灵道	商丘	间使所行
合水	尺泽	阴谷	曲泉	少海	阴陵泉	曲泽所入
	大肠	膀胱	胆	小肠	胃	三焦
井金	商阳	至阴	窍阴	少泽	历兑	关冲所出
荥水	二间	通谷	侠溪	前谷	内庭	液门所流
俞水	三间	束骨	临泣	后溪	陷谷	中渚所注
原	合谷	京骨	丘墟	腕骨	冲阳	阳池所过
经火	阳溪	昆仑	阳辅	阳谷	解溪	支沟所行
合土	曲池	委中	阳陵泉	小海	三里	天井所入

膽主甲日 六

甲戌時竅陰井膽　丙子時前谷滎小腸

戊寅時陷谷俞胃　并過本原丘墟

庚辰時陽谿經大腸　壬午時委中合膀胱

甲申時氣合三焦液門水

肝主乙日

乙酉時大敦井肝　丁亥時少府滎心

己丑時太白俞脾過太衝　辛卯時經渠經肺

癸巳時陰谷合腎　乙未時血納包絡勞宮火

小腸主丙日

丙申時少澤井小腸　戊戌時內庭滎胃

庚子時三間俞大腸　過本原腕骨

壬寅時崐崙經膀胱　甲辰時陽陵泉合膽

丙午時氣納三焦中渚水

心主丁日

丁未時少衝井心　己酉時大都滎脾

六十六穴日时主治六[①]

胆主甲日

甲戌时窍阴井，胆　丙子时前谷荥，小肠　戊寅时陷谷俞，胃，并过本原丘墟

庚辰时阳溪经，大肠　壬午时委中合膀胱　甲申时气合三焦液门水

肝主乙日

乙酉时大敦井，肝　丁亥时少府荥，心　己丑时太白俞，脾，过太冲

辛卯时经渠经，肺　癸巳时阴谷合，肾　乙未时血纳包络劳宫火

小肠主丙日

丙申时少泽井，小肠　戊戌时内庭荥，胃　庚子时三间俞，大肠，过本原腕骨

壬寅时昆仑经，膀胱　甲辰时阳陵泉合，胆　丙午时气纳三焦中渚水

心主丁日

丁未时少冲井，心　己酉时大都荥，脾

①六十六穴日时主治六：此标题原无，据目录补。

辛亥時太淵俞肺 過神門　癸丑時復溜經腎
乙卯時曲泉合肝　丁巳時血納包絡太陵土
胃主戊日
戊午時厲兌井胃　庚申時二間滎大腸
壬戌時束骨俞膀胱 過本原衝陽
甲子時陽輔經膽　丙寅時小海合小腸
戊辰時氣納三焦支溝火
脾主己日

針方六集　〈開蒙集〉　四十三

己巳時隱白井脾　辛未時魚際滎肺
癸酉時太谿俞腎 過太白　乙亥時中封經肝
丁丑時少海合心　己卯時血納包絡間使金
太腸主庚日
庚辰時商陽井大腸　壬午時通谷滎膀胱
甲申時臨泣俞膽 過本原合谷
丙戌時陽谷經小腸　戊子時三里合胃
庚寅時氣納三焦天井土

辛亥时太渊俞，肺，过神门　癸丑时复溜经，肾
乙卯时曲泉合，肝　丁巳时血纳包络大陵土
胃主戊日
戊午时厉兑井，胃　庚申时二间荥，大肠　壬戌时束骨俞，膀胱，过本原冲阳
甲子时阳辅经，胆　丙寅时小海合，小肠　戊辰时气纳三焦支沟火
脾主己日
己巳时隐白井，脾　辛未时鱼际荥，肺　癸酉时太溪俞，肾，过太白
乙亥时中封经，肝　丁丑时少海合，心　己卯时血纳包络间使金
大肠主庚日
庚辰时商阳井，大肠　壬午时通谷荥，膀胱　甲申时临泣俞，胆，过本原合谷
丙戌时阳谷经，小肠　戊子时三里合，胃　庚寅时气纳三焦天井土

肺主辛日

辛卯時少商井肺　癸巳時然谷滎腎

乙未時太衝俞肝過太淵　丁酉時靈道經心

己亥時陰陵泉合脾　辛丑時血納包絡曲澤水

膀胱主壬日

壬寅時至陰井膀胱　甲辰時俠谿滎膽

丙午時後谿俞小腸　過本原京骨

戊申時解谿經胃　庚戌時曲池合大腸

壬子時氣納三焦關衝金

腎主癸日

癸丑時湧泉井腎　乙卯時行間滎肝

丁巳時神門俞心過太谿　己未時商丘經脾

辛酉時尺澤合肺　癸亥時血納包絡中衝木

右子午流注開闔之法，乃治神之方也，神治而氣血隨之矣。蓋自靈樞本輸已發其端，古今知者鮮矣。惟竇公獨擅其術，用以治神，然不能無說焉。既

肺主辛日

辛卯时少商井，肺　癸巳时然谷荥，肾　乙未时太冲俞，肝，过太渊

丁酉时灵道经，心　己亥时阴陵泉合，脾　辛丑时血纳包络曲泽水

膀胱主壬日

壬寅时至阴井，膀胱　甲辰时侠溪荥，胆　丙午时后溪俞，小肠，过本原京骨

戊申时解溪经，胃　庚戌时曲池合，大肠　壬子时气纳三焦关冲金

肾主癸日

癸丑时涌泉井，肾　乙卯时行间荥，肝　丁巳时神门俞，心，过太溪

己未时商丘经，脾　辛酉时尺泽合，肺　癸亥时血纳包络中冲木

上子午流注开阖之法，乃治神之方也，神治而气血随之矣。盖自《灵枢·本输》已发其端，古今知者鲜矣。惟窦公独擅其术，用以治神，然不能无说焉。既

曰六十甲子循環治時。奈何內缺甲午甲寅庚午。
壬辰壬申丙辰乙丑乙巳辛巳丁卯癸未癸卯。豈
此十二時中。榮衛之氣不行耶。又壬寅壬午庚辰
丙午甲辰甲申乙未乙卯辛卯丁巳癸巳癸丑。皆
主兩穴。豈一時之中。兩穴並開耶。言及於此。非所
以攻昔人之瑕。實所以傳昔人之神。又賦云六十
六穴。今但得六十五穴。而缺陽池一穴。無所安置。
豈陽池獨外於子午耶。語曰。民可使由之。不可使

知之。前言治神之方。亦妄洩爾。

難經五門主治七

經言所出為井。所流為滎。所注為俞。所行為經。所
入為合。井主心下滿。滎主身熱。俞主體重節痛。經
主喘咳寒熱。合主逆氣而泄。此五藏六府井滎俞
經合主病也。今演其方如左。

假令得弦脈。病人善潔。面青。善怒。此膽病也。若心下
滿當刺竅陰井 身熱刺俠谿滎 體重節痛刺

曰六十甲子循环治时，奈何内缺甲午、甲寅、庚午、壬辰、壬申、丙辰、乙丑、乙巳、辛巳、丁卯、癸未、癸卯？岂此十二时中，荣卫之气不行耶？又壬寅、壬午、庚辰、丙午、甲辰、甲申、乙未、乙卯、辛卯、丁巳、癸巳、癸丑，皆主两穴，岂一时之中，两穴并开耶？言及于此，非所以攻昔人之瑕，实所以传昔人之神。又赋云六十六穴，今但得六十五穴，而缺阳池一穴，无所安置，岂阳池独外于子午耶？语曰：民可使由之，不可使知之。前言治神之方，亦妄泄尔。

《难经》五门主治七

经言所出为井，所流为荥，所注为俞，所行为经，所入为合。井主心下满，荥主身热，俞主体重节痛，经主喘咳寒热，合主逆气而泄。此五脏六腑井、荥、俞、经、合主病也。今演其方如下。

假令得弦脉，病人善洁，面青，善怒，此胆病也。若心下满当刺窍阴井，身热刺侠溪荥，体重节痛刺

臨泣俞　喘咳寒熱刺陽輔經　逆氣而洩刺陽
陵泉合　又總取坵墟原
得弦脉。病人淋溲難。轉筋。四肢滿閉。臍左有動氣。此
肝病也。若心下滿當刺大敦井　身熱刺行間滎
體重節痛刺太衝俞　喘咳寒熱刺中封經　逆
氣而泄刺曲泉合
得浮洪脉。病人面赤。口乾。喜笑。此小腸病也。若心下
滿刺少澤井　身熱刺前谷滎　體重節痛刺後

谿俞　喘咳寒熱刺陽谷經　逆氣而洩刺小海
合　又總刺腕骨原
得浮洪脉。病人煩心。心痛。掌中熱而啘。臍上有動氣。
此心病也。若心下滿刺少衝井　身熱刺少府滎
體重節痛刺神門俞　喘咳寒熱刺靈道經　逆
氣而洩刺少海合
得浮緩脉。病人面黃。善噫。善思。善味。此胃病也。若心
下滿刺厲兑井　身熱刺內庭滎　體重節痛刺

临泣俞、喘咳寒热刺阳辅经，逆气而泄刺阳陵泉合，又总取丘墟原。

得弦脉，病人淋溲难，转筋，四肢满闭，脐左有动气，此肝病也。若心下满当刺大敦井，身热刺行间荥，体重节痛刺太冲俞，喘咳寒热刺中封经，逆气而泄刺曲泉合。

得浮洪脉，病人面赤，口干，喜笑，此小肠病也。若心下满刺少泽井，身热刺前谷荥，体重节痛刺后溪俞，喘咳寒热刺阳谷经，逆气而泄刺小海合，又总刺腕骨原。

得浮洪脉，病人烦心，心痛，掌中热而哕，脐上有动气，此心病也。若心下满刺少冲井，身热刺少府荥，体重节痛刺神门俞，喘咳寒热刺灵道经，逆气而泄刺少海合。

得浮缓脉，病人面黄，善噫，善思，善味，此胃病也。若心下满刺厉兑井，身热刺内庭荥，体重节痛刺

陷谷俞 喘咳寒熱刺解谿經 逆氣而洩刺三里合 又總刺衝陽原

得浮緩脉。病人腹脹滿。食不消。體重節痛。怠惰嗜臥。四肢不收。當臍有動氣。按之牢若痛。此脾病也。若心下滿刺隱白井 身熱刺大都滎 體重節痛刺太白俞 喘咳寒熱刺商丘經 逆氣而泄刺陰陵泉合

得浮脉。病人面白善噫。悲愁不樂。欲哭。此大腸病也。若心下滿刺商陽井 身熱刺二間滎 體重節痛刺三間俞 喘嗽寒熱刺陽谿經 逆氣而泄刺曲池合 又總刺合谷原

得浮脉。病人喘嗽。洒淅寒熱。臍右有動氣。按之牢若痛。此肺病也。若心下滿刺少商井 身熱刺魚際滎 體重節痛刺太淵俞 喘嗽寒熱刺經渠經 逆氣而洩刺尺澤合

得沉遲脉。病人面黑。善恐欠。此膀胱病也。若心下滿

陷谷俞，喘咳寒热刺解溪经，逆气而泄刺三里合，又总刺冲阳原。

得浮缓脉，病人腹胀满，食不消，体重节痛，怠惰嗜卧，四肢不收，当脐有动气，按之牢若痛，此脾病也。若心下满刺隐白井，身热刺大都荥，体重节痛刺大白俞，喘咳寒热刺商丘经，逆气而泄刺阴陵泉合。

得浮脉，病人面白，善噫，悲愁不乐，欲哭，此大肠病也。若心下满刺商阳井，身热刺二间荥，体重节痛刺三间俞，喘嗽寒热刺阳溪经，逆气而泄刺曲池合，又总刺合谷原。

得浮脉，病人喘嗽，洒淅寒热，脐右有动气，按之牢若痛，此肺病也。若心下满刺少商井，身热刺鱼际荥，体重节痛刺太渊俞，喘嗽寒热刺经渠经，逆气而泄刺尺泽合。

得沉迟脉，病人面黑，善恐欠，此膀胱病也。若心下满

刺至陰井　身熱刺通谷滎　體重節痛刺束骨俞　喘嗽寒熱刺崑崙經　逆氣而泄刺委中合　又總刺京骨原

得沉遲脉。病人逆氣。小腹急痛。泄如下重。足脛寒而逆。此腎病也。若心下滿刺湧泉井　身熱刺然谷滎　體重節痛刺太谿俞　喘嗽寒熱刺復溜經　逆氣而泄刺陰谷合

得洪大脉。病人渾渾焞焞。耳聾咽痺。汗出。此三焦病

也。若心下滿刺關衝井　身熱刺液門滎　體重節痛刺中渚俞　喘嗽寒熱刺支溝經　逆氣而泄刺天井合　又總刺陽池原

得洪大脉。病人面赤目黃。腋腫。胸脇支滿。手心熱。心中動。此心包絡病也。若心下滿刺中衝井　身熱刺勞宮滎　體重節痛刺大陵俞　喘嗽寒熱刺間使經　逆氣而泄刺曲澤合

以上五門主治。古針方也。蓋以陽井金。陰井木。所

刺至阴井，身热刺通谷荥，体重节痛刺束骨俞，喘嗽寒热刺昆仑经，逆气而泄刺委中合，又总刺京骨原。

得沉迟脉，病人逆气，小腹急痛，泄如下重，足胫寒而逆，此肾病也。若心下满刺涌泉井，身热刺然谷荥，体重节痛刺太溪俞，喘嗽寒热刺复溜经，逆气而泄刺阴谷合。

得洪大脉，病人浑浑焞焞，耳聋，咽痹，汗出，此三焦病也。若心下满刺关冲井，身热刺液门荥，体重节痛刺中渚俞，喘嗽寒热刺支沟经，逆气而泄刺天井合，又总刺阳池原。

得洪大脉，病人面赤目黄，腋肿，胸胁支满，手心热，心中动，此心包络病也。若心下满刺中冲井，身热刺劳宫荥，体重节痛刺大陵俞，喘嗽寒热刺间使经，逆气而泄刺曲泽合。

以上五门主治，古针方也。盖以阳井金，阴井木，所

以主治心下滿者，金病則責鬱，木病則不得條達，故令心下滿也。陽榮水，陰榮火，水病則陰虧，火病則益熾，故令身熱。陽俞木，陰俞土，木主筋，筋根於節，土主肉，肉附於體，故令體重節痛。陽經火，陰經金，火乘於金則病喘嗽，金火相戰，金勝則寒，火勝則熱，故主喘嗽寒熱。陽合土，陰合水，水敗則火失其制，而作氣逆；土敗則水失其防，而作洞泄，故主氣逆而泄。此五門主治之義也。

〇十二經爲病補母瀉子成法八

肺手太陰爲病，肺脹，膨膨而喘嗽，缺盆中痛，甚則交兩手而瞀，是爲臂厥。所生病，咳嗽喘喝，煩心胸滿，臑臂內前廉痛，掌中熱。氣有餘則肩背痛，汗出中風，小便數而欠，寸口大三倍於人迎。虛則肩背痛寒，少氣不足以息，溺色變，卒遺失無度，寸口反小於人迎也。

補太淵爲經爲土爲母

以主治心下满者，金病则责郁，木病则不得条达，故令心下满也。阳荥水，阴荥火，水病则阴亏，火病则益炽，故令身热。阳俞木，阴俞土，木主筋，筋根于节，土主肉，肉附于体，故令体重节痛。阳经火，阴经金，火乘于金则病喘嗽，金火相战，金胜则寒，火胜则热，故主喘嗽寒热。阳合土，阴合水，水败则火失其制，而作气逆；土败则水失其防，而作洞泄，故主气逆而泄。此五门主治之义也。

〇十二经为病补母泻子成法八

肺手太阴为病：肺胀，膨膨而喘嗽，缺盆中痛，甚则交两手而瞀，是为臂厥。所生病：咳嗽喘喝，烦心胸满，臑臂内前廉痛，掌中热。气有余则肩背痛，汗出中风，小便数而欠，寸口大三倍于人迎。虚则肩背痛寒，少气不足以息，溺色变，卒遗失无度，寸口反小于人迎也。

补太渊为经、为土、为母

瀉尺澤為合為水為子

大腸手陽明為病。齒痛頬腫。是主津所生病。目黄。口乾。鼽衄。喉痺。肩前臑痛。大指次指不用。氣有餘則當脉所過者熱腫。人迎大三倍於寸口。虛則寒慄。人迎反小於寸口也。

補曲池為合為土為母

瀉二間為滎為水為子

胃足陽明為病。洒洒然振寒。善伸數欠。顔黒。惡人與火。聞木聲則惕然而驚。心動。欲閉戶牖而處。甚則欲登高而歌。棄衣而走。賁响腹脹。是為骭厥。是主血所生病。狂瘧。濕淫汗出。鼽衄。口喎唇胗。喉痺。大腹水腫。膝臏腫痛。循胸乳。氣街。股。伏兎。䯒外廉。足跗上皆痛。中指不用。氣有餘則身以前皆熱。其有餘於胃。則消穀善肌。溺色黄。人迎大三倍於寸口。氣不足。則身以前皆寒慄。胃中寒則脹滿。人迎反小於寸口也。

泻尺泽为合、为水、为子。

大肠手阳明为病：齿痛颊肿。是主津所生病：目黄，口干，鼽衄，喉痹，肩前臑痛，大指次指不用。气有余，则当脉所过者，热肿，人迎大三倍于寸口，虚则寒栗，人迎反小于寸口也。

补曲池为合、为土、为母

泻二间为荥、为水、为子。

胃足阳明为病：洒洒然振寒，善伸数欠，颜黑，恶人与火，闻木声则惕然而惊，心动，欲闭户牖而处，甚则欲登高而歌，弃衣而走，贲响腹胀，是为骭厥。是主血所生病：狂疟，湿淫汗出，鼽衄，口㖞唇胗，喉痹，大腹水肿，膝髌肿痛，循胸、乳、气街、股、伏兔、胻外廉、足跗上皆痛，中指不用。气有余，则身以前皆热，其有余于胃，则消谷善饥，溺色黄，人迎大三倍于寸口，气不足，则身以前皆寒栗，胃中寒则胀满，人迎反小于寸口也。

補解谿為經為火為母
瀉厲兊為井為金為子
脾足太陰為病舌本強食則嘔胃脘痛腹脹善噫得後出與氣則快然如衰身體皆重是主脾所生病舌本痛體不能動搖食不下煩心心下急痛寒瘧瘕溏泄水閉黃疸不能臥強立膝股內腫厥足大指不用盛者寸口大三倍於人迎虛者寸口小三倍於人迎也

補大都為滎為火為母
瀉商丘為經為金為子
心手少陰為病嗌乾心痛渴而欲飲是為臂厥主心所生病目黃脇痛臑臂內後廉痛厥掌中熱盛者寸口大再倍於人迎虛者寸口反小於人迎也
補少衝為井為木為母
瀉神門為俞為土為子
小腸手太陽為病嗌痛頷腫不可回顧肩似拔臑似

补解溪为经、为火、为母

泻厉兑为井、为金、为子

脾足太阴为病：舌本强，食则呕，胃脘痛，腹胀善噫，得后出与气，则快然如衰，身体皆重。是主脾所生病：舌本痛，体不能动摇，食不下，烦心，心下急痛，寒疟，瘕，溏泄，水闭，黄疸，不能卧，强立膝股内肿厥，足大指不用。盛者寸口大三倍于人迎，虚者寸口小三倍于人迎也。

补大都为荥、为火、为母

泻商丘为经、为金、为子

心手少阴为病：嗌干心痛，渴而欲饮，是为臂厥。主心所生病：目黄胁痛，臑臂内后廉痛厥，掌中热。盛者寸口大再倍于人迎，虚者寸口反小于人迎也。

补少冲为井、为木、为母

泻神门为俞、为土、为子

小肠手太阳为病：嗌痛颔肿，不可回顾，肩似拔，臑似

折是主液所生病耳聾目黃頰腫頸頷肩臑肘臂外後廉痛盛者人迎大再倍於寸口虛者人迎反小於寸口也

補後谿為俞為木為母

瀉小海為合為土為子

膀胱足太陽為病頭痛似脫項似拔脊痛腰似折髀不可以曲膕如結腨似裂是為踝厥是主筋所生病痔瘧狂癲頭顖頂痛目黃淚出鼽衄項背腰尻膕腨脚皆痛足小指不用盛者人迎大再倍於氣口虛者人迎反小於氣口也

補至陰為井為金為母

瀉束骨為俞為木為子

腎足少陰為病飢不欲食面黑如炭色欬唾則有血喝喝而喘坐而欲起目䀮䀮然如無所見心如懸飢狀氣不足則善恐心惕然如人將捕之是謂骨厥是主腎所生病口熱舌乾咽腫上氣嗌乾及痛

折。是主液所生病：耳聋，目黄，颊肿，颈颔肩臑肘臂外后廉痛。盛者人迎大再倍于寸口，虚者人迎反小于寸口也。

补后溪为俞、为木、为母

泻小海为合，为土、为子

膀胱足太阳为病：头痛似脱，项似拔，脊痛，腰似折，髀不可以曲，腘如结，腨似裂，是为踝厥。是主筋所生病：痔疟狂癫，头囟顶痛，目黄泪出，鼽衄，项背腰尻腘腨脚皆痛，足小指不用。盛者人迎大再倍于气口，虚者人迎反小于气口也。

补至阴为井、为金、为母

泻束骨为俞、为木、为子

肾足少阴为病：饥不欲食，面黑如炭色，咳唾则有血，喝喝而喘，坐而欲起，目䀮䀮然如无所见，心如悬饥状，气不足则善恐，心惕然如人将捕之，是谓骨厥。是主肾所生病：口热舌干，咽肿上气，嗌干及痛，煩心心痛。黃疸腸澼。脊股內後廉痛。痿厥嗜臥。足下熱而痛。盛者寸口大再倍於人迎。虛者寸口反小於人迎也。

補復溜為經為金為母

瀉湧泉為井為木為子

心包絡手厥陰為病。手心熱。臂肘攣痛。腋腫。甚則胸脇支滿。心中澹澹大動。面赤目黃。善笑不休。是主心包絡。所生病煩心心痛。掌中熱。盛者寸口大一

倍於人迎。虛者寸口反小於人迎也。

補中衝為井為木為母

瀉太陵為俞為土為子

三焦手少陽為病。耳聾渾渾焞焞。咽腫喉痹。是主氣所生病。汗出。目銳眥痛。頰痛。耳後肩臑肘臂外皆痛。小指次指不用。盛者人迎大一倍於寸口。虛者人迎反小於寸口也。

補中渚為俞為木為母

烦心心痛，黄疸，肠澼，脊股内后廉痛，痿厥嗜卧，足下热而痛，盛者寸口大再倍于人迎，虚者寸口反小于人迎也。

补复溜为经、为金、为母

泻涌泉为井、为木、为子

心包络手厥阴为病：手心热，臂肘挛痛，腋肿，甚则胸胁支满，心中澹澹大动，面赤目黄，善笑不休。是主心包络所生病：烦心心痛，掌中热。盛者寸口大一倍于人迎，虚者寸口反小于人迎也。

补中冲为井、为木、为母

泻大陵为俞、为土、为子

三焦手少阳为病：耳聋浑浑焞焞，咽肿喉痹。是主气所生病：汗出，目锐眦痛，颊痛，耳后肩臑肘臂外皆痛，小指次指不用。盛者人迎大一倍于寸口，虚者人迎反小于寸口也。

补中渚为俞、为木、为母

瀉天井為合為土為子

膽足少陽為病口苦善太息心脇痛不能轉側甚則面微有塵體無膏澤足外反熱是為陽厥是主骨所生病頭角頷痛缺盆中腫痛腋下腫馬刀俠纓汗出振寒寒瘧胸脇肋髀膝外至脛絕骨外踝前及諸節皆痛小指次指不用盛者人迎大一倍於寸口虛者人迎反小於寸口也

補俠谿為滎為水為母

針方六集 二 開蒙集 五十四

瀉陽輔為經為火為子

肝足厥陰經為病腰痛不可俛仰丈夫㿗疝婦人小腹腫甚則嗌乾面塵脫色是主肝所生病胸滿嘔逆洞泄狐疝遺溺癃閉盛者寸口大一倍於人迎虛者寸口反小於人迎也

補曲泉為合為水為母

瀉行間為滎為火為子

針方開蒙集終

泻天井为合、为土、为子

胆足少阳为病：口苦，善太息，心胁痛不能转侧，甚则面微有尘，体无膏泽，足外反热，是为阳厥。是主骨所生病：头角颔痛，缺盆中肿痛，腋下肿，马力夹瘿，汗出振寒，寒疟，胸胁、肋、髀、膝外至胫、绝骨、外踝前及诸节皆痛，小指次指不用。盛者人迎大一倍于寸口，虚者人迎反小于寸口也。

补侠溪为荥、为水、为母

泻阳辅为经、为火、为子

肝足厥阴经为病：腰痛不可俯仰，丈夫颓疝，妇人小腹肿，甚则嗌干，面尘脱色。是主肝所生病：胸满呕逆，洞泄，狐疝，遗溺癃闭。盛者寸口大一倍于人迎，虚者寸口反小于人迎也。

补曲泉为合、为水、为母

泻行间为荥、为火、为子。

针方开蒙集终

針方六集卷之三

尊經集目錄

靈樞九針一　候氣二

見氣三　取氣置氣四

不得氣五　定氣六

受氣七　調氣八

邪氣穀氣九　守形十

守神十一　守關十二

守機十三　先後治十四

刺其病之所從生十五　陰深陽淺以數調之十六

悶針十七　陰病治陽陽病治陰十八

有急治有無攻十九　導有餘推不足二十

迎稽留二十一　出陳菀二十二

迎隨補寫二十三　疾徐補寫二十四

母子補寫二十五　動伸推內補寫二十六

導氣同精以調亂氣二十七

针方六集卷之三

尊经集目录

灵枢九针一　候气二　见气三

取气置气四　不得气五　定气六

受气七　调气八　邪气谷气九

守形十　守神十一　守关十二

守机十三　先后治十四　刺其病之所从生十五

阴深阳浅以数调之十六　闷针十七　阴病治阳阳病治阴十八

有急治有无攻十九　导有余推不足二十　迎稽留二十一

出陈菀二十二　迎随补泻二十三　疾徐补泻二十四

母子补泻二十五　动伸推纳补泻二十六　导气同精以调乱气二十七

陰深陽淺二十八　先陽後陰二十九

脉氣淺者獨出其邪三十　先補虛後寫實三十一

病在營在衛三十二

刺虛者須其實刺實者須其虛三十三

刺實須其虛刺虛須其實三十四

刺營無傷衛刺衛無傷營三十五

熱厥寒厥留針功異三十六

外內難易三十七　疾之留之三十八

不盛不虛以經取之三十九

間甚刺法不同四十　專深刺法四十一

二刺一刺深刺間日刺四十二

上工治未病中工治已病四十三

知爲針者信其左不知爲針者信其右四十四

迎而奪之安得無虛隨而濟之安得無實虛之與實若得若失實之與虛若有若無四十五

知迎知隨四十六

阴深阳浅二十八　先阳后阴二十九　脉气浅者独出其邪三十

先补虚后泻实三十一　病在营在卫三十二

刺虚者须其实刺实者须其虚三十三　刺实须其虚刺虚须其实三十四

刺营无伤卫刺卫无伤营三十五　热厥寒厥留针功异三十六

外内难易三十七　疾之留之三十八　不盛不虚以经取之三十九

间甚刺法不同四十　专深刺法四十一　二刺一刺深刺间日刺四十二

上工治未病中工治已病四十三

知为针者信其左不知为针者信其右四十四

迎而夺之安得无虚随而济之安得无实虚之与实若得若失实之与虚若有若无四十五

知迎知随四十六

東方實西方虛寫南方補北方四十七

實實虛虛爲害四十八　寫實針方四十九

補虛針方五十　搖針五十一

三刺則穀氣至五十二

寫必用方補必用員五十三

離合眞邪補寫針方五十四

去濁血五十五　刺因於形五十六

刺因於病五十七　刺因於脈五十八

刺因於時五十九　上實下虛針方六十

上寒下熱上熱下寒針方六十一

五病五取六十二　五主六十三

足陽明六十四　刺留呼則度六十五

當刺井者以滎寫之六十六

春夏致一陰秋冬致一陽六十七

下針之後或氣先針行或氣與針逢或針出而氣獨行或數刺乃知或發針氣逆或數刺病益

东方实西方虚泻南方补北方四十七　实实虚虚为害四十八

泻实针方四十九　补虚针方五十　摇针五十一

三刺则谷气至五十二　泻必用方补必用圆五十三

离合真邪补泻针方五十四　去浊血五十五　刺因于形五十六

刺因于病五十七　刺因于脉五十八　刺因于时五十九

上实下虚针方六十　上寒下热上热下寒针方六十一

五病五取六十二　五主六十三　足阳明六十四

刺留呼则度六十五　当刺井者以荥泻之六十六

春夏致一阴秋冬致一阳六十七

下针之后，或气先针行，或气与针逢，或针出而气独行，或数刺乃知，或发针气逆，或数刺病益

甚六十八　五藏已傷針不可治六十九

宜甘藥七十　藏府有病皆取其原七十一

十二原不同七十二　六府所合七十三

膺俞背俞七十四　五刺五應針方七十五

絡脉會者皆見於外刺甚血方七十六

十五絡爲病針方七十七　刺寒熱方七十八

絡氣不足經氣有餘經氣不足絡氣有餘七十九

調神針方八十　調氣針方八十一

調血針方八十二　調形針方八十三

調志針方八十四　藏府脹論八十五

脹家針不陷肓則氣不行八十六

刺頭痛方八十七　治欬針方八十八

瘧疾爲四末束及取血者八十九

治痿針方九十　痿厥爲四末束九十一

八虛受病發拘攣九十二　痺聚藏府針方九十三

筋痺針方九十四　骨痺針方九十五

甚六十八　五脏已伤针不可治六十九　宜甘药七十

脏腑有病皆取其原七十一　十二原不同七十二　六腑所合七十三

膺俞背俞七十四　五刺五应针方七十五　络脉会者皆见于外刺甚血方七十六

十五络为病针方七十七　刺寒热方七十八

络气不足经气有余经气不足络气有余七十九

调神针方八十　调气针方八十一　调血针方八十二

调形针方八十三　调志针方八十四　脏腑胀论八十五

胀家针不陷肓则气不行八十六　刺头痛方八十七

治咳针方八十八　疟疾为四末束及取血者八十九

治痿针方九十　痿厥为四末束九十一　八虚受病发拘挛九十二

痹聚脏腑针方九十三　筋痹针方九十四　骨痹针方九十五

尊經集目錄終

尊经集目录终

針方六集卷之三

古歙鶴臯吳崑述

海陽忍菴程標梓

尊經集

敘曰道不師古雖善無徵而欲作則垂訓尼父猶然難之予憫針失其傳欲令世人精明針法旦暮奉行必也尸祝神蹤而後可不然師心自用誰則從之乃考古昔針方如左署曰尊經集

靈樞九針一

一曰鑱針長一寸六分頭大末銳令無深入而陽氣出主熱在頭身故曰病在皮膚無常處者取之鑱針于病所膚白勿取

二曰員針長一寸六分筩身員末其鋒如卵以寫肉分之氣令不傷肌肉則邪氣得竭故曰病在分肉間取以員針

三曰鍉針長三寸五分身大末員如黍米之銳令可

针方六集卷之三

古歙鹤皋吴昆述

海阳忍庵程标梓

尊经集

叙曰：道不师古，虽善无征，而欲作则垂训，尼父犹然难之。予悯针失其传，欲令世人精明针法，旦暮奉行，必也尸祝神踪而后可。不然，师心自用，谁则从之。乃考古昔针方如下，署曰“尊经集”。

《灵枢》九针一

一曰镵针，长一寸六分，头大末锐，令无深入而阳气出，主热在头身。故曰：病在皮肤无常处者，取之镵针于病所，肤白勿取。

二曰圆针，长一寸六分，筒身圆末，其锋如卵，以泻肉分之气，令不伤肌肉，则邪气得竭。故曰：病在分肉间，取以圆针。

三曰鍉针，长三寸五分，身大末圆，如黍米之锐，令可

以按脈勿陷以致其氣使邪獨出故曰病在脈少
氣當補之以鍉針針於井滎分俞
四曰鋒針長一寸六分筩其身而鋒其末刃三隅令
可以寫熱出血發泄痼病故曰病在五藏固居者
取以鋒針寫於井滎分俞取以四時也
五曰鈹針廣二分半長四寸末如劒鋒可以取大膿
故曰病爲大膿血取以鈹針
六曰員利針長一寸六分尖如氂且員且銳身中微

大以取癰腫暴痺故曰痺氣暴發者取以員利針
七曰毫針長一寸六分尖如蚊虻喙靜以徐往微以
久留正氣因之令邪俱往出針而養以去痛痺在
絡也故曰病痺氣補而去之者取之毫針
八曰長針長七寸身薄而鋒其末取虛風內舍於骨
解腰脊節膝之間爲深邪遠痺者故曰病在中者
取以長針
九曰大針長四寸其鋒微員以寫機關內外大氣之

以按脉勿陷，以致其气，使邪独出。故曰：病在脉少气，当补之以鍉针。针于井荥分俞。

四曰锋针，长一寸六分，筩其身而锋其末，刃三隅，令可以泻热出血，发泄痼病。故曰：病在五脏固居者，取以锋针。泻于井荥分俞，取以四时也。

五曰铍针，广二分半，长四寸，末如剑锋，可以取大脓。故曰：病为大脓血，取以铍针。

六曰圆利针，长一寸六分，尖如氂，且圆且锐，身中微大，以取痈肿暴痹。故曰：痹气暴发者，取以圆利针。

七曰毫针，长一寸六分，尖如蚊虻喙，静以徐往，微以久留。正气因之，令邪俱往，出针而养，以去痛痹在络也。故曰：病痹气，补而去之者，取之毫针。

八曰长针，长七寸，身薄而锋其末。取虚风内舍于骨解腰脊节膝之间，为深邪远痹者。故曰：病在中者取以长针。

九曰大针，长四寸，其锋微圆，以泻机关内外大气之

不能過關節者也故曰虛風淫邪流溢於身如風水之狀不能過於機關大節者取以大針

九針之宜各有所爲長短大小各有所施不得其用病不能移疾淺針深內傷良肉皮膚爲癰疾深針淺病氣不寫反爲大膿病小針大氣寫太甚後必爲害病大針小大氣不寫亦爲後敗

右九針主治靈樞之訓也用之各盡其妙古今何異焉所云毫針又名小針取用益多猶布帛

菽粟爲日用之所急也其見於素難針經神妙之旨並述後方

候氣二

經曰謹候氣之所在而刺之是謂逢時病在陽分者必候其氣加在於陽分乃刺之病在陰分者必候其氣加在於陰分乃刺之

見氣三

左手見氣來至乃內針針入見氣盡乃出針

不能过关节者也。故曰：虚风淫邪，流溢于身，如风水之状，不能过于机关大节者，取以大针。

九针之宜，各有所为，长短大小，各有所施。不得其用，病不能移。疾浅针深，内伤良肉，皮肤为痈。疾深针浅，病气不泻，反为大脓。病小针大，气泻太甚，后必为害。病大针小，大气不泻，亦为后败。

上九针主治，《灵枢》之训也。用之各尽其妙，古今何异焉。所云毫针，又名小针，取用益多。犹布帛菽粟为日用之所急也。其见于《素》《难》《针经》神妙之旨，并述后方。

候气二

经曰：谨候气之所在而刺之，是谓逢时。病在阳分者，必候其气加在于阳分乃刺之，病在阴分者，必候其气加在于阴分乃刺之。

见气三

左手见气来至，乃纳针。针入，见气尽，乃出针。

取氣置氣四

當補之時從衛取氣當寫之時從營置氣。

不得氣五

不得氣者十死不治。

定氣六

乘車來者卧而休之如食頃乃刺之步行來者坐而休之如行十里頃乃刺之大驚大怒必定其氣乃刺之。

受氣七

陽受氣於四肢陰受氣於五藏故寫者迎之補者隨之知迎知隨氣可令和和氣之方必通陰陽

調氣八

知其內外表裏隨其陰陽而調之故曰調氣之方必先陰陽。

邪氣穀氣九

邪氣之來也緊而堅穀氣之來也徐而遲。

取气置气四

当补之时，从卫取气；当泻之时，从营置气。

不得气五

不得气者，十死不治。

定气六

乘车来者，卧而休之如食顷，乃刺之。步行来者，坐而休之如行十里顷，乃刺之。大惊大怒，必定其气，乃刺之。

受气七

阳受气于四肢，阴受气于五脏，故泻者迎之，补者随之。知迎知随，气可令和，和气之方，必通阴阳。

调气八

知其内外表里，随其阴阳而调之。故曰：调气之方，必先阴阳。

邪气谷气九

邪气之来也紧而坚，谷气之来也徐而迟。

守形十

粗守形者。粗工但守刺法。不問氣血有餘不足可補可寫也。

守神十一

上守神者。守人之氣血有餘不足可補寫也。

守關十二

中守關者。守四肢而不知氣血邪正之往來也。

守機十三

上守機者。知守氣也。知氣之虛實。用針之疾徐。針已得氣。密意守之勿失也。

先後治十四

病生於内者。先治其陰。後治其陽。病生於外者。先治其陽。後治其陰

刺其病之所從生十五

病生於頭者頭重。生於手者臂重。生於足者足重。治病者刺其病之所從生也。

守形十

粗守形者，粗工但守刺法，不问气血有余不足，可补可泻也。

守神十一

上守神者，守人之气血有余不足，可补泻也。

守关十二

中守关者，守四肢而不知气血邪正之往来也。

守机十三

上守机者，知守气也。知气之虚实，用针之疾徐。针已得气，密意守之勿失也。

先后治十四

病生于内者，先治其阴，后治其阳；病生于外者，先治其阳，后治其阴。

刺其病之所从生十五

病生于头者头重，生于手者臂重，生于足者足重。治病者，刺其病之所从生也。

陰深陽淺以數調之十六

刺陰者深而留之刺陽者淺而疾取之清濁相干者以數調之也

悶針十七

甚者寫之則悶悶甚則仆不能言悶則急坐之也

陰病治陽陽病治陰十八

審其陰陽以別柔剛陰病治陽陽病治陰定其血氣各守其鄉血實者宜決之氣虛者宜掣引之

有急治有無攻十九

病有形而不痛者陽之類也無形而痛者陰之類也無形而痛者其陽完而陰傷之也急治其陰無攻其陽有形而不痛者其陰完而陽傷之也急治其陽無攻其陰

導有餘推不足二十

氣有餘於上者導而下之氣不足於上者推而往之

迎稽留二十一

阴深阳浅以数调之十六

刺阴者，深而留之；刺阳者，浅而疾取之；清浊相干者，以数调之也。

闷针十七

甚者泻之则闷，闷甚则仆不能言，闷则急坐之也。

阴病治阳阳病治阴十八

审其阴阳，以别柔刚。阴病治阳，阳病治阴，定其血气，各守其乡。血实者宜决之，气虚者宜掣引之。

有急治有无攻十九

病有形而不痛者，阳之类也；无形而痛者，阴之类也。无形而痛者，其阳完而阴伤之也，急治其阴，无攻其阳；有形而不痛者，其阴完而阳伤之也，急治其阳，无攻其阴。

导有余推不足二十

气有余于上者，导而下之。气不足于上者，推而往之。

迎稽留二十一

其稽留而不至者。因而迎之。必明於經隧。乃能持之。

出陳菀二十二

寒與熱爭。導而行之。其菀陳血不結者。卽而取之。出其瘀血。

迎隨補寫二十三

迎而奪之。惡得無虛。隨而濟之。惡得無補。

疾徐補寫二十四

徐而疾則實。疾而徐則虛。

母子補寫二十五

虛則補其母。實則寫其子。

動伸推內補寫二十六

動而伸之是謂寫。推而內之是謂補。

導氣同精以調亂氣二十七

徐入徐出。謂之導氣。補寫無形。謂之同精。是非有餘不足也。調亂氣之相逆也。

陰深陽淺二十八

其稽留而不至者，因而迎之，必明于经隧，乃能持之。

出陈菀二十二

寒与热争，导而行之。其菀陈血不结者，即而取之，出其瘀血。

迎随补泻二十三

迎而夺之，恶得无虚。随而济之，恶得无补。

疾徐补泻二十四

徐而疾则实，疾而徐则虚。

母子补泻二十五

虚则补其母，实则泻其子。

动伸推纳补泻二十六

动而伸之是谓泻，推而纳之是谓补。

导气同精以调乱气二十七

徐入徐出，谓之导气。补泻无形，谓之同精。是非有余不足也，调乱气之相逆也。

阴深阳浅二十八

病痛者陰也。痛而以手按之不得者陰也。深刺之。病在上者陽也。癢者陽也。淺刺之。

先陽後陰 二十九

病先起於陽後入於陰者。先取其陽。後取其陰。必審其氣之浮沉而取之。

脉氣淺者獨出其邪 三十

脉氣之淺者。勿輕下針。必按絕其脉刺之。無令精氣出。獨出其邪氣耳。

先補虛後寫實 三十一

陽實而陰虛。先補其陰。後寫其陽而和之。陰實而陽虛。先補其陽。後寫其陰而和之。

病在營在衛 三十二

寒熱少氣。血上下出者。病在營。氣痛時來時止。病在衛。怫氣賁響。風寒客於腸胃之中所生也。

刺虛者須其實刺實者須其虛 三十三

刺虛者必其氣至而實爲驗。刺實者必其邪散而虛

病痛者阴也，痛而以手按之不得者阴也，深刺之。病在上者阳也，痒者阳也，浅刺之。

先阳后阴二十九

病先起于阳后入于阴者，先取其阳，后取其阴。必审其气之浮沉而取之。

脉气浅者独出其邪三十

脉气之浅者，勿轻下针，必按绝其脉刺之，无令精气出，独出其邪气耳。

先补虚后泻实三十一

阳实而阴虚，先补其阴，后泻其阳而和之；阴实而阳虚，先补其阳，后泻其阴而和之。

病在营在卫三十二

寒热少气，血上下出者，病在营。气痛时来时止，病在卫。怫气贲响，风寒客于肠胃之中所生也。

刺虚者须其实刺实者须其虚三十三

刺虚者，必其气至而实为验；刺实者，必其邪散而虚

爲驗。

刺實須其虛刺虛須其實三十四

刺實須其虛者。留針。陰氣隆至。針下寒。乃去針也。刺虛須其實者。留針。陽氣隆至。針下熱。乃去針也。

刺榮無傷衛刺衛無傷營三十五

刺陽病者。臥針而刺之。刺陰病者。先以左手攝按所針榮俞之處。氣散乃內針。是謂刺營無傷衛。刺衛無傷營也。

熱厥寒厥留針功異三十六

刺熱厥者。留針反爲寒。刺寒厥者。留針反爲熱。

外內難易三十七

形先病而未入藏者。刺之半其日。藏先病而形乃應者。刺之倍其日。此內外難易之應也。

疾之留之三十八

疾之。疾出其針也。留之。久留其針也。

不盛不虛以經取之三十九

为验。

刺实须其虚刺虚须其实三十四

刺实须其虚者，留针，阴气隆至，针下寒，乃去针也。刺虚须其实者，留针，阳气隆至，针下热，乃去针也。

刺荥无伤卫刺卫无伤营三十五

刺阳病者，卧针而刺之。刺阴病者，先以左手摄按所针荥俞之处，气散乃纳针。是谓刺营无伤卫，刺卫无伤营也。

热厥寒厥留针功异三十六

刺热厥者，留针反为寒。刺寒厥者，留针反为热。

外内难易三十七

形先病而未入脏者，刺之半其日。脏先病而形乃应者，刺之倍其日。此内外难易之应也。

疾之留之三十八

疾之，疾出其针也。留之，久留其针也。

不盛不虚以经取之三十九

假令肝受病虛則補其母實則寫其子是虛宜補腎實宜寫心也若不實不虛是正經自病不中他邪則於肝脉調之而已是謂以經取之

間甚刺法不同 四十

病間者淺之甚者深之間者少之甚者衆之隨變而調氣

專深刺法 四十一

諸病專深者刺本藏迫藏刺背俞以藏氣會於俞也

腹中寒熱去而止與刺之要發針而淺出血要在淺出血

二刺一刺深刺間日刺 四十二

刺熱厥者二陰一陽刺寒厥者二陽一陰所謂二陰者二刺陰也一陽者一刺陽也久病者邪氣入深刺此病者深內而久留之間日而復刺之必先調其左右去其血脉要在去其血脉

上工治未病中工治已病 四十三

上工治未病者見肝之病則知肝當傳之脾故當實

假令肝受病，虚则补其母，实则泻其子，是虚宜补肾，实宜泻心也。若不实不虚，是正经自病，不中他邪，则于肝脉调之而已，是谓以经取之。

间甚刺法不同四十

病间者浅之，甚者深之。间者少之，甚者众之，随变而调气。

专深刺法四十一

诸病专深者刺本脏，迫脏刺背俞，以脏气会于俞也，腹中寒热去而止。与刺之要，发针而浅出血。要在浅出血。

二刺一刺深刺间日刺四十二

刺热厥者二阴一阳，刺寒厥者二阳一阴。所谓二阴者，二刺阴也。一阳者，一刺阳也。久病者邪气入深，刺此病者，深纳而久留之，间日而复刺之，必先调其左右，去其血脉。要在去其血脉。

上工治未病中工治已病四十三

上工治未病者，见肝之病，则知肝当传之脾，故当实

脾氣無令得受肝之邪故曰治未病焉中工治已病者見肝之病不曉相傳但一心治肝故曰治已病

知爲針者信其左不知爲針者信其右四十四

當刺之時必先以左手厭按所針滎俞之處彈而怒之爪而下之其氣之來如動脉之狀順針而刺之得氣推而内之是謂補動而伸之是謂寫是所取信者在左手也是謂知針假令彈而不怒爪下之後不見有動脉之狀刺之不得氣乃與男外女内又不得氣

乃知十死不治是所信者在右手是何悟之晚也是謂不知針

迎而奪之安得無虛隨而濟之安得無實虛之與實若得若失實之與虛若有若無四十五

然迎而奪之者寫其子也隨而濟之者補其母也假令心病寫手心主俞是謂迎而奪之也補手心主井是謂隨而濟之也所謂實之與虛者濡牢之意也氣來牢實者爲得濡虛者爲失故曰若得若失也

脾气，无令得受肝之邪，故曰治未病焉。中工治已病者，见肝之病，不晓相传，但一心治肝，故曰治已病。

知为针者信其左不知为针者信其右四十四

当刺之时，必先以左手压按所针荥俞之处，弹而怒之，爪而下之，其气之来，如动脉之状。顺针而刺之，得气，推而纳之，是谓补；动而伸之，是谓泻。是所取信者在左手也，是谓知针。假令弹而不怒，爪下之后，不见有动脉之状，刺之不得气，乃与男外女内。又不得气乃知十死不治，是所信者在右手，是何悟之晚也，是谓不知针。

迎而夺之安得无虚随而济之安得无实虚之与实若得若失实之与虚若有若无四十五

然迎而夺之者，泻其子也。随而济之者，补其母也。假令心病，泻手心主俞，是谓迎而夺之也。补手心主井，是谓随而济之也。所谓实之与虚者，濡牢之意也。气来牢实者为得，濡虚者为失，故曰若得若失也。

知迎知隨 四十六

所謂迎隨者，知榮衛之流行，經脉之往來也，隨其逆順而取之，故曰迎隨。

東方實西方虛寫南方補北方 四十七

然金木水火土當更相平。東方實，則知肝實；西方虛，則知肺虛。寫南方火，補北方水。火者肝之子，水者肝之母，子能令母實，母能令子虛。故寫火補水，欲令金得平木也。經曰：不能治其虛，何問其餘，此之謂也。

實實虛虛爲害 四十八

假令肺實肝虛，用針者不補其肝，而反重實其肺，是謂實實虛虛，損不足而益有餘，工之所害也。

寫實針方 四十九

血氣已併，病形已成，陰陽相傾，補寫奈何？然寫實者，氣盛乃內針，針與氣俱內，以開其門，如利其戶，針與氣俱出，精氣不傷，邪氣乃下。外門不閉，以出其疾，搖大其道，如利其路，是謂大寫。必切而出，大氣乃屈。

知迎知随四十六

所谓迎随者，知荣卫之流行，经脉之往来也；随其逆顺而取之，故曰迎随。

东方实西方虚泻南方补北方四十七

然金木水火土，当更相平。东方实，则知肝实；西方虚，则知肺虚。泻南方火，补北方水。火者肝之子，水者肝之母，子能令母实，母能令子虚。故泻火补水，欲令金得平木也。《经》曰：不能治其虚，何问其余，此之谓也。

实实虚虚为害四十八

假令肺实肝虚，用针者不补其肝，而反重实其肺，是谓实实虚虚，损不足而益有余，工之所害也。

泻实针方四十九

血气已并，病形已成，阴阳相倾，补泻奈何？然泻实者，气盛乃纳针，针与气俱纳，以开其门，如利其户，针与气俱出，精气不伤，邪气乃下。外门不闭，以出其疾，摇大其道，如利其路，是谓大泻。必切而出，大气乃屈。

補虛針方五十

持針勿置以定其意候呼内針氣出針入針孔四塞精無從出方實而疾出針氣入針出熱不得還閉塞其門邪氣佈散精氣乃得存動無後時近氣不失遠氣乃來是謂追之

搖針五十一

刺腫搖針經刺勿搖

三刺則穀氣至五十二

刺在陽分則陽邪出刺在陰分則陰邪出三刺則穀氣至而止所謂穀氣者已補而實已寫而虛故以知穀氣至也又邪氣之來也緊而堅穀氣之來也徐而和是其別也

寫必用方補必用員五十三

寫必用方者以氣方盛也以月方滿也以日方溫也以身方定也以息方吸而内針乃復候其方吸而轉針乃復候其方呼而徐引針故曰寫必用方其氣易

补虚针方五十

持针勿置，以定其意，候呼纳针，气出针入，针孔四塞，精无从出，方实而疾出针。气入针出，热不得还，闭塞其门，邪气布散，精气乃得存。动无后时，近气不失，远气乃来，是谓追之。

摇针五十一

刺肿摇针，经刺勿摇。

三刺则谷气至五十二

刺在阳分则阳邪出，刺在阴分则阴邪出，三刺则谷气至而止。所谓谷气者，已补而实，已泻而虚，故以知谷气至也。又邪气之来也紧而坚，谷气之来也徐而和，是其别也。

泻必用方补必用圆五十三

泻必用方者，以气方盛也，以月方满也，以日方温也，以身方定也，以息方吸而纳针，乃复候其方吸而转针，乃复候其方呼而徐引针。故曰：泻必用方，其气易行也補必用員員者行也行者移也刺必中其榮復以吸排針也故員與方非針也故養神者必知形之肥瘦營衛血氣之盛衰血氣者人之神不可不謹養

離合眞邪補寫針方 五十四

邪之入於脉也如經水之得風也經之動脉其至也亦時隴起其至于寸口也時大時小大則邪至小則平其行無常處在陰在陽不可爲度卒然逢之早遏其路吸則内針無令氣忤靜以久留無令邪布吸則

轉針以得氣爲故候呼引針呼盡乃去大氣皆出故命曰寫不足者必先捫而循之切而散之推而按之彈而怒之抓而下之通而取之外引其門以閉其神呼盡内針靜以久留以氣至爲故如待所貴不知日暮其氣已至適而自護候吸引針氣不得出各在其處推闔其門令神氣存大氣留止故命曰補

去濁血 五十五

邪之去絡入於經也舍於血脉之中其寒溫未相得

行也。补必用圆，圆者行也，行者移也，刺必中其荣，复以吸排针也。故圆与方，非针也。故养神者，必知形之肥瘦，营卫血气之盛衰。血气者人之神，不可不谨养。

离合真邪补泻针方五十四

邪之入于脉也，如经水之得风也。经之动脉，其至也亦时陇起，其至于寸口也，时大时小，大则邪至，小则平。其行无常处，在阴在阳，不可为度。卒然逢之，早遏其路，吸则纳针，无令气忤，静以久留，无令邪布，吸则转针，以得气为故，候呼引针，呼尽乃去，大气皆出，故命曰泻。不足者，必先扪而循之，切而散之，推而按之，弹而怒之，抓而下之，通而取之，外引其门，以闭其神。呼尽纳针，静以久留，以气至为故，如待所贵，不知日暮。其气已至，适而自护，候吸引针，气不得出，各在其处，推阖其门，令神气存，大气留止，故命曰补。

去浊血五十五

邪之去络入于经也，舍于血脉之中，其寒温未相得，

如涌波之起時來時去故不常在方其來也必按而止之止而取之去其濁血留之於經久則爲痹

刺因於形 五十六

皮厚色黑者深而留之多益其數皮薄色少者淺而疾出其針

刺因於病 五十七

凡十二經之病盛則寫之虛則補之熱則疾之寒則留之陷下則灸之不盛不虛以經取之

針方六集 尊經集 十五

刺因於脉 五十八

諸脉急者多寒刺急者深內而久留之緩者多熱刺緩者淺內而疾發針以去其熱大者多氣少血刺大者微寫其氣無出其血滑者陽氣盛微有熱刺滑者疾發針而淺內之以寫其陽氣而去其熱濇者少血少氣微有寒刺濇者必中其脉隨其逆順而久留之必先按而循之已發針疾按其痏無令其血出以和其脉諸小者陰陽形氣俱不足勿取以針而調以甘

如涌波之起，时来时去，故不常在。方其来也，必按而止之，止而取之，去其浊血。留之于经，久则为痹。

刺因于形五十六

皮厚色黑者，深而留之，多益其数；皮薄色少者，浅而疾出其针。

刺因于病五十七

凡十二经之病，盛则泻之，虚则补之，热则疾之，寒则留之，陷下则灸之，不盛不虚，以经取之。

刺因于脉五十八

诸脉急者多寒，刺急者，深纳而久留之。缓者多热，刺缓者浅纳而疾发针，以去其热。大者多气少血，刺大者，微泻其气，无出其血。滑者阳气盛，微有热，刺滑者疾发针而浅纳之，以泻其阳气而去其热。涩者少血少气，微有寒，刺涩者必中其脉，随其逆顺而久留之，必先按而循之，已发针，疾按其痏，无令其血出，以和其脉。诸小者，阴阳形气俱不足，勿取以针，而调以甘藥也。

刺因於時 五十九

春刺井。夏刺滎。季夏刺俞。秋刺經。冬刺合。然春刺井者邪在肝。夏刺滎者邪在心。季夏刺俞者邪在脾。秋刺經者邪在肺。冬刺合者邪在腎。

上實下虛針方 六十

一經上實下虛而不通者。此必有横絡盛加於大經。令之不通。視而寫之。通而決之。是謂解結。

上寒下熱上熱下寒針方 六十一

上寒下熱。先刺其項太陽。久留之。已刺。則火熨項與肩胛。令熱上合乃止。所謂推而上之者也。上熱下寒。視其虛脈而陷下於經絡者。針而灸之。氣下而止。所謂引而下之者也。

五病五取 六十二

病在藏者取之井。病變於色者取之滎。病時間時盛者取之俞。病變於音。經滿而血者取之經。病在胃及

药也。

刺因于时五十九

春刺井，夏刺荥，季夏刺俞，秋刺经，冬刺合。然春刺井者，邪在肝；夏刺荥者，邪在心；季夏刺俞者，邪在脾；秋刺经者，邪在肺；冬刺合者，邪在肾。

上实下虚针方六十

一经上实下虚而不通者，此必有横络盛加于大经，令之不通。视而泻之，通而决之，是谓解结。

上寒下热上热下寒针方六十一

上寒下热，先刺其项太阳，久留之。已刺，则火熨项与肩胛，令热上合乃止，所谓推而上之者也。上热下寒，视其虚脉而陷下于经络者，针而灸之，气下而止，所谓引而下之者也。

五病五取六十二

病在脏者取之井，病变于色者取之荥，病时间时盛者取之俞，病变于音，经满而血者取之经，病在胃及

以飲食不節得病者取之合。
五主 六十三
井主心下滿。滎主身熱。俞主體重節痛。經主喘咳寒熱。合主逆氣而泄。○義詳開蒙集五門主治條下
足陽明 六十四
足陽明五藏六府之海。其脉大血多。氣盛熱壯。刺此者。不深不散。不留不寫也。
刺留呼則度 六十五
刺陽明者深六分。留十呼。古道也。其他刺深五分。四分。三分。二分。一分。留七呼。五呼。四呼。三呼。二呼。一呼。皆以氣血多少遠近爲度。
針方六集 〈尊經集〉 一七
當刺井者以滎寫之 六十六
諸井者肌肉淺薄。不足使也。然諸井者毋也。滎者子也。實者寫其子。故當刺井者以滎寫之。
春夏致一陰秋冬致一陽 六十七
春夏溫。必致一陰者。初下針。深而沉之。至腎肝之部。

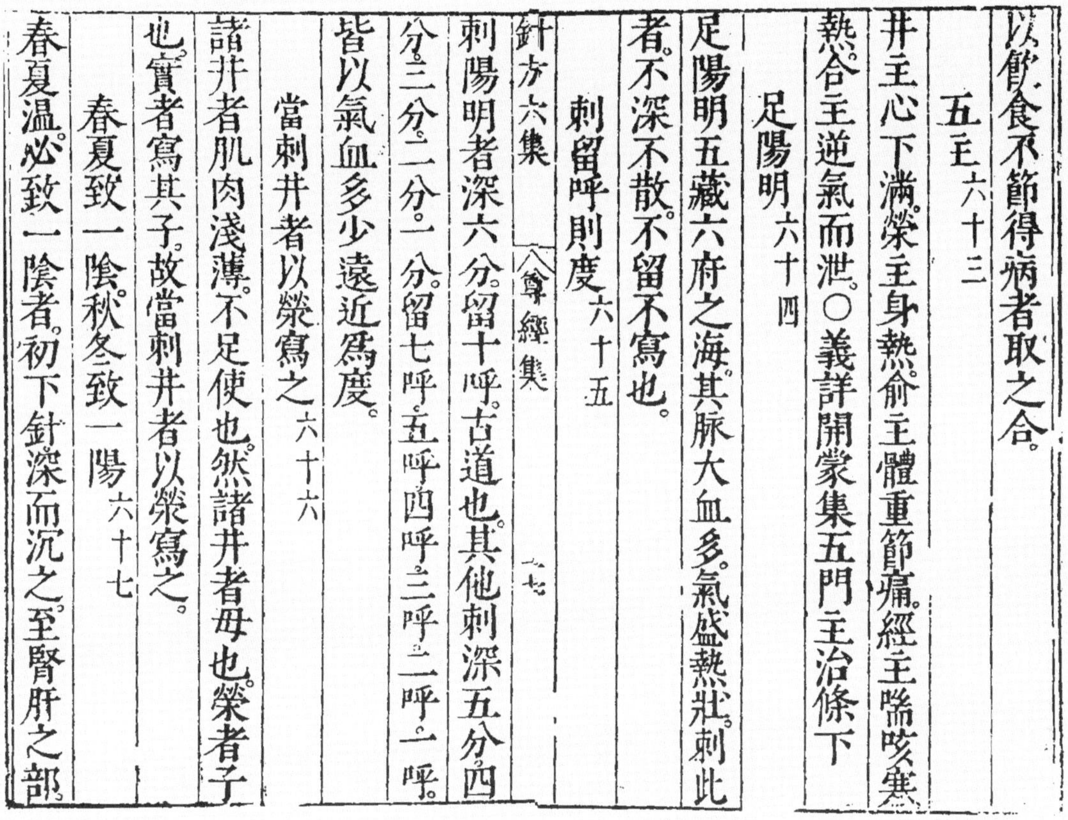

以饮食不节得病者取之合。

五主六十三

井主心下满，荥主身热，俞主体重节痛，经主喘咳寒热，合主逆气而泄。〇义详《开蒙集》“五门主治”条下。

足阳明六十四

足阳明五脏六腑之海，其脉大血多，气盛热壮。刺此者，不深不散，不留不泻也。

刺留呼则度六十五

刺阳明者，深六分，留十呼，古道也。其他刺深五分、四分、三分、二分、一分，留七呼、五呼、四呼、三呼、二呼、一呼，皆以气血多少远近为度。

当刺井者以荥泻之六十六

诸井者肌肉浅薄，不足使也。然诸井者母也，荥者子也。实者泻其子，故当刺井者以荥泻之。

春夏致一阴秋冬致一阳六十七

春夏温，必致一阴者，初下针，深而沉之，至肾肝之部

得氣引持之陽也秋冬寒必致一陽者初内針淺而
浮之至心肺之部得氣推内之陰也
下針之後或氣先針行或氣與針逢或針出而
氣獨行或數刺乃知或發針氣逆或數刺病益
甚六十八
陽盛之人其神易動其氣易往言語善疾藏氣有餘
故神動而氣先針行陽多陰少之人多喜數怒陰陽
之離合難故其神不能先行血氣滑利針入而氣出
針方六集 尊經集 廿八
相逢也陰盛之人其神難動其氣難行陽氣沉而内
藏故針已出氣乃隨其後而獨行也其又甚者多陰
少陽其氣沉而難往故數刺乃知其氣逆與其數刺
病益甚者非陰陽之氣使然此粗之所敗工之所失
也
五藏已傷針不可治六十九
用鍼者觀察病人之態以知精神魂魄存亡得失之
意五藏已傷針不可治也

得气，引持之，阳也；秋冬寒，必致一阳者，初纳针，浅而浮之，至心肺之部得气，推纳之，阴也。

下针之后或气先针行或气与针逢或针出而气独行或数刺乃知或发针气逆或数刺病益甚六十八

阳盛之人，其神易动，其气易往，言语善疾，脏气有余，故神动而气先针行。阳多阴少之人，多喜数怒，阴阳之离合难，故其神不能先行，血气滑利，针入而气出相逢也。阴盛之人，其神难动，其气难行，阳气沉而内藏，故针已出，气乃随其后而独行也。其又甚者，多阴少阳，其气沉而难往，故数刺乃知。其气逆，与其数刺病益甚者，非阴阳之气使然，此粗之所败，工之所失也。

五脏已伤针不可治六十九

用针者观察病人之态，以知精神魂魄存亡得失之意。五脏已伤，针不可治也。

宜甘藥七十

補陽則陰竭。瀉陰則陽脱。如是者可將以甘藥。

藏府有病皆取其原七十一

臍下腎間動氣。人之生命也。十二經之根本也。故名曰原。三焦者原氣之别使。主通行三氣。經歷於五藏六府。原者三焦之尊號也。故所止輙爲原。五藏六府之有病者皆取其原也。

十二原不同七十二

針經論十二原與難經不同。蓋以太淵太陵太衝太谿太白爲五藏之原。二五合爲一十。又膏之原出於鳩尾肓之原出於脖胦。合爲十二原。主治五藏六府之有病者也。

六府所合七十三

胃合於三里。大腸合於巨虛上廉。小腸合於巨虛下廉。三焦合於委陽。膀胱合於委中央。膽合於陽陵泉。六府有病。取此六合。

宜甘药七十

补阳则阴竭，泻阴则阳脱，如是者可将以甘药。

脏腑有病皆取其原七十一

脐下肾间动气，人之生命也，十二经之根本也，故名曰原。三焦者，原气之别使，主通行三气，经历于五脏六腑。原者，三焦之尊号也。故所止辄为原。五脏六腑之有病者，皆取其原也。

十二原不同七十二

《针经》论十二原与《难经》不同。盖以太渊、太陵、太冲、太溪、太白为五脏之原，二五合为一十。又膏之原出于鸠尾，肓之原出于脖胦，合为十二原，主治五脏六腑之有病者也。

六腑所合七十三

胃合于三里，大肠合于巨虚上廉，小肠合于巨虚下廉，三焦合于委阳，膀胱合于委中央，胆合于阳陵泉。六腑有病，取此六合。

膺俞背俞七十四

膺腧中膺背腧中背謂針入之度也

五刺五應針方七十五

淺內而疾發針無及肌肉如拔毛狀以取皮氣肺之應也左右前後針之中脉爲故以取經絡之血者心之應也左右雞足針於分肉之間者脾之應也直刺左右盡筋上以取筋痺慎無出血肝之應也直出直入深內之至骨所以上下摩骨以取骨痺腎之應也

絡脉會者皆見於外刺甚血方七十六

經脉者常不可見其虛實以氣口知之脉之見者皆絡脉也諸絡脉皆不能經大節之間必行絕道而出入復合於皮中其會皆見於外故諸刺絡脉者必刺其結上甚血者雖無血結急取之以寫其邪出其血留之發爲痺

十五絡爲病針方七十七

手太陰之別名曰列缺起於腕上分間去腕一寸五

膺俞背俞七十四

膺俞中膺，背俞中背，谓针入之度也。

五刺五应针方七十五

浅纳而疾发针，无及肌肉，如拔毛状，以取皮气，肺之应也。左右前后针之，中脉为故，以取经络之血者，心之应也。左右鸡足，针于分肉之间者，脾之应也。直刺左右，尽筋上，以取筋痹，慎无出血，肝之应也。直出直入，深纳之至骨，所以上下摩骨，以取骨痹，肾之应也。

络脉会者皆见于外刺甚血方七十六

经脉者，常不可见，其虚实以气口知之。脉之见者，皆络脉也。诸络脉皆不能经大节之间，必行绝道而出入，复合于皮中，其会皆见于外。故诸刺络脉者，必刺其结上甚血者。虽无血结，急取之，以泻其邪，出其血，留之发为痹。

十五络为病针方七十七

手太阴之别，名曰列缺，起于腕上分间，去腕一寸五

分實則兌骨掌熱虛則欠故音掐開口也小便遺數○手
少陰之別名曰通里在腕後一寸實則支膈虛則不
能言○手心主之別名曰內關去腕二寸出於兩筋
之間實則心痛虛則煩心○手太陽之別名曰支正
上腕五寸實則筋弛肘廢虛則痂疥○手陽明之別
名曰偏歷去腕三寸實則齲齒耳聾虛則齒寒痺膈
○手少陽之別名曰外關去腕二寸實則肘攣虛則
不收○足太陽之別名曰飛陽去外踝七寸實則窒

鼻頭背痛虛則鼽衄○足少陽之別名曰光明去外
踝五寸實則厥虛則痿躄坐不能起○足陽明之別
名曰豐隆去外踝八寸氣逆則喉痺卒瘖實則癲狂
虛則足不收脛枯○足太陰之別名曰公孫去本節
後一寸厥氣上逆則霍亂實則腸中切痛虛則鼓脹
○足少陰之別名曰大鍾當踝後遶跟氣逆則煩悶
實則癃閉虛則腰痛○足厥陰之別名曰蠡溝去內
踝上五寸氣逆則睪腫卒疝實則挺長熱虛則暴癢

分。实则兑骨掌热；虚则欠㰦音掐，开口也，小便遗数。〇手少阴之别，名曰通里，在腕后一寸。实则支膈，虚则不能言。〇手心主之别，名曰内关。去腕二寸，出于两筋之间。实则心痛，虚则烦心。〇手太阳之别，名曰支正。上腕五寸。实则筋弛肘废，虚则痂疥。〇手阳明之别，名曰偏历。去腕三寸。实则龋齿耳聋，虚则齿寒痹膈。〇手少阳之别，名曰外关。去腕二寸。实则肘挛，虚则不收。〇足太阳之别，名曰飞扬。去外踝七寸。实则窒鼻，头背痛，虚则鼽衄。〇足少阳之别，名曰光明。去外踝五寸。实则厥，虚卒痿躄，坐不能起。〇足阳明之别，名曰丰隆。去外踝八寸。气逆则喉痹卒喑，实则癫狂，虚则足不收，胫枯。〇足太阴之别，名曰公孙。去本节后一寸。厥气上逆则霍乱；实则肠中切痛，虚则鼓胀。〇足少阴之别，名曰大钟。当踝后绕跟。气逆则烦闷，实则癃闭，虚则腰痛。〇足厥阴之别，名曰蠡沟。去内踝上五寸。气逆则睾肿卒疝，实则挺长热，虚则暴痒。

○任脈之別名曰尾翳實則腹皮痛虛則搔痒○督脉之別名曰長强實則脊强虛則頭重高搖○脾之大絡名曰大包出淵液下三寸實則一身盡痛虛則百脉皆縱此脉若羅絡之血者皆取之○凡此十五絡者實則必見虛則必下視之不見求之上下人經不同絡脉異所別也各取之於其所別

刺寒熱方 七十八

刺寒熱者皆多血絡必間日而取之血盡乃止

絡氣不足經氣有餘經氣不足絡氣有餘 七十九

絡氣不足經氣有餘者脉口熱滿而尺寒濇也秋冬爲逆春夏爲從治主病者經虛絡滿者尺熱滿脉口寒濇也此春夏死秋冬生治法絡滿經虛灸陰刺陽經滿絡虛刺陰灸陽

調神針方 八十

心藏神神有餘則笑不休不足則憂有餘則寫其小絡之血勿之深斥無中其大經神氣乃平不足則視

○任脉之别，名曰尾翳。实则腹皮痛，虚则搔痒。○督脉之别，名曰长强。实则脊强，虚则头重高摇。○脾之大络，名曰大包。出渊液下三寸。实则一身尽痛，虚则百脉皆纵。此脉若罗络之血者，皆取之。○凡此十五络者，实则必见，虚则必下，视之不见，求之上下，人经不同，络脉异所别也，各取之于其所别。

刺寒热方七十八

刺寒热者，皆多血络，必间日而取之，血尽乃止。

络气不足经气有余经气不足络气有余七十九

络气不足，经气有余者，脉口热满而尺寒涩也。秋冬为逆，春夏为从，治主病者。经虚络满者，尺热满，脉口寒涩也，此春夏死，秋冬生。治法：络满经虚，灸阴刺阳；经满络虚，刺阴灸阳。

调神针方八十

心藏神，神有余则笑不休，不足则忧。有余则泻其小络之血，勿之深斥，无中其大经，神气乃平。不足则视

其虛絡切而致之刺而利之無出其血無泄其氣以通其經神氣乃平刺微奈何曰按摩勿釋着針勿斥移氣於不足神氣乃得復

調氣針方 八十一

肺藏氣氣有餘則喘咳上氣不足則息利少氣有餘則寫其經渠無傷其經無出其血無泄其氣不足則補其經渠無出其氣刺微奈何曰按摩勿釋出針視之曰故將深之適人必革精氣自伏邪氣亂散氣泄

腠理眞氣乃相得

調血針方 八十二

肝藏血血有餘則怒不足則恐有餘則刺其盛經出其血不足則視其虛內針脉中久留之血至脉大疾出其針無令血泄刺留奈何曰視其血絡刺出其血無令惡血得入於經以成其疾

調形針方 八十三

脾主肉形有餘則腹脹涇溲不利不足則四肢不用

其虚络，切而致之，刺而利之，无出其血，无泻其气，以通其经，神气乃平。刺微奈何？曰：按摩勿释，着针勿斥，移气于不足，神气乃得复。

调气针方八十一

肺藏气，气有余则喘咳上气，不足则息利少气。有余则泻其经渠，无伤其经，无出其血，无泻其气；不足则补其经渠，无出其气。刺微奈何？曰：按摩勿释，出针视之。曰：故将深之，适人必革，精气自伏，邪气乱散，气泄腠理，真气乃相得。

调血针方八十二

肝藏血，血有余则怒，不足则恐。有余则刺其盛经，出其血；不足则视其虚，纳针脉中，久留之，血至脉大，疾出其针，无令血泄。刺留奈何？曰：视其血络，刺出其血，无令恶血得入于经，以成其疾。

调形针方八十三

脾主肉，形有余则腹胀，泾溲不利，不足则四肢不用。

有餘則寫其陽經不足則補其陽絡刺微奈何曰取分肉間無中其經無傷其絡衛氣得復邪氣乃索

調志針方 八十四

腎藏志志有餘則腹脹飧泄不足則厥有餘則寫然谷血者不足則補其復溜刺未幷奈何曰卽取之無傷其經以去其邪乃能立虛

藏府脹論 八十五

營衛留止寒氣逆上眞邪相攻兩氣相搏乃合爲脹

脹家針不陷肓則氣不行 八十六

治脹之方無問虛實工在疾寫近者一下遠者三下三刺不下者不中氣穴則氣內閉針不陷肓則氣不行徒中於肉則胃氣亂當寫不寫氣故不下必更其道氣下乃止必審其脉當寫則寫當補則補如鼓應桴惡有不下者乎

刺頭痛方 八十七

病在頭頭疾痛爲針之刺至骨病已止無傷骨肉及

有余则泻其阳经，不足则补其阳络。刺微奈何？曰：取分肉间，无中其经，无伤其络，卫气得复，邪气乃索。

调志针方八十四

肾藏志，志有余则腹胀飧泄，不足则厥。有余则泻然谷血者，不足则补其复溜。刺未并奈何，曰：即取之，无伤其经，以去其邪，乃能立虚。

脏腑胀论八十五

营卫留止，寒气逆上，真邪相攻，两气相搏，乃合为胀。

胀家针不陷肓则气不行八十六

治胀之方，无问虚实，工在疾泻。近者一下，远者三下。三刺不下者，不中气穴，则气内闭。针不陷肓，则气不行。徒中于肉，则胃气乱。当泻不泻，气故不下，必更其道，气下乃止。必审其脉，当泻则泻，当补则补，如鼓应桴，恶有不下者乎。

刺头痛方八十七

病在头，头疾痛，为针之，刺至骨，病已止，无伤骨肉及皮。皮者道也。陰刺，入一傍四處，治寒熱。

治欬針方 八十八

十二經皆有欬，治藏欬者治其俞，治府欬者治其合。

瘧疾爲四末束及取血者 八十九

瘧之且發也，陰陽之且移也，必從四末始。陽已傷，陰從之，故先其時堅束其處，令邪氣不得入，陰氣不得出。審候見之孫絡，盛堅而血者，皆取之。此眞往而未得倂者也。

治痿針方 九十

痿病治之，各補其滎而通其俞，調其虛實，和其逆順，則筋脉骨各以其時受氣，而病已矣。

痿厥爲四末束 九十一

痿厥爲四末束，悶乃疾解之，日二。不仁者十日而知，無休，病已，止。

八虛受病發拘攣 九十二

肺心有病，其氣留於兩腋；肝有病，其氣留於兩肘；脾

皮。皮者道也。阴刺，入一旁四处，治寒热。

治咳针方八十八

十二经皆有咳，治脏咳者治其俞，治腑咳者治其合。

疟疾为四末束及取血者八十九

疟之且发也，阴阳之且移也，必从四末始。阳已伤，阴从之，故先其时坚束其处，令邪气不得入，阴气不得出。审候见之孙络，盛坚而血者，皆取之。此真往而未得并者也。

治痿针方九十

痿病治之，各补其荥而通其俞，调其虚实，和其逆顺，则筋脉骨各以其时受气，而病已矣。

痿厥为四末束九十一

痿厥为四末束，闷乃疾解之，日二。不仁者十日而知，无休，病已，止。

八虚受病发拘挛九十二

肺心有病，其气留于两腋；肝有病，其气留于两肘；脾

有病。其氣留於兩髀。腎有病。其氣留於兩膕。凡此八虛者。機關之室。眞氣之所過。血絡之所由。八邪惡血因而得留。留則傷筋骨。機關不得屈伸。故拘攣。

痺聚藏府針方 九十三

五藏有俞。六府有合。循脉之分。各有所發。各隨其過。則病瘳也。

筋痺針方 九十四

病在筋。筋攣骨痛。不可以行。名曰筋痺。刺筋上爲故。

刺分肉間。不可中骨也。筋炅病已。止。

骨痺針方 九十五

病在骨。骨重不可舉。骨髓酸痛。寒氣至。名曰骨痺。深刺。無傷脉肉爲故。其道大分小分。骨熱病已。止。

守筋守骨 九十六

能屈而不能伸者病在筋。能伸而不能屈者病在骨。在筋守筋。在骨守骨。

恢筋摩骨 九十七

有病，其气留于两髀；肾有病，其气留于两腘。凡此八虚者，机关之室，真气之所过，血络之所由，八邪恶血因而得留，留则伤筋骨，机关不得屈伸，故拘挛。

痹聚脏腑针方九十三

五脏有俞，六腑有合，循脉之分，各有所发，各随其过，则病瘳也。

筋痹针方九十四

病在筋，筋挛骨痛，不可以行，名曰筋痹。刺筋上为故，刺分肉间，不可中骨也。筋炅病已，止。

骨痹针方九十五

病在骨，骨重不可举，骨髓酸痛，寒气至，名曰骨痹。深刺，无伤脉肉为故，其道大分小分，骨热病已，止。

守筋守骨九十六

能屈而不能伸者，病在筋。能伸而不能屈者，病在骨。在筋守筋，在骨守骨。

恢筋摩骨九十七

筋痹者恢其筋骨痹者摩其骨

肌痹針方 九十八

病在肌肌膚盡痛名曰肌痹得之傷於寒濕刺大分小分多發針而深之諸分盡熱病已止無傷筋骨筋骨傷癰發若變

三痹 九十九

風寒濕三氣合而爲痹風氣勝者爲走痹寒氣勝者爲痛痹濕氣勝者爲着痹

痹痛針有先後 一百

其痛從上下者先刺其下以通之後刺其上以脫之其痛從下上者先刺其上以通之後刺其下以脫之

三刺 一百一

刺營者出血刺衛者出氣刺寒痹者內熱

寒痹熱痹 一百二

邪氣留於筋骨之間寒多則筋攣骨痛熱多則筋弛骨消肉爍胭破毛直而敗

筋痹者恢其筋，骨痹者摩其骨。

肌痹针方九十八

病在肌，肌肤尽痛，名曰肌痹。得之伤于寒湿，刺大分小分，多发针而深之。诸分尽热，病已，止。无伤筋骨。筋骨伤，痈发若变。

三痹九十九

风、寒、湿三气合而为痹。风气胜者为走痹，寒气胜者为痛痹，湿气胜者为着痹。

痹痛针有先后一百

其痛从上下者，先刺其下以通之，后刺其上以脱之；其痛从下上者，先刺其上以通之，后刺其下以脱之。

三刺一百一

刺营者出血，刺卫者出气，刺寒痹者内热。

寒痹热痹一百二

邪气留于筋骨之间，寒多则筋挛骨痛，热多则筋弛骨消，肉烁䐃[1]破，毛直而败。

①䐃：原作“胭”，据《素问·皮部论》改。

痛止針方 一百三

痛雖已止必刺其處勿令復起

久痺不去出血 一百四

久痺不去身者視其血絡盡去其血

經筋寒急用燔針 一百五

隨經而行皆有小筋謂之經筋經筋為病寒則反折筋急熱則筋緩不收陽急則反折陰急則俛不伸燔針者治寒急也熱則筋縱不收無用燔針

燔針劫刺 一百六

燔針劫刺治寒痺腫痛攣急反折轉筋前後相引不可屈伸以知為數以痛為腧此病生於外者也病生於內者治以熨引飲藥筋折紐絕發而數甚者死不治

筋引筋縱 一百七

傷於寒則筋引而陰縮入傷於熱則筋緩而陰縱挺不收傷於寒者治在燔針劫刺傷於熱者治在行水

痛止针方一百三

痛虽已止，必刺其处，勿令复起。

久痹不去出血一百四

久痹不去身者，视其血络，尽去其血。

经筋寒急用燔针一百五

随经而行，皆有小筋，谓之经筋。经筋为病，寒则反折筋急，热则筋缓不收。阳急则反折，阴急则俯不伸。燔针者，治寒急也。热则筋纵不收，无用燔针。

燔针劫刺一百六

燔针劫刺，治寒痹肿痛挛急，反折转筋，前后相引，不可屈伸，以知为数，以痛为腧，此病生于外者也。病生于内者，治以熨引饮药。筋折纽绝，发而数甚者，死不治。

筋引筋纵一百七

伤于寒，则筋引而阴缩入。伤于热，则筋缓而阴纵挺不收。伤于寒者，治在燔针劫刺。伤于热者，治在行水清陰器。
病在筋 一百八
病在筋。燔針刼刺其下及與急者。
病在骨 一百九
病在骨。焠針藥熨。
病不知所痛 一百十
病不知所痛。兩蹻爲上。
繆刺 一百十一

身形有痛。九候莫病。則繆刺之。繆刺者。左病刺右。右病刺左。胸腹病刺四肢。繆其處也。所以然者。絡病而經不病故也。
巨刺 一百十二
病在於左而右脉病者。則巨刺之。巨刺者。刺大經也。
微刺 一百十三
按摩勿釋。着針勿斥。曰。故將深之。適人必革。謂之微刺。微刺者。病邪微淺之刺也。

清阴器。

病在筋一百八

病在筋，燔针劫刺其下及与急者。

病在骨一百九

病在骨，粹针药熨。

病不知所痛一百十

病不知所痛，两跷为上。

缪刺一百十一

身形有痛，九候莫病，则缪刺之。缪刺者，左病刺右，右病刺左，胸腹病刺四肢，缪其处也。所以然者，络病而经不病故也。

巨刺一百十二

病在于左而右脉病者，则巨刺之。巨刺者，刺大经也。

微刺一百十三

按摩勿释，着针勿斥。曰：故将深之，适人必革，谓之微刺。微刺者，病邪微浅之刺也。

分刺一百十四

分刺者。刺分肉之間。不傷大經也。

針戒一百十五

下針貴遲。太急傷血。出針貴緩。太急傷氣。

救失針方一百十六

五藏之氣已絕於內。用針者反實其外。是謂重竭。重竭必死。其死也靜。治之者輙反其氣。取腋與膺。五藏之氣已絕於外。用針者反實其內。是謂逆厥。逆厥必

死。其死也躁。治之者反取四末刺之。

六經氣血不同一百十七

陽明多血多氣。太陽多血少氣。少陽多氣少血。太陰多血少氣。厥陰多血少氣。少陰多氣少血。故刺陽明出血氣。刺太陽出血惡氣。刺少陽出氣惡血。刺太陰出血惡氣。刺厥陰出血惡氣。刺少陰出氣惡血也。

針灸各有所宜一百十八

陽邪宜針。陰邪宜灸。風爲陽邪。善行數變。施以針治。

分刺一百十四

分刺者，刺分肉之间，不伤大经也。

针戒一百十五

下针贵迟，太急伤血。出针贵缓，太急伤气。

救失针方一百十六

五脏之气已绝于内，用针者反实其外，是谓重竭。重竭必死，其死也静。治之者，辄反其气，取腋与膺。五脏之气已绝于外，用针者反实其内，是谓逆厥。逆厥必死，其死也躁。治之者，反取四末刺之。

六经气血不同一百十七

阳明多血多气，太阳多血少气，少阳多气少血，太阴多血少气，厥阴多血少气，少阴多气少血。故刺阳明出血气，刺太阳出血恶气，刺少阳出气恶血，刺太阴出血恶气，刺厥阴出血恶气，刺少阴出气恶血也。

针灸各有所宜一百十八

阳邪宜针，阴邪宜灸。风为阳邪，善行数变，施以针治，

其功爲易。寒濕陰邪。陷脉凝濇。必施艾火。其功乃全

結絡堅緊火之所治　一百十九

陰陽皆虚。火自當之。針所不爲。灸之爲宜。結絡堅緊。火之所治。

寒厥先熨後針　一百二十

善行水者。不能往冰。善穿地者。不能鑿凍。善用針者。不能取四逆。血脉凝結堅搏。不往來。亦不可即柔。故行水者。必待天温冰釋。穿地者。必待凍解。人脉猶是。

治厥者。必先熨火以調和其經。掌與腋。肘與脚。項與脊以調其氣。大道以通。血氣乃行。後視其病脉。淖澤者。刺而平之。堅緊者。破而決之。氣下乃止。

火調針方　一百二十一

寒厥在足。宗氣不下。脉中之血。凝而留止。弗之火調。針弗能取。

陷下則灸　一百二十二

陷下則灸之。陷下者。血結於中。中有着血。血寒。故宜

其功为易。寒湿阴邪，陷脉凝涩，必施艾火，其功乃全。

结络坚紧火之所治一百十九

阴阳皆虚，火自当之。针所不为，灸之为宜。结络坚紧，火之所治。

寒厥先熨后针一百二十

善行水者，不能往冰；善穿地者，不能凿冻；善用针者，不能取四逆，血脉凝结坚抟不往来，亦不可即柔。故行水者，必待天温冰释；穿地者，必待冻解；人脉犹是。治厥者，必先熨火以调和其经，掌与腋，肘与脚，项与脊，以调其气，大道以通，血气乃行。后视其病脉，淖泽者刺而平之；坚紧者破而决之，气下乃止。

火调针方一百二十一

寒厥在足，宗气不下，脉中之血，凝而留止，弗之火调，针弗能取。

陷下则灸一百二十二

陷下则灸之。陷下者，血结于中，中有着血，血寒，故宜

灸。

火補火寫一百二十三

五藏俞在背者灸之則可刺之則不可氣盛則寫之虛則補之以火補之毋吹其火須自滅也以火寫者疾吹其火拊其艾須其火滅也

灸寒熱二十九穴一百二十四

灸寒熱之法先灸項大椎以年為壯數次灸橛骨以年為壯數視背俞陷者灸之舉臂肩上陷者灸之兩

季脇之間灸之外踝上絕骨之端灸之足小指次指間灸之腨下陷脉灸之外踝後灸之缺盆骨上切之堅痛如筋者灸之膺中陷骨間灸之掌束骨下灸之臍下關元三寸灸之毛際動脉灸之膝下三寸分間灸之足陽明跗上動脉灸之巔上一灸之凡當灸二十九處傷食灸之不已者必視其經之過於陽者數刺其俞而藥之

灸瘡不發一百二十五

灸。

火补火泻一百二十三

五脏俞在背者，灸之则可，刺之则不可。气盛则泻之，虚则补之。以火补之，毋吹其火，须自灭也。以火泻者，疾吹其火，拊其艾，须其火灭也。

灸寒热二十九穴一百二十四

灸寒热之法，先灸项大椎，以年为壮数，次灸橛骨，以年为壮数。视背俞陷者灸之，举臂肩上陷者灸之，两季胁之间灸之，外踝上绝骨之端灸之，足小指次指间灸之，腨下陷脉灸之，外踝后灸之，缺盆骨上切之坚痛如筋者灸之，膺中陷骨间灸之，掌束骨下灸之，脐下关元三寸灸之，毛际动脉灸之，膝下三寸分间灸之，足阳明跗上动脉灸之，巅上一灸之，凡当灸二十九处。伤食灸之，不已者，必视其经之过于阳者，数刺其俞而药之。

灸疮不发一百二十五

欲令灸發者。灸履鞴熨之。三日。即發。

諸病在内取八會 一百二十六

府會太倉。藏會季脇。筋會陽陵泉。髓會絕骨。血會膈俞。骨會大杼。脉會太淵。氣會膻中。諸病在内者。取其會之氣穴也。○絕骨當作枕骨。

熱病氣穴 一百二十七

三椎下間主胸中熱。四椎下間主鬲中熱。五椎下間主肝熱。六椎下間主脾熱。七椎下間主腎熱。

熱病宜寒 一百二十八

諸治熱病者。以飲之寒水乃刺之。必寒衣之。居止寒處。身寒而止也。

待時 一百二十九

營未交。曰。今且得汗。待時而已。

止汗針方 一百三十

取陰而汗出甚者。止之陽。取陽而汗出甚者。止之陰。

又方 一百三十一

欲令灸发者，灸履鞴熨之，三日即发。

诸病在内取八会一百二十六

腑会太仓，脏会季胁，筋会阳陵泉，髓会绝骨，血会膈俞，骨会大杼，脉会太渊，气会膻中。诸病在内者，取其会之气穴也。〇绝骨当作枕骨。

热病气穴一百二十七

三椎下间主胸中热，四椎下间主膈中热，五椎下间主肝热，六椎下间主脾热，七椎下间主肾热。

热病宜寒一百二十八

诸治热病者，以饮之寒水乃刺之。必寒衣之，居止寒处，身寒而止也。

待时一百二十九

营未交。曰：今且得汗，待时而已。

止汗针方一百三十

取阴而汗出甚者，止之阳。取阳而汗出甚者，止之阴。

又方一百三十一

熱病寫之則熱去補之則汗出汗出太甚者取內踝上横脉以止之

熱病五十九刺　一百三十二

頭上五行行五中行五穴上星顖會前項百會後項次兩傍五穴五處承光通天絡却玉枕又次兩傍五穴臨泣目窻正營承臨腦空五五合二十五穴者以越諸陽之熱逆也大杼風門鈌盆膺俞此八者以寫胸中之熱也氣街三里巨虛上下廉此八者以寫胃

中之熱也雲門髃骨委中髓空此八者以寫四肢之熱也䰟户神堂魂門意舍志室此十者以寫五藏之熱也凡此五十九穴者皆熱之左右也

熱病九不鍼　一百三十三

一曰汗不出大顴發赤者死二曰泄而腹滿甚者死三曰目不明熱不已者死四曰老人嬰兒熱而腹滿者死五曰汗不出嘔血者死六曰舌本爛熱不已者死七曰咳而衄汗出出不至足者死八曰髓熱者死

热病，泻之则热去，补之则汗出。汗出太甚者，取内踝上横脉以止之。

热病五十九刺一百三十二

头上五行，行五。中行五穴：上星、囟会、前顶、百会、后顶。次两旁五穴：五处、承光、通天、络却、玉枕。又次两旁五穴：临泣、目窗、正营、承临、脑空，五五合二十五穴者，以越诸阳之热逆也。大杼、风门、缺盆、膺俞，此八者以泻胸中之热也。气街、三里、巨虚上下廉，此八者以泻胃中之热也。云门、髃骨、委中、髓空，此八者以泻四肢之热也。魄户、神堂、魂门、意舍、志室，此十者以泻五脏之热也。凡此五十九穴者，皆热之左右也。

热病九不针一百三十三

一曰，汗不出，大颧发赤者死。二曰，泄而腹满甚者死。三曰，目不明，热不已者死。四曰，老人婴儿，热而腹满者死。五曰，汗不出，呕血者死。六曰，舌本烂，热不已者死。七曰，咳而衄，汗出，出不至足者死。八曰，髓热者死。

九曰。熱而痓者死。痓。謂腰反折。瘈瘲。齒噤齘也。

水俞五十七穴灸之所宜 一百三十四

少陰主腎。腎主水。腎者胃之關。關門不利。故聚水而從其類。上下溢於皮膚。故爲胕腫。胕腫者。聚水而生病也。腎汗逢於風。外不得越於皮膚。客於玄府。行於皮裏。亦爲胕腫。主此者五十七穴。尻上五行。中行五穴。長强腰俞命門懸樞脊中。次兩傍五穴。白環俞中膂內俞膀胱俞小腸俞大腸俞。又次兩傍五穴。秩邊

胞肓志室肓門胃倉。五五合二十五穴。此下焦腎氣之所輸也。伏兔上各二行。少陰所發者五穴。横骨大赫氣穴四滿中注。陽明所發五穴。氣街歸來水道大巨外陵。左右合二十穴。此腎之街也。陰之結於踝上各一行。行六。大鍾照海復溜交信築賓陰谷。左右合成十二穴。此腎脉之下行也。名曰太衝。凡五十七穴。積陰之所聚。水之所客。灸之所宜也。

大風針方 一百三十五

九曰，热而痉者死。痉，谓腰反折。瘛疭，齿噤龂也。

水俞五十七穴灸之所宜一百三十四

少阴主肾，肾主水、肾者胃之关，关门不利，故聚水而从其类，上下溢于皮肤，故为胕肿。胕肿者，聚水而生病也。肾汗逢于风，外不得越于皮肤，客于玄府，行于皮里，亦为胕肿，主此者五十七穴。尻上五行中行五穴：长强、腰俞、命门、悬枢、脊中。次两旁五穴：白环俞、中膂内俞、膀胱俞、小肠俞、大肠俞。又次两旁五穴：秩边、胞肓、志室、肓门、胃仓，五五合二十五穴，此下焦肾气之所输也。伏兔上各二行，少阴所发者五穴：横骨、大赫、气穴、四满、中注。阳明所发五穴：气街、归来、水道、大巨、外陵，左右合二十穴，此肾之街也。阴之结于踝上各一行行六：大钟、照海、复溜、交信、筑宾、阴谷，左右合成十二穴，此肾脉之下行也，名曰太冲。凡五十七穴，积阴之所聚，水之所客灸之宜也。

大风针方一百三十五

病大風。骨節重。鬚眉墜。刺肌肉為故。汗出百日。刺骨髓汗出百日。凡二百日。鬚眉生而止針。

又方　一百三十六

數刺其腫上。已刺氣至。以銳針針其處。按出其惡氣。腫盡乃止。常食方食。無食他食。

食戒　一百三十七

病在筋。無食酸。病在氣。無食辛。病在骨。無食鹹。病在血。無食苦。病在肉。無食甘。口嗜而欲食之。不可多也。

天忌勿犯　一百三十八

凡刺。察日之寒溫。月之虛盛。四時氣之浮沉。參伍相合而調之。勿犯其寒。其虛。其沉也。

六脫不刺　一百三十九

精脫者耳聾。氣脫者目不明。津脫者腠理開。汗大泄。液脫者骨痺。屈伸不利。色夭。腦髓消。胻痠。耳數鳴。血脫者色白。夭然不澤。脉脫者其脉空虛。

死生可治易治難治難已益甚不治。一百四十

病大风，骨节重，须眉坠。刺肌肉为故，汗出百日；刺骨髓，汗出百日，凡二百日，须眉生而止针。

又方一百三十六

数刺其肿上，已刺气至，以锐针针其处，按出其恶气，肿尽乃止。常食方食，无食他食。

食戒一百三十七

病在筋，无食酸。病在气，无食辛。病在骨，无食咸。病在血，无食苦。病在肉，无食甘。口嗜而欲食之，不可多也。

天忌勿犯一百三十八

凡刺，察日之寒温，月之虚盛，四时气之浮沉，参伍相合而调之，勿犯其寒、其虚、其沉也。

六脱不刺一百三十九

精脱者耳聋；气脱者目不明；津脱者腠理开，汗大泄；液脱者骨痹，屈伸不利，色夭，脑髓消，胻酸，耳数鸣；血脱者，色白，夭然不泽；脉脱者，其脉空虚。

死生可治易治难治难已益甚不治一百四十

形氣有餘脈氣不足死脈氣有餘形氣不足生形氣相得謂之可治脈弱以滑是有胃氣命曰易治形氣相失謂之難治色夭不澤謂之難已脈實以堅謂之益甚脈逆四時謂之不治

病脈相左 一百四十一

病熱脈靜泄而脈大脫血而脈實病在中而脈實堅病在外而脈不實堅皆爲難治

六經終不刺 一百四十二

太陽終者戴眼反折瘛瘲其色黑絕汗乃出出則死矣少陽終者耳聾百節皆縱目環絕系絕系一日半死其死也色先青白乃死矣陽明終者口目動作善驚妄言色黃其上下經盛不仁則終矣少陰終者面黑齒長而垢腹脹閉上下不通而終矣太陰終者腹脹閉不得息善噫善嘔嘔則逆逆則面赤不逆則上下不通不通則面黑皮毛焦而終矣厥陰終者中熱嗌乾善溺心煩甚則舌卷囊上縮而終矣

形气有余，脉气不足死；脉气有余，形气不足生；形气相得，谓之可治；脉弱以滑，是有胃气，命曰易治；形气相失，谓之难治；色夭不泽，谓之难已，脉实以坚，谓之益甚；脉逆四时，谓之不治。

病脉相左一百四十一

病热脉静，泄而脉大，脱血而脉实，病在中而脉实坚，病在外而脉不实坚，皆为难治。

六经终不刺一百四十二

太阳终者，戴眼反折，瘛疭，其色黑，绝汗乃出，出则死矣。少阳终者，耳聋，百节皆纵，目环绝系，绝系一日半死，其死也，色先青，白乃死矣。阳明终者，口目动作，善惊妄言，色黄，其上下经盛，不仁则终矣。少阴终者，面黑，齿长而垢，腹胀闭，上下不通而终矣。太阴终者，腹胀闭，不得息，善噫，善呕，呕则逆，逆则面赤，不逆则上下不通，不通则面黑，皮毛焦而终矣。厥阴终者，中热嗌干，善溺，心烦，甚则舌卷，囊上缩而终矣。

察魚際一百四十三

手魚際之脉多青胃中寒也多赤胃中熱也黑者留久痺也其有赤有黑有青者寒熱氣也其青短者少氣也

望知一百四十四

兩眉之間薄澤爲風冲濁爲痺在地爲厥○赤色出於兩顴大如拇指者病雖愈必卒死黑色出於顏大如拇指不病亦必卒死○五色青黑爲痛黄赤爲熱

白爲寒色澤爲吉色垔爲凶五色並見爲寒熱

夭壽當知一百四十五

形充而皮膚緩者壽形充而皮膚急者夭形充而脉堅大者順形充而脉小弱者氣衰氣衰者危形充而顴不起者骨小骨小則夭形充肉䐃堅而有分者壽形充而肉無分理不堅者内脆内脆則夭此天之立形定氣臨病人決死生者所當知也○牆基卑高不及其地者不滿三十而死其有因加疾者不及二十

察鱼际一百四十三

手鱼际之脉多青，胃中寒也；多赤，胃中热也；黑者，留久痹也；其有赤、有黑、有青者，寒热气也；其青短者，少气也。

望知一百四十四

两眉之间，薄泽为风，冲浊为痹，在地为厥。○赤色出于两颧，大如拇指者，病虽愈，必卒死。黑色出于颜，大如拇指，不病亦必卒死。○五色青黑为痛，黄赤为热，白为寒。色泽为吉，色垔为凶。五色并见为寒热。

夭寿当知一百四十五

形充而皮肤缓者寿，形充而皮肤急者夭。形充而脉坚大者顺，形充而脉小弱者气衰，气衰者危。形充而颧不起者骨小，骨小则夭。形充肉䐃坚而有分者寿，形充而肉无分理不坚者内脆，内脆则夭。此天之立形定气，临病人决死生者所当知也。○墙基卑，高不及其地者，不满三十而死。其有因加疾者，不及二十

而死也○平人氣勝形者壽病而形肉脫氣勝形者
死形勝氣者危
面部王藏府支局一百四十六
見於庭者首面也眉間以上者咽喉也眉間以中者
肺也次下者心也直下者肝也肝左者膽也下者脾
也方上者胃也中央者大腸也俠傍者腎也當腎者
臍也面王以上者小腸也面王以下者膀胱字子處
也顴者肩也後顴者臂也臂下者手也目內眥上者

膺乳也俠繩而上者背也循牙車以下者股也中央
者膝也膝下者胻也當胻以下者足也巨分者股裏
也巨屈者膝臏也此五藏六府支局之部也五藏五
色之見者皆出其部骨陷者必不免於病也其部色
乘襲者病雖甚不死也○面有內部有外部其色從
外部走內部者其病從外走內其色從內部走外部
者其病從內走外○五色上行者病亦甚五色下行
如雲霧之散者病方已○諸色兼黃者生諸色失黃

而死也。○平人气胜形者寿。病而形肉脱，气胜形者死，形胜气者危。

面部主脏腑支局一百四十六

见于庭者，首面也；眉间以上者，咽喉也；眉间以中者，肺也；次下者，心也；直下者，肝也；肝左者，胆也；下者，脾也；方上者，胃也；中央者，大肠也；夹旁者，肾也；当肾者，脐也；面王以上者，小肠也；面王以下者，膀胱字子处也；颧者，肩也；后颧者，臂也；臂下者，手也；目内眦上者，膺乳也；夹绳而上者，背也；循牙车以下者，股也；中央者，膝也；膝下者，胻也；当胻以下者，足也；巨分者，股里也；巨屈者，膝髌也，此五脏六腑支局之部也。五脏五色之见者，皆出其部。骨陷者必不免于病也。其部色乘袭者，病虽甚不死也。○面有内部，有外部。其色从外部走内部者，其病从外走内；其色从内部走外部者，其病从内走外。○五色上行者，病亦甚；五色下行如云雾之散者，病方已。○诸色兼黄者生，诸色失黄

者死、

附七傳者死間藏者生說　一百四十七

難經心病傳肺肺病傳肝肝病傳脾脾病傳腎腎病傳心每句皆是七傳以天干配藏府次而推之第七位是勝已賊邪故死心傳脾脾傳肺肺傳腎腎傳肝肝傳心每句皆是間藏亦以間一天干者爲母子也母子有相生之義故云間藏者生自有難經以來傳註皆悖今特發之七傳者不治間藏者視氣血而調之

針方六集　尊經集　四十

附人有兩死而無兩生說　一百四十八

靈樞云人有兩死而無兩生此言何謂也蓋曰二之爲有兩不二爲無兩人身氣血判而爲二死之徒也陰根於陽陽根於陰合而不二生之徒也

針方尊經集終

者死。

附：七传者死间脏者生说一百四十七

《难经》：心病传肺，肺病传肝，肝病传脾，脾病传肾，肾病传心。每句皆是七传，以天干配脏腑次而推之，第七位是胜己贼邪，故死。心传脾，脾传肺，肺传肾，肾传肝，肝传心，每句皆是间脏，亦以间一天干者为母子也。母子有相生之义，故云间脏者生。自有《难经》以来，传注皆悖，今特发之。七传者不治，间脏者视气血而调之。

附：人有两死而无两生说一百四十八

《灵枢》云：人有两死而无两生，此言何谓也？盖云：二之为有两，不二为无两。人身气血判而为二，死之徒也。阴根于阳，阳根于阴，合而不二，生之徒也。

针方尊经集终

針方六集卷之四

旁通集目錄

针方六集卷之四

旁通集目录

作用同方二十九　针药阴阳反佐三十　针药有序三十一
针药不治三十二　针药待时已病三十三　不知医三十四
因病制宜三十五　针药不可为三十六　针药可为三十七
药审三因三十八　针惟捻一三十九　捻八法一四十
捻八法二四十一　捻八法三四十二　捻八法四四十三
八法内训四十四　八法外训四十五
修金针赋
金针赋共二十四条一　候气议二　裁赋下针法三
针知四　浅深五　赋传补泻议六
赋传左捻气上右捻气下议七　使气八　补泻九
不足有余十　通经接气十一

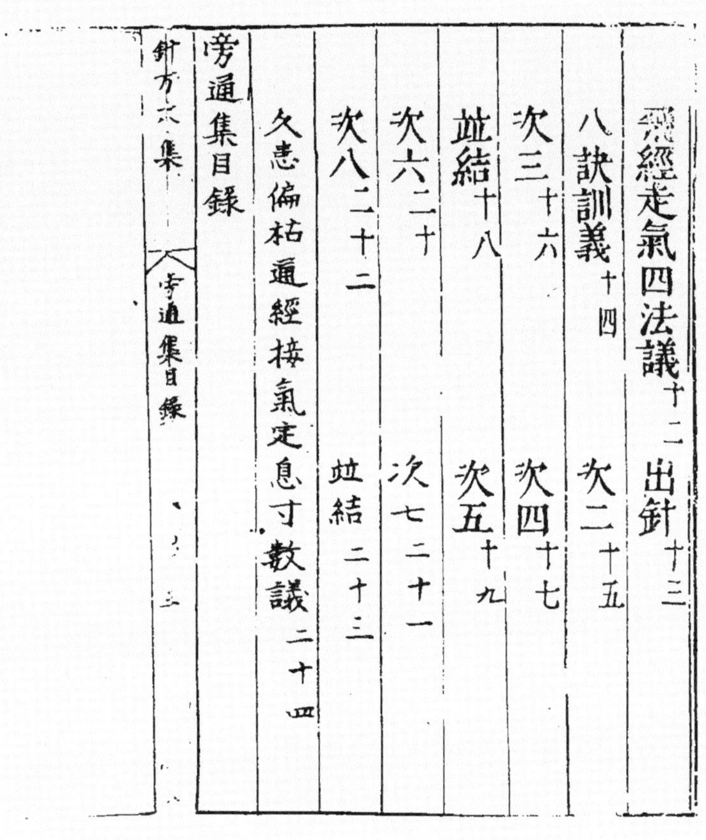

飛經走氣四法議十二　出針十三

八訣訓義十四　次二十五

次三十六　次四十七

並結十八　次五十九

次六二十　次七二十一

次八二十二　並結二十三

久患偏枯通經接氣定息寸數議二十四

旁通集目錄

針方六集　旁通集目錄

旁通集目录终[1]

①终：原无，据体例补。

鍼方六集卷之四

古歙鶴臯吴崐述

海陽忍菴程標梓

旁通集

叙曰郡邑之醫以藥爲政者九十其徒以針爲政者百難一二然皆朝夕由之而不察其所以然者也今欲善與人同莫若因其所明以通之以藥明針亦一道也於是作旁通集

針藥無二致一

藥有汗有吐有下有溫有凉有補針亦能汗能吐能下能溫能凉能補今須頓悟得破針理藥理何物使之若此又何以更無二致方入妙境

針藥兼有二

藥有氣有味有厚有薄有升有降有陰有陽有入肝入心入脾入肺入腎之殊爲木爲火爲土爲金爲水之異針有浮有沉有疾有徐有動有靜有進有退有

针方六集卷之四

古歙鹤皋吴昆述

海阳忍庵程标梓

旁通集

叙曰：郡邑之医，以药为政者，九十其徒；以针为政者，百难一二。然皆朝夕由之，而不察其所以然者也。今欲善与人同，莫若因其所明以通之。以药明针，亦一道也。于是作“旁通集”。

针药无二致一

药有汗、有吐、有下、有温、有凉、有补，针亦能汗、能吐、能下、能温、能凉、能补。今须顿悟得破针理药理，何物使之若此，又何以更无二致，方入妙境。

针药兼有二

药有气有味，有厚有薄，有升有降，有阴有阳，有入肝、入心、入脾、入肺、入肾之殊，为木、为火、为土、为金、为水之异。针有浮有沉，有疾有徐，有动有静，有进有退，有

刺皮刺脉刺肉刺筋刺骨之殊取井取滎取俞取經取合之異針藥二途理無二致

針藥正治三

用藥之道升降浮沉則順之寒熱溫凉則逆之治之正也用針之道正經自病則巨刺正經不病則繆刺亦治之正也

針藥並因於病四

藥有輕劑重劑平劑調劑因病而爲之輕重也針有

巨刺繆刺微刺分刺亦因病而爲之淺深也

針藥短長五

藥類始於神農本經葢三百六十五種延至于今時本草所載通計一千八百九十二種藥何繁也至於針則九者而已針何寡也然有窮年積歲飲藥無功者一遇針家施治危者立安臥者立起跛者立行是藥之多不如針之寡也然針不難瀉實而難補虛一遇尫羸非飲之甘藥不可是針之補不如藥之長也

刺皮、刺脉、刺肉、刺筋、刺骨之殊，取井、取荥、取俞、取经、取合之异。针药二途、理无二致。

针药正治三

用药之道，升降浮沉则顺之，寒热温凉则逆之，治之正也。用针之道，正经自病则巨刺，正经不病则缪刺，亦治之正也。

针药并因于病四

药有轻剂、重剂、平剂、调剂，因病而为之轻重也；针有巨刺、缪刺、微刺、分刺，亦因病而为之浅深也。

针药短长五

药类始于《神农本经》，盖三百六十五种，延至于今时《本草》所载，通计一千八百九十二种，药何繁也。至于针，则九者而已，针何寡也。然有穷年积岁，饮药无功者，一遇针家施治，危者立安，卧者立起，跛者立行，是药之多，不如针之寡也。然针不难泻实，而难补虚，一遇尫羸，非饮之甘药不可。是针之补，不如药之长也。

上工以神良自期必兩者通明而時出之始爲全技

兩不精良六

古昔良工率針藥竝神故名高一世末世持針者不知針用藥者不知藥不能不爲之太息有如針家不明經之陰陽奇正往來逆順穴之八法五門四根三結法之補瀉迎隨疾徐進退吾不知其何以爲針藥家不審六經所宜五藏所入與夫升降浮沉寒熱溫平良毒之性宣通補瀉輕重滑澁燥濕反正類從之

理吾不知其何以爲藥如是而欲治病病何賴焉

上古用針曲盡其妙七

病邪甚者主以重劑酌以大方病邪微者以平劑調之藥之正也八法每以四針爲主以進退疾徐爲輕重亦針之正也上古於輕邪小疾用針猶有曲盡之妙曰病在皮膚無常處者取以鑱針於病所鑱針者頭大末銳令無深入而陽氣出也病在分肉間者取以員針員針者筩身員末其鋒如卵以寫肉分之氣

上工以神良自期，必两者通明而时出之，始为全技。

两不精良六

古昔良工，率针药并神，故名高一世。末世持针者不知针，用药者不知药，不能不为之太息。有如针家不明经之阴阳奇正，往来逆顺，穴之八法五门，四根三结，法之补泻迎随，疾徐进退，吾不知其何以为针。药家不审六经所宜，五脏所入，与夫升降浮沉、寒热温平、良毒之性，宣通补泻、轻重滑涩燥湿、反正类从之理，吾不知其何以为药。如是而欲治病，病何赖焉？

上古用针曲尽其妙七

病邪甚者，主以重剂，酌以大方；病邪微者，以平剂调之，药之正也。八法每以四针为主，以进退疾徐为轻重，亦针之正也。上古于轻邪小疾，用针犹有曲尽之妙。曰：病在皮肤无常处者，取以镵针于病所，镵针者，头大末锐，令无深入而阳气出也；病在分肉间者，取以圆针，圆针者，筒身圆末，其锋如卵，以泻肉分之气，令不得傷肌肉也。病在脉。少氣。當補之以鍉針。鍉針者。身大末員。如黍米之銳。令可以按脉勿陷。以致其氣。使邪氣獨出。針於井滎分俞也。上古以此三針刺微邪小疾。曲盡其妙者也。學者潛心體念。自然有得。義與輕調緩淡之劑。殊途共轍。

作用相符八

藥有单方。一藥而主一病也。針有特刺。一穴而主一病也。用藥寒之而不寒。則飲之寒水。用針刺熱病者。亦先飲以寒水。用藥温之而不熱。則用烏附。用針者亦有燔針灼艾。針之與藥作用相符如此。

針方六集　八　旁通集　四

針藥治同九

藥家熱者寒之。寒者熱之。實者瀉之。虛者補之。陷下者升之。針家熱則疾之。寒則留之。實則迎之。虛則隨之。陷下則灸之。針藥異途。治則同也。

針藥自然之理十

藥之升陽者皆汗。沉陰者皆下。甘温者皆和。苦者皆

令不得伤肌肉也；病在脉，少气，当补之以鍉针，鍉针者，身大末圆，如黍米之锐，令可以按脉勿陷，以致其气，使邪气独出，针于井荥分俞也。上古以此三针，刺微邪小疾，曲尽其妙者也。学者潜心体念，自然有得，义与轻调缓淡之剂，殊途共辙。

作用相符八

药有单方，一药而主一病也。针有特刺，一穴而主一病也。用药寒之而不寒，则饮之寒水。用针刺热病者，亦先饮以寒水。用药温之而不热，则用乌附；用针者亦有燔针灼艾。针之与药，作用相符如此。

针药治同九

药家热者寒之，寒者热之，实者泻之，虚者补之，陷下者升之。针家热则疾之，寒则留之，实则迎之，虚则随之，陷下则灸之。针药异途，治则同也。

针药自然之理十

药之升阳者皆汗，沉阴者皆下，甘温者皆和，苦者皆

湧泄。淡者皆滲利。辛者皆散。酸者皆收。鹹者皆潤。自然之理也。刺家補太陽陽明則汗。寫陽明太陰則下。調少陽厥陰則和。補陰維則湧逆。寫陰蹻則滲泄。搖動皆散。靜留皆收。引而致之皆潤。亦自然之理也。

針藥猶兵十一

藥有小方不足以去病。故立重方。重方者。二方三方合而一之也。此猶合從連衡用衆之兵也。針有特刺不足以去病。故主羣刺。羣刺者。原別根結合而刺之

鍼灸六集 〈八索通集〉 五

也。此猶守郊關嚴險隘。窮蒐大索之兵也。

針藥勿過十二

藥有盡劑而病方去者。盡劑可也。有飲藥未半而病已者。不必盡劑可也。針有盡法而病方去者。盡法可也。有小施針法而病即已者。不必盡法可也。蓋藥之過劑。針之過法。皆足以損人也。

針藥再施十三

用藥病已。未久而復病者。再投之藥。用針病已。未久

涌泄，淡者皆渗利，辛者皆散，酸者皆收，咸者皆润，自然之理也。刺家补太阳、阳明则汗，泻阳明、太阴则下，调少阳、厥阴则和，补阴维则涌逆，泻阴跷则渗泄，摇动皆散，静留皆收，引而致之皆润，亦自然之理也。

针药犹兵十一

药有小方不足以去病，故立重方。重方者，二方、三方合而一之也，此犹合从连衡，用众之兵也。针有特刺不足以去病，故主群刺。群刺者，原、别、根、结，合而刺之也。此犹守郊关，严险隘，穷搜大索之兵也。

针药勿过十二

药有尽剂而病方去者，尽剂可也。有饮药未半而病已者，不必尽剂可也。针有尽法而病方去者，尽法可也。有小施针法而病即已者，不必尽法可也。盖药之过剂，针之过法，皆足以损人也。

针药再施十三

用药病已，未久而复病者，再投之药；用针病已，未久

而復病者。再施之針。

戒實實虛虛十四

傷寒例云。桂枝下咽。陽盛則斃。承氣入胃。陰盛乃亡。用藥者之戒重實重虛也。五藏之氣已絕於內。用針者反實其外。五藏之氣已絕於外。用針者反實其內。如此而死者。醫殺之耳。用針者之戒實實虛虛也。

救實實虛虛十五

陽盛繆用桂枝者。急救以黃連解毒。陰盛繆用承氣

者。急救以附子理中。五藏之氣絕於內。用針者反實其外。是謂重竭。重竭必死。其死也靜。治之者輒反其氣。取腋與膺。五藏之氣絕於外。用針者反實其內。是謂重逆。重逆必死。其死也躁。治之者反取四末刺之。凡此救死之方。急施則生。緩之則死。針藥之所同也。

針藥審氣十六

用藥審氣。辛熱辛溫辛凉。氣之殊也。氣類千端。不出三品。藥家必審而用之。用針審氣。經氣邪氣穀氣。氣

而复病者，再施之针。

戒实实虚虚十四

《伤寒例》云：桂枝下咽，阳盛则毙；承气入胃，阴盛乃亡。用药者之戒重实重虚也。五脏之气已绝于内，用针者反实其外；五脏之气已绝于外，用针者反实其内。如此而死者，医杀之耳。用针者之戒实实虚虚也。

救实实虚虚十五

阳盛谬用桂枝者，急救以黄连解毒；阴盛谬用承气者，急救以附子理中。五脏之气绝于内，用针者反实其外。是谓重竭。重竭必死，其死也静，治之者辄反其气，取腋与膺。五脏之气绝于外，用针者反实其内，是谓重逆。重逆必死，其死也躁，治之者反取四末刺之。凡此救死之方，急施则生，缓之则死，针药之所同也。

针药审气十六

用药审气，辛热、辛温、辛凉，气之殊也。气类千端，不出三品，药家必审而用之。用针审气，经气、邪气、谷气，气

之殊也病態千端候氣施治不出此三者針家必審
而調之
針藥保元十七
用藥以元氣爲重不可損傷故峻厲之品不輕用恐
傷元氣也用針亦以元神爲重不可輕壞五藏之俞
不刺恐傷元神也
奉天時十八
春宜吐夏宜汗秋宜下藥之奉天時也春亟治絡俞

夏亟治經俞秋亟治六府冬則閉藏用藥而少針石
針之奉天時也
脩人事十九
飲藥者必遠酒遠色去勞去怒去厚味所以脩人事
也已刺者必勿內勿醉勿勞勿怒勿飢勿飽亦所以
脩人事也
針藥調劑二十
藥有剛有柔剛劑佐之以柔柔劑佐之以剛剛柔相

之殊也。病态千端，候气施治，不出此三者，针家必审而调之。

针药保元十七

用药以元气为重，不可损伤，故峻厉之品不轻用，恐伤元气也。用针亦以元神为重，不可轻坏，五脏之俞不刺，恐伤元神也。

奉天时十八

春宜吐，夏宜汗，秋宜下，药之奉天时也。春亟治络俞，夏亟治经俞，秋亟治六腑，冬则闭藏，用药而少针石，针之奉天时也。

修人事十九

饮药者必远酒远色，去劳去怒，去厚味，所以修人事也。已刺者必勿内勿醉，勿劳勿怒，勿饥勿饱，亦所以修人事也。

针药调剂二十

药有刚有柔，刚剂佐之以柔，柔剂佐之以刚，刚柔相

濟氣血兼調者藥之正也刺有陰有陽審其陰陽以
別柔剛陽病治陰陰病治陽定其血氣各守其鄉血
實者宜決之氣虛者宜掔引之皆氣血兼調之意也
以氣為主二十一
用藥以氣為主曰益氣曰正氣曰流氣曰清氣曰化
氣曰降氣紛紛以氣名湯者氣能統血氣治而血亦
治也用針者亦以氣為主曰候氣曰見氣曰得氣曰
引氣曰致氣曰行氣諄諄以氣立法者氣能運血氣

和而血亦和也故胃氣絕者藥亦無功候氣不至者
針亦無所用也
針藥所長二十二
敗血積於腸胃留於血室血病於內者也必攻而去
之藥之所長針不得而先之也敗血畜於經隧結於
諸絡血病於外者也必刺而去之針之所長藥不得
而先之也裏有敗血用藥者必佐以辛溫表有敗血
用針者必佐以熨烙理一也敗血得寒則凝得熱則

济，气血兼调者，药之正也。刺有阴有阳，审其阴阳，以别柔刚，阳病治阴，阴病治阳，定其血气，各守其乡。血实者宜决之，气虚者宜掔引之，皆气血兼调之意也。

以气为主二十一

用药以气为主，曰益气、曰正气、曰流气、曰清气、曰化气、曰降气，纷纷以气名汤者，气能统血，气治而血亦治也。用针者亦以气为主，曰候气、曰见气、曰得气、曰引气、曰致气、曰行气，谆谆以气立法者，气能运血，气和而血亦和也。故胃气绝者，药亦无功；候气不至者，针亦无所用也。

针药所长二十二

败血积于肠胃，留于血室，血病于内者也，必攻而去之，药之所长，针不得而先之也。败血蓄于经隧，结于诸络，血病于外者也，必刺而去之，针之所长，药不得而先之也。里有败血，用药者必佐以辛温；表有败血，用针者必佐以熨烙，理一也。败血得寒则凝，得热则

散故也

六經八法二十三

用藥治病必分六經者祖述仲景也知之者取効甚捷如能隨症體驗敬慎勿失則千人之傑也用針治病率由八法者祖述漢卿也奉之者立見神功又能隨証察理不落闇昧則萬夫之雄也

主脾胃重升陽二十四

東垣用藥以脾胃為主俗醫但知其補益中氣而不

知其妙於升陽其用升柴羌防等諸風藥者升清陽之氣於地中也蓋天地之氣一升則萬物皆生天地之氣一降則萬物皆殂此其用升陽諸品深意也故升陽益胃升陽和中升陽除濕升陽散火升陽舉經升陽調經升陽益血無往而非升陽云者得升生之妙旨也刺家用針亦以脾胃為主而重於升陽曰下手處認水土作根基水腎也土脾胃也作根基亦為主也曰從陰引陽曰當補之時從衛取氣曰秋冬各

散故也。

六经八法二十三

用药治病，必分六经者，祖述仲景也。知之者取效甚捷，如能随症体验，敬慎勿失，则千人之杰也。用针治病，率由八法者，祖述汉卿也。奉之者立见神功，又能随证察理，不落暗昧，则万夫之雄也。

主脾胃重升阳二十四

东垣用药，以脾胃为主。俗医但知其补益中气，而不知其妙于升阳。其用升柴羌防等诸风药者，升清阳之气于地中也。盖天地之气一升，则万物皆生；天地之气一降，则万物皆殂。此其用升阳诸品深意也。故升阳益胃、升阳和中、升阳除湿、升阳散火、升阳举经、升阳调经、升阳益血，无往而非升阳云者，得升生之妙旨也。刺家用针，亦以脾胃为主，而重于升阳。曰：下手处，认水土作根基。水，肾也，土，脾胃也，作根基，亦为主也。曰：从阴引阳。曰：当补之时，从卫取气。曰：秋冬各

致一陽曰陷下則灸之是皆升陽之旨先東垣而符
者也

針藥方宜 二十五

丹溪用藥多以滋陰制火去濕爲主滋陰制火如二
母二冬三黃四物龍薈虎潛補天益腎之類謂滋陰
則火自降也去濕如二陳二妙四君五苓省風除濕
之品皆其日用常施之劑非其偏也謂東南卑濕之
區濕熱爲病十居八九方之所宜也刺家用針亦有

方宜經曰東方之域天地之所始生也其民食魚而
嗜鹹魚者使人熱中鹹者勝血故其病皆爲癰瘍其
治宜砭石南方者天之所長養陽之所盛霧露之所
聚也其民嗜酸而食胕故其病攣痺其治宜微針是
皆地勢使然方之所宜一也

明熱俞五十九穴 二十六

劉完素用藥以火熱立論其主通聖散一方以治風
熱甚爲周匝無間方內用防風麻黃以解表風熱之

致一阳。曰：陷下则灸之。是皆升阳之旨，先东垣而符者也。

针药方宜二十五

丹溪用药，多以滋阴制火去湿为主。滋阴制火，如二母、二冬、三黄、四物、龙荟、虎潜，补天益肾之类，谓滋阴则火自降也。去湿如二陈、二妙、四君、五苓，省风除湿之品，皆其日用常施之剂，非其偏也。谓东南卑湿之区，湿热为病，十居八九，方之所宜也。刺家用针亦有方宜，经曰：东方之域，天地之所始生也。其民食鱼而嗜咸，鱼者使人热中，咸者胜血，故其病皆为痈疡，其治宜砭石。南方者，天之所长养，阳之所盛，雾露之所聚也。其民嗜酸而食腐，故其病挛痹，其治宜微针。是皆地势使然，方之所宜一也。

明热俞五十九穴二十六

刘完素用药，以火热立论，其主通圣散一方，以治风热，甚为周匝无间。方内用防风、麻黄以解表，风热之在皮膚者。得之由汗而泄。用荆芥薄荷以清上。風熱之在巔頂者。得之由鼻而泄。大黄芒硝。通利藥也。風熱之在腸胃者。得之由後而泄。滑石梔子。水道藥也。風熱之在決瀆者。得之由溺而泄。熱淫於膈。肺胃受邪。石膏桔梗。清肺胃也。而連翹黄芩。又所以卻諸經之遊火。熱傷於血。陰藏失榮。川芎歸芍。益陰血也。而甘草白朮。又所以和胃氣而調中。人知劉守眞長於治熱如此。而不知其得之素問熱病五十九刺者深

也。刺熱論曰。頭上五行行五者。以越諸陽之熱逆也。大杼膺俞缺盆風門。此八者以寫胸中之熱也。氣衝三里巨虛上下廉。此八者。以寫胃中之熱也。雲門髃骨委中髓空。此八者。以瀉四肢之熱也。五藏俞傍五。此十者以瀉五臟之熱也。凡此五十九穴者。皆熱之左右也。上古刺熱病之方。如此周悉。劉守眞立通聖散一方。實與五十九刺爭美。無亦私淑其旨而得之深乎。不然何若符節之相契也。

在皮肤者，得之由汗而泄；用荆芥、薄荷以清上，风热之在巅顶者，得之由鼻而泄；大黄、芒硝，通利药也，风热之在肠胃者，得之由后而泄；滑石、栀子，水道药也，风热之在决渎者，得之由溺而泄；热淫于膈，肺胃受邪，石膏、桔梗，清肺胃也；而连翘、黄芩，又所以却诸经之游火；热伤于血，阴脏失荣，川芎、归、芍，益阴血也；而甘草、白术，又所以和胃气而调中。人知刘守真长于治热如此，而不知其得之《素问》热病五十九刺者深也。《刺热论》曰：头上五行行五者，以越诸阳之热逆也。大杼、膺俞、缺盆、风门，此八者以泻胸中之热也；气冲、三里、巨虚上下廉，此八者以泻胃中之热也；云门、髃骨、委中、髓空，此八者以泻四肢之热也；五脏俞旁五，此十者以泻五脏之热也。凡此五十九穴者，皆热之左右也。上古刺热病之方，如此周悉，刘守真立通圣散一方，实与五十九刺争美，无亦私淑其旨而得之深乎？不然，何若符节之相契也。

明水俞五十七穴二十七

內經水論云水病下爲胕腫大腹上爲喘呼不得臥者標本俱病後世用藥治之有主脾胃者則用健脾分水之品又審其爲陰水者主行水溫經之品審其爲陽水者主行水清熱之品此治水之正傳也正治不愈鮮不束手待斃矣內經治水五十七穴論曰腎俞五十七穴積陰之所聚水之所從出入也尻上五行行五者此腎俞水氣之所留也伏兎上列於少腹

者各二行行五者此腎之街也踝上各一行行六者此腎脉之下行也名曰太衝凡五十七穴皆藏之陰絡水之所客也刺家羣五十七刺而刺之則水出而經氣太泄亦必九十不救良工主以灼艾則陰水雖凝結猶得麗日東風宇宙暄和無不泰之物矣

藥有炮炙針有作用二十八

明醫治病必主官方方必君臣佐使藥必精良炮炙欲其入血則炮以酒欲其行痰則炮以薑欲其入肝

明水俞五十七穴二十七

《内经·水论》云：水病下为胕肿大腹，上为喘呼，不得卧者，标本俱病。后世用药治之，有主脾胃者，则用健脾分水之品。又审其为阴水者，主行水温经之品。审其为阳水者，主行水清热之品，此治水之正传也。正治不愈，鲜不束手待毙矣！《内经》治水五十七穴论曰：肾俞五十七穴，积阴之所聚，水之所从出入也。尻上五行行五者，此肾俞，水气之所留也。伏兔上列于少腹者各二行行五者，此肾之街也。踝上各一行行六者，此肾脉之下行也。名曰太冲。凡五十七穴，皆脏之阴络，水之所客也。刺家群五十七刺而刺之，则水出而经气大泄，亦必九十不救。良工主以灼艾，则阴水虽凝结，犹得丽日东风，宇宙暄和，无不泰之物矣。

药有炮炙针有作用二十八

明医治病，必主官方。方必君臣佐使，药必精良炮炙。欲其入血，则炮以酒；其行痰，则炮以姜；欲其入肝，

則炮以醋。欲其入腎。則炮以鹽。此一定之法也。刺家
定其經穴。則官方也。穴有陰陽配合。則君臣佐使也。
穴得其正。則精良也。刺合於法。則炮炙也。故循捫以
攝氣。彈怒以致血。爪下以取榮。伸提以及衛。皆作用
之法也。針之有作用。猶藥之有炮炙也。不知作用者。
用生藥之醫也。穴失其正者。藥未精良也。不知陰陽
配合者。方之無君臣佐使也。

作用同方　二十九

動退空歇迎奪右。皆瀉也。猶方之青龍白虎陷胸承
氣。有瀉而無補也。推內進搓隨濟左。皆補也。猶方之
益氣養榮八珍十全。有補而無瀉也。訓義在標幽賦
中。

針藥陰陽反佐　三十

仲景白通湯。回陽之藥也。以人尿豬膽汁與薑附同
方者。用之反佐。與陰氣相求。而成回陽之功也。刺寒
厥者二陽一陰。亦此意也。河澗桂苓甘露飲。治暑之

则炮以醋；欲其入肾，则炮以盐，此一定之法也。刺家定其经穴，则官方也；穴有阴阳配合，则君臣佐使也；穴得其正，则精良也；刺合于法，则炮炙也。故循扪以摄气，弹怒以致血，爪下以取荣，伸提以及卫，皆作用之法也。针之有作用，犹药之有炮炙也。不知作用者，用生药之医也。穴失其正者，药未精良也。不知阴阳配合者，方之无君臣佐使也。

作用同方二十九

动、退、空、歇、迎、夺、右，皆泻也，犹方之青龙、白虎、陷胸、承气，有泻而无补也。推、纳、进、搓、随、济、左，皆补也，犹方之益气、养荣、八珍、十全，有补而无泻也。训义在《标幽赋》中。

针药阴阳反佐三十

仲景白通汤，回阳之药也。以人尿、猪胆汁与姜附同方者，用之反佐，与阴气相求，而成回阳之功也。刺寒厥者二阳一阴，亦此意也。河间桂苓甘露饮，治暑之

劑也。以桂心與三石四苓同方者。用之反佐。與陽氣
相求。而成清暑之功也。刺熱厥者二陰一陽。亦此意
也。

針藥有序 三十一

張長沙治傷寒。必先治其表。然後治其裏。李明之治
內傷。必先化其滯。然後補其中。瘍醫治瘡毒。必先去
其腐。然後生其新。必先潰其膿。然後補其氣。若失其
先後之宜。不惟治之無功。害且隨之矣。刺家亦有先

後之序。陽先病者先刺其陽。陰先病者先刺其陰。失
其先後之宜。亦無功而有害。慎之慎之。

針藥不治 三十二

善藥者。必察病人形氣色脉。而後用藥。藥當病情而
不驗者。脾胃氣絕。而藥不爲之運化也。善針者。亦必
察病人形氣色脉。而後下針。針當病情而無功者。經
氣敗絕。而候之不至也。均之不治之疾也。

針藥待時已病 三十三

剂也。以桂心与三石、四苓同方者，用之反佐，与阳气相求，而成清暑之功也，刺热厥者二阴一阳，亦此意也。

针药有序三十一

张长沙治伤寒，必先治其表，然后治其里。李明之治内伤，必先化其滞，然后补其中。疡医治疮毒，必先去其腐，然后生其新，必先溃其脓，然后补其气。若失其先后之宜，不惟治之无功，害且随之矣。刺家亦有先后之序，阳先病者先刺其阳，阴先病者先刺其阴，失其先后之宜，亦无功而有害。慎之慎之！

针药不治三十二

善药者，必察病人形气色脉，而后用药。药当病情而不验者，脾胃气绝，而药不为之运化也。善针者，亦必察病人形气色脉，而后下针。针当病情而无功者，经气败绝，而候之不至也，均之不治之疾也。

针药待时已病三十三

藥有一劑知二劑已者新病也外感有餘之邪也有以歲月見功者虛邪也內生不足之疾也針之所長亦長於有餘之實邪耳至於藏氣不足亦必飲以甘藥待時而已可也

不知醫三十四

世人飲藥百劑不見寸功而猶飲藥不已者喻之飲藥者衆也有一人喻之針有神功必縮頸吐舌者什九此由知針者寡又耳目未嘗與神良之徒相習也

以丹溪之賢不遠千里而訪東垣適東垣物故錄東垣手集之書而歸但采其方藥辨論而盡棄其用針此猶學仲尼者得其一體以爲至足耳或以大成之醫譽丹溪非惟不知丹溪抑亦不知醫也

因病制宜三十五

以藥取汗者必擁覆其身以藥主吐者必堅束其腹上體病者後食而藥下體病者先食而藥膚病者晝服骨病者夜服皆因病而制宜也針家刺熱病者如

药有一剂知，二剂已者，新病也，外感有余之邪也。有以岁月见功者，虚邪也，内生不足之疾也。针之所长，亦长于有余之实邪耳。至于脏气不足，亦必饮以甘药，待时而已可也。

不知医三十四

世人饮药百剂，不见寸功，而犹饮药不已者，喻之饮药者众也。有一人喻之针有神功，必缩颈吐舌者十九，此由知针者寡，又耳目未尝与神良之徒相习也。以丹溪之贤，不远千里而访东垣，适东垣物故，录东垣手集之书而归，但采其方药辨论，而尽弃其用针。此犹学仲尼者，得其一体，以为至足耳。或以大成之医誉丹溪，非惟不知丹溪，抑亦不知医也。

因病制宜三十五

以药取汗者，必拥覆其身，以药主吐者，必坚束其腹。上体病者，后食而药；下体病者，先食而药；肤病者，昼服；骨病者，夜服；皆因病而制宜也。针家刺热病者，如手探湯疾也刺寒清者如人不欲行留也刺虛者刺其去刺實者刺其來刺上關者故不能欠刺下關者欠不能故刺犢鼻者屈不能伸刺內關者伸不能屈病高而內者取之陰陵泉病高而外者取之陽陵泉陰有陽疾者取之下陵三里亦因病而制宜也

針藥不可爲三十六

仲景不治兩感之傷寒非短於藥也醫和不驅二豎於膏肓非短於針也病在不可爲即針藥神良亦無

可恃也三仁不能以存殷二義不能以匡漢皆是物也

針藥可爲三十七

盧扁刺維會而起虢太子之尸厥華佗刮肢骨而療關壯繆之鏃毒針藥固神良而事機亦可爲也

藥審三因三十八

言用藥治病必詳審病之三因三因者外因内因不內外因也風寒暑濕燥火六氣傷人爲外因喜怒憂

手探汤，疾也；刺寒清者，如人不欲行，留也；刺虚者刺其去，刺实者刺其来；刺上关者故不能欠，刺下关者欠不能故；刺犊鼻者屈不能伸，刺内关者伸不能屈；病高而内者取之阴陵泉，病高而外者取之阳陵泉；阴有阳疾者取之下陵、三里，亦因病而制宜也。

针药不可为三十六

仲景不治两感之伤寒，非短于药也。医和不驱二竖于膏肓，非短于针也。病在不可为，即针药神良，亦无可恃也。三仁不能以存殷，二义不能以匡汉，皆是物也。

针药可为三十七

卢扁刺维会，而起虢太子之尸厥；华佗刮肢骨，而疗关壮穆之镞毒。针药固神良，而事机亦可为也。

药审三因三十八

言用药治病，必详审病之三因。三因者，外因、内因、不内外因也。风、寒、暑、湿、燥、火，六气伤人为外因；喜、怒、忧、

思悲恐驚七情致疾爲内因跌撲損傷瘤氣結核癰
腫爲不內外因用藥者必詳審何因爲病而施治也
針惟揆一 三十九
針惟揆一者不問風不問寒不問暑濕燥火七情內
傷跌撲瘤核癰腫等因只問病在何經察其寒熱虛
實而施針治在乎明陰陽順逆補瀉而已今以揆一
之法明著於後示人以八法爲宗如軌如型如章如
程的鵠一途左右逢原無難起之疾矣

揆八法一 四十
藥家有問病發藥者剌家問病施針亦其事也有如
病人脊強反折奇經督脉爲病也病人頭如破目似
脫項如拔脊如殭腰似折髀不可以曲膕如結腨似
裂足小指不用目黄淚出衄血身熱足大腸膀胱經
受病也病人陰緩而陽急奇經陽蹻爲病也病人嗌
痛頷腫不可回顧肩似拔臑似折耳聾目黄頰腫頸
頷肩臑肘臂外後廉皆痛手小指不用手太陽小腸

思、悲、恐、惊，七情致疾为内因；跌扑损伤、瘤气、结核、痈肿为不内外因。用药者必详审何因为病而施治也。

针惟揆一三十九

针惟揆一者，不问风，不问寒，不问暑、湿、燥、火、七情、内伤、跌扑、瘤核、痈肿等因，只问病在何经，察其寒、热、虚、实而施针治，在乎明阴阳、顺逆、补泻而已。今以揆一之法明著于后，示人以八法为宗，如轨如型，如章如程，的鹄一途，左右逢源，无难起之疾矣。

揆八法一四十

药家有问病发药者，刺家问病施针，亦其事也。有如病人脊强反折，奇经督脉为病也。病人头如破，目似脱，项如拔，脊如僵，腰似折，髀不可以曲，腘如结，腨似裂，足小指不用，目黄泪出，衄血身热，足太阳[1]膀胱经受病也。病人阴缓而阳急，奇经阳跷为病也。病人嗌痛颔肿，不可回顾，肩似拔，臑似折，耳聋，目黄，颊肿，颈颔肩臑肘臂外后廉皆痛，手小指不用，手太阳小肠

①太阳：原作“大肠”，据《灵枢·经脉》改。

經受病也。此四經受病。不問風寒暑濕燥火襍揉相協。揆之八法。宜刺後谿申脉。以後谿二穴。手太陽所發。通乎督脉。申脉二穴。足太陽所發。通乎陽蹻。四穴竝刺。上下交通。四經之所過者。無不去之疾。吾嘗例之於麻黄桂枝葛根青龍。信不虛矣。

揆八法二四十一

有如病人腰腹縱。溶溶如囊水之狀。若坐水中。奇經帶脉受病也。病人口苦耳聾。脇痛不能轉側。寒熱往

來。善太息。面微塵。體無膏澤。頭痛。耳前後痛。目銳眥痛。缺盆中腫痛。腋下腫。馬刀俠瘻。汗出振寒。胸脇肋髀膝外至脛絕骨。外踝前及諸節皆痛。足小趾次趾不用。此足少陽膽經受病也。病人溶溶不能自收持。爲病苦寒熱。奇經陽維爲病也。病人耳聾。渾渾焞焞。嗌腫喉痺。汗出。目銳眥痛。頰痛。目後肩臑肘臂皆痛。手小指次指不用。此手少陽三焦經受病也。此四經受病。不拘六氣襍揉。協邪爲患。揆之八法。宜刺臨泣

经受病也。此四经受病，不问风寒暑湿燥火，杂揉相协，揆之八法，宜刺后溪、申脉。以后溪二穴，手太阳所发，通乎督脉；申脉二穴，足太阳所发，通乎阳跷。四穴并刺，上下交通，四经之所过者，无不去之疾。吾尝例之于麻黄、桂枝、葛根、青龙，信不虚矣。

揆八法二四十一

有如病人腰腹纵，溶溶如囊水之状，若坐水中，奇经带脉受病也。病人口苦耳聋，胁痛不能转侧，寒热往来，善太息，面微尘，体无膏泽，头痛，耳前后痛，目锐眦痛，缺盆中肿痛，腋下肿，马刀夹瘘，汗出振寒，胸胁肋髀膝外至胫绝骨，外踝前及诸节皆痛，足小趾次趾不用，此足少阳胆经受病也。病人溶溶不能自收持，为病苦寒热，奇经阳维为病也。病人耳聋，浑浑焞焞，嗌肿喉痹，汗出，目锐眦痛，颊痛，目后肩臑肘臂皆痛，手小指次指不用，此手少阳三焦经受病也。此四经受病，不拘六气杂揉，协邪为患，揆之八法，宜刺临泣、

外關以臨泣二穴足少陽所發通乎帶脉外關二穴
手少陽所發通乎陽維四穴竝刺表裏皆和四經之
所屬者宜無留疾吾嘗例之三化雙解大小柴胡通
聖温膽諸方信非繆矣
揆八法三 四十二
有如病人氣逆而裏急此奇經衝脉爲病也病人舌
本强痛食嘔不下胃脘痛腹脹善噫得後與氣則快
然如衰身體皆重不能動搖煩心心下急痛便溏瘕

泄水閉黃疸不能臥强立股膝內腫足大趾不用此
足太陰脾經受病也病人洒洒然振寒善伸數欠顏
黑病至則惡人與火聞木聲則惕然而驚心欲動獨
閉戶牖而處甚則欲升高而歌棄衣而走賁響腹脹
狂瘧溫淫汗出鼽衄口喎唇胗頸腫喉痺大腹水腫
膝臏腫痛膺乳氣街股伏兔骭外廉足跗上皆痛足
中趾不用氣盛則身以前皆熱消穀善飢溺色黃不
足則身以前皆寒慄寒則脹滿此足陽明胃經受病

外关。以临泣二穴，足少阳所发，通乎带脉；外关二穴，手少阳所发，通乎阳维。四穴并刺，表里皆和，四经之所属者，宜无留疾。吾尝例之三化、双解、大小柴胡、通圣、温胆诸方，信非谬矣。

揆八法三四十二

有如病人气逆而里急，此奇经冲脉为病也。病人舌本强痛，食呕不下，胃脘痛，腹胀善噫，得后与气则快然如衰，身体皆重，不能动摇，烦心，心下急痛，便溏，瘕泄，水闭，黄疸，不能卧，强立，股膝内肿，足大趾不用，此足太阴脾经受病也。病人洒洒然振寒，善伸数欠，颜黑，病至则恶人与火，闻木声则惕然而惊，心欲动，独闭户牖而处，甚则欲升高而歌，弃衣而走，贲响腹胀，狂疟温淫，汗出，鼽衄，口㖞唇胗，颈肿喉痹，大腹水肿，膝髌肿痛，膺、乳、气街、股、伏兔、胻外廉、足跗上皆痛，足中趾不用，气盛则身以前皆热，消谷善饥，溺色黄，不足则身以前皆寒栗，寒则胀满，此足阳明胃经受病

也病人悵然失志善心痛奇經陰維爲病也病人手
心熱臂肘攣急腋腫甚則胸脇支滿心中澹澹大動
面赤目黄喜笑不休煩心心痛此手厥陰心主受病
也此五經受病不拘六氣七情揆之八法宜刺公孫
内關以公孫二穴足太陰所發通乎衝脉絡足陽明
内關二穴手厥陰所發通乎陰維四穴並刺針氣一
行之後三焦快然凡五經之病無不除治吾嘗例之
瀉心涼膈大小陷胸調胃承氣諸方者以驗之者素
也

揆八法四 四十三

有如男子内結七疝女子帶下瘕聚皆奇經任脉爲
病也病人肺作脹滿膨膨而喘咳缺盆中痛甚則交
兩手而瞀上氣喘渴煩心胸滿臑臂内前廉痛掌中
熱氣盛有餘則肩背痛風寒汗出中風小便數而欠
氣虚則肩背痛寒少氣不足以息溺色黄變卒遺失
此手太陰肺經受病也病人陽緩而陰急奇經陰蹻

也。病人怅然失志，善心痛，奇经阴维为病也。病人手心热，臂肘挛急，腋肿，甚则胸胁支满，心中澹澹大动，面赤，目黄，喜笑不休，烦心，心痛，此手厥阴心主受病也。此五经受病，不拘六气七情，揆之八法，宜刺公孙、内关。以公孙二穴，足太阴所发，通乎冲脉，络足阳明；内关二穴，手厥阴所发，通乎阴维。四穴并刺，针气一行之后，三焦快然，凡五经之病，无不除治。吾尝例之泻心、凉膈、大小陷胸、调胃承气诸方者，以验之者素也。

揆八法四四十三

有如男子内结七疝，女子带下瘕聚，皆奇经任脉为病也。病人肺作胀满，膨膨而喘咳，缺盆中痛，甚则交两手而瞀，上气喘渴，烦心胸满，臑臂内前廉痛，掌中热，气盛有余则肩背痛风寒，汗出，中风，小便数而欠，气虚则肩背痛寒，少气不足以息，溺色黄变，卒遗失，此手太阴肺经受病也。病人阳缓而阴急，奇经阴跷

爲病也病人飢不欲食面如漆紫咳吐有血喝喝而
喘坐而欲起目䀮䀮如無所見心如懸若飢氣不足
則善恐心惕惕如人將捕之口苦舌乾咽腫上氣嗌
痛煩心心痛黄疸腸澼脊股內後廉痛痿厥嗜卧足
下熱而痛此足少陰受病也凡此四經受病不拘外
感諸邪內傷六慾揆之八法宜刺列鈌照海以列鈌
二穴手太陰所發通於任脉照海二穴足少陰所發
通於陰蹻四穴並刺針氣一行之後四經所歷之處

病無不去氣無不和吾嘗例之三黄二母犀芊甘桔
諸方者以驗之者非一日也

八法內訓 四十四

以上八法主治新病實邪陽邪下針宜瀉効亦立見
有不應者加之循攝爪切反復搓撚提按病去而後
出針久病虚邪陰邪下針宜補有不應者加以熨烙
燔針灼艾可以收全功經曰盛則瀉之虚則補之熱
則疾之寒則留之陷下則灸之不盛不虚以經取之

为病也。病人饥不欲食，面如漆紫，咳吐有血，喝喝而喘，坐而欲起，目䀮䀮如无所见，心如悬若饥，气不足则善恐，心惕惕如人将捕之，口苦舌干咽肿，上气嗌痛，烦心，心痛，黄疸，肠澼，脊股内后廉痛，痿厥嗜卧，足下热而痛，此足少阴受病也。凡此四经受病，不拘外感诸邪，内伤六欲，揆之八法，宜刺列缺、照海。以列缺二穴，手太阴所发，通于任脉；照海二穴，足少阴所发，通于阴跷。四穴并刺，针气一行之后，四经所历之处，病无不去，气无不和，吾尝例之三黄、二母、犀薄甘桔诸方者，以验之者非一日也。

八法内训四十四

以上八法，主治新病、实邪、阳邪，下针宜泻，效亦立见。有不应者，加之循摄爪切，反复搓捻提按，病去而后出针。久病、虚邪、阴邪，下针宜补。有不应者，加以熨烙、燔针、灼艾，可以收全功。《经》曰：盛则泻之，虚则补之，热则疾之，寒则留之，陷下则灸之，不盛不虚，以经取之，

正此之謂

八法外訓 四十五

按八法八穴者以其通乎奇經八脉也在手部不及陽明大腸經及少陰心經在足部不及厥陰肝經者非鈌也列鈌本絡手陽明心主猶之乎心又肝腎之邪同一治皆不及之及也

附

脩金針賦

東垣著內外傷辨救認証之繆也丹溪作局方發揮救用方之失也崐庵針之敝於末世久矣乃倣二賢之救失脩金針賦如左方

金針賦 共二十四條 一

賦云手足三陽手走頭而頭走足手足三陰足走腹而胸走手逆之者爲瀉爲迎順之者爲補爲隨

候氣議 二

男子之氣早在上而晚在下取之必明其理女子之

正此之谓。

八法外训四十五

按八法八穴者，以其通乎奇经八脉也。在手部不及阳明大肠经及少阴心经；在足部不及厥阴肝经者，非缺也。列缺本络手阳明，心主犹之乎心，又肝肾之邪同一治，皆不及之及也。

附：修《金针赋》

东垣著《内外伤辨》，救认证之谬也；丹溪作《局方发挥》，救用方之失也；昆虑针之敝于末世久矣，乃仿二贤之救失，修《金针赋》如下方。

金针赋共二十四条，一

赋云：手足三阳，手走头而头走足；手足三阴，足走腹而胸走手。逆之者为泻，为迎；顺之者为补，为随。

候气议二

男子之气，早在上而晚在下，取之必明其理；女子之

氣早在下而晚在上用之貴及其時午前爲早爲陽
午後爲晚爲陰男女上下平腰分之〇此亦無根之
言不必拘此

裁賦下針法三

下針之法先須循攝孔穴以左手大指爪甲按而重
切之次以右手食指彈二三十下令穴間赤起經所
謂彈而怒之是也次令咳嗽一聲以口內溫針隨咳
而下徐徐撚入初至皮部名曰天才少停進針刺至

肉分名曰人才又停進針刺至筋骨之間名曰地才
就當撚轉再停良久退針至人才之分待氣沉緊倒
針朝病進退往來疾徐左右因病而施

針知四

氣速效速氣遲效遲死生貴賤針下皆知賤者硬而
貴者脆生者澁而死者虛氣之不至必死無疑

淺深五

法在淺則用淺法在深則用深

气，早在下而晚在上，用之贵及其时。午前为早，为阳；午后为晚，为阴。男女上下，平腰分之。〇此亦无根之言，不必拘此。

裁赋下针法三

下针之法，先须循摄孔穴，以左手大指爪甲按而重切之，次以右手食指弹二三十下，令穴间赤起，经所谓“弹而怒之”是也。次令咳嗽一声，以口内温针，随咳而下，徐徐捻入，初至皮部，名曰天才，少停进针；刺至肉分，名曰人才，又停进针；刺至筋骨之间名曰地才，就当捻转，再停良久，退针至人才之分，待气沉紧，倒针朝病，进退往来，疾除左右，因病而施。

针知四

气速效速，气迟效迟，死生贵贱，针下皆知。贱者硬而贵者脆，生者涩而死者虚，气之不至，必死无疑。

浅深五

法在浅则用浅，法在深则用深。

賦傳補瀉議六

賦云補瀉之法。妙在呼吸手指。男子者。大指進前左轉。呼之爲補。退後右轉。吸之爲瀉。提針爲熱。插針爲寒。女子者。大指退後右轉。吸之爲補。進前左轉。呼之爲瀉。插針爲熱。提針爲寒。左與右有異。胸與背不同。午前者如此。午後者反之。嗟夫。補瀉之法。經有隨濟迎奪。推內動伸之論。至善至當。獨柰何男子者大指進前左轉爲補。退後右轉爲瀉。提針何以爲熱。插針

何以爲寒。男女何以各異。左右何以相殊。胸背何以更別。早暮何以背馳。不知男女無二道。左右無二理。胸背無二因。早暮無二法。假令謬妄者曰。人參補男而瀉女。巴豆瀉左而補右。芩連涼胸而熱背。桂附朝溫而暮寒。不知人亦信之乎。針學不明。何以異此。

賦傳左撚氣上右撚氣下議七

賦云欲氣上行。將針左撚。欲氣下行。將針右撚。不知此法施之於左乎。施之於右乎。左右胸背。男女早暮。

赋传补泻议六

赋云：补泻之法，妙在呼吸手指。男子者，大指进前左转，呼之为补，退后右转，吸之为泻，提针为热，插针为寒；女子者，大指退后右转，吸之为补，进前左转，呼之为泻，插针为热，提针为寒。左与右有异，胸与背不同，午前者如此，午后者反之。嗟夫！补泻之法，经有随济迎夺，推纳动伸之论，至善至当。独奈何男子者大指进前左转为补，退后右转为泻？提针何以为热？插针何以为寒？男女何以各异？左右何以相殊？胸背何以更别？早暮何以背驰？不知男女无二道，左右无二理，胸背无二因，早暮无二法。假令谬妄者曰：人参补男而泻女，巴豆泻左而补右，芩连凉胸而热背，桂附朝温而暮寒，不知人亦信之乎？针学不明，何以异此。

赋传左捻气上右捻气下议七

赋云：欲气上行，将针左捻；欲气下行，将针右捻。不知此法施之于左乎？施之于右乎？左右胸背，男女早暮，

亦復相異乎。借曰相異，則與前法亂矣。借曰無異，則與前說悖矣。起賦者於九原，不知何以應我。

使氣八

按之在前，使氣在後；按之在後，使氣在前。○此妙

補瀉九

補者，一退三飛，真氣自歸；瀉者，一飛三退，邪氣自避。○三飛，三進氣也。

不足有餘十

補則補其不足；瀉則瀉其有餘。有餘者為腫為痛曰實；不足者為痒為麻曰虛。

通經接氣十一

賦云：關節阻澁，氣不過者，以龍虎龜鳳通經接氣之法，驅而運之，仍以循攝爪切，無不應矣。

飛經走氣四法議十二

賦云：若夫過關過節，催運經氣，用飛經走氣之法。一曰青龍擺尾，如扶舡舵，不進不退，一左一右，慢慢撥

亦复相异乎？借曰相异，则与前法乱矣！借曰无异，则与前说悖矣！起赋者于九原，不知何以应我？

使气八

按之在前，使气在后；按之在后，使气在前。○此妙。

补泻九

补者，一退三飞，真气自归；泻者，一飞三退，邪气自避。○三飞，三进气也。

不足有余十

补则补其不足；泻则泻其有余。有余者，为肿、为痛，曰实；不足者，为痒、为麻，曰虚。

通经接气十一

赋云：关节阻涩，气不过者，以龙虎龟凤通经接气之法，驱而运之，仍以循摄爪切，无不应矣。

飞经走气四法议十二

赋云：若夫过关过节，催运经气，用飞经走气之法。一曰青龙摆尾，如扶船舵，不进不退，一左一右，慢慢拨

動。二曰白虎搖頭。似手搖鈴。進方退圓。兼之左右搖而振之。三曰蒼龜探穴。如入土之象。一進三退。鑽剔四方。四曰赤鳳迎原。展翅之儀。入針至地。提針至天。候針自搖。復進其元。上下左右。四圍飛旋。此四法之說。不出素問搖大其道一句。謂搖大孔穴之道。令病邪出之易耳。今謂用之飛經走氣。繆矣。盖由搖洩孔穴。經氣大虛。爲麻爲痒。隨經而見。遂以爲飛經走氣耳。且經氣流行。無一息之停。特爲病邪作實。滯塞不

通。因而爲患。針家搖大其道。洩去病邪。通其滯塞。稍覺麻廢。或隨經而汗。則經氣復通。而四體康矣。其實經何嘗飛。氣何嘗走耶。故謂之通經接氣則當。謂之飛經走氣則愚。其循攝爪切。皆所以散沉痼之邪。以病邪久留關節。故以指循環其間。按攝其上。爪搔其經。切掐其陷。所以竭其匿伏之邪。兵家蒐山窮穴之技也。

出針十三

动。二曰白虎摇头，似手摇铃，进方退圆，兼之左右，摇而振之。三曰苍龟探穴，如入土之象，一进三退，钻剔四方。四曰赤凤迎源，展翅之仪，入针至地，提针至天，候针自摇，复进其元，上下左右，四围飞旋。此四法之说，不出《素问》“摇大其道”一句，谓摇大孔穴之道，令病邪出之易耳。令谓用之飞经走气，谬矣！盖由摇泄孔穴，经气大虚，为麻为痒，随经而见，遂以为飞经走气耳。且经气流行，无一息之停，特为病邪作实，滞塞不通，因而为患。针家摇大其道，泄去病邪，通其滞塞，稍觉麻废，或随经而汗，则经气复通，而四体康矣。其实，经何尝飞，气何尝走耶？故谓之通经接气则当，谓之飞经走气则愚。其循摄爪切，皆所以散沉痼之邪。以病邪久留关节，故以指循环其间，按摄其上，爪搔其经，切掐其陷，所以竭其匿伏之邪，兵家搜山穷穴之技也。

出针十三

出針之法病勢既退針氣微鬆病未退者針氣如根推之不動轉之不移皆為邪氣吸拔其針乃真氣未至不可出之出之其病即復再須補瀉停以待之直候微鬆方可出針豆許搖而停之補者吸之去疾其穴急捫瀉者呼之去徐其穴不閉故曰下針貴遲太急傷血出針貴緩太急傷氣

八訣訓義十四

一曰燒山火治頑麻冷痺先淺後深用九陽而三進

三退慢提緊按熱至緊閉揷針除寒之有準○謂之燒山火者回陽之針方也其義何以明之蓋頑麻虛也冷痺寒也先淺後深推而內之補之類也九陽數也用九陽而三進三退針之搓撚者疾也疾則生熱喻之鑽燧急則生火也慢提緊按有鼓橐之象有如針下生熱則所鼓者如大塊之鼓薰風四大皆熱故曰燒山火然此施之氣血未敗之夫則宜如尫羸氣弱者不若投以甘劑繼之灼艾為萬全也

出针之法：病势既退，针气微松；病未退者，针气如根，推之不动，转之不移，皆为邪气吸拔其针，乃真气未至，不可出之。出之其病即复，再须补泻，停以待之，直候微松，方可出针豆许，摇而停之。补者吸之去疾，其穴急扪。泻者呼之去徐，其穴不闭。故曰：下针贵迟，太急伤血；出针贵缓，太急伤气。

八诀训义十四

一曰烧山火，治顽麻冷痹，先浅后深，用九阳而三进三退，慢提紧按，热至紧闭，插针除寒之有准。〇谓之烧山火者，回阳之针方也。其义何以明之？盖顽麻，虚也；冷痹，寒也。先浅后深，推而纳之，补之类也。九，阳数也，用九阳而三进三退。针之搓捻者疾也，疾则生热，喻之钻燧，急则生火也。慢提紧按，有鼓橐之象，有如针下生热，则所鼓者，如大块之鼓薰风，四大皆热，故曰烧山火。然此施之气血未败之夫则宜；如尫羸气弱者，不若投以甘剂，继之灼艾，为万全也。

次二十五

二曰透天凉治肌熱骨蒸先深後淺用六陰而三出三入緊提慢按徐徐舉針退熱可憑皆細細搓之去病準繩〇謂之透天凉者生陰之針方也其義何以明之盖肌熱陽勝也骨蒸陽邪乘虚至骨而蒸也先深後淺引而出之瀉之類也六陰數也用六陰而三出三入針之搓撚者徐也徐則生和喻之揚湯徐能止沸也緊提慢按亦鼓槖之象有如針下清和則所

鼓者如大塊之鼓清風四大皆清故曰透天凉然必徐徐細細者欲和而不欲躁急也此施之外邪致病者尤驗若內生虚熱當必佐以益陰之劑爲宜也

次三十六

三曰陽中隱陰先寒後熱淺而深之以九六之法則先補後瀉也〇陽中隱陰以法言也邪氣先併於裏則先寒後併於表則後熱淺而深之由淺入深補之類也先九後六先補後瀉自釋其文也

次二十五

二曰透天凉，治肌热骨蒸，先深后浅，用六阴而三出三入，紧提慢按，徐徐举针，退热可凭，皆细细搓之，去病准绳。〇谓之透天凉者，生阴之针方也。其义何以明之？盖肌热，阳胜也。骨蒸，阳邪乘虚至骨而蒸也。先深后浅，引而出之，泻之类也。六，阴数也，用六阴而三出三入，针之搓捻者徐也，徐则生和，喻之扬汤，徐能止沸也，紧提慢按，亦鼓橐之象。有如针下清和，则所鼓者，如大块之鼓清风，四大皆清，故曰透天凉。然必徐徐细细者，欲和而不欲躁急也。此施之外邪致病者尤验，若内生虚热，当必佐以益阴之剂为宜也。

次三十六

三曰阳中隐阴，先寒后热，浅而深之，以九六之法，则先补后泻也。〇阳中隐阴，以法言也。邪气先并于里，则先寒；后并于表，则后热。浅而深之，由浅入深，补之类也。先九后六，先补后泻，自释其文也。

次四十七
四曰陰中隱陽先熱後寒深而淺之以六九之方則先瀉後補也○陰中隱陽以法言也邪氣先併於表則先熱後併於裏則後寒深而淺之由深出淺瀉之類也先六後九先瀉後補自解其義也

並結十八
補者直須熱至瀉者務待寒侵猶如搓線慢慢轉針法宜淺則用淺法宜深則用深二者不可兼而紊之也

次五十九
五曰子午擣臼水蠱膈氣落穴之後調氣均勻針行上下九入六出左右轉之千遭自平○子午擣臼以法言也陽生于子陰生于午丹家用此二時擣和藥物于窩臼之中欲諸品調勻法以千杵爲率水蠱膈氣陰陽慫和之所致也用針落穴之後調攝陰陽二氣使之均勻針之所行于上下者九入六出左右轉

次四十七

四曰阴中隐阳，先热后寒，深而浅之，以六九之方，则先泻后补也。○阴中隐阳，以法言也。邪气先并于表，则先热；后并于里，则后寒。深而浅之，由深出浅，泻之类也。先六后九，先泻后补，自解其义也。

并结十八

补者直须热至，泻者务待寒侵。犹如搓线，慢慢转针，法宜浅则用浅，法宜深则用深。二者不可兼而紊之也。

次五十九

五曰子午捣臼，水蛊膈气，落穴之后，调气均匀，针行上下，九入六出，左右转之，千遭自平。○子午捣臼，以法言也。阳生于子，阴生于午，丹家用此二时，捣和药物于窝臼之中，欲诸品调匀，法以千杵为率。水蛊膈气，阴阳慫和之所致也。用针落穴之后，调摄阴阳二气，使之均匀。针之所行于上下者，九入六出，左右转

之千遭則氣血均調如子午搗臼調勻藥物於水蠱膈氣乎何有

次六 二十

六曰進氣之訣腰背肘膝痛渾身走注疼刺九分行九補臥針五七吸待氣上下亦可龍虎交戰左撚九而右撚六是亦住痛之針○進氣進陽氣也走注疼痛陰邪壅塞爲患也動者爲陽故無問左與右九與六皆可以住痛移疼喻之風波摧蕩無問東與西雨與暘皆足以衝壅去塞也

次七 二十一

七曰留氣之訣痃癖癥瘕刺七分用純陽然後乃直插針氣來深刺提針再停○留氣留陽氣也痃癖癥瘕陰寒所凝故聚陽氣以勝之亦東風解凍之意

次八 二十二

八曰抽添之訣癱痪瘡癩取其要穴使九陽得氣提按搜尋大要運氣週遍扶針直插復向下納回陽倒

之千遭，则气血均调，如子午捣臼，调匀药物，于水蛊膈气乎何有?

次六二十

六曰进气之诀，腰背肘膝痛，浑身走注疼，刺九分，行九补，卧针五七吸，待气上下，亦可龙虎交战，左捻九而右捻六，是亦住痛之针。○进气，进阳气也。走注疼痛，阴邪壅塞为患也。动者为阳，故无问左与右，九与六，皆可以住痛移疼，喻之风波摧荡，无问东与西，雨与旸，皆足以冲壅去塞也。

次七二十一

七曰留气之诀，痃癖癥瘕，刺七分，用纯阳，然后乃直插针，气来深刺，提针再停。○留气，留阳气也。痃癖癥瘕，阴寒所凝，故聚阳气以胜之，亦东风解冻之意。

次八二十二

八曰抽添之诀，瘫痪疮癞，取其要穴，使九阳得气，提按搜寻，大要运气周遍，扶针直插，复向下纳，回阳倒

陰○丹家有抽添之說謂抽減其魄添增其神漸次成丹也此欲針氣回陽倒陰漸次就安因以名訣

並結 二十三

指下玄微胸中活法一有未應反復再施

久患偏枯通經接氣定息寸數議 二十四

賦云久患偏枯通經接氣之法已有定息寸數手足三陽上九而下十四過經四寸手足三陰上七而下十二過經五寸夫久患偏枯虛寒證也先宜以甘藥溫補然後施針通其經脈接續正氣病可使痊今言在手足三陽經上身者須候九息下身者須候十四息而經氣通行可過四寸在手足三陰經上身者須候七息下身者須候十二息可過經五寸然此說前古未有又無至理可根謂之杜撰可也蓋人禀陰陽太少之氣不等有針方落穴不待旋轉而氣即行病即去者有內針之後百搓千撚竭其手法而氣方行病方去者有出針之後經氣始行病始去者良以陰

阴。〇丹家有抽添之说，谓抽减其魄，添增其神，渐次成丹也。此欲针气回阳倒阴，渐次就安，因以名诀。

并结二十三

指下玄微，胸中活法，一有未应，反复再施。

久患偏枯通经接气定息寸数议二十四

赋云：久患偏枯，通经接气之法，已有定息寸数。手足三阳，上九而下十四，过经四寸；手足三阴，上七而下十二，过经五寸。夫久患偏枯，虚寒证也。先宜以甘药温补，然后施针。通其经脉，接续正气，病可使痊。今言在手足三阳经，上身者须候九息，下身者须候十四息，而经气通行，可过四寸；在手足三阴经，上身者须候七息，下身者须候十二息，可过经五寸。然此说前古未有，又无至理可根，谓之杜撰可也。盖人禀阴阳太少之气不等，有针方落穴，不待旋转而气即行，病即去者；有纳针之后，百搓千捻，竭其手法，而气方行，病方去者；有出针之后，经气始行，病始去者。良以阴

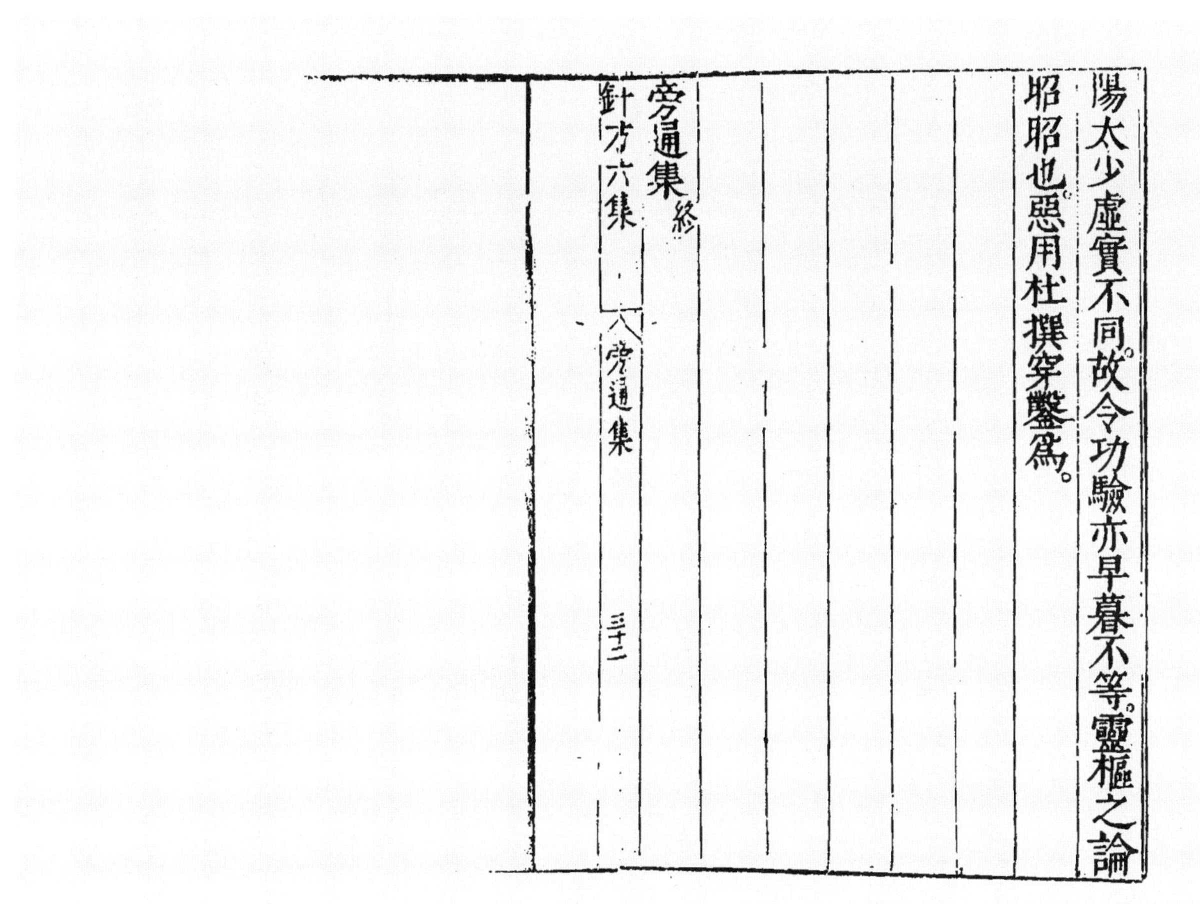
陽太少虛實不同。故令功驗亦早暮不等。靈樞之論
昭昭也。惡用杜撰穿鑿爲。

旁通集終

針方六集　旁通集　三十二

阳、太少、虚实不同，故令功验亦早暮不等。《灵枢》之论昭昭也。恶用杜撰穿凿为。

旁通集终

針方六集卷之五

紛署集目錄

頭直鼻中髮際傍行至頭維凡七穴第一每穴各開一寸五分

頭直鼻中入髮際一寸循督脉却行至風府凡八穴第二

頭直俠督脉各一寸五分却行至玉枕凡十穴第三足太陽經

頭直目上入髮際五分却行至腦空凡十穴第四足少陽經

頭緣耳上却行至完骨凡十二穴第五

頭後髮際中央傍行凡五穴第六

背自第一椎循督脉行至脊骶凡十三穴第七

背自第一椎兩傍俠脊各一寸五分下至節凡四十四穴第八

背自第二椎兩傍俠脊各三寸行至二十一椎

针方六集卷之五

纷署集目录

头直鼻中发际旁行至头维凡七穴第一每穴各开一寸五分

头直鼻中入发际一寸循督脉却行至风府凡八穴第二

头直夹督脉各一寸五分却行至玉枕凡十穴第三足太阳经

头直目上入发际五分却行至脑空凡十穴第四足少阳经

头缘耳上却行至完骨凡十二穴第五

头后发际中央旁行凡五穴第六

背自第一椎循督脉行至脊骶凡十三穴第七

背自第一椎两旁夹脊各一寸五分下至节凡四十四穴第八

背自第二椎两旁夹脊各三寸行至二十一椎

下凡二十八穴第九
面部凡三十九穴第十
耳前後凡二十穴第十一
頸凡十七穴第十二
肩凡二十八穴第十三
胸自天突循任脉下行至中庭凡七穴第十四
胸自輸府俠任脉兩傍各二寸下至步廊凡十

二穴第十五
胸自氣户俠輸府兩傍各二寸下行至乳根凡
十二穴第十六
胸自雲門俠氣户兩傍各二寸下行至食竇凡
十二穴第十七
腋脇下凡八穴第十八
腹入鳩尾循任脉下行至會陰凡十五穴第十
九
腹自幽門俠巨闕兩傍各半寸循衝脉下行至

下凡二十八穴第九

面部凡三十九穴第十

耳前后凡二十穴第十一

颈凡十七穴第十二

肩凡二十八穴第十三

胸自天突循任脉下行至中庭凡七穴第十四

胸自俞府夹任脉两旁各二寸下至步廊凡十二穴第十五

胸自气户夹俞府两旁各二寸下行至乳根凡十二穴第十六

胸自云门夹气户两旁各二寸下行至食窦凡十二穴第十七

腋胁下凡八穴第十八

腹入鸠尾循任脉下行至会阴凡十五穴第十九

腹自幽门夹巨阙两旁各半寸循冲脉下行至

横骨凡二十穴第二十
腹自不容以下俠幽門兩傍各二寸五分自天樞至氣衝俠足少陰各一寸五分凡二十四穴第二十一
腹自期門上直兩乳俠不容兩傍各一寸五分下行至衝門凡十四穴第二十二
手太陰及臂凡一十八穴第二十三
手厥陰心主及臂凡一十六穴第二十四

手少陰及臂凡一十八穴第二十五
手陽明大腸凡二十八穴第二十六
手少陽及臂凡二十四穴第二十七
手太陽凡一十六穴第二十八
足太陰及股凡二十二穴第二十九
足厥陰及股凡一十二穴第三十
足少陰及股并陰蹻陰維凡二十穴第三十一
足陽明及股凡三十穴第三十二

横骨凡二十二[①]穴第二十

腹自不容以下夹幽门两旁各二寸五分自天枢至气冲夹足少阴各一寸五分凡二十四穴第二十一

腹自期门上直两乳夹不容两旁各一寸五分下行至冲门凡十四穴第二十二

手太阴及臂凡一十八穴第二十三

手厥阴心主及臂凡一十六穴第二十四

手少阴及臂凡一十八穴第二十五

手阳明大肠凡二十八穴第二十六

手少阳及臂凡二十四穴第二十七

手太阳凡一十六穴第二十八

足太阴及股凡二十二穴第二十九

足厥阴及股凡二[②]十二穴第三十

足少阴及股并阴跷阴维凡二十穴第三十一

足阳明及股凡三十穴第三十二

---

①二：原无，据正文补。
②二：原作“一”，据正文改。

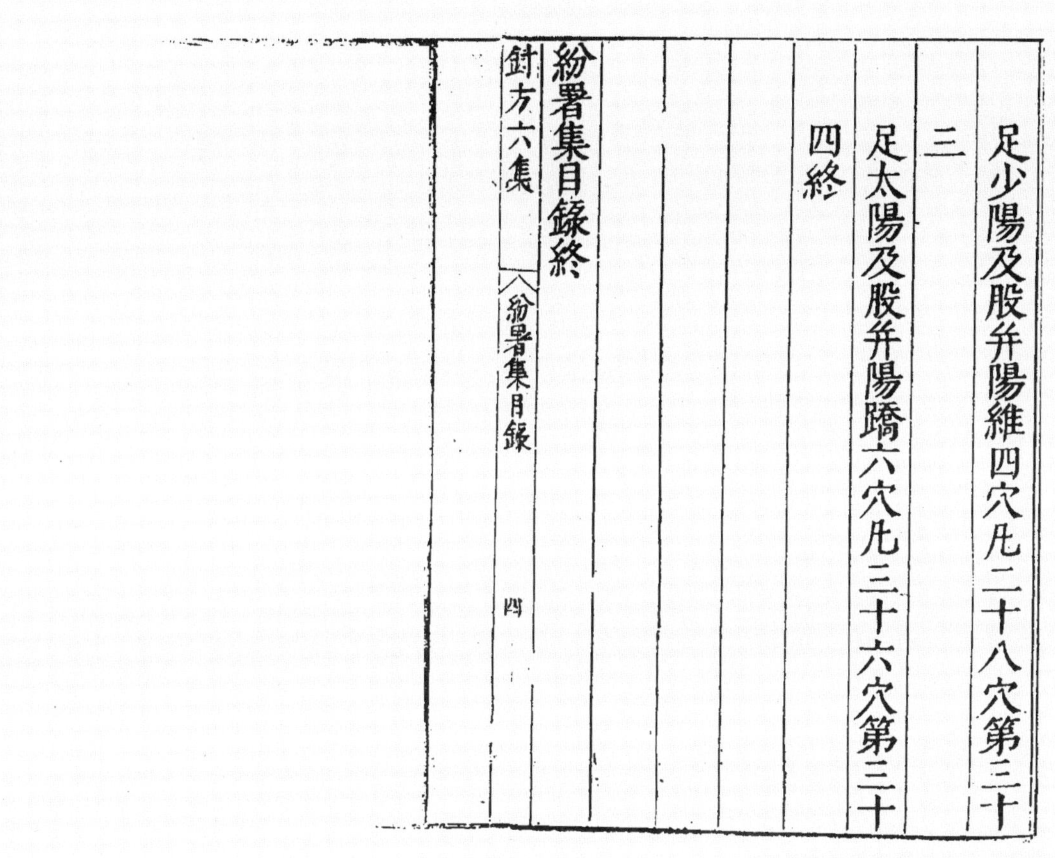
足少陽及股幷陽維四穴凡二十八穴第三十三
足太陽及股幷陽蹻六穴凡三十六穴第三十四終
紛署集目錄終
針方六集　〈紛署集目錄〉　四

足少阳及股并阳维四穴凡二十八穴第三十三

足太阳及股并阳跷六穴凡三十六穴第三十四终

纷署集目录终

針方六集卷之五

古歙鶴臯吳崐述

海陽忍菴程標梓

紛署集

敘曰人身頭面肢體部穴不同經傳所署何紛紛也然或得之針或得之灸以去疾即安紀爲妙義文之委瑣胥不足陋語曰一曲之言大方不棄作紛署集列于左方針灸同法

針方六集　紛署集　一

頭直鼻中髮際傍行至頭維凡七穴第一○每穴各開一寸五分

神庭一穴主身反吐舌癲癇目上視不識人鼻流清涕目出冷淚頭痛喘喝

曲差二穴治雷頭風頭疼身熱汗不出眼視不明衄衄鼻塞鼻瘡頂腫心煩

本神二穴主目眩項強驚癇嘔吐涎沫胸脇相引不得轉側偏風

针方六集卷之五

古歙鹤皋吴昆述

海阳忍庵程标梓

纷署集

叙曰：人身头面肢体，部穴不同，经传所署何纷纷也。然，或得之针，或得之灸，以去疾即安纪为妙义。文之委琐，胥不足陋。语曰：一曲之言，大方不弃，作“纷署集”，列于左方，针灸同法。

头直鼻中发际旁行至头维凡七穴第一　○每穴各开一寸五分

神庭一穴，主身反，吐舌，癫痫，目上视不识人，鼻流清涕，目出冷泪，头痛，喘喝。

曲差二穴，治雷头风，头疼，身热汗不出，眼视不明，衄衄，鼻塞，鼻疮，顶肿，心烦。

本神二穴，主目眩项强，惊痫，呕吐涎沫，胸胁相引不得转侧，偏风。

頭維二穴。主頭痛如破。目痛如脫。眼赤目瞤。乘風流泪。視物不明

頭直鼻中入髮際一寸。循督脉却行至風府。凡八穴第二

上星一穴。主頭風面腫。鼻淵鼻塞無聞。時生瘜肉。目眩睛痛。口鼻出血不止。宜出血以洩諸陽熱氣

顖會一穴。主頭風頭疼。腦虛衄血。面赤暴腫。頭皮腫顔青目眩。鼻塞不聞香臭。驚癇。目上視不識人。風熱上攻。宜出血。小兒顖未合者禁刺

前頂一穴。主頭風目眩。面赤腫痛。驚癇。鼻流清涕。鼻塞鼻痔。

百會一穴。主頭風中風。言語蹇澁。口禁不開。半身不遂。心煩。驚悸健忘。精神恍惚。痎瘧。脫肛。風癇。青風心風。身反羊鳴。悲哭妄言。發時即死。汗出吐沫而嘔。面赤腦重。鼻塞。頭痛目眩。食無味。百痛絕陽。虢太子尸厥。扁鵲取三陽五會。有間太子甦。蓋此穴

头维二穴，主头痛如破，目痛如脱，眼赤目瞤，乘风流泪，视物不明。

头直鼻中入发际一寸循督脉却行至风府凡八穴第二

上星一穴，主头风面肿，鼻渊，鼻塞无闻、时生息肉，目眩睛痛，口鼻出血不止。宜出血，以泄诸阳热气。

囟会一穴，主头风头疼，脑虚衄血，面赤暴肿，头皮肿，颜青目眩，鼻塞不闻香臭，惊痫，目上视不识人，风热上攻，宜出血。小儿囟未合者禁刺。

前顶一穴，主头风目眩，面赤肿痛，惊痫，鼻流清涕，鼻塞鼻痔。

百会一穴，主头风中风，言语蹇涩，口噤不开，半身不遂，心烦，惊悸健忘，精神恍惚，痎疟，脱肛，风痫，青风心风，身反羊鸣，悲哭妄言，发时即死，汗出，吐沫而呕，面赤脑重，鼻塞，头痛目眩，食无味，百痛绝阳。虢太子尸厥，扁鹊取三阳五会，有间，太子苏，盖此穴

也唐高宗風眩頭重目不能視秦鳴鶴爲之刺頭出血而愈亦此穴也。

後頂一穴主頭項强急惡寒風眩目䀮額顱痛歷節汗出狂癲不卧癇發瘛瘲頭風偏痛。

强間一穴主頭風頭痛目眩腦旋煩心嘔吐涎沫項强狂走不卧目中冷淚。

腦戶一穴主面赤目黃面痛頭重腫痛癭瘤禁不可深刺妄灸。

風府一穴主中風舌緩不語振寒汗出身重惡寒頭重如石項急不得回顧目眩鼻衄咽痛頭中百病。

頭直俠督脉各一寸五分却行至玉枕凡十穴第三足太陽經

五處二穴主脊强反折瘛瘲癲疾偏頭風鼻塞時時嚏不已目昏目上戴不識人内障頭生瘡疥宜三稜針出血。

承光二穴主鼻塞不聞香臭口喎風眩頭痛嘔吐心

也。唐高宗风眩头重，目不能视，秦鸣鹤为之刺头出血而愈，亦此穴也。

后顶一穴，主头项强急，恶寒，风眩目䀮，额颅痛，历节汗出，狂癫不卧，痫发瘛疭，头风偏痛。

强间一穴，主头风头痛，目眩脑旋，烦心，呕吐涎沫，项强，狂走不卧，目中冷泪。

脑户一穴，主面赤目黄，面痛，头重肿痛，瘿瘤。禁不可深刺妄灸。

风府一穴，主中风，舌缓不语，振寒汗出，身重恶寒，头重如石，项急不得回顾，目眩，鼻衄，咽痛，头中百病。

头直夹督脉各一寸五分却行至玉枕凡十穴第三足太阳经

五处二穴，主脊强反折，瘛疭癫疾，偏头风，鼻塞，时时嚏不已，目昏，目上戴不识人，内障，头生疮疥，宜三棱针出血。

承光二穴，主鼻塞不闻香臭，口㖞风眩，头痛，呕吐心烦，鼻多清涕，目生白膜。

通天二穴，主颈项难转，鼻中塞闷，偏风口㖞，鼻多清涕，衄血，头重旋晕，尸厥，喘息，项有大气，瘿瘤。

络却二穴，主清风内障，目无所见，头旋耳鸣，狂走，瘛疭，恍惚不乐，腹胀。

玉枕二穴，主脑风，目如脱，项如拔，不可左右顾，风眩头寒，多汗，鼻窒不闻。

头直目上入发际五分却行至脑空凡十穴第四足少阳经

临泣二穴，主中风不识人，目眩目疼，内障白翳，多眵泪，鼻塞渊涕，目外眦痛，惊痫反视，枕骨合颅痛。

目窗二穴，主头面浮肿，旋眩，眦痛，目视不明，头痛寒热，汗不出，恶寒。

正营二穴，主目眩，牙疼，唇吻强急，头项偏痛，龋齿。

承灵二穴，主脑风头痛，恶寒鼻塞，鼽衄，喘息不利。

脑空二穴，主脑风头痛，目瞤眩瞑，项强不得回顾，心悸癲風勞疾羸瘦。

頭緣耳上却行至完骨。凡十二穴第五。

天衝二穴。主偏頭風頭角痛。癲風強痓。牙齦腫。善驚恐。

率谷二穴。主偏正頭風。腦兩角強痛。頭重。痰氣膈痛。酒風。膚腫。煩悶。胃寒嘔吐。目痛。

曲鬢二穴。主頷頰腫。引牙車不得開。急痛。口噤不能言。頸項不得顧。腦兩角痛。爲癲風引目眇。

浮白二穴。主寒熱喉痺。耳鳴無聞。齒痛。頸強。生癰癭氣。胸滿不得息。肩背痛。欬逆痰沫。

竅陰二穴。主四肢轉筋。手足煩熱。頭痛如錐刺。不可以動。中風語言蹇澁。欬逆。喉痺。項強。頷痛。口苦。厲鼻。管內生疽。耳鳴目痛。項毒癭氣。癰疽發厲。熱病汗不出。舌強。脇痛。骨蒸勞熱。難經曰。髓會絕骨。一云非懸鐘也。當作枕骨。于理尤勝。

完骨二穴。主頭面腫。眼喎口僻。耳鳴。項腫。牙車急。耳

悸癫风，劳疾羸瘦。

头缘耳上却行至完骨凡十二穴第五

天冲二穴，主偏头风头角痛，癫风强痉，牙龈肿，善惊恐。

率谷二穴，主偏正头风，脑两角强痛，头重，痰气膈痛，酒风，肤肿，烦闷，胃寒呕吐，目痛。

曲鬓二穴，主颔颊肿，引牙车不得开，急痛，口噤不能言，颈项不得顾，脑两角痛，为癫风引目眇。

浮白二穴，主寒热喉痹，耳鸣无闻，齿痛，颈强，生痈，瘿气，胸满不得息，肩背痛，咳逆痰沫。

窍阴二穴，主四肢转筋，手足烦热，头痛如锥刺，不可以动，中风语言蹇涩，咳逆，喉痹，项强，颔痛，口苦，厉鼻，管内生疽，耳鸣目痛，项毒瘿气，痈疽发厉，热病汗不出，舌强，胁痛，骨蒸劳热。《难经》曰：髓会绝骨。一云非悬钟也，当作枕骨。于理尤胜。

完骨二穴，主头面肿，眼㖞口僻，耳鸣，项肿，牙车急，耳

後痛喉痹齒齲煩心小便黄赤足痿不收癲疾

頭後髮際中央傍行凡五穴第六

瘂門一穴禁不可灸治舌强失音諸陽熱盛鼻衄不止頭痛項脊强反折瘈瘲

天柱二穴主肩背痛目瞑視鼻不知香臭頭項筋急不能回顧偏正頭風頭旋腦痛

風池二穴主洒淅寒熱汗不出頭痛頭眩目暈偏正頭風頸項强急腰背傴僂目赤鼽衄痼瘧中風氣塞涎上不語昏危瘈氣不能發汗

背自第一椎循督脉行至脊骶凡十三穴第七

大椎一穴治五勞七傷骨蒸發熱盗汗痎瘧氣疰頸項不能回顧背膊拘急咳嗽瘰癧諸虚潮熱

陶道一穴主痎瘧寒熱洒淅脊强煩滿汗不出頭重目瞑瘈瘲恍惚不樂

身柱一穴主腰脊痛癲癇瘈瘲妄見妄言咳嗽哮喘小兒驚癇

后痛，喉痹，齿龋，烦心，小便黄赤，足痿不收，癫疾。

头后发际中央旁行凡五穴第六

哑门一穴，禁不可灸。治舌强失音，诸阳热盛，鼻衄不止，头痛，项脊强，反折瘛疭。

天柱二穴，主肩背痛，目瞑视，鼻不知香臭，头项筋急，不能回顾，偏正头风，头旋脑痛。

风池二穴，主洒淅寒热，汗不出，头痛，头眩目晕，偏正头风，颈项强急，腰背伛偻，目赤鼽衄，痫疟中风，气塞涎上，不语昏危，瘿气，不能发汗。

背自第一椎循督脉行至脊骶凡十三穴第七

大椎一穴，治五劳七伤，骨蒸发热，盗汗，痎疟，气疰，颈项不能回顾，背膊拘急，咳嗽，瘰疬，诸虚潮热。

陶道一穴，主痎疟，寒热洒淅，脊强烦满，汗不出，头重目瞑，瘛疭，恍惚不乐。

身柱一穴，主腰脊痛，癫痫瘛疭，妄见妄言，咳嗽哮喘，小儿惊痫。

神道一穴。主傷寒發熱頭痛。往來痎瘧。恍惚悲愁。健
忘驚悸。小兒風癇背反
靈臺一穴。禁灸。古無治法
至陽一穴。主腰脊痛。胃中寒。不能食。胸脇支滿。羸瘦
背中氣上下行。腹中鳴。寒熱解㑊。四肢痠痛。少氣
難言。卒疰攻心
筋縮一穴。主癲疾狂走。脊膂強痛。目反視。癇病多言
心痛。寒熱進退。四肢拘攣

針方六集　〈紛署集〉　七

脊中一穴。禁灸。治風癇癲邪。黃疸。腹滿不嗜食。五痔
便血。溫病。積聚下利。小兒疳疾。脫肛
懸樞一穴。治腰脊強痛。不得屈伸。積氣上下。水穀不
化。下利。腹中留疾
命門一穴。主腎虛腰痛。目眩不明。頭痛身熱。痎瘧。腰
腹相引痛。骨蒸五藏熱。男子遺精。女子赤白帶下
小兒發癇。張口搖頭。角弓反折
陽關一穴。主膝外不可屈伸。風痹不仁。筋攣不行

神道一穴，主伤寒发热，头痛，往来痎疟，恍惚悲愁，健忘惊悸，小儿风痫背反。

灵台一穴，禁灸，古无治法。

至阳一穴，主腰脊痛，胃中寒，不能食，胸胁支满，羸瘦，背中气上下行，腹中鸣，寒热解㑊，四肢酸痛，少气难言，卒疰攻心。

筋缩一穴，主癫疾狂走，脊膂强痛，目反视，痫病多言，心痛，寒热进退，四肢拘挛。

脊中一穴，禁灸。治风痫癫邪，黄疸，腹满不嗜食，五痔便血，温病，积聚下利，小儿疳疾，脱肛。

悬枢一穴，治腰脊强痛，不得屈伸，积气上下，水谷不化，下利，腹中留疾。

命门一穴，主肾虚腰痛，目眩不明，头痛身热，痎疟，腰腹相引痛，骨蒸五脏热，男子遗精，女子赤白带下，小儿发痫，张口摇头，角弓反折。

阳关一穴，主膝外不可屈伸，风痹不仁，筋挛不行。

腰俞一穴，治腰脊痛不可俯仰，温疟无汗，足痹不仁，伤寒肢热不已，女人月闭，溺赤。

长强一穴，治九般痔瘘，脏毒，大便洞泄，小便不通，五淋，䘌食下部，头重颤摇，腰偻脊痛，狂病，小儿囟陷，惊痫瘛疭，呕血，惊恐失神，瞻视不正。

背自第一椎两旁夹脊各一寸五分下至节凡四十四穴第八

大杼二穴，主伤寒汗不出，头痛项强，脊痛身热，振寒，目眩瘛疭，疟疾，喉痹烦满，劳气咳嗽，胸中郁热，腹痛烦满，里急，癫痫身蜷。经曰：骨会大杼。宜主骨痿骨蒸。东垣曰：五脏气乱于头，取之天柱、大杼，不补不泻，以导气而已。

风门二穴，主伤寒项强目眩，胸中热，呕喘背痛，腠理不密易受风寒，咳嗽喷涕不已，鼻流清水。若腠密玄府不泄，取是穴频刺，泻去热气，背永不发痈疽。

肺俞二穴，主痨瘵，劳热骨蒸，痰饮嗽喘，呕吐，支满，背僂。肺中風。偃臥。胸滿短氣。不嗜食。五勞七傷。盜汗。久嗽不愈。肺脹。腰背強痛。食後吐水。黃疸。癭氣。小兒龜背。

心包俞二穴。治氣逆嘔吐。心痛。留結煩悶。古缺治。

心俞二穴。主心風狂走。虛驚。夜夢失精。盜汗。偃臥不得傾側。癎癲悲泣。悶亂煩滿。嘔吐不食。欬血吐血。鼻衄。瘖塞不言。黃疸丹毒。健忘。小兒心氣不足。數歲不語。

膈俞二穴。主心痛周痹。吐食翻胃。胸滿欬逆。嘔吐痰飲。食不下。脇痛腹脹。水腫積癖。喉痹。胃脘當心痛。四肢怠惰。嗜臥。身重。自汗盜汗。熱病汗不出。一方云。心生血。肝藏血。此穴居于心肝二俞之間。故爲血會。血病宜主此。

肝俞二穴。主肝中風。踞坐不得低頭目。額青脇痛。不得息。目眩淚出。吐血。欬逆口乾。疝氣。小腹痛。多怒。衄血。鼻酸。雀目夜眩。生翳。筋寒。熱痓筋急。肋下與

偻，肺中风，偃卧，胸满短气，不嗜食，五劳七伤，盗汗，久嗽不愈，肺胀，腰背强痛，食后吐水，黄疸，瘿气，小儿龟背。

心包俞二穴，治气逆呕吐，心痛，留结烦闷。古缺治。

心俞二穴，主心风，狂走，虚惊，夜梦失精，盗汗，偃卧不得倾侧，痫癫悲泣，闷乱烦满，呕吐不食，咳血吐血，鼻衄，喑塞不言，黄疸，丹毒，健忘，小儿心气不足，数岁不语。

膈俞二穴，主心痛，周痹，吐食翻胃，胸满咳逆，呕吐痰饮，食不下，胁痛腹胀，水肿积癖，喉痹，胃脘当心痛，四肢怠惰，嗜卧身重，自汗盗汗，热病汗不出。一方云：心生血，肝藏血，此穴居于心肝二俞之间，故为血会，血病宜主此。

肝俞二穴，主肝中风，踞坐不得低头目，额青胁痛不得息，目眩泪出，吐血，咳逆口干，疝气，小腹痛，多怒，衄血，鼻酸，雀目夜眩，生翳，筋寒，热痓筋急，肋下与

脊相引而反折。轉筋入腹。將死。目上視。黃疸。驚狂。
癥瘕痞滿。
膽俞二穴。主頭痛振寒。汗不出。膽熱多睡。膽寒不寢。
眠中涕泪交流。口苦舌燥。咽痛目黃。胸脅急痛。脹
滿不得臥。嘔無所出。食不下。骨蒸勞熱。
脾俞二穴。主多食身瘦。黃疸。脅下滿。瀉利。體重怠惰。
痃癖積聚。腹痛。痎瘧寒熱。水腫。氣脹引脊痛。喜欠。
不嗜食。

胃俞二穴。主中濕霍亂。胃寒腹脹。不進飲食。胃熱結
胸心疼。多食羸瘦。不生肌肉。胸脅滿。目不明。
三焦俞二穴。竇禁灸。主藏府積聚脹滿。羸瘦。不能飲
食。吐逆飱泄。腸鳴。目眩頭痛。肩背痛。腰脊強。不能
俛仰。
腎俞二穴。主腎藏虛寒腰疼。遺精白濁。羸瘦面黑。耳
鳴及聾。頭重目昏。足脛痠疼。四支淫濼。洞泄。食不
化。心腹滿。兩脅滿。小腹急脹。少氣。身腫如水。膝脛

脊相引而反折，转筋入腹将死，目上视，黄疸，惊狂，癥瘕痞满。

胆俞二穴，主头痛振寒，汗不出，胆热多睡，胆寒不寝，眠中涕泪交流，口苦舌燥，咽痛目黄，胸胁急痛胀满，不得卧，呕无所出，食不下，骨蒸劳热。

脾俞二穴，主多食身瘦，黄疸，胁下满，泻利，体重怠惰，痃癖积聚，腹痛，痎疟寒热，水肿，气胀引脊痛，喜欠，不嗜食。

胃俞二穴，主中湿霍乱，胃寒腹胀，不进饮食，胃热结胸心疼，多食羸瘦，不生肌肉，胸胁满，目不明。

三焦俞二穴，《窦氏》禁灸。主脏腑积聚胀满，羸瘦，不能饮食，吐逆飧泄，肠鸣，目眩头痛，肩背痛，腰脊强，不能俯仰。

肾俞二穴，主肾脏虚寒腰疼，遗精白浊，羸瘦面黑，耳鸣及聋，头重目昏，足胫酸疼，四肢淫泺，洞泄，食不化，心腹满，两胁满，小腹急胀，少气，身肿如水，膝胫

中寒消渴五勞七傷虛憊婦人赤白帶下月經不
調下元虛損子戶中寒一方云植杖度之與臍平
是穴
大腸俞二穴主中燥大小便不通腸癖洩利不止腸
鳴引腰脊痛腹脹繞臍疞痛多食身瘦洞泄脊強
不能俛仰
小腸俞二穴主大小腸寒熱疝氣小便赤澁淋瀝小
腹脹滿疞痛大便膿血洩利下重五痔疼脹三焦

津液少口渴不可忍婦人帶下
膀胱俞二穴主風勞脊強腰疼小便赤澁遺溺小腹
滿大便難足胻拘急不能屈伸脚膝無力陰瘡女
人癥瘕月事不調
中膂俞二穴主赤白利腎虛消渴腰脊強不能俛仰
腹脹脇痛腸冷疝痛汗不出
白環俞二穴主夜夢鬼交遺精勞損虛風腰脊髖骨
不利筋攣痹縮虛熱無汗大小不利脚膝不仁

中寒，消渴，五劳七伤虚惫，妇人赤白带下，月经不调，下元虚损，子户中寒。一方云：植杖度之，与脐平是穴。

大肠俞二穴，主中燥，大小便不通，肠澼，泄利不止，肠鸣引腰脊痛，腹胀，绕脐疞痛，多食身瘦，洞泄，脊强不能俯仰。

小肠俞二穴，主大小肠寒热，疝气，小便赤涩淋沥，小腹胀疞痛，大便脓血，泄利下重，五痔疼胀，三焦津液少，口渴不可忍，妇人带下。

膀胱俞二穴，主风劳脊强腰疼，小便赤涩，遗溺，小腹满，大便难，足胻拘急，不能屈伸，脚膝无力，阴疮，女人癥瘕，月事不调。

中膂俞二穴，主赤白痢，肾虚消渴，腰脊强不能俯仰，腹胀胁痛，肠冷疝痛，汗不出。

白环俞二穴，主夜梦鬼交，遗精劳损，虚风腰脊髋骨不利，筋挛痹缩，虚热无汗，大小不利，脚膝不仁。

上髎二穴主偏風腰膝冷痛不能起跪鼻衄寒熱大
小不利嘔逆男子陽痿婦人絕嗣陰挺不收
次髎二穴主腰痛不得轉搖疝氣偏墜痛引陰器足
清不仁背膝寒腸鳴注泄小便淋瀝胸中堅脹婦
人赤白帶下
中髎二穴主腰痛大小便難腹脹下利淋瀝滑洩男
子五勞七傷六極婦人絕子帶下月事不調
下髎二穴主腰痛不能轉側大小便不利寒濕內傷

腸鳴注瀉便血婦人漏下蒼汁陰中痛引小腹
會陽二穴主腹中寒熱冷氣泄利不止久痔腸澼下
血陽氣虛乏陰汗時出
背自第二椎兩傍俠脊各三寸行至二十一椎
下凡二十八穴第九
附分二穴主風寒客于腠理肩背拘急頸項强痛不
得回顧肘臂不仁
魄戶二穴主三尸走注肩膊痛欬逆上氣嘔吐煩滿

上髎二穴，主偏风腰膝冷痛，不能起跪，鼻衄寒热，大小不利，呕逆，男子阳痿，妇人绝嗣，阴挺不收。

次髎二穴，主腰痛不得转摇，疝气偏坠，痛引阴器，足清不仁，背膝寒，肠鸣注泄，小便淋沥，胸中坚胀，妇人赤白带下。

中髎二穴，主腰痛，大小便难，腹胀下利，淋沥滑泄，男子五劳七伤六极，妇人绝子带下，月事不调。

下髎二穴，主腰痛不能转侧，大小便不利，寒湿内伤，肠鸣注泻，便血，妇人漏下苍汁，阴中痛引小腹。

会阳二穴，主腹中寒热冷气，泄利不止，久痔，肠澼下血，阳气虚乏，阴汗时出。

背自第二椎两旁夹脊各三寸行至二十一椎下凡二十八穴第九

附分二穴，主风寒客于腠理，肩背拘急，颈项强痛，不得回顾，肘臂不仁。

魄户二穴，主三尸走注，肩膊痛，咳逆上气，呕吐烦满，

虛勞喘瘵。頸項強急。不得回顧。體熱百節痛。夜夢
鬼交。
膏肓二穴。針經未有。唐真人孫思邈始指。無所不療。
考在神照集。
神堂二穴。主多夢虛驚狂走。肩脊強急。不可俛仰。胸
腹滿。洒淅寒熱。氣逆上攻。時噎。
譩譆二穴。主勞損不得臥。背悶氣滿。腋脇拘急。目眩
鼻衄。膈脹。胸中痛。氣逆。肩髆內痛。不得回顧。大風

汗不出。溫瘧寒熱。
膈關二穴。主背痛惡寒。脊強難以俛仰。飲食不下。嘔
噦吐涎。胸中噎悶。大便不節。小便黃。
魂門二穴。主尸厥走注。胸背引心痛。食飲不下。渾身
筋攣骨痛。體熱勞嗽。氣不升降。腹中雷鳴。大便不
節。小便黃赤。
陽綱二穴。主腸鳴腹痛。食不下。大便洩利不節。小便
淋瀝。身熱目黃。腹脹怠惰。

虚劳喘瘵，颈项强急，不得回顾，体热百节痛，夜梦鬼交。

膏肓二穴，《针经》未有，唐真人孙思邈始指，无所不疗。考在《神照集》。

神堂二穴，主多梦虚惊，狂走，肩脊强急，不可俯仰，胸腹满，洒淅寒热，气逆上攻，时噎。

噫嘻二穴，主劳损不得卧，背闷气满，腋胁拘急，目眩，鼻衄，膈胀，胸中痛，气逆，肩髆内痛，不得回顾，大风，汗不出，温疟寒热。

膈关二穴，主背痛恶寒，脊强难以俯仰，饮食不下，呕哕吐涎，胸中噎闷，大便不节，小便黄。

魂门二穴，主尸厥走注，胸背引心痛，食饮不下，浑身筋挛骨痛，体热劳嗽，气不升降，腹中雷鸣，大便不节，小便黄赤。

阳纲二穴，主肠鸣腹痛，食不下，大便泄利不节，小便淋沥，身热目黄，腹胀怠惰。

意舍二穴主腹滿虛脹背惡寒泄瀉溺黄食不下嘔吐消渴目黄身熱

胃倉二穴主腹中虛脹水腫食飲不下背痛惡寒不得俛仰

肓門二穴主心下痛大便秘婦人乳癰

志室二穴主腰背强痛飲食不消腹中堅急陰痛下腫遺精小便淋瀝吐逆霍亂

胞肓二穴主腰痛惡寒不得俛仰食不消小腹堅急

癃閉脊背引痛傴僂

秩邊二穴主腰痛不能俛仰小便淋瀝五痔發腫

面部凡三十九穴第十

懸顱二穴禁深刺主偏頭風痛目外眥赤齒痛身熱面膚赤腫鼻洞濁不止傳爲鼽衄瞑目熱病煩滿汗不出

頷厭二穴深刺令人聾主頭風痛目眩耳鳴頸項强急目外眥急喜嚏頸痛驚癎歷節風汗出

意舍二穴，主腹满虚胀，背恶寒，泄泻，溺黄，食不下，呕吐，消渴，目黄身热。

胃仓二穴，主腹中虚胀，水肿，食饮不下，背痛恶寒，不得俯仰。

肓门二穴，主心下痛，大便秘，妇人乳痈。

志室二穴，主腰背强痛，饮食不消，腹中坚急，阴痛下肿，遗精，小便淋沥，吐逆霍乱。

胞肓二穴，主腰痛恶寒，不得俯仰。食不消，小腹坚急，癃闭，脊背引痛，伛偻。

秩边二穴，主腰痛不能俯仰，小便淋沥，五痔发肿。

面部凡三十九穴第十

悬颅二穴，禁深刺。主偏头风痛，目外眦赤，齿痛身热，面肤赤肿，鼻洞浊不止，传为鼽衄，瞑目，热病烦满，汗不出。

颔厌二穴，深刺令人聋。主头风痛，目眩耳鸣，颈项强急，目外眦急，喜嚏，颈痛，惊痫，历节风，汗出。

懸釐二穴主面皮赤腫頭偏痛目銳眥赤痛煩心不欲食中焦客熱熱病汗不出
陽白二穴主瞳子癢痛目內紅腫胬肉熱淚濕爛冷淚重衣不溫頭痛嘔吐痰沫背膝寒慄
攢竹二穴主火邪乘目失明睛昏目赤脹痛者宜三稜針出血三次洩去火氣則目復明一方主臉動不得臥頰痛眩噎瞳子癢尸厥癲狂
絲竹空二穴禁灸治眼疼目赤腫沿皮向前一寸五

分透瞳子窌穴宜彈針出血專治迎風爛眼冷淚出目眩目赤目戴上不識人眼睫倒毛發狂吐涎沫偏正頭風
睛明二穴禁灸治目內眥胬肉侵睛及生翳膜迎風冷淚憎寒頭痛小兒疳積患眼東垣曰刺太陽睛明出血則目愈明蓋此經多血少氣故目翳赤痛從內眥起者刺之以宣洩太陽之熱
瞳子髎二穴主頭痛喉痹青盲目紅腫目癢冷淚垂

悬厘二穴，主面皮赤肿，头偏痛，目锐眦赤痛，烦心，不欲食，中焦客热，热病汗不出。

阳白二穴，主瞳子痒痛，目内红肿，胬肉热泪，湿烂冷泪，重衣不温，头痛，呕吐痰沫，背膝寒栗。

攒竹二穴，主火邪乘目失明，睛昏，目赤胀痛者，宜三棱针出血三次，泻去火气，则目复明。一方主睑动不得卧，颊痛眩噎，瞳子痒，尸厥，癫狂。

丝竹穴二穴，禁灸。治眼疼目赤肿，沿皮向前一寸五分透瞳子髎穴，宜弹针出血。专治迎风烂眼，冷泪出。目眩目赤，目戴上不识人，眼睫倒毛，发狂，吐涎沫，偏正头风。

睛明二穴，禁灸。治目内眦胬肉侵睛及生翳膜，迎风冷泪，憎寒头痛，小儿疳积患眼。东垣曰：刺太阳睛明出血，则目愈明，盖此经多血少气，故目翳赤痛从内眦起者，刺之以宣泄太阳之热。

瞳子髎二穴，主头痛，喉痹，青盲，目红肿，目痒冷泪，垂簾翳膜。胬肉扳睛。患由外眥始者。
承泣二穴。不可灸。治口眼喎斜。目瞤。面葉葉動。眼視
䀮䀮。目盲赤痛。耳鳴耳聾。一方。用艾如麥大。灸二
壯。不可針。
四白二穴。近古禁不宜灸。主頭痛。目眩。赤痒生翳。微
風目瞤。口眼喎僻。
顴髎二穴。禁不宜灸。主口喎眼斜。面瞤。目赤䪼腫。齒
痛。

素髎一穴。禁灸。主鼻喎僻。鼽衄窒塞。喘息不利。息肉
不消。多涕生瘡。
迎香二穴。主鼻塞不聞香臭。生瘜肉。流清濁涕。口喎
面痒。牽動葉葉。狀如虫行。唇腫痛。喘息不利。鼻喎。
鼻內生瘡。
巨髎二穴。主目障白膜。目盲無見。翳覆瞳子。鼻塞。面
風頰腫。口喎。瘈瘲。脚氣膝腫。
禾髎二穴。主尸厥口禁。中風口眼喎斜。唇吻腫。鼻瘡

帘翳膜，胬肉扳睛，患由外眦始者。

承泣二穴，不可灸，治口眼㖞斜，目瞤，面叶叶动，眼视䀮䀮，目盲赤痛，耳鸣耳聋。一方用艾如麦大，灸二壮，不可针。

四白二穴，近古禁不宜灸。主头痛，目眩，赤痒生翳，微风目瞤，口眼㖞僻。

颧髎二穴，禁不宜灸。主口㖞眼斜，面瞤，目赤䪼肿，齿痛。

素髎一穴，禁灸。主鼻㖞僻，鼽衄窒塞，喘息不利，息肉不消，多涕生疮。

迎香二穴，主鼻塞不闻香臭，生息肉，流清浊涕，口㖞面痒，牵动叶叶，状如虫行，唇肿痛，喘息不利，鼻㖞，鼻内生疮。

巨髎二穴，主目障白膜，目盲无见，翳覆瞳子，鼻塞，面风颊肿，口㖞，瘈疭，脚气膝肿。

禾髎二穴，主尸厥口禁，中风口眼㖞斜，唇吻肿，鼻疮，

鼻衄，鼻淵，鼻塞不聞香臭。不灸。

水溝一穴，治脊强膂痛，一切腰痛，中風不省人事，中惡鬼擊，喘喝，目不可視，牙關不開，唇瞤喎僻，戲笑，消渴，飲水無度，癲癇不識尊卑，黄疸。風水面腫，人中滿，針之出水，水盡愈。

兑端一穴，主唇吻强，四白瞤動，齒齦痛，鼻塞，口噤鼓頷，舌乾口渴，牙宣，鼻衄，癲疾吐沫，小便黄。

齦交一穴，主額中痛，頸項强不能回顧，目淚眵汁，内眥赤，痒痛生白翳，鼻中息肉，蝕瘡，窒塞不利，面赤心煩，寒暑瘟疫，齒間出血。

地倉二穴，主中風口喎流涎，目不得閉，唇瞤，不語失音，飲食不收，瞳子痒，遠視䀮䀮，脚腫。左病取右，右病取左。

承漿一穴，主口喎項强，牙疼，唇吻不收，面腫，消渴，口齒疳蝕生瘡，暴瘖不能言，偏風半身不遂。

頰車二穴，治牙關不開，口噤不語，失音，牙車疼，頷頰

鼻衄，鼻渊，鼻塞不闻香臭。不灸。

水沟一穴，治脊强膂痛，一切腰痛，中风不省人事，中恶鬼击，喘喝，目不可视，牙关不开，唇眴㖞僻，戏笑，消渴，饮水无度，癫痫不识尊卑，黄疸。风水面肿，人中满，针之出水，水尽愈。

兑端一穴，主唇吻强，四白眴动，齿龈痛，鼻塞，口噤鼓颔，舌干口渴，牙宣，鼻衄，癫疾吐沫，小便黄。

龈交一穴，主额中痛，颈项强不能回顾，目泪眵汁，内眦赤，痒痛生白翳，鼻中息肉，蚀疮，窒塞不利，面赤心烦，寒暑瘟疫，齿间出血。

地仓二穴，主中风口㖞流涎，目不得闭，唇眴，不语失音，饮食不收，瞳子痒，远视䀮䀮，脚肿。左病取右，右病取左。

承浆一穴，主口㖞项强，牙疼，唇吻不收，面肿，消渴，口齿疳蚀生疮，暴喑不能言，偏风半身不遂。

颊车二穴，治牙关不开，口噤不语，失音，牙车疼，颔颊

腫項强不得回顧口眼喎僻左病治右右病治左
大迎二穴主風痓瘖瘂唇吻瞤動牙疼頰腫不可以
嚼舌强難言風壅面浮頸痛瘰癧寒熱目痛不能
閉
耳前後凡二十穴第十一
上關二穴主耳聾耳鳴口噤牙車不開口眼喎僻唇
吻强目迷青盲惡風齒齲嚼物耳鳴痛禁深刺
下關二穴治中風口眼喎僻牙車脫臼目眩齒痛停

針方六集　〈紛署集　一八

耳有膿耳鳴耳聾耳痛
耳門二穴主耳內膿瘡無聞牙疼口噤不開兩目紅
腫
和髎二穴主頭角痛牙車腫耳中鳴頸頷腫鼻痛面
風招搖瞻視瘈瘲口僻
聽會二穴主耳聾氣閉耳鳴出膿牙車腫痛惡寒物
狂走瘈瘲恍惚不樂中風口喎手足不隨
聽宮二穴治耳內蟬鳴氣痒耳聾氣閉停耳出膿失

肿，项强不得回顾，口眼㖞僻。左病治右，右病治左。

大迎二穴，主风痓喑哑，唇吻瞤动，牙疼颊肿不可以嚼，舌强难言，风壅面浮颈痛，瘰疬寒热，目痛不能闭。

耳前后凡二十穴第十一

上关二穴，主耳聋耳鸣，口噤牙车不开，口眼㖞僻，唇吻强，目迷青盲，恶风，齿龋，嚼物耳鸣痛。禁深刺。

下关二穴，治中风口眼㖞僻，牙车脱臼，目眩齿痛，聤耳有脓，耳鸣，耳聋，耳痛。

耳门二穴，主耳内脓疮无闻，牙疼，口噤不开，两目红肿。

和髎二穴，主头角痛，牙车肿，耳中鸣，颈颔肿，鼻痛面风，招摇瞻视，瘛疭口僻。

听会二穴，主耳聋气闭，耳鸣出脓，牙车肿痛，恶寒物，狂走，瘛疭，恍惚不乐，中风口㖞，手足不随。

听宫二穴，治耳内蝉鸣气痒，耳聋气闭，聤耳出脓，失音。心腹滿。癲疾。

角孫二穴。主目生膚翳。齒齦腫。唇吻急。頸項强。

瘈脉二穴。主頭風耳鳴。眵肓。目睛不明。驚癇瘈瘲。

顱息二穴。主風痓身熱。頭重。耳痛耳聾。驚癇瘈瘲。喘息。嘔吐涎沫。胷脇相引不得臥。目視不明。

翳風二穴。主耳鳴耳聾。口眼喎斜。呵欠脫頷。口噤難言。頰腫。牙車急。耳中膿。瘰癧項强。

頸凡十七穴第十二

廉泉一穴。主舌强舌縱。舌捲短縮。舌腫滿口。重舌。喉痹。欬嗽上氣。喘息嘔沫。涎出難言。

人迎二穴。主吐逆霍亂。胷滿喘呼不得息。項中氣悶。飲食不下。咽喉腫。瘰癧。

天窗二穴。治一切瘰癧。耳鳴耳聾。頰腫喉痛。暴瘖不言。肩痛引項。不能四顧。中風齒噤。

天牖二穴。主頭風面腫。項强不得回顧。目痛。不明不聰。面青黃失澤。夜夢顛倒。

音，心腹满，癫疾。

角孙二穴，主目生肤翳，齿龈肿，唇吻急，颈项强。

瘈脉二穴，主头风耳鸣，眵肓，目睛不明，惊痫瘈疭。

颅息二穴，主风痓身热，头重，耳痛耳聋，惊痫瘈疭，喘息，呕吐涎沫，胸胁相引不得卧，目视不明。

翳风二穴，主耳鸣耳聋，口眼㖞斜，呵欠脱颔，口噤难言，颊肿，牙车急，耳中脓，瘰疬项强。

颈凡十七穴第十二

廉泉一穴，主舌强舌纵，舌卷短缩，舌肿满口，重舌，喉痹，咳嗽上气，喘息呕沫，涎出难言。

人迎二穴，主吐逆霍乱，胸满喘呼不得息，项中气闷，饮食不下，咽喉肿，瘰疬。

天窗二穴，治一切瘰疬，耳鸣耳聋，颊肿喉痛，暴喑不言，肩痛引项，不能四顾，中风齿噤。

天牖二穴，主头风面肿，项强不得回顾，目痛，不明不聪，面青黄失泽，夜梦颠倒。

天容二穴主喉痺寒熱咽中如梗項癭項癰不可回
顧胷中痛滿不得息嘔逆吐沫齒噤耳鳴及聾
水突二穴治咳逆上氣咽喉壅腫呼吸短氣喘不得
息噎食翻胃
氣舍二穴治喉痺頸腫項癭咳逆上氣飲食不下喘
息嘔沫齒噤
扶突二穴主咳嗽多唾上氣喘息喉鳴如水鷄聲暴
瘖氣哽

天鼎二穴主喉痺咽腫飲食不下項癭喉鳴
肩凡二十八穴第十三
肩井二穴治五勞七傷頸項强痛肩髆閃挫肘臂不
舉目鋭眥痛缺盆中痛馬刀寒瘧此穴五藏六府
氣所聚不可補令人昏暈暈者宜出針不宜留針
瀉法乃可
肩貞二穴主寒熱耳鳴耳聾缺盆肩中熱痛風痺手
臂不舉如肩端紅腫宜彈針出血

天容二穴，主喉痹寒热，咽中如梗，项瘿项痈，不可回顾，胸中痛满不得息，呕逆吐沫，齿噤，耳鸣及聋。

水突二穴，治咳逆上气，咽喉壅肿，呼吸短气，喘不得息，噎食翻胃。

气舍二穴，治喉痹颈肿，项瘿，咳逆上气，饮食不下，喘息呕沫，齿噤。

扶突二穴，主咳嗽多唾，上气喘息，喉鸣如水鸡声，暴喑气哽。

天鼎二穴，主喉痹咽肿，饮食不下，项瘿喉鸣。

肩凡二十八穴第十三

肩井二穴，治五劳七伤，颈项强痛，肩髆闪挫，肘臂不举，目锐眦痛，缺盆中痛，马刀，寒疟。此穴五脏六腑气所聚，不可补，令人昏晕，晕者宜出针，不宜留针，泻法乃可。

肩贞二穴，主寒热，耳鸣耳聋，缺盆肩中热痛，风痹手臂不举。如肩端红肿，宜弹针出血。

巨骨二穴。主驚癇吐血膊痛。胸中有瘀血。肩臂引急難伸。

天髎二穴。主頸項急肩肘痛。寒熱。缺盆中痛。胸中煩滿汗不出。

肩髃二穴。主中風肩臂痛。風痪不隨。半身不遂。肩中熱。頭不可回顧。手不可及頭。攣急癮疹瘿氣。

唐魯州刺史庫狄嶔。患風痹。甄權取此穴刺之。立能挽弓引射。

肩髎二穴。主肩重不能舉臂肘痛。

臑腧二穴。治肩腫寒熱。臂痠引痛。

秉風二穴。治肩痛不能舉動。

天宗二穴。主肩痹頰頷齒根腫痛。肘臂外後廉痛。

肩外俞二穴。治肩痹寒熱至肘痛引曲頰。

肩中俞二穴。主寒熱目視不明。欬嗽上氣唾血。

曲垣二穴。治周痹氣注肩膊。拘急作痛。

缺盆二穴。主息奔胸滿喘急水腫汗出寒熱胸中熱

巨骨二穴，主惊痫，吐血，膊痛，胸中有瘀血，肩臂引急难伸。

天髎二穴，主颈项急，肩肘痛，寒热，缺盆中痛，胸中烦满，汗不出。

肩髃二穴，主中风，肩臂痛，风痪不随，半身不遂，肩中热，头不可回顾，手不可及头，挛急瘾疹，瘿气。唐鲁州刺史库狄嶔，患风痹，甄权取此穴刺之，立能挽弓引射。

肩髎二穴，主肩重不能举，臂肘痛。

臑俞二穴，治肩肿寒热，臂酸引痛。

秉风二穴，治肩痛不能举动。

天宗二穴，主肩痹，颊、颔、齿根肿痛，肘臂外后廉痛。

肩外俞二穴，治肩痹寒热至肘，痛引曲颊。

肩中俞二穴，主寒热目视不明，咳嗽上气，唾血。

曲垣二穴，治周痹，气注肩膊，拘急作痛。

缺盆二穴，主息奔，胸满喘急，水肿，汗出寒热，胸中热

滿缺盆痛腫項癭喉痺瘰癧○缺盆中腫外潰則生不則死

臑會二穴主寒熱肩腫引胛中痛臂痛不能舉項癭氣瘤

胷自天突循任脉下行至中庭凡七穴第十四

天突一穴主咳嗽哮喘喉中有聲肺氣壅塞咯吐膿血喉痺喉瘡瘖不能言項癭瘤氣許氏云此穴一針四効凡下針後良久先脾磨食覺針動為一効

次針破病根腹中作聲為二効次覺流入膀胱為三効然後覺氣流行入腰後腎堂間為四効矣

璇璣一穴治膺脇滿痛喉痺咽腫水漿不下久嗽不愈痰盛噎塞

華盖一穴主喘急上氣欬逆喉痺咽腫水漿不下胷皮痛

紫宫一穴主胸脇支滿胸膺骨痛飲食不下嘔逆上氣煩心欬逆吐血唾如白膠

满，缺盆痛肿，项瘿，喉痹，瘰疬。〇缺盆中肿外溃则生，不则死。

臑会二穴，主寒热肩肿引胛中痛，臂痛不能举，项瘿气瘤。

胸自天突循任脉下行至中庭凡七穴第十四

天突一穴，主咳嗽哮喘，喉中有声，肺气壅塞，咯吐脓血，喉痹喉疮，喑不能言，项瘿瘤气。许氏云：此穴一针四效。凡下针后良久，先脾磨食，觉针动为一效；次针破病根，腹中作声为二效；次觉流入膀胱为三效；然后觉气流行，入腰后肾堂间为四效矣。

璇玑一穴，治膺胁满痛，喉痹咽肿，水浆不下，久嗽不愈，痰盛噎塞。

华盖一穴，主喘急上气，咳逆，喉痹咽肿，水浆不下，胸皮痛。

紫宫一穴，主胸胁支满，胸膺骨痛，饮食不下，呕逆上气，烦心，咳逆吐血，唾如白胶。

玉堂一穴主胸膺痛煩心欬逆上氣胸滿不得息喘急嘔吐寒痰

膻中一穴主氣逆噎塞喉鳴喘嗽不下食胸中如塞心胸諸痛肺癰吐膿嘔出涎沫婦人乳少灸之良

中庭一穴主胸脇支滿噎塞食飲不下嘔吐痰涎食入復出小兒吐奶

胸自輸府俠任脉兩傍各二寸下至步廊凡十二穴第十五

針方六集　〈八〉紛署集　二十三

輸府二穴治欬嗽喘逆痰涎上氣喉嚨疼舌本强胸中痛不下食腹脹

彧中二穴主嗽喘痰涎胸痛不能食及乳癰之近少陰者

神藏二穴主心懸病饑善恐心惕口熱舌乾咽腫上氣嘔逆咳嗽喘不得息胸滿不嗜食

靈墟二穴主胸膈支滿不得息欬逆嘔吐不嗜食

神封二穴主胸脇支滿不得息洒淅惡寒咳逆嘔吐

玉堂一穴，主胸膺痛，烦心，咳逆上气，胸满不得息，喘急，呕吐寒痰。

膻中一穴，主气逆噎塞，喉鸣喘嗽，不下食，胸中如塞，心胸诸痛，肺痈吐脓，呕出涎沫。妇人乳少，灸之良。

中庭一穴，主胸胁支满，噎塞食饮不下，呕吐痰涎，食入复出，小儿吐奶。

胸自输府夹任脉两旁各二寸下至步廊凡十二穴第十五

俞府二穴，治咳嗽喘逆，痰涎上气，喉咙疼，舌本强，胸中痛，不下食，腹胀。

彧中二穴，主嗽喘痰涎，胸痛不能食，及乳痈之近少阴者。

神藏二穴，主心悬病饥，善恐心惕，口热舌干，咽肿，上气呕逆，咳嗽，喘不得息，胸满，不嗜食。

灵墟二穴，主胸膈支满不得息，咳逆呕吐不嗜食。

神封二穴，主胸胁支满不得息，洒淅恶寒，咳逆呕吐，胸满不嗜食。

步廊二穴，治胸膈胀满，气塞不通，呼吸少气，咳逆呕吐，不嗜食。

胸自气户夹俞府两旁各二寸下行至乳根凡十二穴第十六

气户二穴，治咳逆上气，肩息咳嗽，胸胁胀满，背痛，不知食味，乳痈。

库房二穴，主胸胁支满，咳逆上气，呼吸喘息，多唾浊沫脓血。

屋翳二穴，主咳逆上气，唾脓血浊沫痰饮，阳明湿热水肿，皮痛不可近衣。

膺窗二穴，主胸胁满，乳痈寒热，肠鸣注泄。

乳中二穴，当乳头，禁不可刺灸。

乳根二穴，主咳嗽气急，哮喘，胸下满痛，膈气食噎，乳痈寒热。

胸自云门夹气户两旁各二寸下行至食窦凡

十二穴第十七

雲門二穴。禁灸。主傷寒四肢熱不已。胸膈滿。兩脇痛。咳嗽喘氣。脇徹背痛。喉痺。癭瘤。慎不可深刺。

中府二穴。主胸中痛。噎閉。氣攻喉項。腹脹。四肢腫。肩背痛風。汗出。皮痛面腫。胸滿寒熱。上氣。咳唾。痰沫。面腫。少氣不得臥。飛尸遁疰。婦人乳癰。癭瘤。

周營二穴。主胸脇支滿。不得俛仰。食不下。喜飲。咳唾稠膿及乳癰之近太陰者。

胸鄉二穴。主胸脇支滿引膺背。臥不能轉側。

天谿二穴。主胸中滿痛。乳腫。喘逆。賁鬱上氣。喉中作聲。

食竇二穴。主胸脇支滿。膈間雷鳴。常有水聲。膈痛。

腋脇下凡八穴第十八

淵腋二穴。主肩項缺盆痛。胸滿。臂不能舉。不可灸。

大包二穴。治腹有大氣不得息。胸脇中痛。

輒筋二穴。主胸脇暴滿。喘息不得臥。

十二穴第十七

云门二穴，禁灸。主伤寒四肢热不已，胸膈满，两胁痛，咳嗽喘气，胁彻背痛，喉痹，瘿瘤。慎不可深刺。

中府二穴，主胸中痛，噎闭，气攻喉项，腹胀，四肢肿，肩背痛风，汗出，皮痛面肿，胸满寒热，上气，咳唾痰沫，面肿，少气不得卧，飞尸遁疰，妇人乳痈，瘿瘤。

周荣二穴，主胸胁支满，不得俯仰，食不下，喜饮，咳唾稠脓及乳痈之近太阴者。

胸乡二穴，主胸胁支满引膺背，卧不能转侧。

天溪二穴，主胸中满痛，乳肿，喘逆，贲郁上气，喉中作声。

食窦二穴，主胸胁支满，膈间雷鸣，常有水声，膈痛。

腋胁下凡八穴第十八

渊液二穴，主肩项缺盆痛，胸满，臂不能举。不可灸。

大包二穴，治腹有大气不得息，胸胁中痛。

辄筋二穴，主胸胁暴满，喘息不得卧。

天池二穴。主寒熱胸膈煩滿。腋下腫。心中澹澹大動。煩心。心痛。喜笑不休。上氣。痎瘧。

腹入鳩尾循任脉下行至會陰凡十五穴第十九

鳩尾一穴。非高手不能下。主息賁胸滿。欬嘔。喉痹咽腫。噫喘喉鳴。水漿不下。癲癇。狂妄昏悶。吐血。心驚。

巨闕一穴。主胸滿氣痛痞塞。驚悸恍惚。吐逆不食。喜嘔發狂。膈中不利。翻胃。五藏氣相干。卒心痛。尸厥。姙娠子上衝心昏悶。先刺巨闕。昏悶除。次補合谷

瀉三陰交。應針而產矣

上脘一穴。主九種心痛。風癇驚悸。伏梁痞滿。吐瀉霍亂。腹痛雷鳴。飧泄。翻胃嘔吐。腹脹氣滿。心忡驚悸。嘔血吐涎。黃疸積聚。虛勞吐血。五毒窒塞。不能下食。

中脘一穴。主五膈喘息不止。腹脹。中惡。脾疼翻胃。下利寒癖。心疝伏梁。面色痿黃。霍亂。洩出不知。完穀不化。心痛身寒。不可俛仰。氣塞發噎。

天池二穴，主寒热胸膈烦满，腋下肿，心中澹澹大动，烦心，心痛，喜笑不休，上气，痎疟。

腹入鸠尾循任脉下行至会阴凡十五穴第十九

鸠尾一穴，非高手不能下。主息贲胸满，咳呕，喉痹咽肿，噫喘喉鸣，水浆不下，癫痫，狂妄昏闷，吐血，心惊。

巨阙一穴，主胸满气痛痞塞，惊悸恍惚，吐逆不食，喜呕发狂，膈中不利，翻胃，五脏气相干，卒心痛，尸厥。妊娠子上冲心昏闷，先刺巨阙，昏闷除，次补合谷，泻三阴交，应针而产矣。

上脘一穴，主九种心痛，风痫惊悸，伏梁痞满，吐泻霍乱，腹痛雷鸣，飧泄，翻胃呕吐，腹胀气满，心忡惊悸，呕血吐涎，黄疸积聚，虚劳吐血，五毒窒塞，不能下食。

中脘一穴，主五膈喘息不止，腹胀，中恶，脾疼翻胃，下利寒癖，心疝伏梁，面色萎黄，霍乱，泄出不知，完谷不化，心痛身寒，不可俯仰，气塞发噎。

建里一穴。主腹脹身腫。心痛上氣。腸中疼。嘔逆。不嗜食。

下脘一穴。主胃脹羸瘦。腹痛堅硬。氣寒。穀不轉化。不嗜食。小便赤。癖塊連臍。厥氣動搖。翻胃。

水分一穴。主腸胃虛脹。繞臍急痛衝心。腰脊急强。腸鳴如雷。鬼擊。鼻出血。小兒顖陷。一方云。水脹病灸百壯大良。不可針。針之水出盡死矣。

神闕一穴。主中風不省。久寒傷敗藏府。洩利不止。水

腫鼓脹腸鳴。腹痛繞臍。小兒奶利。脫肛。風癇身反。徐平仲中風不甦。桃源簿爲灸臍中百壯。始甦。

陰交一穴。主少腹堅痛。下引陰中。不得小便。兩丸疝痛。陰汗濕痒。腰膝拘攣。鬼擊。鼻出血。婦人血崩帶下。絕子。賁豚上膜。小兒陷顖。

氣海一穴。治藏氣虛憊。眞氣不足。肌體羸瘦。小腹脹滿。氣痛賁豚。疝瘕。淋瀝。婦人崩漏帶下。小兒遺尿。是穴爲生氣之原。諸虛不足。竝宜取之。

建里一穴，主腹胀身肿，心痛上气，肠中疼，呕逆，不嗜食。

下脘一穴，主胃胀羸瘦，腹痛坚硬，气寒谷不转化，不嗜食，小便赤，癖块连脐，厥气动摇，翻胃。

水分一穴，主肠胃虚胀，绕脐急痛冲心，腰脊急强，肠鸣如雷，鬼击，鼻出血，小儿囟陷。一方云：水胀病灸百壮大良。不可针，针之水出尽死矣。

神阙一穴，主中风不省，久寒伤败脏腑，泄利不止，水肿鼓胀，肠鸣，腹痛绕脐，小儿奶利，脱肛，风痫身反。徐平仲中风不苏，桃源簿为灸脐中百壮，始苏。

阴交一穴，主少腹坚痛，下引阴中不得小便，两丸疝痛，阴汗湿痒，腰膝拘挛，鬼击，鼻出血，妇人血崩带下、绝子，贲豚上膜，小儿陷囟。

气海一穴，治脏气虚惫，真气不足，肌体羸瘦，小腹胀满，气痛贲豚，疝瘕，淋沥，妇人崩漏带下，小儿遗尿。是穴为生气之原，诸虚不足，并宜取之。

石門一穴主腹痛囊縮卒疝五淋便黃嘔血食穀不化水腫膚脹婦人惡露不止成塊崩中漏下

關元一穴治中寒臍下㽲痛下元虛損遺精白濁五淋洩利奔豚疝氣夜夢鬼交婦人結血經事不來赤白帶下崩漏不止

中極一穴主冷氣積聚時上衝心腹中熱臍下結塊陰汗水腫失精絕子賁豚疝瘕恍惚尸厥婦人經閉胎衣不下月事不調血結成塊陰寒痛痒寒熱

羸瘦斷緒不育宜三灸之

曲骨一穴主失精五藏虛弱寒極陽痿小腹脹滿淋瀝癃閉㿉疝小腹痛婦人赤白帶下陰瘡

會陰一穴主前後二陰引痛不得大小便主陰汗陰腫陰痛陰寒衝心陰蝕陰痔陰中一切諸痛陰囊腫大如斗刺之出水愈

腹自幽門俠巨闕兩傍各半寸循衝脈下行至橫骨凡二十二穴第二十

石门一穴，主腹痛囊缩，卒疝五淋，便黄呕血，食谷不化，水肿肤胀。妇人恶露不止成块，崩中漏下。

关元一穴，治中寒脐下㽲痛，下元虚损，遗精白浊，五淋泄利，奔豚疝气，夜梦鬼交，妇人结血，经事不来，赤白带下，崩漏不止。

中极一穴，主冷气积聚，时上冲心，腹中热，脐下结块，阴汗水肿，失精绝子，贲豚疝瘕，恍惚尸厥，妇人经闭，胎衣不下，月事不调，血结成块，阴寒痛痒，寒热羸瘦，断绪不育。宜三灸之。

曲骨一穴，主失精，五脏虚弱，寒极阳痿，小腹胀满，淋沥癃闭，㿉疝，小腹痛，妇人赤白带下，阴疮。

会阴一穴，主前后二阴引痛，不得大小便，主阴汗、阴肿、阴痛，阴寒冲心，阴蚀阴痔，阴中一切诸痛。阴囊肿大如斗，刺之出水愈。

腹自幽门夹巨阙两旁各半寸循冲脉下行至横骨凡二十二穴第二十

幽門二穴治胸中痛悶氣逆煩滿不嗜食嘔吐涎沫
健忘小腹脹洩利膿血目赤痛從內眥始
通谷二穴主失欠食不下善嘔喉痺暴瘖不能言結
積留飲痃癖胸滿心中恍惚目赤痛內眥始者
陰都二穴主心下煩滿氣逆腸鳴肺脹
石關二穴主噦噫嘔逆腹痛氣淋小便黃大便不通
心下堅滿脊強不利多唾目赤痛從內眥始婦人
子藏有惡血血上衝腹痛不可忍

商曲二穴主腹中積聚腸痛不嗜食目赤痛從內眥
始
肓俞二穴主善饑不欲食心如懸腹大時切痛寒疝
大便燥心下有寒目赤痛從內眥始
中注二穴主小腹有熱面黑如地目內眥赤痛腰脊
痛腸癖小腹脹大便堅燥女人月事不調
四滿二穴主臍下積聚癥瘕疝痛腹大石水臍下切
痛振寒目內眥赤痛女子拘經惡血奔豚上下無

幽门二穴，治胸中痛闷，气逆烦满，不嗜食，呕吐涎沫，健忘，小腹胀，泄痢脓血，目赤痛从内眦始。

通谷二穴，主失欠食不下，善呕喉痹，暴喑不能言，结积留饮，痃癖胸满，心中恍惚，目赤痛内眦始者。

阴都二穴，主心下烦满，气逆肠鸣，肺胀。

石关二穴，主哕噫呕逆，腹痛气淋，小便黄，大便不通，心下坚满，脊强不利，多唾，目赤痛从内眦始。妇人子脏有恶血，血上冲腹，痛不可忍。

商曲二穴，主腹中积聚，肠痛不嗜食，目赤痛从内眦始。

肓俞二穴，主善饥不欲食，心如悬，腹大时切痛，寒疝，大便燥，心下有寒，目赤痛从内眦始。

中注二穴，主小腹有热，面黑如地，目内眦赤痛，腰脊痛，肠澼，小腹胀，大便坚燥，女人月事不调。

四满二穴，主脐下积聚癥瘕，疝痛，腹大石水，脐下切痛，振寒，目内眦赤痛。女子拘经恶血，奔豚上下，无子。

氣穴二穴。主少腹痛。賁豚上衝于心。洩利不止。目赤痛從内眥始。女人月事不調。

大赫二穴。主虛勞失精。陰痛。陰莖痿縮。目赤痛從内眥始。女子赤白帶下。

橫骨二穴。主小腹脹。淋瀝。小便難。陰器引痛。目赤痛從内眥始。五藏虛竭。失精。

腹自不容以下。俠幽門兩傍各二寸五分。自天樞至氣衝。俠足少陰各一寸五分。凡二十四穴第二十一。

不容二穴。主腹滿痃癖。嘔血。心切痛引肩脇。背痛不可以欬。不嗜食。腹虛鳴。嘔吐。

承滿二穴。主腸鳴腹脹。上氣喘逆。食飲不下。肩息唾血。

梁門二穴。主胷下積氣。食飲不思。大腸滑泄。完穀不化。

子。

气穴二穴，主少腹痛，贲豚上冲于心，泄利不止，目赤痛从内眦始，女人月事不调。

大赫二穴，主虚劳失精，阴痛，阴茎痿缩，目赤痛从内眦始，女子赤白带下。

横骨二穴，主小腹胀，淋沥，小便难，阴器引痛，目赤痛从内眦始，五脏虚竭，失精。

腹自不容以下夹幽门两旁各二寸五分自天枢至气冲夹足少阴各一寸五分凡二十四穴第二十一

不容二穴，主腹满痃癖，呕血，心切痛引肩胁，背痛不可以咳，不嗜食，腹虚鸣，呕吐。

承满二穴，主肠鸣腹胀，上气喘逆，食饮不下，肩息唾血。

梁门二穴，主胸下积气，食饮不思，大肠滑泄，完谷不化。

關門二穴主遺溺喘滿積氣腸鳴卒痛洩利不欲食
痎瘧振寒遺溺
太乙二穴治癲狂心煩吐舌
滑肉門二穴治癲狂嘔逆吐血重舌吐舌舌强
天樞二穴主奔豚脾泄不止氣脹腸鳴腹滿赤白利
繞臍切痛嘔吐霍亂痎瘧寒熱水利水脹一切虛
損女人癥瘕血結漏下赤白月事不時
外陵二穴治腹脹如鼓脹滿不得息心痛引臍

大巨二穴治小腹脹滿煩渴小便難㿉疝偏墜四肢
不收驚悸不眠
水道二穴治小腹滿引陰中痛膀胱有寒腰背强急
三焦結熱小便不利婦人胞中瘕子門寒
歸來二穴治奔豚卵縮入腹引莖中痛婦人血藏積
冷餘治同水道穴
氣衝二穴治七疝偏墜下焦熱奔豚逆氣攻心小腹
脹石水陰痿莖痛兩丸冷腹滿不得正臥腰痛不

关门二穴，主遗溺喘满，积气肠鸣卒痛，泄利不欲食，痎疟振寒，遗溺。

太乙二穴，治癫狂，心烦，吐舌。

滑肉门二穴，治癫狂，呕逆吐血，重舌，吐舌，舌强。

天枢二穴，主奔豚，脾泄不止，气胀肠鸣，腹满，赤白利，绕脐切痛，呕吐霍乱，痎疟寒热，水利水胀，一切虚损。女人癥瘕血结，漏下赤白，月事不时。

外陵二穴，主腹胀如鼓，胀满不得息，心痛引脐。

大巨二穴，治小腹胀满，烦渴，小便难，㿉疝偏坠，四肢不收，惊悸不眠。

水道二穴，治小腹满引阴中痛，膀胱有寒，腰背强急，三焦结热，小便不利，妇人胞中瘕，子门寒。

归来二穴，治奔豚，卵缩入腹，引茎中痛，妇人血脏积冷。余治同水道穴。

气冲二穴，治七疝偏坠，下焦热，奔豚逆气攻心，小腹胀，石水，阴痿茎痛，两丸冷，腹满不得正卧，腰痛不得俛仰。婦人月事不利。陰腫難産。胞衣不出。東垣曰。脾胃虚弱。感濕成痿。汗大泄。妨食。三里氣街以三稜針出血。又曰。吐血多不愈。以三稜針于氣街出血立愈。○自氣户至乳根。去中行各四寸。自不容至滑肉門。去中行各三寸。自天樞至氣衝。去中行各二寸。

腹自期門上直兩乳俠不容兩傍各一寸五分。下行至衝門。凡十四穴第二十二。

期門二穴。主傷寒過經不解。胷中煩熱譫妄。胸膈支脹。心切痛。嗽逆氣喘。兩脇積氣。痛不得卧。嘔無所出。目青而嘔。嘔酸。食飲不下。食後吐水。口乾消渴。面赤大燥。肝積肥氣。腎積奔豚。婦人熱入血室如結胸狀。譫語。

日月二穴。主太息悲怒。語言不正。四肢不收。嘔吐宿汁。呑酸多唾。小腹熱。欲走。

腹哀二穴。主便血腹痛。寒中。氣不化。

得俯仰。妇人月事不利，阴肿难产，胞衣不出。东垣曰：脾胃虚弱，感湿成痿，汗大泄，妨食，三里、气街以三棱针出血。又曰：吐血多不愈，以三棱针于气街出血立愈。〇自气户至乳根，去中行各四寸；自不容至滑肉门，去中行各三寸；自天枢至气冲，去中行各二寸。

腹自期门上直两乳夹不容两旁各一寸五分下行至冲门凡十四穴第二十二

期门二穴，主伤寒过经不解，胸中烦热谵妄，胸膈支胀，心切痛，嗽逆气喘，两胁积气，痛不得卧，呕无所出，目青而呕，呕酸，食饮不下，食后吐水，口干消渴，面赤大燥，肝积肥气，肾积奔豚，妇人热入血室如结胸状，谵语。

日月二穴，主太息悲怒，语言不正，四肢不收，呕吐宿汁，吞酸多唾，小腹热，欲走。

腹哀二穴，主便血腹痛，寒中，气不化。

大横二穴主大風逆氣多寒善悲四肢不可舉動多
汗洞泄
腹結二穴主臍痛衝心腹中寒瀉利欬逆
府舍二穴主疝氣脾中急痛循脇搶心腹滿積聚厥
氣霍亂
衝門二穴主中虛氣滿積氣陰疝婦人難産上衝心
不得息
手太陰及臂凡一十八穴第二十三

少商二穴主胸滿咳逆煩心善嘔喉痺手攣腮腫彈
針出血大治上焦壅熱腫痛唐刺史成君綽頷腫
如升喉中閉塞水粒不下者三日甄權以三稜針
取此穴出血立愈
魚際二穴主膚熱惡風寒頭疼咳嗽喉乾痺走胸背
不得息目眩煩心上氣失瘖不能言少氣不下食
寒慄鼓頷虛熱舌黄欬引少腹痛嘔血溺血心痺
悲恐李明之曰五藏氣亂取之魚際

大横二穴，主大风逆气，多寒善悲，四肢不可举动，多汗，洞泄。

腹结二穴，主脐痛冲心，腹中寒，泻利，咳逆。

府舍二穴，主疝气，脾中急痛，循胁抢心，腹满积聚，厥气霍乱。

冲门二穴，主中虚气满，积气阴疝。妇人难产，上冲心不得息。

手太阴及臂凡一十八穴第二十三

少商二穴，主胸满咳逆，烦心善呕，喉痹，手挛，腮肿。弹针出血，大治上焦壅热肿痛。唐刺史成君绰颔肿如升，喉中闭塞，水粒不下者三日，甄权以三棱针取此穴出血，立愈。

鱼际二穴，主肤热恶风寒，头疼咳嗽，喉干，痹走胸背不得息，目眩，烦心上气，失喑不能言，少气不下食，寒栗鼓颔，虚热舌黄，咳引少腹痛，呕血，溺血，心痹悲恐。李明之曰：五脏气乱，取之鱼际。

太淵二穴。主胸痺逆氣嘔噦。肺脹煩滿。不得安臥。喘急心痛。飲水咳嗽。臂內廉痛。掌中熱。肩背缺盆引痛。振寒。嗌乾數欠。吐血狂言。睛青目白。口僻。溺變色而遺。

經渠二穴。主胸背拘急喘滿。上氣數欠。心痛喉痺。嘔吐。掌中熱。瘧疾。咳嗽。熱病不汗。禁不可灸。灸之傷人神明。

列缺二穴。主半身不遂。口眼喎斜。唇縱不收。嗽喘。口噤。寒瘧。頭重如石。牙疼。唾血嘔沫。偏正頭風。手痿不用。善笑。面目四肢癱腫。肩痺。尸厥。溺血。小便熱。陰莖痛。列缺爲八法之一。以其合任脉。行肺系。而會陰蹻也。

孔最二穴。治熱病汗不出。咳逆。臂內厥痛。屈伸不便。手不及頭。吐血失音。咽腫頭痛。

尺澤二穴。主肺積息賁。胸脹上氣。肘攣不舉。咳嗽喉痺。善噓悲哭。小便數。汗出中風。

太渊二穴，主胸痹，逆气呕哕，肺胀烦满，不得安卧，喘急心痛，饮水咳嗽，臂内廉痛，掌中热，肩背缺盆引痛，振寒，嗌干，数欠，吐血，狂言，睛青目白，口僻，溺变色而遗。

经渠二穴，主胸背拘急，喘满上气，数欠，心痛，喉痹，呕吐，掌中热，疟疾，咳嗽，热病不汗。禁不可灸，灸之伤人神明。

列缺二穴，主半身不遂，口眼㖞斜，唇纵不收，嗽喘，口噤，寒疟，头重如石，牙疼，唾血呕沫，偏正头风，手痿不用，善笑，面目四肢瘫肿，肩痹，尸厥，溺血，小便热，阴茎痛。列缺为八法之一，以其合任脉，行肺系而会阴跷也。

孔最二穴，治热病汗不出，咳逆，臂内厥痛，屈伸不便，手不及头，吐血失音，咽肿头痛。

尺泽二穴，主肺积息贲，胸胀上气，肘挛不举，咳嗽，喉痹，善嘘悲哭，小便数，汗出中风。

俠白二穴。治心痛短氣。嘔逆煩滿。
天府二穴。禁不可灸。治氣喘逆。目紅腫翳障。吐衄。飛
尸惡疰。鬼語妄見。癭瘤瘰癧。咽腫。
手厥陰心主及臂凡一十六穴第二十四
中衝二穴。治心痛煩滿。喉痺。舌本强痛。熱病煩悶。汗
不出。掌中熱。身如火。
勞宫二穴。主心疼。喜怒不時。黃疸目黃。口中腫臭。胸
脇痛不可轉側。大便血。小便赤。
針方六集 〈紛署集〉 三五
大陵二穴。主熱病汗不出。手心熱。肘臂攣痛。腋腫。心
中痛悶。煩渴狂惑。喜笑不休。悲泣驚恐。面赤目黃。
小便如血。嘔噦無度。喉痺口乾。身熱頭痛。短氣。腹
中盡痛。膿瘡疥癬。婦人乳癰。手痛破裂者。灸此穴
良。
內關二穴。主心腹一切痛苦。肘臂攣痛。腋痛。胸脇煩
滿。失志狂言。心中大動。喜笑悲哭。面赤目黃。五癇。
久瘧。中指不用。諸病宜吐不得吐者取此穴。內關

侠白二穴，治心痛短气，呕逆烦满。

天府二穴，禁不可灸。治气喘逆，目红肿翳障，吐衄，飞尸恶疰，鬼语妄见，瘿瘤瘰疬，咽肿。

手厥阴心主及臂凡一十六穴第二十四

中冲二穴，治心痛烦满，喉痹，舌本强痛，热病烦闷汗不出，掌中热，身如火。

劳宫二穴，主心疼，喜怒不时，黄疸目黄，口中腥[1]臭，胸胁痛不可转侧，大便血，小便赤。

大陵二穴，主热病汗不出，手心热，肘臂挛痛，腋肿，心中痛闷，烦渴狂惑，喜笑不休，悲泣惊恐，面赤目黄，小便如血，呕哕无度，喉痹口干，身热头痛，短气，腹中尽痛，脓疮疥癣，妇人乳痈。手痛破裂者，灸此穴良。

内关二穴，主心腹一切痛苦，肘臂挛痛，腋痛，胸胁烦满，失志狂言，心中大动，喜笑悲哭，面赤目黄，五痫，久疟，中指不用。诸病宜吐不得吐者取此穴。内关

①腥：原作“肿”，据《针灸资生经》卷六改。

爲八法之一。以其合陰維而會衝脉于心胸也。

間使二穴。主傷寒結胸。心懸如饑。卒狂惡寒。嘔沫瘖不得語。咽中如梗。乾嘔。脾疼。久瘧不愈。手心煩熱。面赤目黄。鬼邪霍亂。婦人月水不調。血結成塊。小兒客忤。

郄門二穴。主心痛衄血唾血。嘔噦。驚悸。神氣不足。

曲澤二穴。治九種心痛。及風冷臂疼肘痛。腋腫。胸脇支滿。善驚。身熱煩渴。逆氣嘔涎。血風疹。搐搦。

天泉二穴。主欬逆。心胸煩滿。脇下支痛。臂内廉痛。肘中攣急。

手少陰及臂凡一十八穴第二十五

少衝二穴。主煩滿心痛。悲恐驚笑。目黄。口燥咽疼。肩腋肘臂痠痛。哮喘。咽中如有瘜肉。瘖滿痰氣。胸膈痛。宜三稜針出血。

少府二穴。主煩滿悲恐。肘腋攣急。臂痠。胸中痛。掌中熱。五指不能屈伸。本節痛。舌強難言。嘔吐。心血妄

为八法之一，以其合阴维而会冲脉于心胸也。

间使二穴，主伤寒结胸，心悬如饥，卒狂，恶寒，呕沫，喑不得语，咽中如梗，干呕，脾疼，久疟不愈，手心烦热，面赤目黄，鬼邪霍乱，妇人月水不调，血结成块。小儿客忤。

郄门二穴，主心痛，衄血，唾血，呕哕，惊悸，神气不足。

曲泽二穴，治九种心痛，及风冷臂疼肘痛，腋肿，胸胁支满，善惊，身热烦渴，逆气呕涎，血风疹，搐搦。

天泉二穴，主咳逆，心胸烦满，胁下支痛，臂内廉痛，肘中挛急。

手少阴及臂凡一十八穴第二十五

少冲二穴，主烦满心痛，悲恐惊笑，目黄，口燥咽疼，肩腋肘臂酸痛，哮喘，咽中如有息肉，痞满痰气，胸膈痛。宜三棱针出血。

少府二穴，主烦满悲恐，肘腋挛急，臂酸，胸中痛，掌中热，五指不能屈伸，本节痛，舌强难言，呕吐，心血妄

行疢瘧久不愈，振寒，陰挺出，陰癢陰痛，遺尿偏墜

小便不通太息

神門二穴，主心內呆癡，癲癇發狂，健忘，喜怒不時，臂寒面赤，悲笑驚惑，失嘆多言，心痛數噫，伏梁，五癇，遺溺失音

陰郄二穴，主失音不言，洒淅振寒，厥逆心痛，衄血吐血，驚悸，肩臂腕骨冷痛

通里二穴，主頭暈面赤，懊憹心悸，悲恐，臑肘臂痠痛

目眩苦嘔，喉痺不能言，少氣遺溺

靈道二穴，主乾嘔，心痛，悲恐，瘈瘲，肘攣，暴瘖不言，心內呆癡，五癇目痛

少海二穴，主心胸痛，發狂，肘攣，腋下痛，氣逆心疼，瘰

癧

青靈二穴，主臂痛不舉，腋痛，目黃，目系痛，振寒

極泉二穴，主心痛，乾嘔，四支不收，煩渴，臂肘厥冷，目黃脇痛悲笑

行，痎疟久不愈，振寒，阴挺出，阴痒阴痛，遗尿偏坠，小便不通，太息。

神门二穴，主心内呆痴，癫痫发狂，健忘，喜怒不时，臂寒面赤，悲笑惊惑，失叹多言，心痛数噫，伏梁，五痫，遗溺，失音。

阴郄二穴，主失音不言，洒淅振寒，厥逆心痛，衄血吐血，惊悸，肩臂腕骨冷痛。

通里二穴，主头晕面赤，懊侬心悸，悲恐，臑肘臂酸疼，目眩苦呕，喉痹不能言，少气遗溺。

灵道二穴，主干呕，心痛，悲恐，瘛疭，肘挛，暴喑不言，心内呆痴，五痫目痛。

少海二穴，主心胸痛，发狂，肘挛，腋下痛，气逆心疼，瘰疬。

青灵二穴，主臂痛不举，腋痛，目黄，目系痛，振寒。

极泉二穴，主心痛，干呕，四肢不收，烦渴，臂肘厥冷，目黄，胁痛，悲笑。

手陽明大腸凡二十八穴第二十六

商陽二穴主胸中氣滿喘咳支痛熱病不汗耳鳴耳聾寒熱痎瘧口乾頰腫齒痛目盲肩背急引缺盆中痛病在面部者繆刺之左取右右取左

二間二穴主喉痹頷頸肩背臑臂痛振寒鼻衄齒痛目黃口乾口喎急食不下身寒水結血實者去其血脉

三間二穴主喉痹咽中如梗齒痛目痛耳鳴胸腹滿

腸鳴洞泄氣喘唇口焦戾頸喜驚多唾急食不通寒瘧氣熱身寒結水

合谷二穴治頭痛目疾視不明生白翳齲齒喉痹面腫耳聾唇吻不收偏正頭風瘖不能言口噤難開偏風疹疥鼻衄不止寒熱痎瘧熱病無汗腰脊內痛孕娠禁針此穴一云可瀉不可補補即下胎

陽谿二穴治熱病狂言喜笑見鬼煩心五指拘攣手腕無力目赤有翳頭痛厥逆胸滿不得息寒熱瘧

手阳明大肠凡二十八穴第二十六

商阳二穴，主胸中气满，喘咳支痛，热病不汗，耳鸣耳聋，寒热痎疟，口干颊肿，齿痛，目盲，肩背急引缺盆中痛。病在面部者缪刺之，左取右，右取左。

二间二穴，主喉痹，颔、颈、肩、背、臑、臂痛，振寒，鼻衄，齿痛目黄，口干口㖞，急食不下，身寒水结。血实者去其血脉。

三间二穴，主喉痹，咽中如梗，齿痛，目痛，耳鸣，胸腹满，肠鸣洞泄，气喘，唇口焦，戾颈，喜惊多唾，急食不通，寒疟气热，身寒结水。

合谷二穴，治头痛，目疾视不明，生白翳，龋齿，喉痹，面肿，耳聋，唇吻不收，偏正头风，喑不能言，口噤难开，偏风疹疥，鼻衄不止，寒热痎疟，热病无汗，腰脊内痛。孕娠禁针此穴。一云：可泻不可补，补即下胎。

阳溪二穴，治热病狂言喜笑见鬼，烦心，五指拘挛，手腕无力，目赤有翳，头痛厥逆，胸满不得息，寒热疟

疾寒欬嘔沫喉痺耳鳴耳聾驚掣肘臂不舉久患痂疥

偏歷二穴主肩髆肘腕酸疼腫痛耳鳴及聾目昏鼻衄齲齒口僻喉痺寒熱癲瘧風汗不出小便不利

溫溜二穴治口喎膈中氣閉腸鳴腹痛傷寒噦逆寒熱頭痛癲疾喜笑狂言見鬼吐涎沫喉痺風逆四支腫吐舌口撮

下廉二穴主飧泄勞瘵小腹滿小便黃便血狂言偏

風冷痺不遂俠臍腹痛若刺食不化喘息不能行唇乾涎出乳癰

上廉二穴治臂膊偏痛髓寒麻木不仁小便黃赤難出腸鳴走痛喘息偏風半身不遂腦風時痛

三里二穴不可輕灸治霍亂遺失失音痿痺不仁肘攣不伸中風口僻手足不隨齒頰痛瘰癧

曲池二穴主半身不遂手臂痠疼捉物不得挽弓不開繞踝風手臂赤腫肘中痛癮疹喉痺胸中煩滿

疾，寒咳呕沫，喉痹，耳鸣耳聋，惊掣，肘臂不举，久患痂疥。

偏历二穴，主肩膊肘腕酸疼肿痛，耳鸣及聋，目昏，鼻衄，龋齿，口僻，喉痹，寒热癫疟，风汗不出，小便不利。

温溜二穴，治口㖞，膈中气闭，肠鸣腹痛，伤寒哕逆，寒热头痛，癫疾，喜笑，狂言见鬼，吐涎沫，喉痹，风逆四肢肿，吐舌口撮。

下廉二穴，主飧泄，痨瘵，小腹满，小便黄，便血，狂言，偏风冷痹不遂，夹脐腹痛若刺，食不化，喘息不能行，唇干涎出，乳痈。

上廉二穴，治臂膊偏痛，髓寒，麻木不仁，小便黄赤难出，肠鸣走痛，喘息，偏风半身不遂，脑风时痛。

三里二穴，不可轻灸。治霍乱遗矢，失音，痿痹不仁，肘挛不伸，中风口僻，手足不随齿颊痛，瘰疬。

曲池二穴，主半身不遂，手臂酸疼，捉物不得，挽弓不开，绕踝风，手臂赤肿，肘中痛，瘾疹，喉痹，胸中烦满，傷寒餘熱不去。皮膚乾燥。瘈瘲癲疾。遍身風瘰痂疥。

肘髎二穴。主風痨嗜臥。肘節風痺。臂腕不舉。肩重腋急。

五里二穴。主風勞驚恐。吐血欬嗽。風寒臂痛。瘰癧寒熱。嗜臥。心下脹滿。上氣身黃。

臂臑二穴。主臂細無力。痛不能上頭。頸項拘急。瘰癧寒熱。肩背引痛。一方云。宜多灸。不宜針。

手少陽及臂凡二十四穴第二十七

關衝二穴。主三焦邪熱。口脣焦裂。喉痺。舌卷強不能言。頭痛。霍亂。氣噎。胸滿不食。臂肘痛不可舉。目生翳膜。視物不明。

液門二穴。主驚悸妄言。咽外腫。臂痛不能自上下。痎瘧寒熱。目赤澀。頭痛。耳暴聾。齒暴痛。五指無力。手背紅腫。宜此出血。四肢腫滿。宜此出水。

中渚二穴。主耳聾。目銳眥痛。生翳膜。嗌腫喉痺。久瘧。

伤寒余热不去，皮肤干燥，瘛疭癫疾，遍身风瘰痂疥。

肘髎二穴，主风痨嗜卧，肘节风痹，臂腕不举，肩重腋急。

五里二穴，主风劳惊恐，吐血咳嗽，风寒臂痛，瘰疬寒热，嗜卧，心下胀满，上气身黄。

臂臑二穴，主臂细无力，痛不能上头，颈项拘急，瘰疬寒热，肩背引痛。一方云宜多灸，不宜针。

手少阳及臂凡二十四穴第二十七

关冲二穴，主三焦邪热，口唇焦裂，喉痹，舌卷强不能言，头痛，霍乱，气噎，胸满不食，臂肘痛不可举，目生翳膜，视物不明。

液门二穴，主惊悸妄言，咽外肿，臂痛不能自上下，痎疟寒热，目赤涩，头痛，耳暴聋，齿暴痛，五指无力。手背红肿宜此出血；四肢肿满，宜此出水。

中渚二穴，主耳聋，目锐眦痛，生翳膜，嗌肿喉痹，久疟，耳後肩臑肘臂外皆痛。無名指不用。熱病汗不出。
手五指不得屈伸。
陽池二穴。主頭暈臂腕無力。消渴口乾煩悶。寒熱痎
瘧。腫痛宜彈針出血。折傷惡血不出亦治。
外關二穴。主耳聾渾渾焞焞。目翳。頰痛。嗌腫。耳後痛。
脇肋肘臂腫痛。無名指不用。五指盡痛。不能握物。
傷寒無汗。寒熱往來。外關爲八法之一。以其合陽
維而會帶脉也。

支溝二穴。主熱病汗不出。脇肋痛。肩臑肘臂外痛。吐
瀉霍亂。口噤不開。暴瘖不能言。卒心痛。鬼擊。傷寒
結胸。瘑瘡疥癬。婦人任脉不通。產後血暈。不省人
事。
會宗二穴。主肌膚痛。耳聾。風癇。
三陽絡二穴。主嗜臥身不欲動。耳聾。齲齒。暴音啞不
言。
四瀆二穴。主耳聾。齲齒。項癭。呼吸短氣。咽中如瘜肉

耳后肩臑肘臂外皆痛，无名指不用，热病汗不出，手五指不得屈伸。

阳池二穴，主头晕，臂腕无力，消渴口干，烦闷，寒热痎疟。肿痛宜弹针出血。折伤恶血不出亦治。

外关二穴，主耳聋浑浑焞焞，目翳，颊痛，嗌肿，耳后痛，胁肋时臂肿痛，无名指不用，五指尽痛，不能握物，伤寒无汗，寒热往来。外关为八法之一，以其合阳维而会带脉也。

支沟二穴，主热病汗不出，胁肋痛，肩臑肘臂外痛，吐泻霍乱，口噤不开，暴喑不能言，卒心痛，鬼击，伤寒结胸，瘑疮疥癣，妇人任脉不通，产后血晕，不省人事。

会宗二穴，主肌肤痛，耳聋，风痫。

三阳络二穴，主嗜卧身不欲动，耳聋，龋齿，暴音哑不言。

四渎二穴，主耳聋，龋齿，项瘿，呼吸短气，咽中如息肉

狀
天井二穴主心胸痛咳嗽上氣短氣不得語唾膿不
嗜食寒熱淒淒不得臥驚悸癲癇瘈瘲風痺肘臂
痛不能屈伸耳聾嗌腫喉痺目銳眥痛頰腫耳後
痛瘰癧腫痛
清冷淵二穴主肩臑肘臂外痛不能舉不能勝衣
消濼二穴主寒熱肩腫引胛中痛臂痛不能舉項癭
氣瘤

手太陽凡一十六穴第二十八
少澤二穴主目翳腫痛喉痺舌强口乾項强瘈瘲欬
嗽涎吐瘧疾寒熱汗不出婦人無乳及乳癰痛乳
汁不通一方治鼻衄不止左出灸右右出灸左都
出臍灸之三五壯止
前谷二穴主寒熱汗不出痎瘧癲疾耳鳴頷項腫引
耳後喉痺咳嗽吐衄鼻塞不利目中翳膜臂不能
舉婦人產後無乳

状。

天井二穴，主心胸痛，咳嗽上气，短气不得语，唾脓，不嗜食，寒热凄凄不得卧，惊悸，癫痫瘛疭，风痹肘臂痛不能屈伸，耳聋嗌肿，喉痹，目锐眦痛，颊肿，耳后痛，瘰疬肿痛。

清冷渊二穴，主肩臑肘臂外痛不能举，不能胜衣。

消泺二穴，主寒热肩肿，引胛中痛，臂痛不能举，项瘿气瘤。

手太阳凡一十六穴第二十八

少泽二穴，主目翳肿痛，喉痹，舌强口干，项强，瘛疭，咳嗽涎吐，疟疾寒热汗不出，妇人无乳及乳痈痛，乳汁不通。一方治鼻衄不止，左出灸右，右出灸左，都出齐灸之，三五壮止。

前谷二穴，主寒热汗不出，痎疟，癫疾，耳鸣，颔项肿引耳后，喉痹，咳嗽，吐衄，鼻塞不利，目中翳膜，臂不能举，妇人产后无乳。

後谿二穴主瘧寒熱目赤生翳鼻衄耳聾胸滿項痛不得回顧肘臂攣急小腸疝痛五癇癲狂不識前後痂疥後谿為八法之一以其合督脈而會陽蹻於內眥與頸也

腕骨二穴主熱病汗不出渾身發黃耳鳴目冷淚出生翳頷頸腫脇下痛不得息臂肘難伸驚風瘛瘲小腸疝氣瘧疾病狂

陽谷二穴主癲疾狂走熱病汗不出手腕紅腫臂外

痛耳聾虛鳴或痒或痛或清水出目眩頷頸腫齒痛吐舌戾頸左右顧脇下痛小兒瘛瘲舌强不嗍乳

養老二穴主項肩如折肘臂如拔手不能上下耳痛目腫

支正二穴主風虛驚恐悲愁癲狂勞弱肩背痛節弛肘廢手臂麻木不仁十指不用痂疥一方以腕骨肘節為兩端居中是穴當臂之中故曰支正

后溪二穴，主疟寒热，目赤生翳，鼻衄，耳聋，胸满，项痛不得回顾，肘臂挛急，小肠疝痛，五痫癫狂，不识前后，痂疥。后溪为八法之一，以其合督脉而会阳跷于内眦与颈也。

腕骨二穴，主热病汗不出，浑身发黄，耳鸣，目冷泪出，生翳，颔颈肿，胁下痛不得息，臂肘难伸，惊风瘛疭，小肠疝气，疟疾病狂。

阳谷二穴，主癫疾狂走，热病汗不出，手腕红肿，臂外痛，耳聋虚鸣，或痒或痛或清水出，目眩，颔颈肿，齿痛，吐舌，戾颈左右顾，胁下痛，小儿瘛疭，舌强不嗍乳。

养老二穴，主项肩如折，肘臂如拔，手不能上下，耳痛目肿。

支正二穴，主风虚惊恐悲愁，癫狂，劳弱，肩背痛，节弛肘废，手臂麻木不仁，十指不用，痂疥。一方以腕骨肘节为两端，居中是穴，当臂之中，故曰支正。

小海二穴主頷頸肩臑肘臂外後廉痛齒根腫頸項
痛耳聾目黃小腹疼脹小腸疝氣瘰癧膿痛癇發
羊鳴戾頸瘈瘲狂走
足太陰及股凡二十二穴第二十九
隱白二穴治腹脹喘滿不得安臥嘔吐食飲不下胸
中熱暴泄衄血足寒不溫卒尸厥死不知人脉動
如故婦人經事不通及過時不止小兒客忤驚風
大都二穴治寒濕脚氣繞踝風熱病汗不出手足厥

冷上脘痛腹脹煩噦熱悶不得臥身重骨疼吐逆
目眩腰痛不可俛仰蚘厥小兒客忤若本節痛腫
者三稜針出血
太白二穴治脾藏虛寒泄瀉嘔吐胃脘痛身熱煩滿
腹脹食不化泄膿血腰痛大便難氣逆霍亂腹痛
如刺膝股胻痠轉筋身重骨痛
公孫二穴治脾虛不食好太息癇氣霍亂寒瘧面腫
煩心狂言多飲膽虛氣逆腹脹食積病至喜嘔嘔

小海二穴，主颔颈肩臑肘臂外后廉痛，齿根肿，颈项痛，耳聋目黄，小腹疼胀，小肠疝气，瘰疬脓痛，痫发羊鸣，戾颈，瘛疭，狂走。

足太阴及股凡二十二穴第二十九

隐白二穴，治腹胀喘满不得安卧，呕吐食饮不下，胸中热，暴泄，衄血，足寒不温，卒尸厥，死不知人，脉动如故。妇人经事不通及过时不止，小儿客忤惊风。

大都二穴，治寒湿脚气，绕踝风，热病汗不出，手足厥冷，上脘痛，腹胀烦哕，热闷不得卧，身重骨疼，吐逆目眩，腰痛不可俯仰，蛔厥，小儿客忤。若本节痛肿者，三棱针出血。

太白二穴，治脾脏虚寒，泄泻呕吐，胃脘痛，身热烦满，腹胀食不化，泄脓血，腰痛，大便难，气逆霍乱，腹痛如刺，膝股胻酸，转筋，身重骨痛。

公孙二穴，治脾虚不食，好太息，痫气，霍乱，寒疟，面肿，烦心狂言，多饮，胆虚气逆，腹胀食积，病至喜呕，呕

已病衰實則腸中切痛宜瀉虛則鼓脹宜補如本
節紅腫者宜出血諸病宜下不下者取此穴公孫
爲八法之一以其合衝脉會陰維於心胸也
商丘二穴治鼓脹腸鳴便難脾虛不樂食不消身寒
喘息心悲氣逆骨痺骨疽魘夢痎痔癇瘈寒熱好
嘔陰股內痛氣癰狐疝痞氣黃疸舌本痛腹脹寒
瘧溏瘕水泄面黃善思善味體重節痛怠惰嗜臥
婦人絕子小兒慢驚

三陰交二穴主脾虛腹脹食少脾痛身重四肢不舉
腹脹腸鳴飧泄食不化水腫遺精白濁寒癖膝內
廉痛疝氣偏墜小便不通陰莖痛膽虛食後吐水
夢遺霍亂臍下痛手足逆冷呵欠女人赤白帶下
經事不調胎衣不下難產宜瀉三陰交補合谷
漏谷二穴治痞癖腹脹腸鳴冷氣衝心濕痺不能跂
立
地機二穴治腹中痛臟痺女子血瘕按之如湯沃股

已病衰，实则肠中切痛，宜泻；虚则鼓胀，宜补。如本节红肿者，宜出血。诸病宜下不下者，取此穴。公孙为八法之一，以其合冲脉会阴维于心胸也。

商丘二穴，治鼓胀肠鸣便难，脾虚不乐，食不消，身寒喘息，心悲气逆，骨痹，骨疽，魇梦，痎痔，痫瘛，寒热，好呕，阴股内痛，气痈狐疝，痞气黄疸，舌本痛，腹胀寒疟，溏瘕水泄，面黄，善思善味，体重节痛，怠惰嗜卧，妇人绝子，小儿慢惊。

三阴交二穴，主脾虚腹胀，食少脾痛，身重四肢不举，腹胀肠鸣，飧泄食不化，水肿，遗精白浊，寒癖，膝内廉痛，疝气偏坠，小便不通，阴茎痛，胆虚，食后吐水，梦遗，霍乱，脐下痛，手足逆冷，呵欠。女人赤白带下，经事不调，胎衣不下，难产，宜泻三阴交，补合谷。

漏谷二穴，治痞癖，腹胀肠鸣，冷气冲心，湿痹不能跂立。

地机二穴，治腹中痛，脏痹，女子血瘕，按之如汤沃股

内引膝男子溏泄腹脇堅脹不嗜食水腫小便不利足大指内側紅腫

陰陵泉二穴治大小便不通膝盖紅腫筋緊不開腹脇堅水脹腰痛不能俛仰寒熱不時喘逆胸中熱暴泄飧泄霍亂疝瘕中寒不嗜食遺精尿失禁氣淋陰痛

血海二穴主逆氣腹脹腎臓風瘡濕痒渾身膿疥女人陰内腫暴崩漏下不止血閉不通

箕門二穴主五淋遺溺鼠鼷腫痛小便不通一方禁刺

足厥陰及股凡二十二穴第三十

大敦二穴主尸厥狀如死人中熱喜寐脇脹遺溺癃閉五淋七疝陰痛腹臍中痛陰丸偏大左病取右右病取左婦人血崩不止陰挺急痛

行間二穴主嘔逆洞泄癲癇溺難遺溺胸脇痛疝痛小腹脹目泪眼赤暴痛欬逆嘔血莖中痛腰痛不

内引膝，男子溏泄，腹胁坚胀，不嗜食，水肿，小便不利，足大指内侧红肿。

阴陵泉二穴，治大小便不通，膝盖红肿，筋紧不开，腹胁坚，水胀，腰痛不能俯仰，寒热不时，喘逆胸中热，暴泄飧泄，霍乱，疝瘕，中寒不嗜食，遗精，尿失禁，气淋阴痛。

血海二穴，主逆气腹胀，肾脏风疮湿痒，浑身脓疥，女人阴内肿，暴崩，漏下不止，血闭不通。

箕门二穴，主五淋遗溺，鼠鼷肿痛，小便不通。一方禁刺。

足厥阴及股凡二十二穴第三十

大敦二穴，主尸厥状如死人，中热喜寐，胁胀，遗溺癃闭，五淋七疝，阴痛，腹脐中痛，阴丸偏大，左病取右，右病取左。妇人血崩不止，阴挺急痛。

行间二穴，主呕逆洞泄，癫痫，溺难遗溺，胸胁痛，疝痛，小腹胀，目泪，眼赤暴痛，咳逆呕血，茎中痛，腰痛不

可俛仰。色蒼如死。終日不得息。短氣。肝積痎瘧。膝
頭紅腫。足趺腫。并宜出血。脹滿浮腫宜出水。婦人
小腹腫。經水過多不止。崩中。面塵脫色。小兒急驚
風。
太衝二穴。主驚風。癲癇。咽腫。面色蒼然。心脹如死。胸
脇支滿。終日不休。善渴。嘔血。兩目雲矇。大便難。小
腹痛。五淋。癃疝。遺溺。溏泄。腰痛。足寒。陰股膝胻內
踝皆痛。脚氣趺腫。足指拳攣。婦人崩漏。

中封二穴。主陰瘧振寒。小腹腫。繞臍痛。五淋癃閉。足
逆冷。不嗜食。身黃有微熱。下體不仁。寒疝引腰。筋
攣。陰縮入腹引痛。
蠡溝二穴。主五噎。喉中閉塞如有瘜肉。肩背拘急。不
可俛仰。數噫恐悸。少氣不足以息。悒悒不樂。小腹
脹滿。暴痛如有隆閉。臍下積氣如石。睾丸卒痛。內
引少腹。足脛寒痠。屈伸不便。女子赤白帶下。月水
不調。陰挺暴癢。

可俯仰，色苍如死，终日不得息，短气，肝积痎疟。膝头红肿，足趺肿并宜出血，胀满浮肿，宜出水。妇人小腹肿，经水过多不止，崩中，面尘脱色，小儿急惊风。

太冲二穴，主惊风，癫痫，咽肿，面色苍然，心胀如死，胸胁支满，终日不休，善渴，呕血，两目云矇，大便难，小腹痛，五淋，癃疝，遗溺，溏泄，腰痛足寒，阴股膝胻内踝皆痛，脚气趺肿，足指卷挛，妇人崩漏。

中封二穴，主阴疟振寒，小腹肿，绕脐痛，五淋癃闭，足逆冷，不嗜食，身黄有微热，下体不仁，寒疝引腰，筋挛，阴缩入腹引痛。

蠡沟二穴，主五噎，喉中闭塞如有息肉，肩背拘急不可俯仰，数噫恐悸，少气不足以息，悒悒不乐，小腹胀满，暴痛如有癃闭，脐下积气如石，睾丸卒痛，内引少腹，足胫寒酸，屈伸不便。女子赤白带下，月水不调，阴挺暴痒。

中都二穴。主諸疝痛引小腹不能行立。脛寒腸澼。婦人血瘕崩中。產後惡露不絕。

膝關二穴。主風痺膝內痛。不可屈伸。膝大紅腫。咽喉痛。

曲泉二穴。主膝頭腫痛筋攣。陰囊濕痒。疝痛癃閉。房勞失精。下利赤白。陰股胻腫。腹脇支滿少氣。四支不舉目眩發狂。衄血下血喘呼。小腹痛引喉咽。身體極痛。汗不出。陰腫莖痛。膝脛冷疼。女子血瘕。按

之如湯浸股內小腹腫。陰挺陰癢。

陰包二穴。主腰尻引小腹痛。小便難。遺溺不禁。婦人崩漏。經水不調。

五里二穴。主腹滿熱閉不溺。陰囊濕痒。兩股生瘡。風勞嗜臥。

陰廉二穴。主婦人絕產。未經生育者。灸三壯即孕。

足少陰及股并陰蹻陰維凡二十穴第三十一

湧泉二穴。主尸厥面黑。心中結熱。痛不嗜食。目眩。喉

中都二穴，主诸疝痛引小腹，不能行立。胫寒，肠澼，妇人血瘕，崩中，产后恶露不绝。

膝关二穴，主风痹，膝内痛不可屈伸，膝大红肿，咽喉痛。

曲泉二穴，主膝头肿痛筋挛，阴囊湿痒，疝痛，癃闭，房劳失精，下痢赤白，阴股胻肿，腹胁支满，少气，四肢不举，目眩，发狂，衄血，下血，喘呼，小腹痛引喉咽，身体极痛，汗不出，阴肿茎痛，膝胫冷疼。女子血瘕，按之如汤浸，股内小腹肿，阴挺阴痒。

阴包二穴，主腰尻引小腹痛，小便难，遗溺不禁，妇人崩漏，经水不调。

五里二穴，主腹满，热闭不溺，阴囊湿痒，两股生疮，风劳嗜卧。

阴廉二穴，主妇人绝产，未经生育者，灸三壮即孕。

足少阴及股并阴跷阴维凡二十穴第三十一

涌泉二穴，主尸厥面黑，心中结热，痛不嗜食，目眩，喉

痺咽腫舌縱挺出胸脇滿脹夾臍痛股內後廉痛
脛寒而逆五指痛足不踐地足下熱熱厥喘逆失
音喜渴男子如蠱女人如阻瘖不能言癲癇鼻衄
不止陰疝陰痺風邪入腹霍亂轉筋腎積奔豚倉
公傳濟北王阿母病患熱厥足熱淳于意刺足心
立愈
然谷二穴主咽腫心恐如人將捕欬血煩滿喉痺舌
挺自汗消渴喝喘目昏上氣心痛盜汗骨厥脊臀

股內後廉痛胻痠洞泄小腹脹氣搶胸脇吐涎嗌
乾欬血寒疝淋濁遺精墮損惡血留於腹中婦人
無子陰挺陰癢月事不調初生小兒臍風口噤
太谿二穴主欬逆咽腫心痛手足寒至節吐血喘息
嘔吐善噫痰實口中如膠寒疝嗜臥溺黃消渴手
足痿黃癉久瘧少腹痛大便難痃癖寒熱欬嗽不
嗜食腹脇痛肌瘦女人經事不調血留凝結東垣
曰治痿宜導濕熱不令濕土尅腎水其穴在太谿

痹咽肿，舌纵挺出，胸胁满胀，夹脐痛，股内后廉痛，胫寒而逆，五指痛，足不践地，足下热，热厥喘逆，失音，喜渴，男子如蛊，女人如阻，喑不能言，癫痫，鼻衄不止，阴疝阴痹，风邪入腹，霍乱转筋，肾积奔豚。《仓公传》：济北王阿母，病患热厥，足热，淳于意刺足心，立愈。

然谷二穴，主咽肿，心恐如人将捕，咳血，烦满喉痹，舌挺，自汗消渴，渴喘目昏，上气心痛，盗汗骨厥，脊臀股内后廉痛，胻酸，洞泄，小腹胀，气抢胸胁，吐涎，嗌干咳血，寒疝，淋浊遗精，堕损恶血留于腹中，妇人无子，阴挺阴痒，月事不调，初生小儿脐风口噤。

太溪二穴，主咳逆咽肿，心痛，手足寒至节，吐血，喘息，呕吐善噫，痰实口中如胶，寒疝嗜卧，溺黄消渴，手足痿，黄疸久疟，少腹痛，大便难，痃癖，寒热咳嗽，不嗜食，腹胁痛，肌瘦，女人经事不调，血留凝结。东垣曰：治痿宜导湿热，不令湿土克肾水，其穴在太溪。

照海二穴。主嗌乾悲恐。目如見星。嘔吐腹痛。久瘧暴
疝。淋瀝陰挺。二便不通。腹內一切隱疾。潔古云。癇
病夜發灸陰蹻。一方出血。主噤口喉痺。照海爲八
法之一。以其合陰蹻。會任脉於喉嚨也。
太鐘二穴。主嘔吐胸滿。喘息腹脹。便難淋瀝。腰脊強。
腨脛痠。寒濕脚氣。少氣嗜臥。口中熱。多寒。欲閉戶
而處。舌乾食噎。善驚恐不樂。喉中鳴。咳唾氣逆。煩
悶癃閉。

水泉二穴。主心悶腹痛。目䀮䀮不能遠視。淋瀝陰挺。
脚氣。踝骨痠痛。偏墜木腎。女人月事不來。
復溜二穴。主腸澼。腰脊內痛。不得俛仰起坐。舌卷不
能言。目昏腹脹。十般水腫。足痿脛寒。胃熱。虫動涎
出。腸風血痔。腸鳴腹脹。泄利。五淋。骨蒸寒熱。盜汗
不止。齲齒。脉細微欲絕。傷寒無汗。補合谷穴。泄此
穴。汗立出。傷寒汗多。補此穴。瀉合谷穴。汗立止。
交信二穴。主氣淋㿗疝。陰急引腨。下利赤白。陰汗股

照海二穴，主嗌干悲恐，目如见星，呕吐腹痛，久疟，暴疝，淋沥，阴挺，二便不通，腹内一切隐疾。洁古云：痫病夜发，灸阴跷。一方：出血。主噤口，喉痹。照海为八法之一，以其合阴跷，会任脉于喉咙也。

大钟二穴，主呕吐胸满，喘息腹胀，便难淋沥，腰脊强，腨胫酸，寒湿脚气，少气嗜卧，口中热，多寒，欲闭户而处，舌干食噎，善惊恐不乐，喉中鸣，咳唾气逆，烦闷，癃闭。

水泉二穴，主心闷腹痛，目䀮䀮不能远视，淋沥阴挺，脚气，踝骨酸痛，偏坠木肾，女人月事不来。

复溜二穴，主肠澼，腰脊内痛，不得俯仰起坐，舌卷不能言，目昏，腹胀，十般水肿，足痿胫寒，胃热，虫动涎出，肠风血痔，肠鸣腹胀，泄利，五淋，骨蒸寒热，盗汗不止，龋齿，脉细微欲绝。伤寒无汗，补合谷穴，泄此穴，汗立出；伤寒汗多，补此穴，泻合谷穴，汗立止。

交信二穴，主气淋㿗疝，阴急引腨，下痢赤白，阴汗，股

樞內痛。二便難。小腹痛。女人血崩陰挺帶下。四肢淫濼。

築賓二穴。主足腨痛。七疝。癲狂。妄言罵詈。嘔沫。

陰谷二穴。治膝痛不能屈伸。舌縱心煩。癃閉。股內廉痛。陰痿。陰部濕痒。女人血崩腹脹。男子如蠱。女人不孕。

足陽明及股凡三十穴第三十二

厲兌二穴。治尸厥口噤。狀如中惡。面目腫。喉痺齒痛。鼻不利。口喎唇胗頸腫腹脹不食。胸乳氣街伏兎循引而痛。膝胻足跗皆痛。多驚好睡。水腫。熱病汗不出。寒瘧。癲狂。黃疸。消穀善飢。溺黃。

內庭二穴。治四肢厥逆。腹脹滿。數欠。惡聞人聲。振寒。耳鳴。咽痺。頰腫齒痛。鼻衄不止。瘧疾。不嗜食。氣喘。便血。胃中停食冷積。腳背紅腫。傷寒手足厥冷。汗不出。赤白痢。仲景曰。傷寒欲作再經者。鍼足陽明使不傳則愈。此穴近之。

枢内痛，二便难，小腹痛，女人血崩、阴挺、带下，四肢淫泺。

筑宾二穴，主足腨痛，七疝，癫狂，妄言骂詈，呕沫。

阴谷二穴，治膝痛不能屈伸，舌纵，心烦，癃闭，股内廉痛，阴痿，阴部湿痒，女人血崩腹胀，男子如蛊，女人不孕。

足阳明及股凡三十穴第三十二

厉兑二穴，治尸厥口噤，状如中恶，面目肿，喉痹齿痛，鼻不利，口㖞唇胗，颈肿，腹胀不食，胸、乳、气街、伏兔循引而痛，膝胻足跗皆痛，多惊好睡，水肿，热病汗不出，寒疟，癫狂，黄疸，消谷善饥，溺黄。

内庭二穴，治四肢厥逆，腹胀，数欠，恶闻人声，振寒，耳鸣，咽痹，颊肿齿痛，鼻衄不止，疟疾，不嗜食，气喘，便血，胃中停食冷积，脚背红肿，伤寒手足厥冷，汗不出，赤白痢。仲景曰：伤寒欲作再经者，针足阳明，使不传则愈，此穴近之。

陷谷二穴主面目浮腫水脹善噫腸鳴腹痛熱病汗不出振寒瘧疾若脚背紅腫宜彈針出血

衝陽二穴主偏風口眼喎斜齲齒跗腫寒熱腹脹不嗜食振寒而欠足緩狂妄棄衣而走身前痛

解谿二穴治面風浮腫顏黑厥氣上冲腹大下重目眩頭痛面目赤熱眉攢煩心悲泣股膝脛腫癲疾霍亂瘈驚

豐隆二穴主腿膝痠屈伸難痰飲壅盛喘不得寧頭風厥逆胸滿腹痛面浮四肢腫足清身寒脛枯喉痺不能語言二便不利登高而歌棄衣而走見鬼好笑實者瀉之虛者補之

巨虛下廉二穴治小腹痛引睾丸耳前熱肩上熱飧泄足大指間痛足跟痛汗不出毛髮焦枯脫肉少食面無顏色胃熱不嗜飲食唇乾涎出不覺便血暴驚狂言喉痺胻骨腫風痺不遂婦人乳癰

條口二穴主膝脛寒痠緩縱不收濕痹麻木足下熱

陷谷二穴，主面目浮肿，水胀善噫，肠鸣腹痛，热病汗不出，振寒疟疾。若脚背红肿，宜弹针出血。

冲阳二穴，主偏风口眼㖞斜，龋齿，跗肿，寒热，腹胀不嗜食，振寒而欠，足缓，狂妄，弃衣而走，身前痛。

解溪二穴，治面风浮肿，颜黑，厥气上冲，腹大下重，目眩头痛，面目赤热，眉攒烦心，悲泣，股膝胫肿，癫疾，霍乱，瘛惊。

丰隆二穴，主腿膝酸，屈伸难，痰饮壅盛，喘不得宁，头风厥逆，胸满腹痛，面浮四肢肿，足清身寒，胫枯，喉痹不能语言，二便不利，登高而歌，弃衣而走，见鬼好笑。实者泻之，虚者补之。

巨虚下廉二穴，治小腹痛引睾丸，耳前热，肩上热，飧泄，足大指间痛，足跟痛，汗不出，毛发焦枯，脱肉少食，面无颜色，胃热不嗜饮食，唇干，涎出不觉，便血，暴惊，狂言，喉痹，胻骨肿，风痹不遂，妇人乳痈。

条口二穴，主膝胫寒酸，缓纵不收，湿痹麻木，足下热，不能久立。脚痛胻腫。轉筋。
巨虛上廉二穴。治飧泄。腹脇支滿。夾臍痛。飲食不化。喘息不能動。偏風足脛不仁。屈伸難。不能久立。風水膝腫。骨髓冷疼。東垣曰。脾胃虛弱。濕痿。汗泄妨食。三里氣街出血。不愈。取上廉出血。
三里二穴。治胃氣不足。惡聞食臭。喉痹。膈咽不通。心腹脹滿。上支兩脇。飲食不化。腸鳴腹痛。霍亂。食氣水氣。蠱脹痃癖。四肢腫。膝胻痠。華佗云。主五勞七

傷。胸中瘀血。女子乳癰。外臺云。凡人過三十以上。能灸此穴。則熱氣下。眼目增明。秦承祖云。諸病皆治。
犢鼻二穴。主膝中痛不仁。難跪起。治鶴膝風。膝頭紅腫。宜三稜針出血。一方。膝髕腫潰者不治。不潰可治。犢鼻堅硬。勿便攻。先用洗熨。微刺之愈。
梁丘二穴。治鶴膝風。膝頭紅腫。冷痹伸屈不得。筋緊難開。一方云。宜三稜針出血。

不能久立，脚痛胻肿，转筋。

巨虚上廉二穴，治飧泄，腹胁支满，夹脐痛。饮食不化，喘息不能动，偏风足胫不仁，屈伸难，不能久立，风水膝肿，骨髓冷疼。东垣曰：脾胃虚弱，湿痿，汗泄妨食，三里、气街出血，不愈、取上廉出血。

三里二穴，治胃气不足，恶闻食臭，喉痹，膈咽不通，心腹胀满，上支两胁，饮食不化，肠鸣腹痛，霍乱，食气水气，蛊胀痃癖，四肢肿，膝胻酸。华佗云：主五劳七伤，胸中瘀血，女子乳痈。《外台》云：凡人过三十以上，能灸此穴，则热气下，眼目增明。秦承祖云：诸病皆治。

犊鼻二穴，主膝中痛不仁，难跪起。治鹤膝风，膝头红肿，宜三棱针出血。一方：膝髌肿溃者不治，不溃可治。犊鼻坚硬，勿便攻，先用洗熨，微刺之愈。

梁丘二穴，治鹤膝风，膝头红肿，冷痹伸屈不得，筋紧难开。一方云：宜三棱针出血。

陰市二穴。主腿脚寒如氷水。痠疼無力。左癱右瘓。小腹脹滿。消渴。寒疝脚氣。

伏兎二穴。主患風濕。膝冷不温。風痺手足攣縮。腹脹脚氣。婦人八部諸疾。○東垣云。癰疽死地有九。伏兎居一。

髀關二穴。主腰痛。足麻木。膝寒不仁。股肉痿痺。筋脉急痛。小腹引喉痛。

足少陽及股并陽維四穴凡二十八穴第三十三

竅陰二穴。主頭痛心煩。眼翳。喉痺。舌强口乾。耳聾。外眥痛。脇痛。欬逆。寒熱汗不出。腰髀膝胻踝跗紅腫。轉筋痛痺。小指次指不用。癰疽。夢魘。

俠谿二穴。主胸脇支滿。不可轉側。痛無常處。寒熱汗不出。脚氣紅腫。五指拘攣。痛痺。脚心煩熱。目外眥赤。目眩。頰頷腫。耳聾。

地五會二穴。禁灸。主腋痛。內損吐血。五指腫痛。乳癰。

臨泣二穴。主肩脇腰膝外踝節痛。不能轉側。枕骨合

阴市二穴，主腿脚寒如冰水，酸疼无力，左瘫右痪，小腹胀满，消渴，寒疝，脚气。

伏兔二穴，主患风湿，膝冷不温，风痹手足挛缩、腹胀，脚气，妇人八部诸疾。〇东垣云：痈疽死地有九，伏兔居一。

髀关二穴，主腰痛，足麻木，膝寒不仁，股肉痿痹，筋脉急痛，小腹引喉痛。

足少阳及股并阳维四穴凡二十八穴第三十三

窍阴二穴，主头痛心烦，眼翳，喉痹，舌强口干，耳聋，外眦痛，胁痛，咳逆，寒热汗不出，腰髀膝胻踝跗红肿，转筋，痛痹，小指次指不用，痈疽，梦魇。

侠溪二穴，主胸胁支满，不可转侧，痛无常处，寒热汗不出，脚气红肿，五指拘挛，痛痹，脚心烦热，目外眦赤，目眩，颊颔肿，耳聋。

地五会二穴，禁灸。主腋痛，内损吐血，五指肿痛，乳痈。

临泣二穴，主肩、胁、腰、膝、外踝节痛，不能转侧，枕骨合

頷痛胸中滿缺盆腋下馬刀瘡瘍善嗌頰洒淅振寒心痛周痹無常處厥逆氣喘不能行痎瘧四肢腫滿此穴大能去水導五藏氣又治患眼一切証候一方云渾身蠱脹可出水脚氣紅腫可出血放水鍼隨皮過一寸臨泣爲八法之一以其連帶脉行目銳而會陽蹻也

丘墟二穴主胸脇滿痛如刺髀樞腿胻外踝皆痛躃風脚氣紅腫陽厥無力目生翳膜轉筋卒疝小腹

堅寒瘧

懸鐘二穴主風勞身重渾身百節痛左癱右瘓兩足不隨寒濕脚氣心腹脹滿胃中熱不嗜食虛勞欬逆泄注喉痹項强腸痔瘀血陰急鼻衄腦疽大小便澁煩滿狂易遍身生瘡水腫治傷寒發熱不退針曲池穴泄此穴良

陽輔二穴主一切中風癱瘓筋急拘攣腰溶溶如坐水中膝下膚腫百節痠疼實無所知諸節盡痛無

颃痛，胸中满，缺盆、腋下马刀疮疡，善嗌颊，洒淅振寒，心痛，周痹无常处，厥逆，气喘不能行，痎疟，四肢肿满。此穴大能去水，导五脏气，又治患眼一切证候。一方云：浑身蛊胀可出水，脚气红肿可出血。放水针随皮过一寸。临泣为八法之一，以其连带脉，行目锐，而会阳跷也。

丘墟二穴，主胸胁满痛如刺，髀枢腿胻外踝皆痛，躃风，脚气红肿，阳厥无力，目生翳膜，转筋，卒疝，小腹坚，寒疟。

悬钟二穴，主风劳身重，浑身百节痛，左瘫右痪，两足不随，寒湿脚气，心腹胀满，胃中热不嗜食，虚劳咳逆，泄注，喉痹，项强，肠痔瘀血，阴急，鼻衄，脑疽，大小便涩，烦满狂易，遍身生疮，水肿。治伤寒发热不退，针曲池穴，泻此穴良。

阳辅二穴，主一切中风瘫痪，筋急拘挛，腰溶溶如坐水中，膝下肤肿，百节酸疼，实无所知，诸节尽痛无

常處脇腋腫瘻喉痺馬刀挾咽口苦大息面塵善
潔面青汗出振寒痎瘧頭角痛目銳眥痛頷頸痛
缺盆胷脇髀膝絕骨外踝皆痛膝下生瘡
光明二穴主目青昏胬肉扳睛紅腫解㑊淫濼胻痠
不能久立坐不能起熱病汗不出卒狂
外丘二穴主頸項痛胸脇滿膚痛惡寒陽厥足外熱
腰膝外踝皆痛足小指次指不用猘犬傷毒不出
發寒熱癲疾小兒龜胸

陽交二穴主寒厥膝胻不收轉筋痺痛陰虛眩暈喉
痺面腫胸脇腫滿驚狂疾走
陽陵泉二穴主腰膝腫痛風痺不仁筋緊拘攣不得
屈伸半身不遂足冷無血色
陽關二穴禁灸主膝外廉痛不可屈伸風痺不仁
中瀆二穴主風寒客於分肉間攻痛上下筋痺不仁
環跳二穴主風寒濕痺半身不遂髀樞痛不得轉側
仁壽官患脚氣偏風甄權奉敕鍼環跳陽陵泉陽

常处，胁腋肿，瘘、喉痹，马刀夹咽，口苦太息，面尘，善洁面青，汗出振寒，痎疟，头角痛，目锐眦痛，颔颈痛，缺盆、胸胁、髀、膝、绝骨、外踝皆痛，膝下生疮。

光明二穴，主目青昏，胬肉攀睛红肿，解㑊淫泺，胻酸不能久立，坐不能起，热病汗不出，卒狂。

外丘二穴，主颈项痛，胸膈满，肤痛恶寒，阳厥足外热，腰膝外踝皆痛，足小指次指不用。瘈犬伤，毒不出，发寒热，癫疾，小儿龟胸。

阳交二穴，主寒厥膝胻不收，转筋痹痛，阴虚眩晕，喉痹，面肿，胸胁肿满，惊狂疾走。

阳陵泉二穴，主腰膝肿痛，风痹不仁，筋紧拘挛，不得屈伸，半身不遂，足冷无血色。

阳关二穴，禁灸。主膝外廉痛，不可屈伸，风痹不仁。

中渎二穴，主风寒客于分肉间，攻痛上下，筋痹不仁。

环跳二穴，主风寒湿痹，半身不遂，髀枢痛，不得转侧。仁寿官患脚气偏风，甄权奉敕针环跳、阳陵泉、阳

輔巨虛下廉而能起行環跳穴痛恐生附骨疽
足太陽及股并陽蹻六穴凡三十六穴第三十四終
至陰二穴主目翳鼻塞頭重小便不利失精轉筋寒
瘧風寒從小指起脉痺上下帶胸脇痛無常處婦
人產難
通谷二穴主頭重目眩身熱驚衄留飲胸滿食不化
失欠本節紅腫疼腫彈針出血脚背紅腫鋒針出
血一方云五藏氣亂于頭宜深取通谷束骨此知
針方六集　紛署集　五十七
根結者也
束骨二穴主腰痛如折髀不可曲膕如結腨如裂耳
聾目眩惡風頭痛項不可以顧眥爛鼻衄身黃淚
出腸澼痔腫癲瘧背瘡
京骨二穴主目眥赤爛鼻衄不止腰脊痛不可俛仰
身後側痛脚氣紅腫燥裂痎瘧寒熱喜驚不欲食
筋攣傴僂心痛
申脉二穴主風眩癲癇厥氣腰痛不能伸足弱不能

辅、巨虚下廉而能起行。环跳穴痛，恐生附骨疽。

足太阳及股并阳跷六穴凡三十六穴第三十四终

至阴二穴，主目翳，鼻塞，头重，小便不利，失精，转筋，寒疟，风寒从小指起，脉痹上下，带胸胁痛无常处，妇人产难。

通谷二穴，主头重目眩，身热惊衄，留饮胸满，食不化，失欠。本节红肿，疼肿弹针出血；脚背红肿，锋针出血。一方云：五脏气乱于头，宜深取通谷、束骨。此知根结者也。

束骨二穴，主腰痛如折，髀不可曲，腘如结，腨如裂，耳聋目眩，恶风头痛，项不可以顾，眦烂，鼻衄，身黄泪出，肠澼，痔肿，癫疟，背疮。

京骨二穴，主目眦赤烂，鼻衄不止，腰脊痛不可俯仰，身后侧痛，脚气红肿燥裂，痎疟寒热，喜惊，不欲食，筋挛，伛偻，心痛。

申脉二穴，主风眩，癫痫厥气，腰痛不能伸，足弱不能

立目反上視赤痛從內眥始及諸病在太陽經者
潔古云癇病晝發灸陽蹻申脉為八法之一以其
合陽蹻會督脉于內眥也
金門二穴主尸厥暴死脉動如故癲癇張口搖頭身
反若折霍亂轉筋膝胻痠痛暴疝
僕參二穴主脚跟紅腫痿痺不能踐地轉筋尸厥暴
死脉動如故吐逆痰涎壅盛頭重如石癲癇狂言
見鬼
針方六集 八 紛署集 五十八
崑崙二穴主頭項肩背腰尻股膝痛腨如結踝如裂
足跟不能履地鼽衄喘欬發癇瘈瘲狂易大風傴
僂心痛與背相接陰腫婦人孕難胞衣不下
附陽二穴主霍亂轉筋痿厥風痺不仁時有寒慄頭
項背膂髀樞膝胻皆痛反張瘈瘲
飛揚二穴主痔腫體重不能起坐行立脚腨痠腫走
痺手足不得屈伸歷節汗出頭背痛目眩暈鼽衄
齁鮐癲疾寒瘧

立，目反上视，赤痛从内眦始，及诸病在太阳经者。洁古云：痫病昼发，灸阳跷，申脉为八法之一，以其合阳跷，会督脉于内眦也。

金门二穴，主尸厥暴死，脉动如故，癫痫，张口摇头，身反若折，霍乱转筋，膝胫酸痛，暴疝。

仆参二穴，主脚跟红肿，痿痹不能践地。转筋，尸厥暴死，脉动如故，吐逆，痰涎壅盛，头重如石，癫痫，狂言见鬼。

昆仑二穴，主头项肩背腰尻股膝痛，腨如结，踝如裂，足跟不能履地，鼽衄，喘咳，发痫瘛疭，狂易，大风，伛偻，心痛与背相接，阴肿，妇人孕难，胞衣不下。

附阳二穴，主霍乱转筋，痿厥，风痹不仁，时有寒栗，头项、背膂、髀枢、膝胫皆痛，反张瘛疭。

飞扬二穴，主痔肿体重，不能起坐行立，脚腨酸肿，走痹手足不得屈伸，历节汗出，头背痛，目眩晕，鼽衄，齁鲐癫疾，寒疟。

承山二穴。主腰股膝腨足踝腫痛。風痺痔漏。便血臟毒。大便艱難。轉筋霍亂。傷寒水結。

承筋二穴。主寒痺轉筋。陰股腫。脚腨痠。小腹痛。大便難。背脹腰疼。頭痛。鼽衄。痔瘡。脚跟急痛。

合陽二穴。治腰脊强痛引腹。陰股熱。胻痠腫。不能行立。寒疝偏墜。痔漏。女子血崩帶下。

委中二穴。禁灸。四畔紫脉上。宜鋒鍼出血。大經不宜出血。熱病汗不出。腰重不能舉。小腹堅滿。不得小

便。足筋緊急。膝頭紅腫。大風眉髮墮落。風痺癱瘓。癰疽發背。便毒等症。并宜出血。血出。痼疾皆愈。脚弱不宜出血。

委陽二穴。主腰脊痛不可俛仰。股陰痛不得小便。風痺淋瀝。瘈瘲。癲疾。小腹堅。傷寒寒熱。

浮郄二穴。主霍亂轉筋。小腸熱。大腸結。脛外筋急。髀樞不仁。二便不利。

殷門二穴。主腰痛不得俛仰。腰脊尻臀股陰寒痛。惡

承山二穴，主腰股膝腨足踝肿痛，风痹，痔漏，便血脏毒，大便艰难，转筋霍乱，伤寒水结。

承筋二穴，主寒痹转筋，阴股肿，脚腨酸，小腹痛，大便难，背胀腰疼，头痛，鼽衄，痔疮，脚跟急痛。

合阳二穴，治腰脊强痛引腹，阴股热，胻酸肿，不能行立，寒疝偏坠，痔漏，女子血崩带下。

委中二穴，禁灸。四畔紫脉上，宜锋针出血，大经不宜出血。热病汗不出，腰重不能举，小腹坚满，不得小便，足筋紧急，膝头红肿，大风眉发堕落，风痹瘫痪，痈疽发背，便毒等症，并宜出血。血出，痼疾皆愈。脚弱不宜出血。

委阳二穴，主腰脊痛不可俯仰，股阴痛不得小便，风痹，淋沥，瘛疭，癫疾，小腹坚，伤寒寒热。

浮郄二穴，主霍乱转筋，小肠热，大肠结，胫外筋急，髀枢不仁，二便不利。

殷门二穴，主腰痛不得俯仰，腰脊尻臀股阴寒痛，恶

血泄注外股腫
承扶二穴主腰脊尻股引痛五痔瀉血大小便難尻
臀癰腫
季脇凡十二穴第三十四
章門二穴主腸鳴盈盈然食不化脇痛不得臥煩熱
口乾不嗜食胸脇支滿喘息心痛腰痛不得倒傷
食身黃羸瘦賁豚腹腫脊强四肢懈惰善恐少氣
厥逆肩臂不舉

針方六集　紛署集　六十

京門二穴主腰痛不得俛仰寒熱䐜脹引背不得息
水道不利溺黃少腹急腫腸鳴洞泄髀樞引痛
帶脉二穴主婦人少腹堅痛月脉不調帶下赤白裏
急瘈瘲
五樞二穴主男子寒疝陰卵上入小腹痛
維道二穴主嘔逆不止三膲不調水腫不嗜食
居髎二穴主腰引少腹痛肩引胸臂攣急手臂不得
舉而至肩

紛署集終

血泄注，外股肿。

承扶二穴，主腰脊尻股引痛，五痔泻血，大小便难，尻臀痈肿。

季胁凡十二穴第三十四

章门二穴，主肠鸣盈盈然，食不化，胁痛不得卧，烦热口干，不嗜食，胸胁支满，喘息心痛，腰痛不得倒，伤食，身黄羸瘦，奔豚，腹肿脊强，四肢懈惰，善恐少气，厥逆，肩臂不举。

京门二穴，主腰痛不得俯仰，寒热，䐜胀引背不得息，水道不利，溺黄，少腹急肿，肠鸣洞泄，髀枢引痛。

带脉二穴，主妇人少腹坚痛，月脉不调，带下赤白，里急瘛疭。

五枢二穴，主男子寒疝阴卵上入，小腹痛。

维道二穴，主呕逆不止，三焦不调，水肿，不嗜食。

居髎二穴，主腰引少腹痛，肩引胸臂挛急，手臂不得举而至肩。

纷署集终

針方六集卷之六

兼羅集目錄

玉龍歌一 共七十八條　中風不語二

鼻流濁涕三　頭風嘔吐眼昏四

項痛牙疼五　頭風一六

頭風二七　口眼歪邪八

鼻塞不聞香臭九　耳聾瘰癧十

耳聾二十一　失音十二

眉間痛目昏十三　眼睛紅腫十四

血貫目睛十五　兩眼火赤十六

脊膂强痛十七　腎虛腰痛十八

腿股風十九　腿膝無力難以移步二十

傴僂二十一　腿疼膝頭紅腫二十二

寒濕脚氣二十三　足跟紅腫二十四

脚背疼二十五　行步艱難二十六

鶴膝風二十七　腕中無力二十八

针方六集卷之六

兼罗集目录

膽寒心驚遺精白濁夜夢鬼交五十八
肝虛目昏五十九　翻胃吐食六十
傷寒無汗汗多六十一　大便不通六十二
小腹脹滿氣上攻心小便急痛下身水腫六十三
七疝偏疼六十四　傳尸癆病六十五
渾身疼痛六十六
滿手生瘡　心胸大悶　氣攻心腹六十七
哮喘六十八　五癇六十九

氣喘又方七十　疝氣又方七十一
水病腹膨七十二　腎氣衝心七十三
婦人帶下七十四　氣喘風痰咳嗽三出方七十五
傷寒過經未解七十六　脾泄七十七
口氣七十八　玉龍賦七十九
天元太乙歌即席弘賦八十
百訂賦八十一　肘後歌八十二
通玄指要賦八十三　靈光賦八十四

胆寒心惊遗精白浊夜梦鬼交五十八

肝虚目昏五十九　翻胃吐食六十　伤寒无汗汁多六十一

大便不通六十二　小腹胀满气上攻心小便急痛下身水肿六十三

七疝偏疼六十四　传尸痨病六十五　浑身疼痛六十六

满手生疮心胸大闷气攻心腹六十七　哮喘六十八

五痫六十九　气喘又方七十　疝气又方七十一

水病腹膨七十二　肾气冲心七十三　妇人带下七十四

气喘风痰咳嗽三出方，七十五　伤寒过经未解七十六　脾泄七十七

口气七十八　玉龙赋七十九　天元太乙歌即席弘赋，八十

百订赋八十一　肘后歌八十二　通玄指要赋八十三

灵光赋八十四

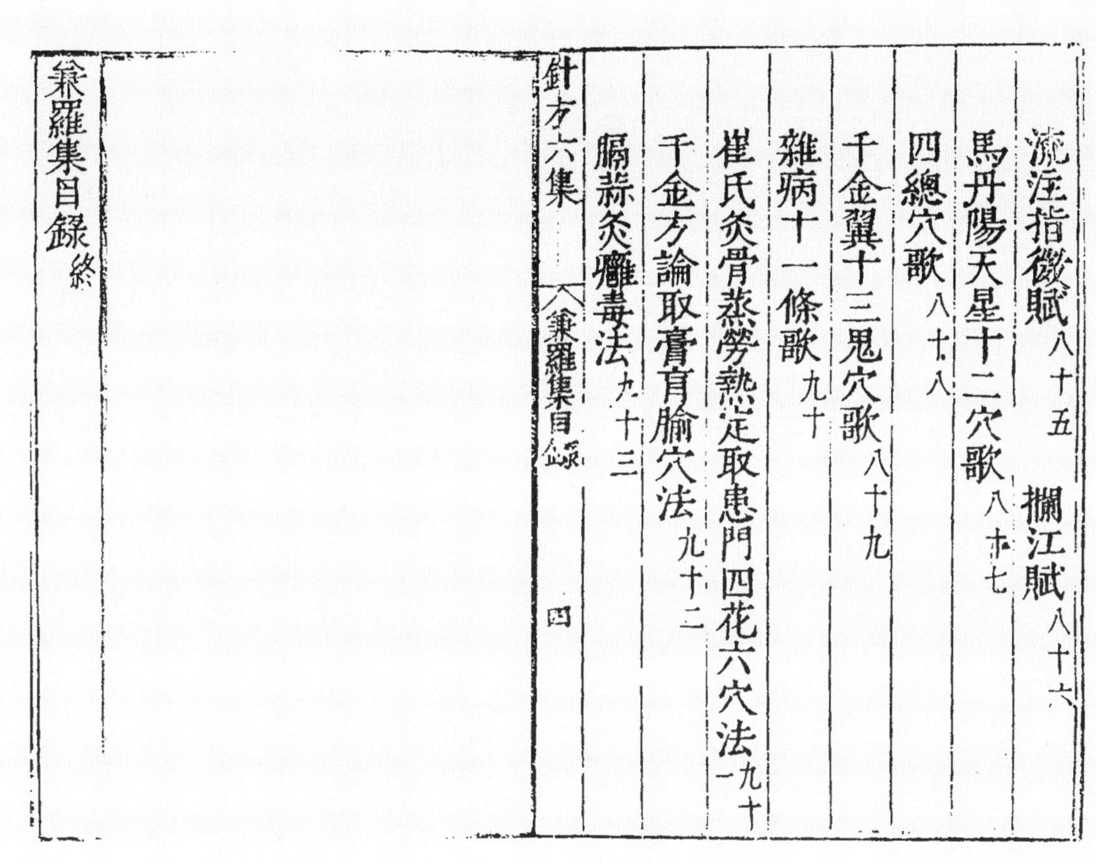
流注指微賦八十五　攔江賦八十六
馬丹陽天星十二穴歌八十七
四總穴歌八十八
千金翼十三鬼穴歌八十九
雜病十一條歌九十
崔氏灸骨蒸勞熱定取患門四花六穴法九十一
千金方論取膏肓腧穴法九十二
膈蒜灸癰毒法九十三
針方六集　〈兼羅集目録〉　四
兼羅集目録終

兼罗集目录终

鍼方六集卷之六

古歙鶴皋吳崐述

海陽忍菴程標梓

兼羅集

叙曰。針道博矣。大賢識其大者。小賢識其小者。故小言雖卑近。而亦高遠之階梯。何可無也。惟是作

兼羅集

玉龍歌

歌曰

玉龍之歌世罕得　穴共一百零二十

研精心手妙如仙　但恐時人自差忒

中風不語二

中風不語最難醫　頂門髮際亦堪施

更向百會明補瀉　即時甦醒免災危

頂門　即顖會穴。在上星後一寸。可灸七壯。瀉之。中風不省先瀉後補。中風不語單瀉。○髮際當是

针方六集卷之六

古歙鹤皋吴昆述

海阳忍庵程标梓

兼罗集

叙曰：针道博矣，大贤识其大者，小贤识其小者，故小言虽卑近，而亦高远之阶梯，何可无也，惟是作“兼罗集”。

玉龙歌

歌曰：

玉龙之歌世罕得，穴共一百零二十，研精心手妙如仙，但恐时人自差忒。

中风不语二

中风不语最难医，顶门发际亦堪施，更向百会明补泻，即时苏醒免灾危。

顶门，即囟会穴，在上星后一寸，可灸七壮，泻之。中风不省，先泻后补；中风不语，单泻。○发际，当是

上星穴。
百會　穴在頂中央。取法前以眉心間印堂穴量
起後以髮際量止。折中是穴。鍼入豆許。中風先補
後瀉。瀉多補少。頭風平瀉。可灸七壯。宜瀉無補。
鼻流濁涕 三
鼻流濁涕名鼻淵　先補後瀉疾可痊
若是頭風幷眼痛　上星穴內刺無偏
上星　穴在督脉。直鼻入髮際一寸。有一取法。以
掌後横紋當鼻尖。中指盡處是穴。針入三分。可灸
七壯。鼻流清涕者单補。流濁涕者单瀉。不聞香臭
者先補後瀉。〇應穴太淵。
頭風嘔吐眼昏 四
頭風嘔吐眼昏花　神庭一穴刺無差
孩子驚風俱可治　印堂針入艾交加
神庭　穴當鼻直上。入髮際五分。刺入三分。先補
後瀉。瀉多補少。可灸二七壯。看虛實補瀉。

上星穴。

百会，穴在顶中央。取法：前以眉心间印堂穴量起，后以发际量止，折中是穴。针入豆许。中风先补后泻，泻多补少，头风平泻。可灸七壮，宜泻无补。

鼻流浊涕三

鼻流浊涕名鼻渊，先补后泻疾可痊。若是头风并眼痛，上星穴内刺无偏。

上星，穴在督脉，直鼻入发际一寸。有一取法：以掌后横纹当鼻尖，中指尽处是穴。针入三分，可灸七壮。鼻流清涕者单补，流浊涕者单泻，不闻香臭者先补后泻。〇应穴，太渊。

头风呕吐眼昏四

头风呕吐眼昏花，神庭一穴刺无差，孩子惊风俱可治，印堂针入艾交加。

神庭，穴当鼻直上，入发际五分。刺入三分，先补后泻，泻多补少，可灸二七壮。看虚实补泻。

印堂。穴當兩眉中間宛宛中是穴刺入一分先
沿皮針透左攢竹補瀉後轉歸原穴退右攢竹依
上補瀉可灸七壯亦治小兒驚風灸七壯大哭爲
効不哭者難治隨症補瀉急瀉慢補

項痛牙疼五

頸項强痛回顧難　牙疼病作一般看
先用承漿明補瀉　後針風府疾皆安
承漿　穴在唇下宛宛中直針一分可灸七壯頸

項强痛牙齒虛疼先瀉後補
風府　穴在項後中行入髮際一寸兩筋中央言
語陷下針入一二分不可深深入令人啞禁灸隨
病補瀉

頭風一六

頭風偏正最難醫　絲竹金針亦可施
沿皮向後透率谷　一針兩穴世間稀
絲竹。穴在眉後入髮際陷中開口取穴沿皮向

印堂，穴当两眉中间宛宛中是穴。刺入一分，先沿皮针透左攒竹，补泻后转归原穴，退右攒竹，依上补泻，可灸七壮。亦治小儿惊风，灸七壮，大哭为效，不哭者难治。随症补泻，急泻慢补。

项痛牙疼五

颈项强痛回顾难，牙疼病作一般看，先用承浆明补泻，后针风府疾皆安。

承浆，穴在唇下宛宛中，直针一分，可灸七壮。颈项强痛，牙齿虚疼，先泻后补。

风府，穴在项后中行，入发际一寸两筋中央，言语陷下。针入一二分，不可深，深入令人哑。禁灸。随病补泻。

头风一六

头风偏正最难医，丝竹金针亦可施，沿皮向后透率谷，一针两穴世间稀。

丝竹，穴在眉后入发际陷中，开口取穴。沿皮向後透率谷。禁灸。偏正頭風单瀉。眼目昏花先瀉後補。

率谷 穴在耳上。入髮際轉耳尖點到處是穴。針入一分。沿皮向前透絲竹空。可灸七壯。

頭風二七

偏正頭風有兩般 痰飲之時仔細看

若還痰飲風池洩 痰飲非時合谷觀

風池 穴在耳後顳顬骨下。大筋外廉。入髮際五

分。横一寸半透風府。先補後瀉。可灸七壯。治偏正頭風痰飲。

合谷 穴在兩手虎口岐骨間。動脉應手。直針入一寸半。治証同前。無痰可刺。看虛實補瀉之。灸七壯。

口眼歪邪八

口眼歪邪最可嗟 地倉妙穴連頰車

喎左瀉右依師說 喎右瀉左莫教差

后透率谷。禁灸。偏正头风，单泻；眼目昏花，先泻后补。

率谷，穴在耳上，入发际转耳尖点到处是穴。针入一分，沿皮向前透丝竹空，可灸七壮。

头风二七

偏正头风有两般，痰饮之时仔细看，若还痰饮风池泄，痰饮非时合谷观。

风池，穴在耳后颞颥骨下，大筋外廉，入发际五分。横一寸半透风府，先补后泻，可灸七壮。治偏正头风，痰饮。

合谷，穴在两手虎口岐骨间，动脉应手。直针入一寸半，治证同前。无痰可刺，看虚实补泻之。灸七壮。

口眼歪斜八

口眼歪斜最可嗟，地仓妙穴连颊车，㖞左泻右依师说，㖞右泻左莫教差。

地倉·穴在口吻傍四分。斜口縫中。針入一分。沿皮斜向上透頰車。

頰車 穴在耳前耳墜下三分。刺入一分。沿皮斜向下透地倉。

鼻塞不聞香臭九

不聞香臭從何治 迎香穴内最堪攻

先補後瀉分明記 金針未出氣先通

迎香 穴在鼻孔傍五分。直縫中。針入一分。瀉多

針方六集 〈八〉兼羅集 五

補少沿穴向上禁灸。應穴上星穴也。治鼻塞不聞香臭先補後瀉。流濁涕单瀉。流清涕单補

耳聾瘰癧十

耳聾氣閉實難眠 翳風妙穴莫教偏

兼治項上生瘰癧 金針瀉動疾俱痊

翳風 穴在耳後陷中。開口得穴。針入五分。宜瀉。可灸七壯。耳聾单瀉。耳鳴单補。一切瘰癧先瀉後補 應穴合谷。

地仓，穴在口吻旁四分，斜口缝中。针入一分，沿皮斜向上透颊车。

颊车，穴在耳前耳坠下三分，刺入一分，沿皮斜向下透地仓。

鼻塞不闻香臭九

不闻香臭从何治，迎香穴内最堪攻，先补后泻分明记，金针未出气先通。

迎香，穴在鼻孔旁五分直缝中。针入一分，泻多补少，沿穴向上。禁灸。应穴，上星穴也。治鼻塞不闻香臭，先补后泻；流浊涕，单泻；流清涕，单补。

耳聋瘰疬十

耳聋气闭实难眠，翳风妙穴莫教偏，兼治项上生瘰疬，金针泻动疾俱痊。

翳风，穴在耳后陷中，开口得穴。针入五分，宜泻，可灸七壮。耳聋单泻，耳鸣单补。一切瘰疬先泻后补。应穴，合谷。

耳聾二十一

耳聾之症最難禁　或痛或癢或蟬鳴

紅腫生瘡須用瀉　只從聽會用金針

聽會　穴在耳珠前陷中。開口得穴。口含尺方可下針。刺入五分。可灸二七壯。耳疼紅腫单瀉。蟬鳴先補後瀉。痛瀉痒補。耳中濃先瀉後補。

失音十二

忽然失音語言難　啞門一穴兩筋間

刺穴莫深須是淺　若刺深時疾少安

啞門　穴在項後入髮際五分兩筋陷中。直針入三分。莫深入。令人啞。禁灸。失音先補後瀉。頭傾注不語单瀉。應穴人中。

眉間痛目昏十三

眉間疼痛最難當　攢竹沿皮刺不妨

若是目昏同一治　刺入頭維目自康

攢竹　穴在眉尖陷中。針入一分。沿皮透魚腰。瀉

耳聋二十一

耳聋之症最难禁，或痛或痒或蝉鸣，红肿生疮须用泻，只从听会用金针。

听会，穴在耳珠前陷中，开口得穴。口含尺，方可下针，刺入五分，可灸二七壮。耳疼红肿，单泻；蝉鸣，先补后泻；痛泻痒补；耳中脓，先泻后补。

失音十二

忽然失音语言难，哑门一穴两筋间，刺穴莫深须是浅，若刺深时疾少安。

哑门，穴在项后，入发际五分两筋陷中。直针入三分，莫深入，令人哑。禁灸。失音先补后泻，头倾注不语单泻。应穴，人中。

眉间痛目昏十三

眉间疼痛最难当，攒竹沿皮刺不妨，若是目昏同一治，刺入头维目自康。

攒竹，穴在眉尖陷中。针入一分，沿皮透鱼腰，泻

多補少。禁灸。兩眉稜骨痛单瀉，痰飲頭風同。眼目昏花，先洩後補。努肉扳睛，先補後洩。

頭維 穴在額角盡處。入髮陷中。針入一分。沿皮斜向下透懸顱穴。兩額角疼瀉。眩暈補。可灸二七壯。

眼睛紅腫十四

眼睛紅腫痛難熬 怕日羞明徒自焦
只刺睛明魚尾穴 太陽出血疾俱消

睛明 穴在目內眥傍孔中。平針入一寸。单瀉。略向鼻。禁灸。

魚尾 穴在眉外。即童子窌尖是穴。針入一分。沿皮向內透魚腰。羞明先補後瀉。紅腫单瀉。冷淚常流单補。禁灸。

太陽 穴在眉後。即童子窌兩額紫脉上皆可出血。用三稜針。

血貫目睛十五

多补少。禁灸。两眉棱骨痛单泻，痰饮头风同。眼目昏花，先泻后补；胬肉攀睛，先补后泻。

头维，穴在额角尽处，入发陷中。针入一分，沿皮斜向下透悬颅穴。两额角疼泻，眩晕补，可灸二七壮。

眼睛红肿十四

眼睛红肿痛难熬，怕日羞明徒自焦，只刺睛明鱼尾穴，太阳出血疾俱消。

睛明，穴在目内眦旁孔中。平针入一寸，单泻，略向鼻。禁灸。

鱼尾，穴在眉外，即瞳子髎尖是穴。针入一分，沿皮向内透鱼腰。羞明先补后泻，红肿单泻，冷泪常流单补。禁灸。

太阳，穴在眉后，即瞳子髎，两额紫脉上，皆可出血，用三棱针。

血贯目睛十五

忽然眼痛血貫睛　隱澁羞明最可憎
若向太陽除毒血　不用金針疾自平
太陽穴出血法。治上症眼大効。用絹搭膊就頸一紐。方可下針。　應穴睛明合谷。

兩眼火赤十六

心火炎上兩眼紅　好將蘆葉搐鼻中
若還搐得毒血出　目內清明顯妙功
內迎香　穴在鼻孔內。用蘆葉或箬葉捲作筒搐

鼻中。出毒血。大治眼紅。　應穴合谷。

脊膂強痛十七

脊膂強痛瀉人中　挫閃腰疼亦可攻
委中也是腰疼穴　任君取用要相逢
人中　穴在鼻柱下三分。針入三分。略向上。治腰疼脊痛單瀉。腎虛痛先瀉後補。
委中　穴在兩膝後膕中橫紋內。針入一寸單瀉。禁灸。四畔紫脉上皆可用三稜針出血。絕妙。

忽然眼痛血贯睛，隐涩羞明最可憎，若向太阳除毒血，不用金针疾自平。

太阳穴出血法，治上症眼大效。用绢搭膊就颈一纽，方可下针。应穴，睛明、合谷。

两眼火赤十六

心火炎上两眼红，好将芦叶搐鼻中，若还搐得毒血出，目内清明显妙功。

内迎香，穴在鼻孔内。用芦叶或箬叶，卷作筒，搐鼻中，出毒血，大治眼红。应穴，合谷。

脊膂强痛十七

脊膂强痛泻人中，挫闪腰疼亦可攻，委中也是腰疼穴，任君取用要相逢。

人中，穴在鼻柱下三分。针入三分，略向上。治腰疼脊痛，单泻；肾虚痛，先泻后补。

委中，穴在两膝后腘中横纹内。针入一寸，单泻。禁灸。四畔紫脉上皆可用三棱针出血，绝妙。

腎虛腰痛十八

腎虛腰痛最難當　動止艱辛自失常

腎俞二穴如尋得　多加艾火疾無妨

腎俞　穴在背部十四椎下兩傍各一寸半。有一取法。與臍相平。去中行各一寸五分是穴。針入一分。沿皮向外一寸五分。宜補勿瀉。灸可二七壯。亦治遺精白濁。諸虛百損。應穴人中委中。

腿股風十九

環跳獨治腿股風　居髎二穴不落空

更向委中去毒血　登時移步顯神功

環跳　穴在髀樞中。側臥伸下足屈上足取之。針入三寸半。補少瀉多。灸可三七壯。

居髎　穴在章門下八寸三分。刺入八分。灸隨症多寡。

委中　取法見前。禁灸。灸則筋縮。

腿膝無力難以移步二十

肾虚腰痛十八

肾虚腰痛最难当，动止艰辛自失常，肾俞二穴如寻得，多加艾火疾无妨。

肾俞，穴在背部十四椎下两旁各一寸半。有一取法，与脐相平，去中行各一寸五分是穴。针入一分，沿皮向外一寸五分，宜补勿泻，灸可二七壮。亦治遗精白浊，诸虚百损。应穴：人中、委中。

腿股风十九

环跳独治腿股风，居髎二穴不落空，更向委中去毒血，登时移步显神功。

环跳，穴在髀枢中，侧卧伸下足屈上足取之。针入三寸半，补少泻多，灸可三七壮。

居髎，穴在章门下八寸三分，刺入八分，灸随症多寡。

委中，取法见前。禁灸，灸则筋缩。

腿膝无力难以移步二十

腿膝無力起身難　穴法由尋風市間
更灸陰市奇妙穴　縱步能行任往還
風市　穴在膝外廉上七寸。垂手點到處是穴。針
入二寸半。先洩後補。多補少瀉。灸三七壯。
陰市　穴在膝上三寸。伏兎穴下宛宛中。針入五
分。灸三七壯。
傴僂二十一
傴補曲池瀉人中　僂補風池瀉絕骨

僂者立伸傴立起　補瀉須明切勿忽
曲池　二穴在手曲肘橫紋中。以手橫胸取之。針
直入一寸五分。灸三七壯。
人中　一穴在鼻柱下三分。口含水凸珠上是穴
針入三分。略向上些。
風池　二穴在耳後大筋外廉。入髪際五分。橫一
寸半。透風府。可灸七壯。
絕骨　二穴在足外踝上三寸。絕骨之端。筋骨之

腿膝无力起身难，穴法由寻风市间，更灸阴市奇妙穴，纵步能行任往还。

风市，穴在膝外廉上七寸，垂手点到处是穴。针入二寸半，先泻后补，多补少泻，灸三七壮。

阴市，穴在膝上三寸，伏兔穴下宛宛中。针入五分，灸三七壮。

伛偻二十一

伛补曲池泻人中，偻补风池泻绝骨，偻者立伸伛立起，补泻须明切勿忽。

曲池，二穴，在手曲肘横纹中，以手横胸取之。针直入一寸五分，灸三七壮。

人中，一穴，在鼻柱下三分，口含水，凸珠上是穴。针入三分，略向上些。

风池，二穴，在耳后大筋外廉，入发际五分。横一寸半，透风府，可灸七壮。

绝骨，二穴，在足外踝上三寸，绝骨之端，筋骨之

間横針二寸半可灸二七壯

腿疼膝頭紅腫 二十二

髖骨能治脚腿疼 膝頭紅腫痛難禁
若針膝關并膝眼 妙哉奇効顯神靈

髖骨 二穴在膝盖骨上一寸半梁丘穴兩傍各一寸直針入五分可灸二七壯補瀉隨証一云禁灸

膝關 在盖骨下犢鼻穴内廉陷中横針透膝眼

寒濕脚氣 二十三

寒濕脚氣最難熬 先針三里及陰交
更有一穴絶骨是 纔下針時腫便消

三里 穴在膝下三寸大骨外大筋内平針入一寸五分宜瀉灸可三十壯治症看虛實補瀉

三陰交 穴在内踝上三寸筋骨間

絶骨 穴在外踝上三寸筋骨之間横針入二寸半灸可二七壯看病虛實補瀉

间。横针二寸半，可灸二七壮。

腿疼膝头红肿二十二

髋骨能治脚腿疼，膝头红肿痛难禁，若针膝关并膝眼，妙哉奇效显神灵。

髋骨，二穴在膝盖骨上一寸半，梁丘穴两旁各一寸。直针入五分，可灸二七壮，补泻随证。一云禁灸。

膝关，在盖骨下犊鼻穴内廉陷中。横针透膝眼。

寒湿脚气二十三

寒湿脚气最难熬，先针三里及阴交，更有一穴绝骨是，才下针时肿便消。

三里，穴在膝下三寸，大骨外，大筋内。平针入一寸五分，宜泻，灸可三十壮。治症看虚实补泻。

三阴交，穴在内踝上三寸，筋骨间。

绝骨，穴在外踝上三寸，筋骨之间。横针入二寸半，灸可二七壮。看病虚实补泻。

足跟紅腫二十四

足跟紅腫草鞋風　崐崘二穴可加功
再取大谿并申脉　三穴同針病没踪
崐崘　穴在外踝後跟骨上陷中横針透太谿穴
可灸二七壯瀉多補少
太谿　穴在足内踝骨後陷中。針透崐崘。可灸二
七壯。看証虚實補瀉。
申脉　穴在外踝骨節下赤白肉際。横針入五分。

禁灸。又名陽蹻穴。

脚背疼二十五

坵墟能治脚背疼　行間一刺疾便輕
再刺解谿商坵穴　中間補瀉要分明
坵墟　穴在外踝微前三分陷中。斜針入一寸。可
灸二七壯。補瀉看症虚實寒熱。如脚背紅腫。出血
妙。
行間　穴在足虎口岐骨間。直刺入五分。可灸二

足跟红肿二十四

足跟红肿草鞋风，昆仑二穴可加功，再取太溪并申脉，三穴同针病没踪。

昆仑，穴在外踝后跟骨上陷中。横针透太溪穴，可灸二七壮，泻多补少。

太溪，穴在足内踝骨后陷中。针透昆仑，可灸二七壮。看症虚实补泻。

申脉，穴在外踝骨节下赤白肉际。横针入五分。禁灸。又名阳跷穴。

脚背疼二十五

丘墟能治脚背疼，行间一刺疾便轻，再刺解溪商丘穴，中间补泻要分明。

丘墟，穴在外踝微前三分陷中。斜针入一寸，可灸二七壮。补泻看症虚实寒热。如脚背红肿，出血妙。

行间，穴在足虎口岐骨间。直刺入五分，可灸二

七壯宜瀉不宜補如麻木亦瀉又治渾身蠱脹单
瀉
觧谿　穴在足腕上大筋外宛宛中直針入五分
看虛實補瀉可灸二七壯治頭風宜先補後瀉
商丘　穴在足內踝微前三分針入五分可灸二
七壯詳虛實補瀉
行步艱難二十六
行步艱難疾轉加　太冲一穴實堪誇

更取中封并三里　須臾疾去若飛花
太冲　穴在足行間上二寸兩筋間陷中直針入
五分禁灸脚背紅腫宜出血看虛實補瀉　應穴
崑崙
中封　穴在內踝前一寸仰足取大筋內宛宛中
平刺入五分可灸二七壯定虛實補瀉又治脚腔
紅腫生瘡单瀉
三里　取法見前

七壮。宜泻不宜补，如麻木亦泻。又治浑身蛊胀，单泻。

解溪，穴在足腕上大筋外宛宛中，直针入五分，看虚实补泻，可灸二七壮。治头风宜先补后泻。

商丘，穴在足内踝微前三分。针入五分，可灸二七壮。详虚实补泻。

行步艰难二十六

行步艰难疾转加，太冲一穴实堪夸，更取中封并三里，须臾疾去若飞花。

太冲，穴在足行间上二寸两筋间陷中。直针入五分。禁灸。脚背红肿宜出血。看虚实补泻。应穴，昆仑。

中封，穴在内踝前一寸。仰足取大筋内宛宛中。平刺入五分，可灸二七壮。定虚实补泻。又治脚腔红肿生疮，单泻。

三里，取法见前。

鶴膝風 二十七

膝盖紅腫鶴膝風　陽陵二穴便可攻
陰陵亦是奇妙穴　可消紅腫即成功

陽陵泉　穴在膝外輔骨下一指陷中。横針透陰陵泉。洩多補少。禁灸。灸則膝攣不能開。

陰陵泉　穴在膝臏骨下赤白肉際陷中。與陽陵泉對。横針可相透。詳証虛實補瀉。可灸二七壯。

腕中無力 二十八

腕中無力握拘難　舉止疼痛不能安
若針腕骨眞箇妙　此穴須當仔細看

腕骨　穴在手外側腕前起骨下陷者中。針入三分。可灸二七壯。洩之。麻木無力宜補。又治發黃五疸。應穴曲池

兩胛疼痛 二十九

兩胛疼痛氣攻胸　肩井二穴極有功
此穴元來眞氣聚　瀉多補少應針中

鹤膝风二十七

膝盖红肿鹤膝风，阳陵二穴便可攻，阴陵亦是奇妙穴，可消红肿即成功。

阳陵泉，穴在膝外辅骨下一指陷中。横针透阴陵泉，泻多补少。禁灸，灸则膝挛不能开。

阴陵泉，穴在膝髌骨下赤白肉际陷中，与阳陵泉对，横针可相透。详证虚实补泻，可灸二七壮。

腕中无力二十八

腕中无力握拘难，举止疼痛不能安，若针腕骨真个妙，此穴须当仔细看。

腕骨，穴在手外侧腕前起骨下陷者中。针入三分，可灸二七壮。泻之。麻木无力宜补。又治发黄五疸。应穴，曲池。

两胛疼痛二十九

两胛疼痛气攻胸，肩井二穴极有功，此穴元来真气聚，泻多补少应针中。

肩井·穴在肩上缺盆骨盡處用手按肩柱骨第三指到處是穴直針入二寸半此穴五臟真氣所聚不宜多補應穴支溝在手外腕後起骨上三寸直針透間使宜瀉可灸七壯

肩胛風氣三十

肩胛風氣連背疼　胛縫二穴用針明
五樞本治腰疼痛　入穴分明疾頓輕

胛縫　穴在兩腋縫尖針入二寸可灸七壯詳症

虛實補瀉又治腋下腫毒單瀉出血

五樞　穴在環跳上五寸帶脉下三寸直針入一寸半可灸二七壯詳症虛實補瀉

兩肘拘攣三十一

兩肘拘攣筋骨疼　舉動艱難實可憎
若苦屈伸針瀉動　曲池尺澤可兼行

曲池　穴在手曲肘骨内横紋尖以手横胸取之針入一寸半灸三七壯兩手拘攣筋緊不開先瀉

肩井，穴在肩上缺盆骨尽处，用手按肩柱骨，第三指到处是穴。直针入二寸半。此穴五脏真气所聚，不宜多补。应穴，支沟，在手外腕后起骨上三寸，直针透间使，宜泻，可灸七壮。

肩胛风气三十

肩胛风气连背疼，胛缝二穴用针明，五枢本治腰疼痛，入穴分明疾顿轻。

胛缝，穴在两腋缝尖。针入二寸，可灸七壮。详症虚实补泻。又治腋下肿毒，单泻出血。

五枢，穴在环跳上五寸，带脉下三寸。直针入一寸半，可灸二七壮。详症虚实补泻。

两肘拘挛三十一

两肘拘挛筋骨疼，举动艰难实可憎，若苦屈伸针泻动，曲池尺泽可兼行。

曲池，穴在手曲肘骨内横纹尖，以手横胸取之。针入一寸半，灸三七壮。两手拘挛，筋紧不开，先泻

後補筋脉拘攣先補手握不伸单補
尺澤 穴在手肘腕中大筋外小筋内陷中手曲如弓方可針針入五分先補後瀉禁灸
肩端紅腫三十二
肩端紅腫痛難當　風濕相搏氣血狂
若是肩髃針中穴　教君頓瘥永無妨
肩髃 穴在肩端兩骨間舉臂陷中針入二寸半灸二七壯肩背紅腫痛单瀉手背疼痛寒濕麻木

单補 應穴腕骨
腹中氣塊三十三
腹中氣塊去應難　金針宜向內關看
更向陰蹻針照海　腹中疾病總皆安
內關 穴在掌後横紋上二寸直針透外關先補後瀉禁灸治腹中脇肋疼痛先瀉胸中痞悶先補
照海 穴在內踝骨下赤白肉際横針入寸半小便不通瀉之立通

后补；筋脉拘挛，先补；手握不伸，单补。

尺泽，穴在手肘腕中，大筋外，小筋内陷中。手曲如弓，方可针。针入五分，先补后泻。禁灸。

肩端红肿三十二

肩端红肿痛难当，风湿相搏气血狂，若是肩髃针中穴，教君顿瘥永无妨。

肩髃，穴在肩端两骨间举臂陷中。针入二寸半，灸二七壮。肩背红肿痛，单泻；手背疼痛，寒湿麻木，单补。应穴，腕骨。

腹中气块三十三

腹中气块去应难，金针宜向内关看，更向阴跷针照海，腹中疾病总皆安。

内关，穴在掌后横纹上二寸。直针透外关，先补后泻。禁灸。治腹中胁肋疼痛，先泻；胸中痞闷，先补。

照海，穴在内踝骨下赤白肉际。横针入寸半。小便不通，泻之立通。

腹中疼痛三十四

腹中疼痛最難當　大陵外關仔細詳

若是腹疼并痞結　支溝奇妙穴非常

大陵　穴在掌後横紋兩筋間。直刺入三分。可灸二七壯。詳虛實補瀉。

外關　穴在手腕後二寸。直針透内關。先補後瀉。可灸二七壯。

支溝　穴在腕後三寸兩骨中。直針透間使。

針方六集　兼羅集　十七

脾寒三十五

脾寒之症最可憐　有寒有熱兩熬煎

間使二穴針瀉動　熱瀉寒補病俱安

間使　穴在掌後三寸兩筋間。直針透支溝。灸三七壯。先寒後熱。先補後瀉。先熱後寒。先瀉後補。熱多单瀉。寒多单補。　百勞後谿可灸二七壯

九種心痛三十六

九種心痛及脾疼　上脘穴内可金針

腹中疼痛三十四

腹中疼痛最难当，大陵外关仔细详，若是腹疼并痞结，支沟奇妙穴非常。

大陵，穴在掌后横纹两筋间。直刺入三分，可灸二七壮。详虚实补泻。

外关，穴在手腕后二寸。直针透内关，先补后泻，可灸二七壮。

支沟，穴在腕后三寸两骨中。直针透间使。

脾寒三十五

脾寒之症最可怜，有寒有热两熬煎，间使二穴针泻动，热泻寒补病俱安。

间使，穴在掌后三寸两筋间。直针透支沟，灸三七壮。先寒后热，先补后泻；先热后寒，先泻后补。热多单泻，寒多单补。百劳、后溪、可灸二七壮。

九种心痛三十六

九种心痛及脾疼，上脘穴内可金针，

若還脾敗中脘補　兩針神効免災侵
上脘　穴在腹中行巨闕下寸半直針入二寸半
中脘　穴在臍上四寸直針入二寸半此穴多補
可灸五十壯
痔漏三十七
痔漏之疾亦可憎　裏急後重最難禁
或疼或痒或下血　二白穴從掌後尋
二白　穴在掌後橫紋上四寸兩穴相對內穴在

兩筋中間外穴在大筋外禁刺可灸二七壯　應
穴承山
三焦熱壅三十八
三焦邪熱壅三焦　舌乾口苦不和調
針刺關冲出毒血　口生津液氣俱消
關衝　穴在小指次指之端去爪甲角如韮葉針
入一分沿皮向後三分禁灸治三焦邪熱單瀉三
焦受寒吐涎單補胸膈痞悶先補後瀉　應穴支

若还脾败中脘补，两针神效免灾侵。

上脘，穴在腹中行巨阙下寸半。直针入二寸半。

中脘，穴在脐上四寸。直针入二寸半。此穴多补，可灸五十壮。

痔漏三十七

痔漏之疾亦可憎，里急后重最难禁，或疼或痒或下血，二白穴从掌后寻。

二白，穴在掌后横纹上四寸，两穴相对，内穴在两筋中间，外穴在大筋外。禁刺。可灸二七壮。应穴，承山。

三焦热壅三十八

三焦邪热壅三焦，舌干口苦不和调，针刺关冲出毒血，口生津液气俱消。

关冲，穴在小指次指之端，去爪甲角如韭叶。针入一分，沿皮向后三分。禁灸。治三焦邪热，单泻；三焦受寒吐涎，单补；胸膈痞闷，先补后泻。应穴，支溝。

中風不省三十九

中風之症或不省　中衝一穴不須尋

先補後瀉如不應　再刺人中立便醒

中衝　穴在中指端。針入一分。沿皮向後三分。灸三壯。治中風不省。先補後瀉。暴啞先瀉後補。心痛不省單瀉。

人中　平針三分。可灸三壯。

針方六集　兼羅集　十九

手背紅腫四十

手背紅腫連腕疼　液門穴内用金針

更有一穴名中渚　多瀉不補疾還輕

液門　穴在小指次指間陷者中。針入一分。沿皮向後透陽池穴。宜單瀉。及彈針出血爲妙。手臂冷風痛先補。

中渚　穴在小指次指本節後陷者中。刺入一分。沿皮透腕骨穴。宜瀉。

沟。

中风不省三十九

中风之症或不省，中冲一穴不须寻，先补后泻如不应，再刺人中立便醒。

中冲，穴在中指端。针入一分，沿皮向后三分，灸三壮。治中风不省，先补后泻；暴哑，先泻后补；心痛不省，单泻。

人中，平针三分，可灸三壮。

手背红肿四十

手背红肿连腕疼，液门穴内用金针，更有一穴名中渚，多泻不补疾还轻。

液门，穴在小指次指间陷者中。针入一分沿皮向后透阳池穴，宜单泻，及弹针出血为妙。手臂冷风痛，先补。

中渚，穴在小指次指本节后陷者中。刺入一分，沿皮透腕骨穴，宜泻。

心病四十一

少衝穴在手少陰　其穴功多必可針
心虛膽寒還補瀉　熱壅上焦通里尋
少衝　穴在手小指內廉之端。針入一分。沿皮向後三分。治心經一切病。驚怕先瀉後補。心虛單補。禁灸。
通里　穴在腕後一寸。直針入一寸。宜瀉。禁灸。

時疫瘧疾四十二

時疫瘧疾最難禁　穴法原來用得明
後谿奇穴如尋得　百勞兼施疾無存
後谿　穴在小指外側本節後陷者中。針入一寸。治一切癲狂不識尊卑。五癇瘧疾。看虛實補瀉。
百勞　穴在背第一椎骨尖。灸二七壯。針入三分。瀉。

牙疼翻胃四十三

牙疼陣陣痛相煎　二間妙穴莫輕傳

心病四十一

少冲穴在手少阴，其穴功多必可针，心虚胆寒还补泻，热壅上焦通里寻。

少冲，穴在手小指内廉之端。针入一分，沿皮向后三分。治心经一切病。惊怕，先泻后补；心虚，单补。禁灸。

通里，穴在腕后一寸。直针入一寸，宜泻。禁灸。

时疫疟疾四十二

时疫疟疾最难禁，穴法原来用得明，后溪奇穴如寻得，百劳兼施疾无存。

后溪，穴在小指外侧本节后陷者中。针入一寸。治一切癫狂不识尊卑，五痫，疟疾。看虚实补泻。

百劳，穴在背第一椎骨尖。灸二七壮，针入三分，泻。

牙疼翻胃四十三

牙疼阵阵痛相煎，二间妙穴莫轻传，

若還翻胃并吐食　中魁奇穴亦相便

二間　穴在手大指次指本節前內側陷者中。針入一分。沿皮向後三分。可七壯。

中魁　穴在手中指第二節尖。灸七壯。治翻胃五噎。一切牙疼。禁灸。

乳鵝　四十四

乳鵝之症最難醫　急用金針病可除

若還遲滯人難療　少商出血號明醫

少商　穴在手大指端內側。去爪甲角如韭葉。出血。乳鵝立消。

癮疹瘰癧　四十五

癮疹之疾有多般　此症從來治療難

天井二穴多着艾　更醫瘰癧疾皆安

天井　穴在肘尖大骨上陷中。取法用手拄腰方可下針。內少海。外小海。中天井。治手肘骨痛并一切麻瘡。瘰癧未破者單瀉。已破者先瀉後補。

若还翻胃并吐食，中魁奇穴亦相便。

二间，穴在手大指次指本节前内侧陷者中。针入一分，沿皮向后三分，可七壮。

中魁，穴在手中指第二节尖。灸七壮。治翻胃五噎，一切牙疼。禁灸。

乳鹅四十四

乳鹅之症最难医，急用金针病可除，若还迟滞人难疗，少商出血号明医。

少商，穴在手大指端内侧，去爪甲角如韭叶，出血，乳鹅立消。

瘾疹瘰疬四十五

瘾疹之疾有多般，此症从来治疗难，天井二穴多着艾，更医瘰疬疾皆安。

天井，穴在肘尖大骨上陷中。取法：用手拄腰，方可下针。内少海，外小海，中天井。治手肘骨痛，并一切麻疮、瘰疬未破者，单泻；已破者，先泻后补。

咳嗽痰涎四十六

咳嗽風涎及寒痰　列缺穴内用針堪

太淵亦治肺咳嗽　此穴尤宜灸大安

列缺　穴在臂内上骨下廉腕後一寸五分。治咳嗽寒痰先補後瀉。偏正頭風单瀉。眼淚先補後瀉。

太淵　穴在掌後陷中。治偏正頭風牙疼先補後瀉。手腕冷風先瀉後補。

呆痴五癎四十七

呆痴一症難醫治　不識尊卑最苦人

神門獨治痴呆症　轉手骨開得穴眞

神門　穴在掌後兑骨端。治傷寒發狂单瀉。發寒睡不省单補。及治五癎。

虚煩面赤心中驚懼怔忡四十八

連月虚煩面赤粧　心中驚懼亦難當

通里奇穴如尋得　金針一試卽安康

通里　穴在腕後一寸。針入五分。瀉。禁灸。　應穴

咳嗽痰涎四十六

咳嗽风涎及寒痰，列缺穴内用针堪，太渊亦治肺咳嗽，此穴尤宜灸大安。

列缺，穴在臂内上骨下廉，腕后一寸五分。治咳嗽寒痰，先补后泻；偏正头风，单泻；眼泪，先补后泻。

太渊，穴在掌后陷中。治偏正头风，牙疼，先补后泻；手腕冷风，先泻后补。

呆痴五痫四十七

呆痴一症难医治，不识尊卑最苦人，神门独治痴呆症，转手骨开得穴真。

神门，穴在掌后兑骨端。治伤寒发狂，单泻；发寒睡不省，单补；及治五痫。

虚烦面赤心中惊惧怔忡四十八

连月虚烦面赤妆，心中惊惧亦难当，通里奇穴如寻得，金针一试即安康。

通里，穴在腕后一寸。针入五分，泻，禁灸。应穴:

心俞。治驚懼怔忡。

風沿爛眼四十九

風沿爛眼可人憎　淚出汪汪亦苦辛

大小骨空皆妙處　艾火須當識得眞

大骨空　穴在手大指本節尖。灸七壯。禁針。治目痛失明怕日。風沿爛眼迎風下淚。又同二間穴治病。

小骨空　穴在手小指第二節尖。灸七壯。禁針。治

針方六集　兼羅集　十三

目羞明怕日。爛眼迎風冷淚。吹之。

婦人吹乳五十

婦人吹乳腫難熬　吐得風涎擁便消

少澤穴內明補瀉　即時神效不須焦

少澤　穴在手小指外側端。去爪甲角如韭葉。刺入一分。沿皮向後三分。乳癰单瀉。無乳单補。鼻衄单補爲効。

發熱盜汗五十一

心俞。治惊惧怔忡。

风沿烂眼四十九

风沿烂眼可人憎，泪出汪汪亦苦辛，大小骨空皆妙处，艾火须当识得真。

大骨空，穴在手大指本节尖。灸七壮。禁针。治目痛，失明，怕日，风沿烂眼，迎风下泪。又同二间穴治病。

小骨空，穴在手小指第二节尖。灸七壮。禁针。治目羞明怕日，烂眼，迎风冷泪，吹之。

妇人吹乳五十

妇人吹乳肿难熬，吐得风涎痈便消，少泽穴内明补泻，即时神效不须焦。

少泽，穴在手小指外侧端，去爪甲角如韭叶。刺入一分，沿皮向后三分。乳痈，单泻；无乳，单补；鼻衄，单补为效。

发热盗汗五十一

滿身發熱病爲虚　盜汗淋淋漸弱軀
百勞妙穴椎骨上　一下金針疾便除
百勞　穴在背中行第一椎陷者中。針入三分。灸二七壯。發熱単瀉。盜汗単補。骨節疼及脾寒等症。看虚實補瀉。應穴肺俞。
咳嗽腰疼黄疸五十二
忽然咳嗽腰脊疼　身柱由來穴更真
至陽亦醫黄疸病　補先瀉後妙如神

身柱　穴在背中行第三椎骨尖。針入三分。可灸二七壯。瀉之。發黄先補後瀉。
至陽　穴在第七椎骨節尖。針入三分。可灸七壯。
老人小便多五十三
老人腎虚小便多　夜間起動若如何
命門若得金針助　腎俞加艾疾皆和
命門　穴在背十四椎下。與臍平。可灸二七壯。禁針。治遺精白濁。婦人經事不調。赤白帶下。

满身发热病为虚，盗汗淋淋渐弱躯，百劳妙穴椎骨上，一下金针疾便除。

百劳，穴在背中行第一椎陷者中。针入三分，灸二七壮。发热单泻，盗汗单补。骨节疼及脾寒等症，看虚实补泻。应穴，肺俞。

咳嗽腰疼黄疸五十二

忽然咳嗽腰脊疼，身柱由来穴更真，至阳亦医黄疸病，补先泻后妙如神。

身柱，穴在背中行第三椎骨尖。针入三分，可灸二七壮。泻之。发黄，先补后泻。

至阳，穴在第七椎骨节尖。针入三分，可灸七壮。

老人小便多五十三

老人肾虚小便多，夜间起动若如何，命门若得金针助，肾俞加艾疾皆和。

命门，穴在背十四椎下，与脐平。可灸二七壮。禁针。治遗精白浊，妇人经事不调，赤白带下。

腎俞　取法如前

九般痔疾五十四

九般痔疾最傷人　承山二穴妙如神
更有一穴長强是　大補呻吟得穴眞

承山　穴在腨腸下分肉間陷者中。針入七分。可灸二七壯。治疼痛便血藏毒单瀉。霍亂轉筋单補。

長强　穴在尾骶骨端刺入三分。大痛無喜是穴瀉可灸二七壯。又治猢猻勞并囊痒。

咳嗽痰多五十五

傷風不解嗽頻頻　日久難醫勞病成
咳嗽須針肺俞穴　痰多必用豐隆輕

肺俞　穴在背第三椎下兩傍各一寸五分。針入一分。沿皮向外一寸半。看虛實補瀉。可灸五十壯。治肺家嗽紅痰。并久嗽。先補。寒痰单補。

豐隆　穴在外踝上八寸。胻外廉陷者中。針入二寸半。看症虛實補瀉。可灸二七壯。治一切痰飲。

肾俞，取法如前。

九般痔疾五十四

九般痔疾最伤人，承山二穴妙如神，更有一穴长强是，大补呻吟得穴真。

承山，穴在腨肠下分肉间陷者中。针入七分，可灸二七壮。治疼痛便血脏毒，单泻；霍乱转筋，单补。

长强，穴在尾骶骨端。刺入三分，大痛无喜是穴。泻，可灸二七壮。又治猢狲劳，并囊痒。

咳嗽痰多五十五

伤风不解嗽频频，日久难医劳病成，咳嗽须针肺俞穴，痰多必用丰隆轻。

肺俞，穴在背第三椎下两旁各一寸五分。针入一分，沿皮向外一寸半，看虚实补泻，可灸五十壮。治肺家嗽红痰，并久嗽，先补；寒痰，单补。

丰隆，穴在外踝上八寸，胻外廉陷者中。针入二寸半，看症虚实补泻，可灸二七壮。治一切痰饮。

虛損失精五十六

膏肓一穴治虛損　取法從來難度量

穴禁用針宜着艾　百壯尤加始得良

膏肓　穴在四椎之下。五椎之上。各去中行三寸。

積灸六百壯至千壯。　應穴三里。

腠理不密咳嗽常頻五十七

腠理不密咳嗽頻　鼻流清涕氣昏沉

噴嚏須針風門穴　咳嗽還當灸大淵

風門　穴在第二椎下兩傍各一寸五分。針入一分。沿皮向外一寸半。灸百壯。腠理不密可補。痰盛熱咳氣喘可瀉　應穴列缺。可灸七壯。沿皮針透大淵。補瀉如上。

膽寒心驚遺精白濁夜夢鬼交。五十八

膽寒猶是怕驚心　遺精白濁最難禁

夜夢鬼交心俞穴　白環俞穴一般行

心俞　穴在第五椎下兩傍各一寸五分。針入一

虚损失精五十六

膏肓一穴治虚损，取法从来难度量，穴禁用针宜着艾，百壮尤加始得良。

膏肓，穴在四椎之下，五椎之上，各去中行三寸。积灸六百壮至千壮。应穴，三里。

腠理不密咳嗽常频五十七

腠理不密咳嗽频，鼻流清涕气昏沉，喷嚏须针风门穴，咳嗽还当灸太渊。

风门，穴在第二椎下两旁各一寸五分。针入一分，沿皮向外一寸半，灸百壮。腠理不密，可补；痰盛热咳气喘，可泻。应穴，列缺，可灸七壮，沿皮针透太渊，补泻如上。

胆寒心惊遗精白浊夜梦鬼交五十八

胆寒犹是怕惊心，遗精白浊最难禁，夜梦鬼交心俞穴，白环俞穴一般行。

心俞：穴在第五椎下两旁各一寸五分。针入一

分。沿皮向外一寸半。灸七壯。不可多灸。先補後瀉。不宜多補。

白環俞　穴在二十一椎下兩傍各一寸五分。直針入一寸半。可灸五十壯。

肝虛目昏五十九

肝家少血目昏花　能補肝俞力便加
更宜三里頻瀉動　光還血益目無差

肝俞　穴在第九椎下兩傍各一寸五分。針入一

分。沿皮向外一寸半。灸七壯。不可灸多。多灸則傷目光。此穴補多瀉少。看証虛實補瀉。

三里　取法如前。

翻胃吐食六十

脾家之症有多般　翻胃吐食兩証看
黃疸亦須腕骨灸　針着中脘病自安

腕骨　穴在手外側。腕前起骨下陷者中。針入三分。可灸二七壯。

分，沿皮向外一寸半，灸七壮，不可多灸，先补后泻，不宜多补。

白环俞：穴在二十一椎下两旁各一寸五分。直针入一寸半，可灸五十壮。

肝虚目昏五十九

肝家少血目昏花，能补肝俞力便加，更宜三里频泻动，光还血益目无差。

肝俞，穴在第九椎下两旁各一寸五分。针入一分，沿皮向外一寸半，灸七壮，不可灸多，多灸则伤目光。此穴补多泻少，看证虚实补泻。

三里，取法如前。

翻胃吐食六十

脾家之症有多般，翻胃吐食两证看。黄疸亦须腕骨灸，针着中脘病自安。

腕骨，穴在手外侧，腕前起骨下陷者中。针入三分，可灸二七壮。

中脘　穴法同前。

傷寒無汗汗多 六十一

傷寒無汗瀉復溜　汗多最用合谷收

若還六脉俱微細　下針纔補脉還浮

復溜　穴在內踝上二寸筋骨陷中。針入三分。灸可二七壯。

合谷　取法如前。

大便不通 六十二

大便閉塞不能通　照海分明在足中

更有支溝來瀉動　始知妙穴有神功

照海　支溝　取法並同前。　應穴崐崘。

小腹脹滿。氣上攻心。小便急痛。下身水腫。 六十三

小腹脹滿氣攻心　內庭二穴刺須真

兩足有水臨泣瀉　無水之時不用針

內庭　穴在足大趾次趾外間。岐骨後三分陷中。針入五分。灸二七壯。洩。治小腹脹。小便不通。先補

中脘，穴法同前。

伤寒无汗汗多六十一

伤寒无汗泻复溜，汗多最用合谷收，若还六脉俱微细，下针才补脉还浮。

复溜，穴在内踝上二寸筋骨陷中。针入三分，灸可二七壮。

合谷，取法如前。

大便不通六十二

大便闭塞不能通，照海分明在足中，更有支沟来泻动，始知妙穴有神功。

照海、支沟，取法并同前。应穴：昆仑。

小腹胀满气上攻心小便急痛下身水肿六十三

小腹胀满气攻心，内庭二穴刺须真，两足有水临泣泻，无水之时不用针。

内庭，穴在足大趾次趾外间，岐骨后三分陷中。针入五分，灸二七壮，泻。治小腹胀，小便不通，先补

後瀉。小便急痛单瀉。腹中雷鳴单補。臌脹看虛實

補瀉

臨泣　穴在足小趾次趾本節後外側筋骨縫陷者中。針入三分。可以出一身之水。用香油抹穴道則針穴不閉。亦治面目紅腫疼痛

七疝偏疼 六十四

七疝偏疼取大敦　穴法從來拇指間

不問腎弦并水腎　金針瀉動即時安

大敦　穴在足大趾端直甲後去爪甲如韭葉及三毛中。針入一分沿皮向後三分单瀉無補腎弦寒濕脚氣大好。應穴三陰交。

傳尸癆病 六十五

傳尸癆病最難醫　湧泉穴内療虛危

痰多須向豐隆瀉　氣喘丹田亦可施

湧泉　穴在足心陷者中。屈足蹺指宛宛内。針入三分。先補後瀉。傷寒勞瘵有血可療。無血則危。欲

后泻；小便急痛，单泻；腹中雷鸣，单补；臌胀，看虚实补泻。

临泣，穴在足小趾次趾本节后外侧筋骨缝陷者中。针入三分，可以出一身之水。用香油抹穴道，则针穴不闭。亦治面目红肿疼痛。

七疝偏疼六十四

七疝偏疼取大敦，穴法从来拇指间，不问肾弦并水肾，金针泻动即时安。

大敦，穴在足大趾端直甲后，去爪甲如韭叶及三毛中。针入一分，沿皮向后三分，单泻无补。肾弦寒湿脚气大好。应穴，三阴交。

传尸痨病六十五

传尸痨病最难医，涌泉穴内疗虚危，痰多须向丰隆泻，气喘丹田亦可施。

涌泉，穴在足心陷者中，屈足蜷指宛宛内。针入三分，先补后泻。伤寒痨瘵，有血可疗，无血则危。欲

出血須彈針
豐隆　取法如前。
丹田　穴在臍下二寸。刺入五分灸二七壯
渾身疼痛 六十六
渾身疼痛疾非常　不定穴中宜細詳
有筋有骨須淺刺　着艾臨時要度量
不定穴　但隨痛處用針即天應穴要看筋骨臥
針瀉之。止刺出血無妨。灸宜少。

滿手生瘡　心胸大悶　氣攻心腹 六十七
滿手生瘡不可禁　勞宮二穴掌中尋
心胷大悶太陵瀉　氣攻心腹一般針
勞宮　穴在掌中央動脉中。屈無名指點到處是
穴針入三分瀉可灸二七壯。
太陵　穴在掌後横紋兩筋間陷中。兼治翻胃吐
食心疼。
哮喘 六十八

出血，须弹针。

丰隆，取法如前。

丹田，穴在脐下二寸。刺入五分，灸二七壮。

浑身疼痛六十六

浑身疼痛疾非常，不定穴中宜细详，有筋有骨须浅刺，着艾临时要度量。

不定穴，但随痛处用针，即天应穴。要看筋骨，卧针泻之，止刺出血无妨，灸宜少。

满手生疮心胸大闷气攻心腹六十七

满手生疮不可禁，劳宫二穴掌中寻，心胸大闷大陵泻，气攻心腹一般针。

劳宫，穴在掌中央动脉中，屈无名指点到处是穴。针入三分，泻，可灸二七壮。

大陵，穴在掌后横纹两筋间陷中。兼治翻胃吐食心疼。

哮喘六十八

哮喘一症大難當　夜間失睡氣遑遑
天突妙穴如尋得　膻中一灸便安康
天突　穴在結喉下三寸中央宛宛中。斜針略向下五分。灸二七壯。瀉。
膻中　穴在兩乳之間。灸二七壯。禁針。治哮喘胸滿痞悶。
五癇六十九
鳩尾獨治五般癇　此穴還當仔細看

若得老師眞妙訣　金針一刺便平安
鳩尾　穴在臆前蔽骨下五分。直針入三分。針頭向下施二寸半。灸二七壯。不宜多灸。使人健忘。非老師高手不能針。　應穴神門。
氣喘又方七十
氣喘綿綿睡不安　何當日夜苦相煎
若得璇璣眞個好　更針氣海疾安然
璇璣　穴在天突下一寸中央陷者中。直針入三

哮喘一症大难当，夜间失睡气遑遑，天突妙穴如寻得，膻中一灸便安康。

天突，穴在结喉下三寸中央宛宛中。斜针略向下五分，灸二七壮，泻。

膻中，穴在两乳之间。灸二七壮。禁针。治哮喘，胸满痞闷。

五痫六十九

鸠尾独治五般痫，此穴还当仔细看，若得老师真妙诀，金针一刺便平安。

鸠尾，穴在臆前蔽骨下五分。直针入三分，针头向下施二寸半，灸二七壮，不宜多灸，使人健忘。非老师高手不能针。应穴，神门。

气喘又方七十

气喘绵绵睡不安，何当日夜苦相煎，若得璇玑真个好，更针气海疾安然。

璇玑，穴在天突下一寸中央陷者中。直针入三

分可灸二七壯。瀉　應穴列缺

疝氣又方七十一

腎弦疝氣發得頻　氣上衝心苦死人

法取氣衝大敦穴　二穴須敎認得眞

氣衝　穴在臍下横骨兩端。去中行各二寸動脈應手。刺入三分。灸三壯。不宜多灸不幸使人不得息

大敦　取法如前

水病腹膨七十二

水病之症最難熬　滿腹膨煎不得消

先灸水分通水道　復針三里及陰交

水分　穴在臍上一寸。針入二寸半。可灸五十壯。

单腹脹宜瀉。氣滿腹痛先補後瀉

三里　陰交　取法同前

腎氣衝心七十三

腎氣衝心最難爲　須用金針疾自除

分，可灸二七壮，泻。应穴：列缺。

疝气又方七十一

肾弦疝气发得频，气上冲心苦死人，法取气冲大敦穴，二穴须教认得真。

气冲，穴在脐下横骨两端，去中行各二寸，动脉应手。刺入三分，灸三壮。不宜多灸，不幸使人不得息。

大敦，取法如前。

水病腹膨七十二

水病之症最难熬，满腹膨煎不得消，先灸水分通水道，复针三里及阴交。

水分，穴在脐上一寸。针入二寸半，可灸五十壮。单腹胀，宜泻；气满腹痛，先补后泻。

三里、阴交，取法同前。

肾气冲心七十三

肾气冲心最难为，须用金针疾自除，

若得關元并帶脉　奇功成處顯明醫
關元　穴在臍下三寸。針入二寸半。可灸隨身壯。
帶脉　穴在季脇下一寸八分。針入一分。沿皮向
外一寸半。可灸五十壯。看証虛實補瀉。
婦人帶下　七十四
婦人帶下療應難　虛憊招游不自安
中極補多宜瀉少　灸功休作等閑看
中極　穴在臍下四寸。直針入二寸半。可灸五十
針方六集　兼羅集　廿三
壯。赤瀉白補。血氣攻心先瀉後補。婦人無子針灸
宜補。　應穴白環俞。
氣喘風痰咳嗽　三出方　七十五
哮喘咳嗽痰飲多　纔下金針疾便和
俞府乳根一般刺　氣喘風痰漸漸磨
俞府　穴在璇璣傍各二寸。仰取之。針入一分。沿
皮向外一寸半。灸二七壯。痰濃瀉。痰清補。
乳根　穴在乳下一寸六分。針入二分。沿皮向外

若得关元并带脉，奇功成处显明医。

关元，穴在脐下三寸。针入二寸半，可灸随年[1]壮。

带脉，穴在季胁下一寸八分。针入一分，沿皮向外一寸半，可灸五十壮。看证虚实补泻。

妇人带下七十四

妇人带下疗应难，虚惫招游不自安，中极补多宜泻少，灸功休作等闲看。

中极，穴在脐下四寸。直针入二寸半，可灸五十壮。赤泻白补；血气攻心，先泻后补；妇人无子，针灸宜补。应穴，白环俞。

气喘风痰咳嗽三出方，七十五

哮喘咳嗽痰饮多，才下金针疾便和，俞府乳根一般刺，气喘风痰渐渐磨。

俞府，穴在璇玑旁各二寸，仰取之。针入一分，沿皮向外一寸半，灸二七壮。痰浓，泻；痰清，补。

乳根，穴在乳下一寸六分。针入二分，沿皮向外

①年：原作“身”，据《针灸玉龙经》改。

一寸半。灸二七壯。

傷寒過經未解七十六

傷寒過經猶未輕　須取期門穴上針

忽然氣喘攻胸膈　三里瀉多須用心

期門　穴在乳下二寸第二肋端。針入一分沿皮向外一寸半。先補後瀉。可灸二七壯。

脾泄七十七

脾泄之症最難差　天樞妙穴刺莫嗟

此是人身脾胃疾　艾火攻多疾更佳

天樞　穴在臍傍各二寸。針入二寸半。灸五十壯宜補。應穴脾俞。法如前。

口氣七十八

口氣之疾亦堪憎　因為勞神苦用心

太陵穴并人中瀉　口氣潛消心自清

太陵　人中　取法如前

穴法淺深合穴中　補瀉分明顯妙功

一寸半，灸二七壮。

伤寒过经未解七十六

伤寒过经犹未轻，须取期门穴上针，忽然气喘攻胸膈，三里泻多须用心。

期门，穴在乳下二寸第二肋端。针入一分，沿皮向外一寸半，先补后泻，可灸二七壮。

脾泄七十七

脾泄之症最难差，天枢妙穴刺莫嗟，此是人身脾胃疾，艾火攻多疾更佳。

天枢，穴在脐旁各二寸。针入二寸半，灸五十壮，宜补。应穴，脾腧，法如前。

口气七十八

口气之疾亦堪憎，因为劳神苦用心，大陵穴并人中泻，口气潜消心自清。

大陵、人中，取法如前。

穴法浅深合穴中，补泻分明显妙功，

刺家要治諸般疾　須向明師訪玉龍

玉龍賦七十九

夫參博以爲要輯簡而舍煩總玉龍以成賦信金針以獲安原夫卒暴中風頂門百會脚氣連延里絕三交頭風鼻淵上星可用耳聾腮腫聽會偏高攢竹頭維治目疼頭痛乳根腧府療嗽氣痰哮風市陰市驅腿脚之乏力陰陵陽陵除膝腫之難熬二白醫痔瘺間使勦瘧疾大敦去疝氣膏肓補虛勞天井治瘰癧

癮疹神門治呆癡笑咷咳嗽風痰太淵列缺宜刺尫羸喘促璇璣氣海當知期門大敦能治堅痃疝氣勞宫大陵可療心悶瘡痍心悸虛煩刺三里時疫痎瘧尋後谿絕骨三里陰交脚氣宜此睛明太陽魚尾目症憑茲老者便多命門兼腎俞而着艾婦人乳腫少澤與太陽之可推身柱蠲嗽能除膂痛至陽卻疸善治神疲長强承山灸痔最妙豐隆肺俞痰嗽稱奇風門主傷冒寒邪之嗽天樞理感患脾泄之危風池絕

刺家要治诸般疾，须向明师访《玉龙》。

玉龙赋七十九

夫参搏以为要，揖简而舍烦，总玉龙以成赋，信金针以获安。原夫卒暴中风，顶门、百会；脚气连延，里、绝、三交。头风鼻渊，上星可用；耳聋腮肿，听会偏高。攒竹、头维，治目疼头痛；乳根、俞府，疗嗽气痰哮。风市、阴市，驱腿脚之乏力；阴陵、阳陵，除膝肿之难熬。二白医痔瘘，间使剿疟疾，大敦去疝气，膏肓补虚劳。天井治瘰疬瘾疹，神门治呆痴笑咷。咳嗽风痰，太渊、列缺宜刺；尫羸喘促，璇玑、气海当知。期门、大敦，能治坚痃疝气；劳宫、大陵，可疗心闷疮痍。心悸虚烦刺三里，时疫痎疟寻后溪。绝骨、三里、阴交，脚气宜此；睛明、大阳、鱼尾，目症凭兹。老者便多，命门兼肾俞而着艾；妇人乳肿，少泽与太阳之可推。身柱蠲嗽，能除膂痛；至阳却疸，善治神疲。长强、承山，灸痔最妙；丰隆、肺俞，痰嗽称奇。风门主伤冒寒邪之嗽，天枢理感患脾泄之危。风池、绝骨能療乎傴僂人中曲池可治其委傴期門刺傷寒未解經不再傳鳩尾針癇癲巳發慎其妄施陰交水分三里鼓脹宜刺商丘解谿坵墟脚痛堪追尺澤理筋急之不幸腕骨療手腕之難移肩脊痛兮五樞兼于背縫肘攣疼兮尺澤合於曲池風濕搏於兩肩肩髃可療瘧熱盛乎三焦關衝最宜手臂紅腫中渚液門要辨脾虛黃疸腕骨中脘何疑傷寒無汗攻復溜宜瀉傷寒有汗取合谷當隨欲調飽滿之氣逆三里

可勝要起六脉之沉匿復溜稱神照海支溝通大便之秘內廷臨泣理小腹之膨天突膻中醫喘嗽地倉頰車療口喎迎香攻鼻窒爲最肩井除臂痛如拏二間治牙疼中魁理翻胃而即差百勞止虛汗通里療心驚而立愈大小骨空治眼爛能止冷淚左右太陽醫目疼善除血翳心俞腎俞治腰腎虛乏之夢遺人中委中除腰脊痛閃之難制太谿崑崙申脉最療足腫之迍湧泉關元豐隆爲治屍勞之例印堂治其驚

骨，能疗乎伛偻；人中、曲池，可治其委伛。期门刺伤寒未解，经不再传；鸠尾针痫癫已发，慎其妄施。阴交、水分、三里，臌胀宜刺；商丘、解溪、丘墟，脚痛堪追。尺泽理筋急之不幸，腕骨疗手腕之难移，肩脊痛兮，五枢兼于背缝；肘挛疼兮，尺泽合于曲池。风湿搏于两肩，肩髃可疗；瘧热盛乎三焦，关冲最宜。手臂红肿，中渚、液门要辨；脾虚黄疸，腕骨、中脘何疑。伤寒无汗，攻复溜宜泻；伤寒有汗，取合谷当随。欲调饱满之气逆，三里可胜；要起六脉之沉匿，复溜称神。照海、支沟、通大便之秘：内庭、临泣，理小腹之膨。天突、膻中医喘嗽，地仓、颊车疗口㖞。迎香攻鼻窒为最，肩井除臂痛如拿。二间治牙疼，中魁理翻胃而即瘥；百劳止虚汗，通里疗心惊而立愈。大小骨空，治眼烂能止冷泪；左右太阳，医目疼善除血翳。心俞、肾俞，治腰肾虚乏之梦遗；人中、委中，除腰脊痛闪之难制。太溪、昆仑、申脉，最疗足肿之迍；涌泉、关元、丰隆，为治尸劳之例。印堂治其惊

搐神廷理乎頭風大陵人中頻瀉口氣全除帶脉關
元多灸腎敗堪扶腿脚重疼鍼髖骨膝眼絕骨行步
艱楚刺三里中封太衝取內關並照海醫腹疾之塊
搐迎香於鼻內消眼熱之紅肚痛秘結太陵合外關
於支溝腿風濕痛居窌兼環跳於委中上脘中脘治
九種之心痛赤帶白帶求中極之異同又若心虛熱
壅少衝明於濟奪目昏血溢肝俞辨其實虛當心傳
之玄要究手法之疾徐或值坐閃疼痛之不足此爲

難擬定穴之可祛輯管見以便蒙讀幸高明而無哂
諸

天元太乙歌即席弘賦八十

先師秘傳神應經太乙通玄法最靈句句言辭多奧
妙萬兩黃金學也輕熟記不忘多効驗治病如神了
在心口內將針多溫暖便觀患者審浮沉陰病用陽
陽用陰分明便取陰陽神虛則宜補實宜瀉氣應眞
時病絕根氣至如擺活龍尾未至停針宜待氣氣刺

搐，神庭理乎头风。大陵、人中频泻，口气全除；带脉、关元多灸，肾败堪扶。腿脚重疼，针髋骨、膝眼、绝骨；行步艰楚，刺三里、中封、太冲。取内关并照海，医腹疾之块；搐迎香于鼻内，消眼热之红。肚痛秘结，大陵合外关于支沟；腿风湿痛，居髎兼环跳于委中。上脘、中脘，治九种之心痛；赤带、白带，求中极之异同。又若心虚热壅，少冲明于济夺；目昏血溢，肝俞辨其实虚。当心传之玄要，究手法之疾徐。或值挫闪疼痛之不足，此为难拟定穴之可祛。辑管见以便蒙读，幸高明而无哂诸。

天元太乙歌即席弘赋，八十

先师秘传《神应经》，太乙通玄法最灵。句句言辞多奥妙，万两黄金学也轻。熟记不忘多效验，治病如神了在心。口内将针多温暖，便观患者审浮沉。阴病用阳阳用阴，分明便取阴阳神。虚则宜补实宜泻，气应真时病绝根。气至如摆活龙尾，未至停针宜待气。气刺

兩乳求太淵未應之時針列缺列缺頭疼及偏正重
瀉太淵無不應耳聾氣閉聽會針迎香穴瀉功如神
誰知天突治喉風虛喘須尋三里中手攣肩脊痛難
忍合骨仍須瀉太衝曲池主手不如意合谷針時宜
仔細心疼手顫少海間若要除根針陰市但患傷寒
兩耳聾耳門聽會疾如風五般肘疼針尺澤冷淵一
刺有神功手三里兮足三里食痞氣塊兼能治鳩尾
獨治五般癇若刺湧泉人不死大凡痃癖最宜針穴

法從來着意尋以手按痃無轉動隨深隨浅向中心
胃中有積刺璇璣三里功多人不知陰陵泉治心胸
滿針到承山飲食思大椎若連長强尋小腸氣痛即
行針委中專治腰間痛脚膝腫時尋至陰氣滯腰疼
不能立橫骨大都宜救急氣海專能治五淋更針三
里隨呼吸期門穴主傷寒患六日過經尤未汗但向
乳根二肋間又治婦人生産難耳內蟬鳴腰欲折膝
下明存三里穴若能補瀉五會間且莫向人容易說

两乳求太渊，未应之时针列缺。列缺头疼及偏正，重泻太渊无不应。耳聋气闭听会针，迎香穴泻功如神。谁知天突治喉风，虚喘须寻三里中。手挛肩脊痛难忍，合骨仍须泻太冲。曲池主手不如意，合谷针时宜仔细。心疼手颤少海间，若要除根针阴市。但患伤寒两耳聋，耳门听会疾如风。五般肘疼针尺泽，冷渊一刺有神功。手三里兮足三里，食痞气块兼能治。鸠尾独治五般痫，若刺涌泉人不死。大凡痃癖最宜针，穴法从来着意寻。以手按痃无转动，随深随浅向中心。胃中有积刺璇玑，三里功多人不知。阴陵泉治心胸满，针到承山饮食思。大椎若连长强寻，小肠气痛即行针。委中专治腰间痛，脚膝肿时寻至阴。气滞腰疼不能立，横骨大都宜救急。气海专能治五淋，更针三里随呼吸。期门穴主伤寒患，六日过经犹未汗。但向乳根二肋间，又治妇人生产难。耳内蝉鸣腰欲折，膝下明存三里穴。若能补泻五会间，且莫向人容易说。

睛明治眼未効時。合谷光明安可缺。人中治癲功最高。十三鬼穴不須饒。水腫水分兼氣海。皮內隨針氣自消。冷嗽先宜補合谷。却須針瀉三陰交。牙疼腰痛并咽痺。二間陽谿疾怎逃。更有三間腎俞妙。善除肩背浮風勞。若針肩井須三里。不刺之時氣未調。最是陽陵泉一穴。膝間疼痛用針燒。委中腰痛脚攣急。取得其經血自調。脚痛膝腫針三里。懸鍾二陵三陰交。更向太衝須引氣。指頭麻木自輕飄。轉筋目眩針魚

腹。承山崑崙立便消。肚疼須是公孫妙。內關相應必然瘳。冷風冷痺疾難愈。環跳腰間針與燒。風府風池尋得到。傷寒百病一時消。陽明二日尋風府。嘔吐還須上脘療。婦人心痛心癰穴。男子痃癖三里高。小便不禁關元好。大便閉澁大敦燒。髖骨腿疼三里瀉。復溜氣滯便離腰。從來風府最難針。却用工夫度淺深。倘若膀胱氣未散。更宜三里穴中尋。若是七疝小腹痛。照海陰交曲泉針。又不應時求氣海。關元同瀉効

睛明治眼未效时，合谷光明安可缺。人中治癫功最高，十三鬼穴不须饶。水肿水分兼气海，皮内随针气自消。冷嗽先宜补合谷，却须针泻三阴交。牙疼腰痛并咽痹，二间阳溪疾怎逃。更有三间肾俞妙，善除肩背浮风劳。若针肩井须三里，不刺之时气未调。最是阳陵泉一穴，膝间疼痛用针烧。委中腰痛脚挛急，取得其经血自调。脚痛膝肿针三里，悬钟二陵三阴交。更向太冲须引气，指头麻木自轻飘。转筋目眩针鱼腹，承山昆仑立便消。肚疼须是公孙妙，内关相应必然瘳。冷风冷痹疾难愈，环跳腰间针与烧。风府风池寻得到，伤寒百病一时消。阳明二日寻风府，呕吐还须上脘疗。妇人心痛心癃穴，男子痃癖三里高。小便不禁关元好，大便闭塞大敦烧。髋骨腿痛三里泻，复溜气滞便离腰。从来风府最难针，却用工夫度浅深。倘若膀胱气未散，更宜三里穴中寻。若是七疝小腹痛，照海阴交曲泉针。又不应时求气海，关元同泻效

如神。小腸氣撮痛連臍。速瀉陰交莫在遲。良久湧泉針取氣。此中玄妙少人知。小兒脫肛患多時。先灸百會次鳩尾。久患傷寒肩背痛。但針中渚得其宜。肩上痛連臍不休。手中三里便須求。下針麻重即須瀉。得氣之時不用留。腰連胯痛不大便。即於三里攻其隘。氣上攻噎不住時。氣海針之立便瘥。補自卯南轉針高。瀉從卯北莫辭勞。逼針瀉氣令須吸。若補隨呼氣自調。左右撚針尋子午。抽針行氣自迢迢。用針補瀉

分明說。更用搜窮本與標。咽喉最急先百會。太衝照海及陰交。學者潛心宜熟讀。席弘治病最名高。

百訂賦 八十二

百訂俞穴。再三用心。顖會連於玉枕。頭風療以金針。懸顱頷厭之中。偏頭痛止。强閒豐隆之際。頭痛難禁。原夫面腫虛浮。須仗水溝前頂。耳聾氣閉。全憑聽會翳風。面上虫行。迎香可取。耳中蟬噪。聽會堪愈。目玄兮支正飛揚。目黃兮陽綱膽俞。扳睛攻少澤肝俞之

如神。小肠气撮痛连脐，速泻阴交莫在迟。良久涌泉针取气，此中玄妙少人知。小儿脱肛患多时，先灸百会次鸠尾。久患伤寒肩背痛，但针中渚得其宜。肩上痛连脐不休，手中三里便须求。下针麻重即须泻，得气之时不用留。腰连胯痛不大便，即于三里攻其隘。气上攻噎不住时，气海针之立便瘥。补自卯南转针高，泻从卯北莫辞劳。逼针泻气令须吸，若补随呼气自调。左右捻针寻子午，抽针行气自迢迢。用针补泻分明说，更用搜穷本与标。咽喉最急先百会，太冲照海及阴交。学者潜心宜熟读，《席弘》治病最名高。

百证[1]赋八十一

百证俞穴，再三用心。囟会连于玉枕，头风疗以金针。悬颅、颔厌之中，偏头痛止；强间丰隆之际，头痛难禁。原夫面肿虚浮，须仗水沟、前顶；耳聋气闭，全凭听会、翳风。面上虫行，迎香可取；耳中蝉噪，听会堪愈。目眩兮支正、飞扬；目黄兮阳纲、胆俞。攀睛攻少泽、肝俞之

①证：原作“订”，据《针灸聚英》卷四改，又，《针灸大成》等书作“症”。

所淚出刺臨泣頭維之處目中漠漠即尋攢竹三間目覺䀮䀮急取養老天柱觀其雀目汗氣睛明行間而細推審他項強傷寒溫溜期門而可主廉泉中沖舌下腫疼堪追天府合谷鼻中衄血宜取耳門絲竹空住牙疼於頃刻頰車地倉穴正口喎於片時喉痛兮液門魚際去療轉筋兮金門丘墟來醫陽谷俠谿頷腫口禁並治少商曲澤血虛口渴同施通天去鼻內無聞之苦復溜祛舌乾口燥之悲瘂門關衝舌緩

不語而要緊天鼎間使失音囁嚅而休遲太衝瀉唇吻以速愈承漿瀉牙疼而即移項強多惡風束骨相連於天柱熱病汗不出大都更接於經渠且如兩臂頑麻少海就傍於三里半身不遂陽陵遠達於曲池建里內關掃盡胸中之苦悶勞宮脾俞祛殘心下之悲淒久知脇肋疼痛氣戶華蓋有靈腹內腸鳴下脘陷谷能定胸脇支滿何療章門不用細尋膈疼飲蓄難禁膻中巨闕便審胸滿更加噎塞中府意舍所行

所，泪出刺临泣、头维之处。目中漠漠，即寻攒竹、三间；目觉䀮䀮，急取养老、天柱。观其雀目汗气，睛明、行间而细推；审他项强伤寒，温溜、期门而可主。廉泉、中冲，舌下肿疼堪追；天府、合谷，鼻中衄血宜取。耳门、丝竹空，住牙疼于顷刻；颊车、地仓穴，正口㖞于片时。喉痛兮液门、鱼际去疗，转筋兮金门、丘墟来医。阳谷、侠溪，颔肿口禁并治，少商、曲泽，血虚口渴同施。通天去鼻内无闻之苦，复溜祛舌干口燥之悲。哑门、关冲，舌缓不语而要紧；天鼎、间使，失音嗫嚅而休迟。太冲泻唇吻以速愈，承浆泻牙疼而即移。项强多恶风，束骨相连于天柱；热病汗不出，大都更接于经渠。且如两臂顽麻，少海就旁于三里；半身不遂，阳陵远达于曲池。建里、内关，扫尽胸中之苦闷；劳宫、脾俞，祛残心下之悲凄。久知胁肋疼痛，气户、华盖有灵；腹内肠鸣，下脘、陷谷能定，胸胁支满何疗，章门不用细寻；膈疼饮蓄难禁，膻中、巨阙便审。胸满更加噎塞，中府、意舍所行；

胸膈停留瘀血胃俞巨髎宜整胸滿項强神藏璇璣
已試背連腰痛白環委中曾經脊强兮水道筋束目
眩兮顴髎大迎痓病非顱顖而不愈臍風須然谷而
易醒委陽天池腋腫針而速散後谿環跳腿疼刺而
即輕夢魘不寧厲兊相諧於隱白發狂奔走上脘同
起於神門驚悸怔忡取陽交解谿勿誤反張悲哭仗
天衝大橫須精癲疾必身柱本神之合發熱仗少衝
曲池之津歲熱時行陶道復求中膂理風癇常發神

道須還心俞寧濕寒濕熱下髎定厥寒厥熱湧泉清
寒慄惡寒二間疏通陰郄暗煩心嘔吐幽門閉徹玉
堂明行間湧泉主消渴之腎竭陰陵水分去水腫之
臍盈癆瘵傳尸趍魄戶膏肓之路中邪霍亂尋陰谷
三里之程治疸消黃諧後谿勞宮而看倦言嗜臥往
通里大鍾而明咳嗽連聲肺俞須迎天突穴小便赤
澁兊端獨瀉太陽經刺長强於承山善主腸風新下
血針三陰於氣海專司白濁久遺精且如肓俞橫骨

胸膈停留瘀血，胃俞、巨髎宜整。胸满项强，神藏、璇玑已试；背连腰痛，白环、委中曾经。脊强兮，水道、筋束；目眩兮，颧髎、大迎。痉病非颅囟而不愈，脐风须然谷而易醒。委阳、天池，腋肿针而速散；后溪、环跳，腿疼刺而即轻。梦魇不宁，厉兑相谐于隐白；发狂奔走，上脘同起于神门。惊悸怔忡，取阳交、解溪勿误；反张悲哭，仗天冲、大横须精。癫疾必身柱、本神之合；发热仗少冲、曲池之津。岁热时行，陶道复求中膂理；风痫常发，神道须还心俞宁。湿寒湿热下髎定，厥寒厥热涌泉清。寒栗恶寒，二间疏通阴郄暗；烦心呕吐，幽门闭彻玉堂明。行间、涌泉，主消渴之肾竭；阴陵，水分，去水肿之脐盈。痨瘵传尸，趋魄户、膏肓之路；中邪霍乱，寻阴谷、三里之程。治疸消黄，谐后溪、劳宫而看；倦言嗜卧，往通里、大钟而明。咳嗽连声，肺俞须迎天突穴，小便赤涩，兑端独泻太阳经。刺长强于承山，善主肠风新下血，针三阴于气海，专司白浊久遗精。且如肓俞、横骨，

瀉五淋之久積。陰郄後谿，治盜汗之多出。脾虛穀以
不消。脾俞膀胱俞覔。胃冷食而難化。䰟門胃俞堪責。
鼻痔必取齦交。癭氣須求浮白。大敦照海，患寒疝而
善蠲。五里臂臑，生癧瘡而能愈。至陰屋翳，除癢疾之
疼多。肩髃陽谿，消隱風之熱極。抑又論婦人經事改
常，自有地機血海。女子少氣漏血，不無交信合陽。帶
下產崩，衝門氣門宜審。月潮違限，天樞水泉細詳。肩
井乳癰而極效。商丘痔瘤而最良。脫肛趍百會尾翳

之所。無子搜陰交石關之鄉。中脘主乎積痢。外丘收
乎大腸。寒瘧兮商陽太谿驗。痃癖兮衝門血海強。夫
醫乃人之司命。非志士而莫為。針乃理之淵微，須至
人之指教。先究其病源，後攻其穴道。隨手見功，應針
取效。方知玄裏之玄，始達妙中之妙。此篇不盡，略舉
其要。

肘後歌 八十二

頭面之疾針至陰。腿脚有疾風府尋。心胸有病少府

泻五淋之久积；阴郄、后溪，治盗汗之多出。脾虚谷以不消，脾俞、膀胱俞觅，胃冷食而难化，魂门、胃俞堪责。鼻痔必取龈交，瘿气须求浮白。大敦、照海，患寒疝而善蠲；五里、臂臑，生疬疮而能愈。至阴、屋翳，除痒疾之疼多；肩髃、阳溪，消瘾风之热极。抑又论妇人经事改常，自有地机、血海；女子少气漏血，不无交信、合阳。带下产崩，冲门、气门宜审；月潮违限，天枢、水泉细详。肩井乳痈而极效，商丘痔瘤而最良。脱肛趋百会、尾翳之所，无子搜阴交、石关之乡。中脘主乎积痢，外丘收乎大肠。寒疟兮，商阳、太溪验；痃癖兮，冲门、血海强。夫医乃人之司命，非志士而莫为；针乃理之渊微，须至人之指教。先究其病源，后攻其穴道，随手见功，应针取效。方知玄里之玄，始达妙中之妙。此篇不尽，略举其要。

肘后歌八十二

头面之疾针至阴，腿脚有疾风府寻。心胸有病少府

瀉。臍腹有病曲泉針。肩背諸疾中渚下。腰膝强痛交信憑。脇肋腿跨後谿妙。股膝腫起太衝靈。陰核發來如升大。百會妙穴眞可驚。頂心頭痛眼不開。湧泉下針足安泰。鶴膝腫痛難移步。二陵犢鼻針殊巧。尺澤能舒肋骨疼。更有一穴曲池妙。根尋源流要安愈。加以風府功非小。更有手臂拘攣急。尺澤刺深去不仁。腰背若患攣急風。曲池一寸五分攻。五痔原因熱血作。承山須下病無踪。哮喘發來寢不得。豐隆刺入三

寸中。狂言盜汗如見鬼。惺惺間使下針美。骨寒髓冷火來治。靈道妙穴分明記。瘧疾寒熱眞可畏。須知虛實可用意。間使宜透支溝中。大狂七壯合聖治。連日頻頻發不休。金門刺深可無憂。瘧疾三日一發舉。先寒後熱無他語。寒多熱少取復溜。熱多寒少用間使。或患傷寒熱未休。牙關風壅藥難投。項强反張目直視。金針用意列缺求。傷寒四肢厥逆冷。脉氣無時仔細審。神奇妙穴眞有一。復溜踝上二寸省。四肢陽厥

泻，脐腹有病曲泉针。肩背诸疾中渚下，腰膝强痛交信凭。胁肋腿胯后溪妙，股膝肿起太冲灵。阴核发来如升大，百会妙穴真可惊。顶心头痛眼不开，涌泉下针足安泰。鹤膝肿痛难移步，二陵犊鼻针殊巧。尺泽能舒肋骨疼，更有一穴曲池妙，根寻源流要安愈，加以风府功非小。更有手臂拘挛急，尺泽刺深去不仁。腰背若患挛急风，曲池一寸五分攻。五痔原因热血作，承山须下病无踪。哮喘发来寝不得，丰隆刺入三寸中。狂言盗汗如见鬼，惺惺间使下针美。骨寒髓冷火来治，灵道妙穴分明记。疟疾寒热真可畏，须知虚实可用意，间使宜透支沟中，大狂七壮合圣治。连日频频发不休，金门刺深可无忧。疟疾三日一发举，先寒后热无他语，寒多热少取复溜，热多寒少用间使。或患伤寒热未休，牙关风壅药难投，项强反张目直视，金针用意列缺求。伤寒四肢厥逆冷，脉气无时仔细审，神奇妙穴真有一，复溜踝上二寸省。四肢阳厥

脉氣浮。須曉陰陽倒換求。寒則須補絕骨是。熱則絕骨瀉無憂。脉若浮洪當瀉解。沉細之時補便瘳。百合傷寒最難醫。妙法神針用意推。口禁眼合藥不一。合谷一針效甚奇。狐惑傷寒滿口瘡。須下黄連犀角湯。虫在臟腑食肌肉。須要神針刺地倉。傷寒腹痛虫尋食。吐蚘烏梅宜早嘗。十日九日必定死。中脘回還胃氣强。傷寒痞氣結胸中。兩目昏黄汗不通。湧泉妙穴三分許。速使周身汗自通。傷寒痞結脇積痛。期門刺

後見深功。當汗不汗合谷瀉。自汗發黄復溜憑。飛虎一穴通痞氣。祛風引氣使安寧。剛柔二痓最乖張。口禁眼合面紅粧。熱入血室心肺脹。須刺期門及少商。中滿如何去得根。陰包如刺效如神。不論老幼依法用。須教患者便擡身。打撲傷損破傷風。先於痛處下針攻。後向承山立作效。甄權留下意無窮。腰腿疼痛十來春。應針不了便惺惺。大都引氣探根本。服藥尋方枉費金。脚膝經年痛不休。內外踝邊用意求。穴號

脉气浮，须晓阴阳倒换求，寒则须补绝骨是，热则绝骨泻无忧；脉若浮洪当泻解，沉细之时补便瘳。百合伤寒最难医，妙法神针用意推，口噤眼合药不一，合谷一针效甚奇。狐惑伤寒满口疮，须下黄连犀角汤。虫在脏腑食肌肉，须要神针刺地仓。伤寒腹痛虫寻食，吐蛔乌梅宜早尝，十日九日必定死，中脘回还胃气强。伤寒痞气结胸中，两目昏黄汗不通，涌泉妙穴三分许，速使周身汗自通。伤寒痞结胁积痛，期门刺后见深功。当汁不汗合谷泻，自汗发黄复溜凭。飞虎一穴通痞气，祛风引气使安宁。刚柔二痓最乖张，口噤眼合面红妆，热入血室心肺胀，须刺期间乃少商。中满如何去得根，阴包如刺效如神，不论老幼依法用，须教患者便抬身。打扑伤损破伤风，先于痛处下针攻，后向承山立作效，甄权留下意无穷。腰腿疼痛十来春，应针不了便惺惺，大都引气探根本，服药寻方枉费金。脚膝经年痛不休，内外踝边用意求，穴号

崐崘并呂細。應能消散即時瘳。風痺痿厥如何治。大杼曲泉眞二美。兩足兩脇痛難伸。飛虎針之効甚靈。腰軟如何去得根。委中立見効如神。

通玄指要賦 八十三

必欲治病。莫如用針。巧運神機之妙。工開聖理之深。外取砭針。能蠲邪而輔正。中含水火。善回陽而倒陰。原夫絡別支殊。經交錯綜。或溝渠谿谷以岐異。或山海丘陵而隙共。斯流派以難揆。在條綱而有統。理繁

而昧。縱補瀉以何功。法捷而明。自迎隨而得用。且如行步難移。太衝最奇。人中除脊膂之强痛。神門去心性之呆癡。風傷項急。始求於風府。頭暈目眩。要覔於風池。耳閉須聽會而治也。眼痛則合谷以推之。胸結身黃。取湧泉而即可。腦昏目赤。瀉攢竹以便宜。若兩肘之拘攣。仗曲池而平掃。牙齒痛呂細堪治。頸項强承漿可保。太白宣道於氣衝。陰陵開通於水道。腹膜而脹。奪內廷以休遲。筋轉而疼。瀉承山之在早。大抵

昆仑并吕细，应能消散即时瘳。风痹痿厥如何治，大杼曲泉真二美。两足两胁痛难伸，飞虎针之效甚灵。腰软如何去得根，委中立见效如神。

通玄指要赋八十三

必欲治病，莫如用针。巧运神机之妙，工开圣理之深。外取砭针，能蠲邪而辅正。中含水火，善回阳而倒阴。原夫络别支殊，经交错综，或沟渠溪谷以歧异，或山海丘陵而隙共，斯流派以难揆，在条纲而有统。理繁而昧，纵补泻以何功，法捷而明，自迎随而得用。且如行步难移，太冲最奇。人中除脊膂之强痛，神门去心性之呆痴。风伤项急，始求于风府。头晕目眩，要觅于风池。耳闭须听会而治也，眼痛则合谷以推之。胸结身黄，取涌泉而即可。脑昏目赤，泻攒竹以便宜。若两肘之拘挛，仗曲池而平扫。牙齿痛吕细堪治，颈项强承浆可保。太白宣道于气冲，阴陵开通于水道。腹膜而胀，夺内庭以休迟。筋转而疼，泻承山之在早。大抵

脚腕痛崐崘可解胻膝痛陰市能醫癎發癲狂憑後
谿而料理瘧生寒熱仗間使以扶持期門罷胸滿血
膨而可已勞宮退翻胃心痛以何疑稽夫大敦去七
疝之偏疼王公謂此三里却五勞之羸瘦華佗言斯
固知腕骨祛黃然谷瀉腎行間治膝腫腰疼尺澤去
肘疼筋緊目昏不見二間宜取鼻窒無聞迎香可引
肩井除兩胛風難任竹空療偏頭疼不忍咳嗽寒痰
列缺堪憑眵䁾冷淚臨泣尤准髖骨將腿痛以祛殘

腎俞把腰疼而瀉盡越人治尸厥於維會隨手而甦
文伯瀉死胎於三陰應針而隕所謂諸痛爲實但麻
曰虛實則自外而入也虛則自内而出歟是故濟母
而裨其不足奪子而平其有餘觀二十七之經絡一
一明辨據四百四之疾症件件皆除故得夭枉都無
躋斯民于壽域幾微以判彰往古之玄書抑又聞心
胸病求掌後之大陵肩背疼責肘前之三里冷痺腎
腧取足陽明之土連臍腹痛瀉足少陰之水脊間心

脚腕痛，昆仑可解。胻膝痛，阴市能医。痫发癫狂，凭后溪而料理。疟生寒热，仗间使以扶持。期门罢胸满血膨而可已，劳宫退翻胃心痛以何疑。稽夫大敦去七疝之偏疼，王公谓此。三里却五劳之羸瘦，华佗言斯。固知腕骨祛黄，然谷泻肾，行间治膝肿腰疼，尺泽去肘疼筋紧。目昏不见，二间宜取。鼻窒无闻，迎香可引。肩井除两胛风难任，竹空疗偏头疼不忍。咳嗽寒痰，列缺堪凭。眵䁾冷泪，临泣尤准。髋骨将腿痛以祛残，肾俞把腰疼而泻尽，越人治尸厥于维会，随手而苏。文伯泻死胎于三阴，应针而陨。所谓诸痛为实，但麻曰虚。实则自外而入也，虚则自内而出欤。是故济母而裨其不足，夺子而平其有余。观二十七之经络，一一明辨；据四百四之疾症，件件皆除。故得夭枉都无，跻斯民于寿域。几微以判，彰往古之玄书。抑又闻心胸病，求掌后之大陵；肩背疼，责肘前之三里，冷痹肾俞，取足阳明之土；连脐腹痛，泻足少阴之水。脊间心後者。針中渚而立痊。脇下肋邊者。刺陽陵而即止。頭項痛。擬後谿以安然。腰脚疼。在委中而已矣。夫用針之士。於此理苟能明焉。收祛邪之功。尤在乎撚指。

靈光賦八十四

黃帝岐伯針灸訣。依他經裡分明說。三陰三陽十二經。更有奇經分八脉。靈光典註極幽深。偏正頭疼瀉列缺。睛明治眼肉睛攀。耳聾氣否聽會間。兩鼻鼽衄針禾窌。鼻窒不聞迎香間。治氣上壅足三里。天突宛

中治喘痰。心疼手顫針少海。少澤應除心下寒。兩足拘攣覔陰市。五般腰痛委中安。脾俞不動瀉丘墟。復溜治瘇如神醫。犢鼻治療風邪疾。住喘脚痛崐崘愈。後跟痛在僕叅求。承山筋轉幷灸痔。足掌下去尋湧泉。此法千金莫妄傳。此穴多治婦人疾。男蠱女孕兩病痊。百會鳩尾治痢疾。大小腸俞大小便。氣海血海療五淋。中脘下脘治腹堅。傷寒過經期門愈。氣刺兩乳求太淵。大敦二穴主偏墜。水溝間使治邪癲。吐血

后者，针中渚而立痊；胁下肋边者，刺阳陵而即止；头项痛，拟后溪以安然；腰脚疼，在委中而已矣。夫用针之士，于此理苟能明焉，收祛邪之功，尤在乎捻指。

灵光赋八十四

黄帝岐伯针灸诀，依他经里分明说。三阴三阳十二经，更有奇经分八脉。灵光典注极幽深，偏正头疼泻列缺。睛明治眼肉睛攀，耳聋气痞听会间。两鼻鼽衄针禾髎，鼻窒不闻迎香间。治气上壅足三里，天突宛中治喘痰。心疼手颤针少海，少泽应除心下寒。两足拘挛觅阴市，五般腰痛委中安。脾俞不动泻丘墟，复溜治肿如神医。犊鼻治疗风邪疾，住喘脚痛昆仑愈。后跟痛在仆参求，承山筋转并灸痔。足掌下去寻涌泉，此法千金莫妄传。此穴多治妇人疾，男蛊女孕两病痊。百会鸠尾治痢疾，大小肠俞大小便。气海血海疗五淋，中脘下脘治腹坚。伤寒过经期门愈，气刺两乳求太渊。大敦二穴主偏坠，水沟间使治邪癫。吐血

定喘補尺澤地倉能止口流涎勞宮醫得身勞倦水
腫水分灸即安五指不伸中渚取頰車可針患齒愈
陰蹻陽蹻兩踝邊腳氣四穴先尋取陰陽陵泉亦主
之陰蹻陽蹻與三里諸穴一般治腳氣在腰玄樞宜
正取膏肓舊傳治百病灸得真切病須愈針灸一穴
數病除學者尤宜仔細取悟得明師流注法頭目有
病針四肢針有補瀉明呼吸穴應五行順四時悟得
人身中造化此歌依舊是筌蹄

流注指微賦 八十五

疾居榮衛扶救者針觀虛實與肥瘦辨四時之淺深
取穴之法但分陰陽與谿谷迎隨逆順須曉血氣與
升沉原夫指微論中積義成賦知本時之氣開說經
絡之流注每披文而參其法篇篇之誓審尋復經以
察其言字字之明論疑隱皆知實虛總附移疼住痛
之有神針下獲安暴疾沉痾至危篤刺之勿誤詳夫
陰日血引值陽氣流口溫針煖牢濡深求諸經十二

定喘补尺泽，地仓能止口流涎。劳宫医得身劳倦，水肿水分灸即安。五指不伸中渚取，颊车可针患齿愈。阴跷阳跷两踝边，脚气四穴先寻取。阴阳陵泉亦主之，阴跷阳跷与三里。诸穴一般治脚气，在腰玄枢宜正取。膏肓旧传治百病，灸得真切病须愈。针灸一穴数病除，学者尤宜仔细取。悟得明师流注法，头目有病针四肢。针有补泻明呼吸，穴应五行顺四时，悟得人身中造化，此歌依旧是筌蹄。

流注指微赋八十五

疾居荣卫，扶救者针。观虚实与肥瘦，辨四时之浅深。取穴之法，但分阴阳与溪谷。迎随逆顺，须晓血气与升沉。原夫指微论中，积义成赋，知本时之气开，说经络之流注。每披文而参其法，篇篇之誓审；寻复经以察其言，字字之明论。疑隐皆知，实虚总附。移疼住痛之有神，针下获安；暴疾沉疴至危笃，刺之勿误。详夫阴日血引，值阳气流，口温针暖，牢濡深求。诸经十二

作數絡脉十五爲周隂俞六十藏主陽穴七二府收
刺經陽者可臥針而取奪血絡者先俾指而柔呼爲
迎而吸作補逆爲奪而從何憂淹疾延患着灸之由
躁煩藥餌而難拯必取八會癰腫奇經而畜邪須用
砭瘳况乎甲膽乙肝丁心壬水生我者號母我生者
名子春井夏榮乃邪在秋經冬合乃刺矣犯禁忌而
病復用日衰而難已孫絡在於肉分血行出於支裏
悶昏針運經虛補絡必然疼實癢虛瀉子隨母要指

想夫先賢迅効無出於針今人愈疾豈難於醫徐文
伯瀉孕於苑內斯由甚速范九思療咽於江夏聞見
言希大抵古今遺跡後世皆師王纂針魅而立康獺
從被出秋夫療鬼而馘効魂免傷悲既而秘旨幽微
用難直訣竅齊於筋骨皮肉要察於強弱久新府藏
寒熱接氣通經裏外之絕羸盈必別勿刺大勞使人
氣亂而神隨慎妄呼吸防他針昏而閉血又以常尋
古義由有藏機遇高賢真趣則超然得悟逢達人示

作数，络脉十五为周；阴俞六十脏主，阳穴七二腑收。刺阳经[①]者，可卧针而取；夺血络者，先俾指而柔。呼为迎而吸作补，逆为夺而从何忧。淹疾延患，着灸之由。躁烦药饵而难拯，必取八会；痈肿奇经而畜邪，须用砭瘳。况乎甲胆乙肝，丁心壬水。生我者号母，我生者名子。春井夏荥乃邪在；秋经冬合乃刺矣。犯禁忌而病复，用日衰而难已。孙络在于肉分，血行出于支里。闷昏针运，经虚补络必然；疼实痒虚，泻子随母要指。想夫先贤迅效，无出于针；今人愈疾，岂难于医。徐文伯泻孕于苑内，斯由甚速；范九思疗咽于江夏，闻见言希。大抵古今遗迹，后世皆师。王纂针魅而立康，獭从被出；秋夫疗鬼而获效，魂免伤悲。既而秘旨幽微，用针[②]直诀。窍齐于筋骨皮肉，要察于强弱久新，腑脏寒热。接气通经，里外之绝，羸盈必别。勿刺大劳，使人气乱而神随；慎妄呼吸，防他针昏而闭血。又以常寻古义，由有藏机。遇高贤真趣，则超然得悟；逢达人示

①阳经：原倒作“经阳”，据《子午流注针经》卷上乙正。
②针：原作“难”，据《子午流注针经》卷上改。

教則表我扶危男女氣脉分時合度母子時尅注穴
須依今詳定療病之宜神針法式廣搜難素之秘文
密辭深考諸家之肘函契先賢之妙臆稱瀘江流注
之指微爲後世學者之規凖

攔江賦八十六

擔截之中法數何有擔有截起沉痾我今作此攔江
賦何用三車五輻歌先將八法爲定例流注之中分
次第心胸之病內關擔臍下公孫用法攔頭部須還

針方六集 〈八兼羅集〉 五十

尋列缺痰涎壅塞及咽乾禁口喉風針照海三陵出
血刻時安眼目之中諸疾苦更用臨泣使針擔後谿
專治督脉病癲狂此法治還輕申脉能除寒與熱頭
風偏正及心驚耳鳴鼻衄胸中满好用金針此穴尋
但遇痒麻虛即補如逢疼痛瀉而迎更有傷寒眞妙
訣頭疼身熱取陽經無汗更將合谷補復溜穴瀉好
用針倘若汗多流不絕合谷補之効如神四日太陰
宜細辨公孫照海一般行再用內關施截法七日期

教，则表我扶危。男女气脉，分时合度；母子时刻，注穴须依。今详定疗病之宜，神针法式；广搜《难》《素》之秘，文密辞深。考诸家之肘函，契先贤之妙臆，称泸江流之指微，为后世学者之规准。

拦江赋八十六

担截之中法数何，有担有截起沉疴。我今作此拦江赋，何用三车五辐歌。先将八法为定例，流注之中分次第。心胸之病内关担，脐下公孙用法拦。头部须还寻列缺，痰涎壅塞及咽干。噤口喉风针照海，三陵出血刻时安。眼目之中诸疾苦，更用临泣使针担。后溪专治督脉病，癫狂此法治还轻。申脉能除寒与热，头风偏正及心惊。耳鸣鼻衄胸中满，好用金针此穴寻。但遇痒麻虚即补，如逢疼痛泻而迎。更有伤寒真妙诀，头疼身热取阳经。无汗更将合谷补，复溜穴泻好用针。倘若汗多流不绝，合谷补之效如神。四日太阴宜细辨，公孙照海一般行。再用内关施截法，七日期門可用鍼。但治傷寒。皆用瀉。若知素問坦然明。流注之中分造化。常將水火土金平。春夏井滎宜刺淺。秋冬經合更宜深。天地四時同此數。三才常用記心胸。天地人部次第入。仍調各部一般勻。夫弱婦強亦有尅。婦弱夫強亦有刑。皆在本經擔與截。瀉南補北亦須明。經絡明時知造化。不得師傳枉用心。不遇至人應不授。天寶豈可付非人。按定氣血病人呼。重搓數十把鍼扶。戰提搖起向上使。氣自流行病自無。

馬丹陽天星十二穴歌 八十七

三里內庭穴。曲池合谷接。委中配承山。太衝崑崙穴。環跳及陽陵。通里并列缺。合擔用法擔。合截用法截。擔截常記取。非人莫浪說。三百六十穴。不出十二訣。此法少人知。金鎖都開徹。治病顯奇功。有如湯潑雪。學者細推尋。神功無盡竭。

三里在膝下。三寸兩筋間。能通心腹脹。善治胃中寒。腸鳴并泄瀉。腿脛膝腫痠。傷寒羸瘦損。氣蠱及諸

门可用针。但治伤寒皆用泻，若知《素问》坦然明。流注之中分造化，常将水火土金平。春夏井荥宜刺线，秋冬经合更宜深。天地四时同此数，三才常用记心胸。天地人部次第入，仍调各部一般匀。夫弱妇强亦有克，妇弱夫强亦有刑。皆在本经担与截，泻南补北亦须明。经络明时知造化，不得师传枉用心。不遇至人应不授，天宝岂可付非人。按定气血病人呼，重搓数十把针扶。战提摇起向上使，气自流行病自无。

马丹阳天星十二穴歌八十七

三里内庭穴，曲池合谷接，委中配承山，太冲昆仑穴，环跳及阳陵，通里并列缺。合担用法担，合截用法截，担截常记取，非人莫浪说。三百六十穴，不出十二诀。此法少人知，金锁都开彻，治病显奇功，有如汤泼雪，学者细推寻，神功无尽竭。

三里在膝下，三寸两筋间，能通心腹胀，善治胃中寒，肠鸣并泄泻，腿胫膝肿酸，伤寒羸瘦损，气臌及诸

般年過三旬後針灸眼光明
內廷次指外本屬足陽明能治四肢厥喜靜惡聞聲
癮癮咽喉痛數欠及牙疼氣虛不能食針着便惺
惺
曲池拱手取屈肘骨邊求善治肘中痛偏風手不收
挽弓開不得筋緩莫梳頭喉痺從欲死發熱更無
休遍身風癬癩針着即時瘳
合谷在虎口兩指岐骨間肩痛并面腫瘧病熱還寒

齒齲鼻衄血口禁不開言針入五分后令人即便
安
委中曲腘裏横紋脉中央腰痛不能舉沉沉引脊梁
痠疼筋莫展風痺發無常膝頭難伸屈針入即安
康
承山名魚腹腨陷分肉間善治腰疼痛痔疾大便難
脚氣并膝腫輾轉戰疼痠霍亂轉筋急穴中刺便
安

般，年过三旬后，针灸眼光明。

内庭次指外，本属足阳明，能治四肢厥，喜静恶闻声，瘾瘾咽喉痛，数欠及牙疼，气虚不能食，针着便惺惺。

曲池拱手取，屈肘骨边求，善治肘中痛，偏风手不收，挽弓开不得，筋缓莫梳头，喉痹从欲死，发热更无休，遍身风癣癞，针着即时瘳。

合谷在虎口，两指岐骨间，肩痛并面肿，疟病热还寒，齿龋鼻衄血，口噤不开言，针入五分后，令人即便安。

委中曲腘里，横纹脉中央，腰痛不能举，沉沉引脊梁，酸疼筋莫展，风痹发无常，膝头难伸屈，针入即安康。

承山名鱼腹，腨陷分肉间，善治腰疼痛，痔疾大便难，脚气并膝肿，辗转战疼酸，霍乱转筋急，穴中刺便安。

太衝足大指。節後二寸中。動脉知生死。能醫驚癇風。咽喉腹心脹。兩足不能動。七疝偏墜腫。眼目似雲蒙。亦能療腰痛。針下有神功。

崑崙足外踝。跟骨上邊尋。轉筋腰尻痛。暴喘滿衝心。舉步行不得。一動即呻吟。若欲求安穩。須於此穴針。

環跳在髀樞。側卧曲足取。腰折莫能伸。冷風并濕痺。腿胯痛連腨。轉側重嗟吁。若人針灸後。頃刻痛消除。

陽陵泉膝下。外廉一寸中。膝重并麻木。冷痺及偏風。舉足不能起。坐卧似衰翁。針入六分止。醫功妙不窮。

通里腕骨後。一寸五分中。欲言聲不出。懊憹及怔忡。實則四肢重。頭腮面頰紅。虛則不能食。暴瘖面無容。毫針微微刺。方信有神功。

列缺腕側上。次指手交叉。專療偏頭患。偏風肘木麻。

太冲足大指，节后二寸中，动脉知生死，能医惊痫风，咽喉腹心胀，两足不能动，七疝偏坠肿，眼目似云蒙，亦能疗腰痛，针下有神功。

昆仑足外踝，跟骨上边寻，转筋腰尻痛，暴喘满冲心，举步行不得，一动即呻吟，若欲求安稳，须于此穴针。

环跳在髀枢，侧卧曲足取，腰折莫能伸，冷风并湿痹，腿胯痛连腨，转侧重嗟吁，若人针灸后，顷刻痛消除。

阳陵泉膝下，外廉一寸中，膝重并麻木，冷痹及偏风，举足不能起，坐卧似衰翁，针入六分止，医功妙不穷。

通里腕骨后，一寸五分中，欲言声不出，懊侬及怔忡，实则四肢重，头腮面颊红，虚则不能食，暴喑面无容，毫针微微刺，方信有神功。

列缺腕侧上，次指手交叉，专疗偏头患，偏风肘木麻，

痰涎頻壅上口禁不開牙若能明補瀉應手疾如
拿

四總穴歌八十八

肚腹三里留腰背委中求頭項尋列缺面口合谷收

千金翼十三鬼穴歌八十九

百邪顛狂所爲病針有十三穴須認一一從頭次第
針男從左起女從右一針人中爲鬼宮左轉下針右
轉出第二手大指甲下名曰鬼信刺三分第三足大

趾甲下名曰鬼壘入二分第四掌後大陵穴刺可五
分爲鬼心第五申脉爲鬼路火針三下刺鋥鋥第六
却尋風府上入髮一寸名鬼枕七取耳垂下五分名
曰鬼床針要温八取承漿名鬼市從左出右君須記
九針間使鬼道上十針上星名鬼堂十一刺及陰下
縫會陰之穴爲鬼藏十二曲池名鬼臣火針仍要刺
鋥鋥十三舌頭當舌中此穴須名是鬼封手足兩邊
當對刺中行一穴只單通此是先師眞口訣狂猖惡

痰涎频壅上，口噤不开牙，若能明补泻，应手疾如拿。

四总穴歌八十八

肚腹三里留，腰背委中求，头项寻列缺，面口合谷收。

《千金翼》十三鬼穴歌八十九

百邪癫狂所为病，针有十三穴须认。一一从头次第针[1]，男从左起女从右。一针人中为鬼宫，左转下针右转出。第二手大指甲下，名曰鬼信刺三分。第三足大趾甲下，名曰鬼垒入二分。第四掌后大陵穴，刺可五分为鬼心。第五申脉为鬼路，火针三下刺锃锃。第六却寻风府上，入发一寸名鬼枕。七取耳垂下五分，名曰鬼床针要温。八取承浆名鬼市，从左出右君须记。九针间使鬼道上，十针上星名鬼堂。十一刺及阴下缝，会阴之穴为鬼藏。十二曲池名鬼臣，火针仍要刺锃锃。十三舌头当舌中，此穴须名是鬼封。手足两边当对刺，中行一穴只单通。此是先师真口诀，狂猖恶

①一一从头次第针：此上《徐氏针灸大全》卷一、《针灸大成》卷九、《类经图翼》卷六有“九针之体先鬼宫，次针鬼信无不应”两句。

鬼走無踪。

雜病十一條歌九十

攢竹絲空主頭疼。偏正皆宜向此針。更去大都徐瀉動。風池針刺三分深。曲池合谷先針瀉。永與除痾病不侵。依此下鍼無不應。管教隨手便安寧。頭風頭痛與牙疼。合谷三間兩穴尋。更向大都針眼痛。太淵穴內用針行。牙疼三分針呂細。齒疼依前指上明。更推大都左之右。交互相迎仔細尋。

聽會兼之與聽宮。七分針瀉耳中聾。耳門又瀉三分許。更加七壯灸聽宮。大腸經內將針瀉。曲池合谷七分中。醫者若能明此理。針下之時便見功。

肩背并和肩髆疼。曲池合谷七分深。未愈尺澤加一寸。更於三間次第行。各入七分於穴內。少風二府刺心經。穴內淺深依法用。當時蠲疾兩之經。

咽喉以下至於臍。胃脘之中百病危。心氣痛時胸結硬。傷寒嘔噦悶涎隨。列缺下針三分許。三分針瀉到

鬼走无踪。

杂病十一条歌九十

攒竹丝空主头疼，偏正皆宜向此针，更去大都徐泻动，风池针刺三分深。曲池合谷先针泻，永与除疴病不侵。依此下针无不应，管教随手便安宁。头风头痛与牙疼，合谷三间两穴寻，更向大都针眼痛，太渊穴内用针行。牙疼三分针吕细，齿疼依前指上明，更推大都左之右，交互相迎仔细寻。

听会兼之与听宫，七分针泻耳中聋，耳门又泻三分许，更加七壮灸听宫。大肠经内将针泻，曲池合谷七分中，医者若能明此理，针下之时便见功。

肩背并和肩膊疼，曲池合谷七分深，未愈尺泽加一寸，更于三间次第行。各入七分于穴内，少风二府刺心经，穴内浅深依法用，当时蠲疾两之经。

咽喉以下至于脐，胃脘之中百病危，心气痛时胸结硬，伤寒呕哕闷涎随。列缺下针三分许，三分针泻到

風池。二足三間并三里。中衝還刺五分依。
汗出難來刺腕骨。五分針瀉要君知。魚際經渠并通
里。一分針瀉汗淋漓。足趾三間及三里。大指各刺五
分宜。汗至如淋通遍體。有人明此是良醫。
四肢無力中邪風。眼澁難開百病攻。精神昏倦多不
語。風池合谷用針通。兩手三間隨後瀉。三里兼之與
太衝。各入五分於穴內。迎隨得法有神功。
風池手足指諸間。右瘓偏風左曰癱。各刺五分隨後

針方六集　兼羅集

瀉。更灸七壯便身安。三里陰交行氣瀉。一寸三分量
病看。每穴又加三七壯。自然癱瘓即時安。
肘痛將針刺曲池。經渠合谷亦相宜。五分針刺於二
穴。瘧病纏身便得離。未愈更加三間刺。五分深刺莫
憂疑。又兼氣痛增寒熱。間使行針莫用遲。
腿胯腰疼痞氣攻。髋骨穴內七分窮。更針風市兼三
里。一寸三分補瀉同。又去陰交瀉一寸。行間仍刺五
分中。剛柔進退隨呼吸。去疾除痾撚指工。

风池，二足三间并三里，中冲还刺五分依。

汗出难来刺腕骨，五分针泻要君知，鱼际经渠并通里，一分针泻汗淋漓。足趾三间及三里，大指各刺五分宜，汗至如淋通遍体，有人明此是良医。

四肢无力中邪风，眼涩难开百病攻，精神昏倦多不语，风池合谷用针通。两手三间随后泻，三里兼之与太冲，各入五分于穴内，迎随得法有神功。

风池手足指诸间，右痪偏风左曰瘫，各刺五分随后泻，更灸七壮便身安。三里阴交行气泻，一寸三分量病看，每穴又加三七壮，自然瘫痪即时安。

肘痛将针刺曲池，经渠合谷亦相宜，五分针刺于二穴，疟病缠身便得离。未愈更加三间刺，五分深刺莫忧疑，又兼气痛增寒热，间使行针莫用迟。

腿胯腰疼痞气攻，髋骨穴内七分穷，更针风市兼三里，一寸三分补泻同。又去阴交泻一寸，行间仍刺五分中，刚柔进退随呼吸，去疾除痾捻指工。

肘膝疼時刺曲池。進針一寸是相宜。左病針右右針左。依此三分瀉氣奇。膝痛三寸針犢鼻。三里陰交要七吹。但能仔細尋其理。劫病之功在片時。

崔氏灸骨蒸勞熱定取患門四花六穴法九十一

先用細繩數條。約三四尺。以蠟油之。勿令展縮。以病人脚底貼肉量男取左足，女取右足。從足大拇指頭齊起。從脚板中當脚跟向後引繩。循脚肚貼肉直上。至膝腕曲膕中。大横紋截斷。次令病人解髮分開兩邊。令見頭

縫自顖門平分至腦後。乃平身正坐。取前所截繩子。一頭從鼻端齊。引繩向上。正循頭縫至腦後。貼肉垂下。循脊骨引繩向下。至繩盡處。當脊骨以墨點記此墨不是穴。別以稻稈心令病人合口。將稈心按於口上。兩頭至吻。却勾起稈心中心至鼻端根下。如此∧樣。齊兩吻截斷。將稈展直。於先在脊中墨記處。取中横量。勿令高下。於稈心兩頭。以墨點之。此是灸穴。名曰患門。二穴初灸七壯。累灸至一百壯妙。初只灸此二穴。

肘膝疼时刺曲池，进针一寸是相宜，左病针右右针左，依此三分泻气奇。膝痛三寸针犊鼻，三里阴交要七吹，但能仔细寻其理，劫病之功在片时。

崔氏灸骨蒸劳热定取患门四花六穴法九十一

先用细绳数条，约三四尺，以蜡油之，勿令展缩。以病人脚底贴肉量男取左足，女取右足，从足大拇指头齐起，从脚板中当脚跟向后引绳，循脚肚贴肉直上，至膝腕曲腘中，大横纹截断。次令病人解发分开两边，令见头缝，自囟门平分至脑后。乃平身正坐，取前所截绳子，一头从鼻端齐，引绳向上，正循头缝至脑后，贴肉垂下，循脊骨引绳向下，至绳尽处，当脊骨以墨点记此墨不是穴。别以稻秆心令病人合口，将秆心按于口上，两头至吻，却勾起秆心中心至鼻端根下，如此“∧”样，齐两吻截断。将秆展直，于先在脊中墨记处，取中横量，勿令高下，于秆心两头，以墨点之，此是灸穴，名曰患门。二穴初灸七壮，累灸至一百壮妙。初只灸此二穴。

次令病人平身正坐稍縮臂膊取一繩遶項向前平
結喉骨後平大杼骨俱以點記向前雙垂與鳩尾齊
即截斷却翻繩向後以繩原點結喉墨放大杼上大
杼墨放結喉上垂脊中雙繩頭齊會處以墨點記此亦不是灸穴
別取秆心令病人合口無得動笑横量齊兩吻
截斷還於背上墨記處摺中横量兩頭點之此是灸
穴又將循脊直量上下點之此是灸穴名曰四花穴
初灸七壯累灸至百壯迨瘡愈疾未愈依前法復灸

故云累灸至百壯但當脊骨上兩穴切宜少灸凡一
次只可灸三五壯多灸恐人跼脊凡灸此六穴亦要
灸足三里以瀉火氣爲妙若婦人纏帛裹足以至短
小所取第一次患門穴難以準取但取右手肩髃穴
貼肉量至中指爲盡亦可不若只取膏肓穴灸之其
穴備載于後

千金方論取膏肓腧穴法九十二

膏肓腧穴無所不治主羸瘦虚損夢中失精上氣欬

次令病人平身正坐，稍缩臂膊，取一绳绕项向前平结喉骨，后平大杼骨，俱以点记，向前双垂，与鸠尾齐即截断，却翻绳向后，以绳原点结喉墨放大杼上，大杼墨放结喉上，垂脊中，双绳头齐会处以墨点记此亦不是灸穴，别取秆心令病人合口，无得动笑，横量齐两吻截断。还于背上墨记处，折中横量，两头点之，此是灸穴。又将循脊直量上下点之，此是灸穴，名曰四花穴。初灸七壮，累灸至百壮。迨疮愈，疾未愈，依前法复灸，故云累灸至百壮。但当脊骨上两穴，切宜少灸，凡一次只可灸三五壮，多灸恐人局脊。凡灸此六穴，亦要灸足三里，以泻火气为妙。若妇人缠帛裹足，以至短小，所取第一次患门穴，难以准取，但取右手肩髃穴，贴肉量至中指为尽亦可，不若只取膏肓穴灸之，其穴备载于后。

《千金方》论取膏肓腧穴法九十二

膏肓腧穴，无所不治。主羸瘦虚损，梦中失精，上气咳

逆狂惑失志取穴之法令人正坐曲脊伸兩手以臂
著膝前令正直手大指與膝頭齊以物支肘勿令臂
得搖動從胛骨上角模索至胛骨下頭其間當在四
肋五肋之間去中行各開三寸依胛骨之裏肋間深
處是穴去胛骨容側指許摩脂肉之表筋骨空處按
之但覺牽引胸部灸兩胛中各一穴至六百壯多至
千壯當覺氣下礱礱然如流水狀亦當有所下出若
無停痰宿疾則無所下也若病人已困不能正坐當

令側臥挽一臂令前求穴灸之也求穴大較以右手
從左肩上拄指頭表所不及者是也左手亦然乃以
前法灸之若不能但正坐常伸兩臂亦可伏衣襆上
伸兩臂令人挽兩胛骨使相離不爾胛骨遮穴不可
得也所伏衣襆當令大小常定不然則失其穴此灸
訖後令人陽氣康盛當消息以自補養使身體平復
論言昔秦緩不救晉侯之疾以在膏之下肓之上針
藥所不及即此穴也孫真人笑其拙不能求得此穴

逆，狂惑失志。取穴之法：令人正坐曲脊，伸两手，以臂着膝前。令正直，手大指与膝头齐，以物支肘，勿令臂得摇动，从胛骨上角摸索至胛骨下头，其间当在四肋五肋之间，去中行各开三寸，依胛骨之里肋间深处是穴。去胛骨容侧指许，摩膂肉之表，筋骨空处按之，但觉牵引胸部。灸两胛中各一穴，至六百壮，多至千壮，当觉气下砻砻然如流水状，亦当有所下出。若无停痰宿疾，则无所下也。若病人已困不能正坐，当令侧卧，挽一臂令前，求穴灸之也。求穴大较以右手从左肩上拄，指头表所不及者是也；左手亦然。乃以前法灸之。若不能，但正坐常伸两臂，亦可伏衣袱上伸两臂，令人挽两胛骨使相离，不尔，胛骨遮穴，不可得也。所伏衣袱当令大小常定，不然则失其穴，此灸讫后，令人阳气康盛，当消息以自补养，使身体平复。论言：昔秦缓不救晋侯之疾，以在膏之下、肓之上，针药所不及，即此穴也。孙真人笑其拙，不能求得此穴，

所以宿痾難遣若能用心何憚不得灸之無疾不愈矣今明白備載于此學者仔細詳審依法取之

隔蒜灸癰毒法九十三

法用大頭獨蒜本草名葫薄切如小錢大亦如錢厚以蒜錢貼於疽頂尖上以熟艾炷安於蒜錢上灸之三壯一易蒜錢若灸時疼痛要灸至不痛初灸時不痛要灸至痛然後止大槩以百壯為準用大蒜取其毒有力多用艾炷取其火力通透如法灸之瘡一發膿潰

繼以神異膏貼之即日而安一能使瘡不開大二內肉不壞三瘡口易合一舉而三得之然人未知之而多遲疑不決至二日之後疽大如指毒氣開散病者不能堪火不可着艾矣可不預知之乎但頭上見疽或項以上見疽則不可用此法灸反增其疾兵部手集同

針方六集六卷終

所以宿疴难遣，若能用心，何惮不得，灸之无疾不愈矣。今明白备载于此，学者仔细详审，依法取之。

隔蒜灸痈毒法九十三

法用大头独蒜本草名葫，薄切如小钱大，亦如钱厚。以蒜钱贴于疽顶尖上，以熟艾炷安于蒜钱上，灸之三壮，一易蒜钱。若灸时疼痛，要灸至不痛；初灸时不痛，要灸至痛，然后止，大概以百壮为准。用大蒜，取其毒有力。多用艾炷，取其火力通透。如法灸之，疮一发脓溃，继以神异膏贴之，即日而安。一、能使疮不开大；二、内肉不坏；三、疮口易合，一举而三得之。然人未知之而多迟疑不决，至二日之后疽大如指，毒气开散，病者不能堪火，不可着艾矣，可不预知之乎？但头上见疽或项以上见疽，则不可用此法，灸反增其疾。《兵部手集》同。

针方六集六卷终

针灸六赋

[清] 郑欐 辑抄　王旭东 校订

明末广仁集抄本

《针灸六赋》未分章卷，为针灸歌赋专集。辑者将《针灸聚英》《针灸大成》等针灸名著中的《百症赋》《标幽赋》《席弘赋》《金针赋》《玉龙赋》《通玄指要赋》等六首流传已久的针灸名赋，集于一册。内容涉及经络、腧穴、特定穴、针法、灸法、刺法、得气、失气、候气、子午流注、补泻、禁灸、禁针、临床病证论治及配方取穴等。歌赋形式易于诵读，历代均作为课徒读本，深受针者喜爱。

本书辑者历代均无著录，中医书目均著录其版本为明抄本。唯黄龙祥先生认为本书尽抄自《针灸大成》，故抄写年代不能早于清康熙十九年（1680）。经本人考证，本书版心一栏上部有“广仁集”字样，《广仁集》为清代郑欐辑录的综合性医书。郑欐，字积厚，直隶博野（今河北省博野县）人。《畿辅通志》卷二三一、《博野县志》卷六有传，是当地著名孝子，“父丧，哀毁骨立。以母多疾，遂潜心医书，亲制药饵，详择古方，著有《广仁集》……乾隆元年举孝廉方正，给六品顶戴”。其父郑景洛，康熙三十九年进士，曾任山西石楼知县，亦因父病知医。兄郑植，曾任洛阳知县。

书中歌赋内容及次序虽与《针灸大成》同，但文字出入甚多，似是抄辑者加以己见，抑或所抄母本有异。抄本年代，当在清乾隆元年（1736）郑欐举孝廉之前。本书即以《广仁集》辑抄本影印并校勘。

百症賦

百症俞穴再三用心顖會連于玉枕頭風療以金針懸顱頷厭之中偏頭痛止强間豐隆之際頭痛難禁原夫面腫虛浮須仗水溝前頂耳聾氣閉全憑聽會翳風面上虫行有驗迎香可取耳中蟬噪有聲聽會堪攻目眩兮支正飛揚目黃兮陽綱膽俞攀睛攻少澤肝俞之所淚出刺臨泣頭維之處目中漠漠即尋攢竹三間目覺䀮䀮急取養老天柱觀其雀目汗氣

廣仁集

睛明行間而細推審他項强傷寒溫溜期門而主之廉泉中冲舌下腫疼堪取天府合谷鼻中衄血宜追耳門絲竹空住牙疼于頃刻頰車地倉穴正口喎于片時喉痛兮液門魚際去療轉筋兮金門丘墟來醫陽谷俠谿頷腫口噤並治少商曲澤血虛口渴同施通天去鼻內無聞之苦復溜去舌乾口燥之悲瘂門關冲舌緩不語而要緊天鼎間使失音囁嚅而休遲太冲瀉唇喎以速愈承漿瀉牙疼而即移項强多惡

百症赋 《聚英》

百症俞穴，再三用心。囟会连于玉枕，头风疗以金针。悬颅、颔厌之中，偏头痛止；强间、丰隆之际，头痛难禁。原夫面肿虚浮，须仗水沟、前顶；耳聋气闭，全凭听会、翳风。面上虫行有验，迎香可取；耳中蝉噪有声，听会堪攻。目眩兮，支正、飞扬；目黄兮，阳纲、胆俞。攀睛攻少泽、肝俞之所；泪出刺临泣、头维之处。目中漠漠，即寻攒竹、三间；目觉䀮䀮，急取养老、天柱。观其雀目肝[①]气，睛明、行间而细推；审他项强伤寒，温溜、期门而主之。廉泉、中冲，舌下肿疼堪取；天府、合谷，鼻中衄血宜追。耳门、丝竹空，住牙疼于顷刻；颊车、地仓穴，正口㖞于片时。喉痛兮，液门、鱼际去疗；转筋兮，金门、丘墟来医。阳谷、侠溪，颔肿口噤并治；少商、曲泽，血虚口渴同施。通天去鼻内无闻之苦，复溜去舌干口燥之悲。哑门、关冲，舌缓不语而要紧；天鼎、间使，失音嗫嚅而休迟。太冲泻唇㖞以速愈，承浆泻牙疼而即移。项强多恶

①肝：原作“汗”，据《针灸聚英》卷四改。

風束骨相連于天柱熱病汗不出大都更接于經渠且如兩臂頑麻少海就傍于三里半身不遂陽陵遠達于曲池建里内關掃盡胸中之苦悶聽宫脾俞祛殘心下之悲凄久知脇肋疼痛氣户華盖有靈腹内腸鳴下脘陷谷能平胸脇支滿何療章門不用細尋膈疼飲蓄難禁膻中巨闕便針胸滿更加噎塞中府意舍所行胸膈停留瘀血腎俞巨髎宜徵胸滿項强神藏璇璣已試背連腰痛白環委中曾經脊强兮水

道筋縮目眩兮顴髎大迎痓病非顖顱而不愈臍風須然谷而易醒委陽天池腋腫針而速散後谿環跳腿疼刺而即輕夢魘不寧厲兑相諧于隱白發狂奔走上脘同起于神門驚悸怔忡取陽交解谿勿悞反張悲哭仗天衝大横須精癲疾必身柱本神之令發熱仗少冲曲池之津歲熱時行陶道復求肺俞理風癎常發神道須還心俞寧湿寒湿熱下髎定厥寒厥熱湧泉清寒慄要寒二間疎通陰郄暗煩心嘔吐幽

风，束骨相连于天柱；热病汗不出，大都更接于经渠。且如两臂顽麻，少海就傍于三里；半身不遂，阳陵远达于曲池。建里、内关，扫尽胸中之苦闷；听宫、脾俞，祛残心下之悲凄。久知胁肋疼痛，气户、华盖有灵；腹内肠鸣，下脘、陷谷能平。胸胁支满何疗，章门不用细寻。膈疼饮蓄难禁，膻中、巨阙便针。胸满更加噎塞，中府、意舍所行；胸膈停留瘀血，肾俞、巨髎宜征。胸满项强，神藏、璇玑已试；背连腰痛，白环、委中曾经。脊强兮水道、筋缩，目眩兮颧髎、大迎。痓病非颅囟而不愈，脐风须然谷而易醒。委阳、天池，腋肿针而速散；后溪、环跳，腿疼刺而即轻。梦魇不宁，厉兑相谐于隐白；发狂奔走，上脘同起于神门。惊悸怔忡，取阳交、解溪勿误；反张悲哭，仗天冲、大横须精。癫疾必身柱、本神之令，发热仗少冲、曲池之津。岁热时行，陶道复求肺俞理；风痫常发，神道须还心俞宁。湿寒湿热下髎定，厥寒厥热涌泉清。寒栗恶[①]寒，二间疏通阴郄暗；烦心呕吐，幽

①恶：原作“要”，据《针灸聚英》卷四改。

門閉徹玉堂明行間湧泉主消渴之腎渴陰陵水分
去水腫之臍盈勞瘵傳尸趨魄户膏肓之路中邪霍
亂尋陰谷三里之程治疸消黄諧後谿勞宫而看倦
言嗜卧往通里大鐘而明咳嗽連聲肺俞須迎天突
穴小便赤澁兊端獨瀉太陽經刺長強於承山善主
腸風新下血針三陰於氣海專治白濁久遺精且如
肓俞横骨瀉五淋之久積陰郄後谿治盗汗之多出
脾虚穀以不消脾俞膀胱俞覔胃冷食而難化魂門

廣仁集

胃俞堪責鼻痔必取齗交癭氣須求浮白大敦照海
患寒症而善蠲五里臂臑生瘰瘡而能治至陰屋翳
療瘡疾之疼多肩髃陽谿消隱中之熱極抑又論婦
人經事改常自有地機血海女子少氣漏血不無交
信合陽帶下産崩衝門氣衝宜審月潮違限天樞水
泉細詳肩井乳癰而極効商丘痔瘤而最良脱肛趨
百會尾翳之所無子搜陰交石關之鄉中脘主乎積
痢外丘收乎太陽寒瘧兮商陽太谿驗痃癖兮衝門

门闭彻玉堂明。行间、涌泉，主消渴之肾渴[①]；阴陵、水分，去水肿之脐盈。劳瘵传尸，趋魄户、膏肓之路；中邪霍乱，寻阴谷、三里之程。治疸消黄，谐后溪、劳宫而看；倦言嗜卧，往通里、大钟而明。咳嗽连声，肺俞须迎天突穴；小便赤涩，兑端独泻太阳经。刺长强于承山，善主肠风新下血；针三阴于气海，专治白浊久遗精。且如肓俞、横骨，泻五淋之久积；阴郄、后溪，治盗汗之多出。脾虚谷以不消，脾俞、膀胱俞觅；胃冷食而难化，魂门、胃俞堪责。鼻痔必取龈交，瘿气须求浮白。大敦、照海，患寒症[②]而善蠲；五里、臂臑，生疬疮而能治。至阴、屋翳，疗痒[③]疾之疼多；肩髃、阳溪，消瘾中[④]之热极。抑又论妇人经事改常，自有地机、血海；女子少气漏血，不无交信、合阳。带下产崩，冲门、气冲宜审；月潮违限，天枢、水泉细详。肩井乳痈而极效，商丘痔瘤而最良。脱肛趋百会、尾翳之所，无子搜阴交、石关之乡。中脘主乎积痢，外丘收乎太阳。寒疟兮商阳、太溪验，痃癖兮冲门、

①渴：《针灸大成》卷二作“竭”。
②症：《针灸聚英》卷四作“疝”。
③痒：原作“疮”，据《针灸聚英》卷四、《针灸大成》卷二改。
④瘾中：《针灸聚英》卷四作“瘾风”。

血海强夫醫乃人之司命非志正而莫為針乃理之淵微須至人之指教先究其病源後攻其穴道隨手見功應針取效方知玄裏之玄始達妙中之妙

廣仁集

標幽賦　楊氏註解

拯救之法妙用者針

劫病之功莫捷於針灸故素問諸書為之首載盖一針中穴病者應手而起誠醫家之所先也故經云拘於鬼神者不可與言至德惡於砭石者不可與言至巧

察歲時於天道

夫人一身十二經三百六十節以應一歲十二月

血海强。夫医乃人之司命，非志士[①]而莫为；针乃理之渊微，须至人之指教。先究其病源，后攻其穴道，随手见功，应针取效。方知玄里之玄，始达妙中之妙[②]。

标幽赋　杨氏注解

拯救之法，妙用者针。

劫病之功，莫捷于针灸，故《素问》诸书为之首载。盖一针中穴，病者应手而起，诚医家之所先也。故[③]经云：拘于鬼神者，不可与言至德；恶于砭石者，不可与言至巧。

察岁时于天道，

夫人一身十二经，三百六十节，以应一岁十二月，

①士：原作“正”，据《针灸聚英》卷四改。
②妙：此下《针灸聚英》卷四、《针灸大成》卷二有“此篇不尽，略举其要”八字。
③故：《针灸大成》卷二作“近世此科几于绝传，良为可叹”十二字。

三百六十日歲時者春暖、夏熱、秋涼、冬寒、此四時之正氣、茍或春應暖而反寒、夏應熱而反涼、秋應涼而反熱、冬應寒而反暖、故冬傷於寒、春必溫病、春傷於風、夏必飧泄、夏傷於暑、秋必痎瘧、秋傷於濕、冬必咳嗽、岐伯曰凡刺之法必候日月星辰四時八正之氣、氣定乃刺焉、是故天溫日陽則人血淖液而衛氣浮、故血易瀉而氣易行、天寒日陰則人血凝泣而衛氣沈、月始生則氣血始清、衛氣始

廣仁集

行、月廓滿則氣血實、肌肉堅、月廓空則肌肉減、經絡虛、衛氣去、形獨居、是以因天時而調血氣也、天寒無刺、天溫無灸、月生無瀉、月滿無補、月廓空无治、是謂得天時而調之、若月生而瀉、是謂臟虛、月滿而補血氣洋溢、絡有留血、名曰重實、月廓空而治是謂亂經、陰陽相錯、真邪不別、沈以留上、外虛內亂、淫邪乃起、又曰、天有五運、金水木火土也、地有六氣、風寒暑濕燥火也、

三百六十日。岁时者，春暖、夏热、秋凉、冬寒，此四时之正气。苟或春应暖而反寒，夏应热而反凉，秋应凉而反热，冬应寒而反暖，故冬伤于寒，春必温病；春伤于风，夏必飧泄；夏伤于暑，秋必痎疟；秋伤于湿，冬必咳嗽[1]。岐伯曰：凡刺之法，必候日月星辰四时八正之气，气定乃刺焉。是故天温日阳，则人血淖液而卫气浮，故血易泻而气易行；天寒日阴，则人血凝泣而卫气沉。月始生，则气血始清，卫气始行；月廓满，则气血实，肌肉坚；月廓空，则肌肉减，经络虚，卫气去，形独居。是以因天时而调血气也。天寒无刺，天温无灸，月生无泻，月满无补，月廓空无治，是谓得天时而调之。若月生而泻，是谓脏虚；月满而补，血气洋溢；络有留血，名曰重实。月廓空而治，是谓乱经。阴阳相错，真邪不别，沉以留止[2]，外虚内乱，淫邪乃起。又曰：天有五运，金水木火土也；地有六气，风寒暑湿燥火[3]也。

①冬必咳嗽：《针灸大成》卷二作“上逆而咳”。

②止：原作“上”，据《素问·八正神明论》《针灸大成》卷二改。

③火：《针灸大成》卷二作“热”。

定形氣於人心。
經云凡用針者必先度其形之肥瘦以調其氣之虛實、、則瀉之虛則補之必先定其血脉而後調之形盛脉細少氣不足以息者危形瘦脉大胸中多氣者死形氣相得者生參伍不調者病三部九候皆相失者死是故色脉不順而莫針
春夏瘦而刺淺秋冬肥而刺深。
經云病有浮沈刺有淺深各至其理無過其道過

廣仁集

之則內傷不及則外壅、、則賊邪從之淺深不得反為大賊內傷五臟後生大病故曰春病在毫毛腠理夏病在皮膚故春夏之人陽氣輕浮肌肉瘦薄血氣未盛宜刺之淺秋病在肉脉冬病在筋骨秋冬則陽氣收藏肌肉肥厚血脉充滿刺之宜深
又云春刺十二井夏刺十二滎季夏刺十二俞秋刺十二經冬刺十二合以配木火土金水
不窮經絡陰陽多逢刺禁。

定形气于人[①]心。

经云：凡用针者，必先度其形之肥瘦，以调其气之虚实，实则泻之，虚则补之，必先定其血脉，而后调之。形盛脉细，少气不足以息者危；形瘦脉大，胸中多气者死。形气相得者生，三五[②]不调者病，三部九候皆[③]相失者死，是故色脉不顺而莫针[④]。

春夏瘦而刺浅，秋冬肥而刺深。

经云：病有浮沉，刺有浅深，各至其理，无过其道。过之则内伤，不及则外壅，壅则贼邪从之，浅深不得，反为大贼。内伤五脏，后生大病。故曰春病在毫毛腠理，夏病在皮肤。故春夏之人，阳气轻浮，肌肉瘦薄，血气未盛，宜刺之浅；秋病在肉脉，冬病在筋骨，秋冬则阳气收藏，肌肉肥厚，血脉充满，刺之宜深。又云：春刺十二井，夏刺十二荥，季夏刺十二俞，秋刺十二经，冬刺十二合，以配木火土金水[⑤]。

不穷经络阴阳，多逢刺禁。

---

①人：《针灸聚英》卷四、《针灸大成》卷二作“予”，义长。
②三五：《针灸大成》卷二无此二字。
③三部九候皆：《针灸大成》卷二无此五字。
④针：此下《针灸大成》卷二有“戒之戒之”四字。
⑤水：此下《针灸大成》卷二有“理见《子午流注》”六字。

经有十二：手太阴肺，少阴心，厥阴心包络，太阳小肠，少阳三焦，阳明大肠；足太阴脾，少阴肾，厥阴肝，太阳膀胱，少阳胆，阳明胃也。络有十五：肺络列缺，心络通里，心包络内关，小肠络支正，三焦络外关，大肠络偏历，脾络公孙，肾络大钟，肝络蠡沟，膀胱络飞阳，胆络光明，胃络丰隆，阴跷络照海，阳跷络申脉，脾之大络大包，督脉络长强，任脉络屏翳也。

阴阳者，天之阴阳。平旦至日中，天之阳，阳中之阳也；日中至黄昏，天之阳，阳中之阴也；合夜至鸡鸣，天之阴，阴中之[1]阴也；鸡鸣至平旦，天之阴，阴中之阳也。故人亦应之。至于人身，外为阳，内为阴；背为阳，腹为阴。手足皆以赤白肉分之。五脏为阴，六腑为阳。春夏之病在阳，秋冬之病在阴。背固为阳，阳中之阳，心也；阳中之阴，肺也。腹固为阴，阴中之阴，肾也；阴中之阳，肝也；阴中之至阴，脾也。此皆阴阳表里，内外雌雄相输应也，是以应天之阴阳。学者苟

①之：原无，据《素问·金匮真言论》补。

不明此經絡陰陽升降左右不同之理如病在陽明反攻厥陰病在太陽反攻太陰遂至賊邪未除正氣先弱豈不殆哉

既論臟腑虛實須向經尋

欲知藏府之虛實必先診其脉之盛衰既知脉之盛衰又必辨其經脉之上下藏者心肝脾肺腎也府者膽胃大小腸三焦膀胱也如脉之衰弱者其氣多虛為痒為麻也脉之盛大者為腫為痛也然

廣仁集

藏府居位乎內而經絡播行乎外虛則補其母也實則瀉其子也若心病虛則補肝木實則瀉脾土也至於本經之中亦有子母焉假如心之虛者取本經少衝以補之少衝者井木也木能生火也實取神門以瀉之神門者俞土也火能生土也諸經莫不皆然要之不離乎五行相生之理

原夫起自中焦水初下漏太陰為始至厥陰而方終穴出雲門抵期門而最後

不明此经络，阴阳升降，左右不同之理，如病在阳明，反攻厥阴，病在太阳，反攻太阴，遂致贼邪未除，正气先弱，岂不殆哉[1]。

既论脏腑虚实，须向经寻。

欲知脏腑之虚实，必先诊其脉之盛衰；既知脉之盛衰，又必辨其经脉之上下。脏者，心、肝、脾、肺、肾也；腑者，胆、胃、大小肠、三焦、膀胱也。如脉之衰弱者，其气多虚，为痒为麻也；脉之盛大者，其血多实[2]，为肿为痛也。然脏腑居位乎内，而经络播行乎外，虚则补其母也，实则泻其子也。若心病，虚则补肝木，实则泻脾土也。至于本经之中，亦有子母焉。假如心之虚者，取本经少冲以补之；少冲者，井木也，木能生火也；实，取神门以泻之；神门者，俞土也，火能生土也。诸经莫不皆然，要之不离乎五行相生之理[3]。

原夫起自中焦，水初下漏，太阴为始，至厥阴而方终；穴出云门，抵期门而最后。

①正气先弱，岂不殆哉：《针灸大成》卷二作“本气受蔽，则有劳无功，反犯禁刺”。

②其血多实：此四字原无，据《针灸大成》卷二补，可与前文对仗。

③理：此下《针灸大成》卷二有“当细思之”四字。

此言人之氣脉行於十二經爲一周除任督之外計三百九十三穴一日一夜有百刻分於十二時每一時有八刻二分每一刻計六十分一時共計五百分每日寅時手太陰肺經生於中焦中府穴出於雲門起至少商穴止卯時手陽明大腸經自商陽起至迎香止辰時足陽明胃經自頭維至厲兌巳時足太陰脾經自隱白至大包午時手少陰心經自極泉至少冲未時手太陽小腸經自少澤

廣仁集

至聽宮申時足太陽膀胱經自睛明至至陰酉時足少陰腎經自湧泉至俞府戌時手厥陰心包絡經自天池至中冲亥時手少陽三焦經自關冲至耳門子時足少陽膽經自瞳子髎至竅陰丑時足厥陰肝經自大敦至期門而終週而復始與滴漏無差也

正經十二別絡走三百餘支

十二經者即手足三陰三陽之正經也別絡者除

此言人之气脉，行于十二经为一周，除任、督之外，计三百九十三穴。一日一夜有百刻，分于十二时，每一时有八刻二分，每一刻计六十分，一时共计五百分。每日寅时，手太阴肺经生于中焦中府穴，出于云门起，至少商穴止；卯时手阳明大肠经，自商阳起至迎香止；辰时足阳明胃经，自头维至厉兑；巳时足太阴脾经，自隐白至大包；午时手少阴心经，自极泉至少冲；未时手太阳小肠经，自少泽至听宫；申时足太阳膀胱经，自睛明至至阴；酉时足少阴肾经，自涌泉至俞府；戌时手厥阴心包络经，自天池至中冲；亥时手少阳三焦经，自关冲至耳门；子时足少阳胆经，自瞳子髎至窍阴；丑时足厥阴肝经，自大敦至期门而终。周而复始，与滴漏无差也。

正经十二，别络走三百余支；

十二经者，即手足三阴、三阳之正经也。别络者，除

十五絡、又有横絡孫絡、不知其紀、散走於三百餘支脉也、

正側仰伏。氣血有六百餘候。

此言經絡、或正或側、或仰或伏、而氣血循行孔穴、一周于身、榮行脉中三百餘候、衛行脉外三百餘候、

手足三陽。手走頭而頭走足。手足三陰。足走腹而胸走手。

廣仁集

此言經絡陰升陽降、氣血出入之機、男女無異、

要識迎隨。須明逆順。

迎隨者、要知榮衛之流注、經脉之往來也、明其陰陽之經、逆順而取之、迎者以針頭朝其源而逆之、随者以針頭從其流而順之、是故逆之者為瀉為迎、順之者為補為隨、若能知迎知隨、令氣必和、和氣之方、必在陰陽升降上下源流往來逆順之道明矣、

十五络，又有横络、孙络，不知其纪，散走于三百余支脉也。

正侧仰伏，气血有六百余候。

此言经络，或正或侧，或仰或伏，而气血循行孔穴，一周于身，荣行脉中三百余候，卫行脉外三百余候。

手足三阳，手走头而头走足；手足三阴，足走腹而胸走手。

此言经络，阴升阳降，气血出入之机，男女无异。

要识迎随，须明逆顺。

迎随者，要知荣卫之流注，经脉之往来也。明其阴阳之经，逆顺而取之。迎者以针头朝其源而逆之，随者以针头从其流而顺之。是故逆之者为泻、为迎，顺之者为补、为随。若能知迎知随，令气必和；和气之方，必在阴阳。升降上下，源流往来，逆顺之道明矣。

况夫陰陽氣血多少為最。厥陰太陽少氣多血。太陰少陰少血多氣。而又氣多血少者。少陽之分。氣盛血多者。陽明之位。

此言三陰三陽氣血多少之不同取之為最要也

先詳多少之宜。次察應至之氣。

凡用針先明上文氣血之多少次觀針氣之來應

輕浮慢而未來。沈澀緊而已至。

輕浮滑虛慢遲入針之後值此三者乃真氣之未

廣仁集

到沈重澀滯緊實入針之後值此三者是正氣已來

既至也。量寒熱而留疾。

留候也疾速也此言正氣既至必審寒熱而施故經云刺熱須至寒者必留針陰氣隆至乃呼之去徐其針不閉刺寒須至熱者陽氣隆至針氣必熱乃吸之去疾其穴急捫之

未至也。據虛實而候氣。

况夫阴阳，气血多少为最。厥阴、太阳，少气多血；太阴、少阴，少血多气；而又气多血少者，少阳之分；气盛血多者，阳明之位。

此言三阴、三阳，气血多少之不同，取之为[①]最要也。

先详多少之宜，次察应至之气。

凡用针，先明上文气血之多少，次观针气之来应。

轻浮[②]慢而未来，沉涩紧而已至。

轻浮、滑虚、慢迟，入针之后值此三者，乃真气之未到；沉重、涩滞、紧实，入针之后，值此三者，是正气之已来。

既至也，量寒热而留疾；

留，候[③]也；疾，速也。此言正气既至，必审寒热而施。故经云刺热须至寒者，必留针，阴气隆至，乃呼之；去徐，其针[④]不闭；刺寒须至热者，阳气隆至，针气必热，乃吸之，去疾，其穴急扪之。

未至也，据虚实而候气。

①为：此上《针灸大成》卷二有“必记”二字。

②浮：《针灸聚英》卷四、《针灸大成》卷二作“滑”字。

③候：《针灸大成》卷二作“住”。

④针：《针灸大成》卷二作“穴”，义长。

氣之未至或進或退或按或提導之引之候氣至穴而方行補瀉經曰虛則推内進搓以補其氣實則循彈捫努以引其氣

氣之至也如魚吞鉤餌之沈浮。氣未至也如閒處幽堂之深邃。

氣既至則針澀緊似魚吞鈎或沈或浮而動其氣不來針自輕滑如閒居靜室之中寂然無聞也

氣速至而速效。氣遲至而不治。

廣仁集

言下針若得氣來速則病易痊而效亦速也氣若來遲則病難治故有不治之憂賦云氣速效速氣遲效遲候之不至必死無疑

覩夫九針之法。毫針最微。七星上應。衆穴主持。

言九針之妙毫針最精上應七星又為三百六十穴之針

本形金也有蠲邪扶正之道。

本形言針也針本出於金古人以砭石今人以鐵

气之未至，或进或退，或按或提，导之引之，候气至穴而方行补泻。经曰：虚则推内进搓，以补其气；实则循弹扪努，以引其气。

气之至也，如鱼吞钩饵之沉浮；气未至也，如闲处幽堂之深邃。

气既至，则针涩紧，似鱼吞钩，或沉或浮而动；其气不来，针自轻滑，如闲居静室之中，寂然无闻也。

气速至而速效，气迟至而不治。

言下针若得气来速，则病易痊，而效亦速也。气若来迟，则病难治，故有不治之忧。赋云：气速效速，气迟效迟，候之不至，必死无疑。

观夫九针之法，毫针最微，七星上应，众穴主持。

言九针之妙，毫针最精，上应七星，又为三百六十穴之针。

本形金也，有蠲邪扶正之道；

本形，言针也。针本出于金，古人以砭石，今人以铁代之。蠲除也。邪氣盛針能除之。扶輔也。正氣衰針能輔之。

短長水也。有决凝開滯之機。

此言針有長短、猶水之長短、人之氣血凝滯而不通、猶水之凝滯而不通也。水之不通、决之使流於湖海、氣血不通、針之使周於經脉、故言針應水也。

定刺象木。或斜或正。

此言木有斜正、而用針亦有或斜或正之不同。刺陽經者必斜卧其針、無傷其衛、刺陰分者必正立其針、毋傷其榮、故言針應木也。

廣仁集

口藏比火。進陽補羸。

口藏以針含於口也。氣之温、如火之温也。羸、瘦也。凡下針之時、必口内温針暖、使榮衛相接、進已之陽氣、補彼之瘦弱、故言針應火也。

循機捫而可塞以象土。

循者、用手上下循之、使血氣往來也。機捫者、針畢

代之。蠲，除也。邪气盛，针能除之。扶，辅也。正气衰，针能辅之。

短长水也，有决凝开滞之机。

此言针有长短，犹水之长短；人之气血凝滞而不通，犹水之凝滞而不通也。水之不通，决之使流于湖海；气血不通，针之使周于经脉，故言针应水也。

定刺象木，或斜或正；

此言木有斜正，而用针亦有或斜或正之不同。刺阳经者，必斜卧其针，无伤其卫；刺阴分者，必正立其针，毋伤其荣，故言针应木也。

口藏比火，进阳补羸。

口藏，以针含于口也。气之温，如火之温也。羸，瘦也。凡下针之时，必口内温针暖，使荣卫相接，进已之阳气，补彼之瘦弱，故言针应火也。

循机扪而可塞以象土，

循者，用手上下循之，使血气往来也。机扪者，针毕

以手捫閉其穴如用土填塞之義故言針應土也
實應五行而可知
五行金木水火土也此結上文針能應五行之理
然是三寸六分包含妙理
言針雖長三寸六分其巧運神機之妙中含水火
顛倒陰陽其理最玄妙也
雖細楨於毫髮同貫多岐
楨針之幹也岐氣血往來之路也言針幹雖如毫

廣仁集

髮之微小能貫通諸經血氣之道路也
可平五臟之寒熱能調六腑之虛實
蓋針能調治臟腑之疾寒則溫之熱則清之虛者
補之實者瀉之
拘攣閉塞遣八邪而去矣寒熱痺痛開四關而已之
拘攣者筋脈之拘束閉塞者氣血之不通八邪者
所以候八風之邪言疾有攣閉必驅散八風之邪
也寒者身作顫而發寒也熱者身作潮而發熱也

以手扪闭其穴，如用土填塞之义，故言针应土也。

实应五行而可知。

五行，金、木、水、火、土也。此结上文，针能应五行之理。

然是三寸六分，包含妙理；

言针虽长三寸六分，其巧运神机之妙，中含水火，颠倒[①]阴阳，其理最玄妙也。

虽细桢于毫发，同贯多歧。

桢，针之干也。歧，气血往来之路也。言针干虽如毫发之微小，能贯通诸经血气之道路也。

可平五脏之寒热，能调六腑之虚实。

盖[②]针能调治脏腑之疾，寒则温[③]之，热则清之，虚者补之，实者泻之。

拘挛闭塞，遣八邪而去矣；寒热痹痛，开四关而已之。

拘挛者，筋脉之拘束；闭塞者，气血之不通；八邪者，所以候八风之邪[④]，言疾有挛闭，必驱散八风之邪也。寒者，身作颤而发寒也；热者，身作潮而发热也。

---

①颠倒：《针灸大成》卷二作“回倒”。

②盖：《针灸大成》卷二作“平，治也；调，理也。盖”，与上下文体例合，义长。

③温：《针灸大成》卷二作“泄”。

④邪：，《针灸大成》卷二作“虚邪”，义长。

四關者六臟〻〻有十二原出於四關太衝合谷是也故太乙移宮之日主八風之邪令人寒熱疼痛若能開四關者兩手兩足刺之而已立春一日起艮名曰天留宮風從東北來為順令春分一日起震名曰倉門宮風從正東來為順令立夏一日起巽名曰陰洛宮風從東南來為順令夏至一日起離名曰上天宮風從正南來為順令立秋一日起坤名曰玄委宮風從西南來為順令秋分一日

起兌名曰倉果宮風從正西來為順令立冬一日起乾名曰新洛宮風從西北來為順令冬至一日起坎名曰叶蟄宮風從正北來為順令其風着人爽神氣去沉痾背逆為之惡風毒氣吹人形骸即病名曰時氣留伏流入肌骨臟腑雖不即病後因風寒暑濕之重感內緣飢飽勞役之染着發患曰內外兩感之痼疾非鍼刺以調經絡湯液引其榮衛不能已也中宮名曰招搖宮共九宮焉此八風

四关者，六脏；六脏有十二原，出于四关：太冲、合谷是也。故太乙移宫之日，主八风之邪，令人寒热疼痛，若能开四关者，两手两足，刺之而已。立春一日起艮，名曰天留宫，风从东北来为顺令；春分一日起震，名曰仓门宫，风从正东来为顺令；立夏一日起巽，名曰阴洛宫，风从东南来为顺令；夏至一日起离，名曰上天宫，风从正南来为顺令；立秋一日起坤，名曰玄委宫，风从西南来为顺令；秋分一日起兑，名曰仓果宫，风从正西来为顺令；立冬一日起乾，名曰新洛宫，风从西北来为顺令；冬至一日起坎，名曰叶蛰宫，风从正北来为顺令。其风着人爽神气，去沉疴。背逆为[1]之恶风毒气，吹人[2]形骸即病，名曰时气留伏。流入肌骨脏腑，虽不即病，后因风寒暑湿之重感，内缘饥饱劳役之染着，发患曰内外两感之痼疾，非针刺以调经络，汤液引其荣卫，不能已也。中宫名曰招摇宫，共九宫焉。此八风

①为：《针灸大成》卷二作“谓”，义长。

②人：《针灸大成》卷二无此字。

之氣得其正令則人無疾、逆之則有病也、
凡刺者。使本神朝而後入。既刺也。使本神定而氣隨。
神不朝而勿刺。神已定而可施。
凡用針者、必使患者精神已朝而後方可入針、既
刺之、必使患者精神纔定而後施針、行氣。若氣不
朝其鍼為輕滑、不知疼痛、如揷豆腐者、莫與進之、
必使之候、如神氣既至、針自緊澀、可以依法察虛
實而施之、

廣仁集

定脚處。取氣血為主意。
言欲下針之時、必取陰陽氣血多少為主
下手處。認水木是根基。
下手亦言用針、水者母也、木者子也、是水能生木也、
是故濟母裨其不足、奪子平其有餘、此言用針必
先認子母相生之義、舉水木而不及土金火者省
文也、
天地人三才也。湧泉同璇璣百會。

之气[1]，得其正令，则人无疾；逆之，则有病也。

凡刺者，使本神朝而后入；既刺也，使本神定而气随。神不朝而勿刺，神已定而可施。

凡用针者，必使患者精神已朝，而后方可入针，既针之，必使患者精神才定，而后施针行气。若气不朝，其针为轻滑，不知疼痛，如插豆腐者，莫与进之，必使[2]之候。如神气既至，针自紧涩，可以依法察虚实而施之。

定脚处，取气血为主意；

言欲下针之时，必取阴阳气血多少为主[3]。

下手处，认水木是根基。

下手，亦言用针。水者，母也；木者，子也，是水能生木也。是故济母裨其不足，夺子平其有余。此言用针，必先认子母相生之义。举水木而不及土金火者，省文也。

天地人三才也，涌泉同璇玑、百会；

①气：《针灸大成》卷二作“邪”。
②使：《徐氏针灸大全》卷一作“死”。
③主：此下《针灸大成》卷二有“详见上文”四字。

百會一穴在頭以應乎天璇璣一穴在胸以應乎
人湧泉一穴在足心以應乎地是謂三才也
上中下三部也大包與天樞地機
大包二穴在乳後為上部天樞二穴在臍旁為中
部地機二穴在足胻為下部是謂三部也
陽蹻陽維并督帶主肩背腰腿在表之病
陽蹻脉起於足跟中循外踝上入風池通足太陽
膀胱經申脉是也陽維脉者維持諸陽之會通手

廣仁集

少陽三焦經外關是也督脉者起於下極之腧並
於脊祖上行風府過腦循額至鼻入齗交通手太
陽小腸經後谿是也帶脉起於季脇回身一周如
繫帶然通足少陽膽經臨泣是也言此奇經四脉
屬陽主治肩背腰腿在表之病
陰蹻陰維任衝脉去心腹脇肋在裏之疑
陰蹻脉亦起於足跟中循內踝上行至咽喉交貫
衝脉通足少陰腎經照海是也陰維脉者維持諸

百会一穴在头，以应乎天；璇玑一穴在胸，以应乎人；涌泉一穴在足心，以应乎地。是谓三才也。

上中下三部也，大包与天枢、地机。

大包二穴在乳后，为上部；天枢二穴在脐旁，为中部；地机二穴在足胻，为下部。是谓三部也。

阳跷、阳维并督带，主肩背腰腿在表之病；

阳跷脉，起于足跟中，循外踝，上入风池，通足太阳膀胱经，申脉是也。阳维脉者，维持诸阳之会，通手少阳三焦经，外关是也。督脉者，起于下极之腧，并于脊里[①]，上行风府，过脑循额，至鼻入龈交，通手太阳小肠经，后溪是也。带脉起于季胁，回身一周，如系带然，通足少阳胆经，临泣是也。言此奇经四脉属阳，主治肩背腰腿在表之病。

阴跷、阴维、任、冲脉，去心腹胁肋在里之疑[②]。

阴跷脉，亦起于足跟中，循内踝，上行至咽喉，交贯冲脉，通足少阴肾经，照海是也。阴维脉者，维持诸

①里：原作“祖”，据《灵枢·经脉》《针灸大成》卷二改。

②疑：此下《针灸大成》卷二有小字注：“疑者，疾也”。

陰之交，通手厥陰心包絡經，內關是也。任脉起於中極之下，循腹上至咽喉，通手太陰肺經，列缺是也。衝脉起於氣衝，並足少陰之經，俠臍上行至胸中而散，通足太陰脾經，公孫是也。言此奇經四脉屬陰，能治心腹脇肋在裡之疑。

二陵二蹻二交，似續而交五大。

二陵者，陰陵泉、陽陵泉也。二蹻者，陰蹻、陽蹻也。二交者，陰交、陽交也。續，接續也。五大，五體也。言此六穴遞相交接於兩手足並頭也。

廣仁集

兩間兩商兩井，相依而別兩支。

兩間者，二間、三間也。兩商者，少商、商陽也。兩井者，天井、肩井也。言六穴相依而分別於手之兩支也。

大抵取穴之法，必有分寸。先審自意，次觀肉分。

此言取量穴法，必以男左女右中指與大指相屈如環，取內側紋兩角為一寸，各隨長短大小取之。此乃同身之寸。先審是何病，屬何經，用何穴，審於

阴之交，通手厥阴心包络经，内关是也。任脉起于中极之下，循腹上至咽喉，通手太阴肺经，列缺是也。冲脉起于气冲，并足少阴之经，挟脐上行至胸中而散，通足太阴脾经，公孙是也。言此奇经四脉属阴，能治心腹胁肋在里之疑。

二陵、二跷、二交，似续而交五大；

二陵者，阴陵泉、阳陵泉也。二跷者，阴跷、阳跷也；二交者，阴交、阳交也。续，接续也。五大，五体也。言此六穴，递相交接于两手足并头也。

两间、两商、两井，相依而别两支。

两间者，二间、三间也。两商者，少商、商阳也。两井者，天井、肩井也。言六穴相依而分别于手之两支也。

大抵取穴之法，必有分寸，先审自意，次观肉分；

此言取量穴法，必以男左女右中指，与大指相屈如环，取内侧纹两角为一寸，各随长短大小取之。此乃同身之寸。先审是何病？属何经？用何穴？审于

我意、次察病者瘦肥長短大小肉分骨節髮際之間、量度以取之

或伸屈而得之。或平直而安定。

伸屈者、如取環跳之穴、必須伸下足、屈上足、以取之、乃得其穴。平直者、或平卧而取之、或正坐而取之、或正立而取之、自然安定、如承漿在唇下宛宛中之類。

在陽部筋骨之側。陷下為真。在陰分郄膕之間。下為

廣仁集

真動脉相應。

陽部者、諸陽之經也、如合谷三里陽陵泉等穴、必取挾骨側指陷中為真也、陰分者、諸陰之經也、如手心脚内肚腹等穴、必以筋骨郄膕動脉應指乃為真穴也、

取五穴用一穴而必端。取三經用一經而可正。

此言取穴之法、必須點五穴之中而用一穴、則可為端的矣、若用一經須取三經而正一經之是非

我意；次察病者瘦肥长短，大小肉分，骨节发际之间，量度以取之。

或伸屈而得之，或平直而安定。

伸屈者，如取环跳之穴，必须伸下足，屈上足，以取之，乃得其穴。平直者，或平卧而取之，或正坐而取之，或正立而取之，自然安定，如承浆在唇下宛宛中之类。

在阳部筋骨之侧，陷下为真；在阴分郄腘之间，动脉[1]相应。

阳部者，诸阳之经也，如合谷、三里、阳陵泉等穴，必取挟骨侧指陷中为真也。阴分者，诸阴之经也，如手心、脚内、肚腹等穴，必以筋骨郄腘动脉应指，乃为真穴也。

取五穴用一穴而必端，取三经用一经而可正。

此言取穴之法，必须点五[2]穴之中，而用一穴，则可为端的矣。若用一经，须取三经而正一经之是非。

①动脉：此上原有“为真”二字，据《针灸聚英》卷四、《针灸大成》卷二删。
②五：此上《针灸大成》卷二有“取”字。

头部与肩部详分，督脉与任脉易定。

头部与肩部，则穴繁多，但医者以意[①]详审大小肥瘦而分之。督、任二脉，直行背腹中而有分寸，则易定也。

明标与本，论刺深刺浅之经；

标本者，非止一端也：有六经之标本，有天地阴阳之标本，有传病之标本。以人身论之，则外为标，内为本；阳为标，阴为本；腑[②]为标，脏[③]为本；脏腑在内为本，经络在外为标也。六经之标本者，足太阳之本，在足跟上五寸，标在目；足少阳之本在窍阴，标在耳之类是也。更有人身之脏腑、阴阳气血[④]、荣卫[⑤]经络，各有标本。以病论之，先受病为本，后流传为标。凡治病者，先治其本，后治其标，如[⑥]先生轻病，后滋生重病，宜先治其轻病。若有中满，无问标本，先治中满为急。若中满、大小便不利，亦无标本，先利大小便，治中满尤急也。除此三者之外，皆治其本，不

①意：此上《针灸大成》卷二有“自”字。
②腑：《针灸大成》卷二作“腑阳”二字。
③脏：《针灸大成》卷二作“脏阴”二字。
④阴阳气血：《针灸大成》卷二作“阳气阴血”。
⑤荣卫：《针灸大成》卷二无此二字。
⑥如：此上《针灸大成》卷二有“余症皆除矣谓”六字。

可不慎也從前來者實邪從後來者虛邪此子能
令母實母能令子虛也治法虛則補其母實則瀉
其子假令肝受心之邪是從前來者為實邪也當
瀉其火然直瀉火十二經絡中各有金木水火土
也當木之本分其火也故標本論云本而標之先
治其本後治其標既肝受火之邪先於肝經五穴
瀉滎火行間也以藥論入肝經藥為引用瀉心藥
為君也是治實邪病矣假令肝受腎邪是為從後

廣仁集

來者為虛邪當補其母故標本論云標而本之先
治其標後治其本肝木既受水邪當先於腎經湧
泉穴補木是先治其標後於肝經曲泉穴瀉水是
後治其本此先治其標者推其至理亦是先治其
本也以藥論之入腎經藥為引用補肝經藥為君
是也以得病之日為本傳病之日為標亦是
住痛移疼取相交相貫之逕
此言用針之法有住痛移疼之功者也先以針左

可不慎也。从前来者实邪，从后来者虚邪，此子能令母实，母能令子虚也。治法：虚则补其母，实则泻其子。假令肝受心之邪，是从前来者，为实邪也，当泻其火。然直泻火，十二经络中，各有金、木、水、火、土也，当木之本，分其火也。故《标本论》云：本而标之，先治其本，后治其标。既肝受火之邪，先于肝经五穴，泻荥火行间也。以药论，入肝经药为引，用泻心药为君也。是治实邪病矣。假令肝受肾邪，是为从后来者，为虚邪，当补其母，故《标本论》云：标而本之，先治其标，后治其本。肝木既受水邪，当先于肾经涌泉穴补木，是先治其标，后于肝经曲泉穴泻水，是后治其本。此先治其标者，推其至理，亦是先治其本也。以药论之，入肾经药为引，用补肝经药为君是也。以得病之日为本，传病之日为标，亦是。

住痛移疼，取相交相贯之迳。

此言用针之法，有住痛移疼之功者也。先以针左

行左轉而得九數復以針右行右轉而得六數此
乃陰陽交貫之道也經脉亦有交貫如手太陰肺
之列缺交於陽明之路足陽明胃之豐隆走於太
陰之逕之類
豈不聞臟腑病而求門海俞募之微。
門海者如章门氣海之類俞者五藏六府之俞也
募者臟腑之募肺募中府心募巨闕肝募期門脾
募章門腎募京门胃募中脘膽募日月大腸募天

樞小腸募關元三焦募石門膀胱募中極此言臟
腑有病必取此門海俞募之最微妙者
經絡滞而求原别交會之道。
原者十二原也别陽别也交陰交也會八會也夫
十二原者膽原丘墟肝原太冲小腸原腕骨心原
神門胃原冲陽脾原太白大腸原合谷肺原太淵
膀胱原京骨腎原太谿三焦原陽池包络原大陵
八會者血會膈俞氣會膻中脉會太淵筋會陽陵

行左转，而得九数，复以针右行右转，而得六数，此乃阴阳交贯之道也。经脉亦有交贯，如手太阴肺之列缺，交于阳明之路；足阳明胃之丰隆，走于太阴之迳之类。

岂不闻脏腑病，而求门、海、俞、募之微；

门海者，如章门、气海之类；俞者，五脏六腑之俞也[①]；募者，脏腑之募，肺募中府，心募巨阙，肝募期门，脾募章门，肾募京门，胃募中脘，胆募日月，大肠募天枢，小肠募关元，三焦募石门，膀胱募中极。此言脏腑[②]有病，必取此门、海、俞、募之最微妙者。

经络滞，而求原、别、交、会之道。

原者，十二原[③]也；别，阳别也；交，阴交也；会，八会也。夫十二原者，胆原丘墟，肝原太冲，小肠原腕骨，心原神门，胃原冲阳，脾原太白，大肠原合谷，肺原太渊，膀胱原京骨，肾原太溪，三焦原阳池，包络原大陵。八会者，血会膈俞，气会膻中，脉会太渊，筋会阳陵

①也：此下《针灸大成》卷二有“俱在背部二行”六字。
②脏腑：《针灸大成》卷二作“五脏六腑之”。
③十二原：《针灸大成》卷二作“十二经之原”。

泉骨會大杼髓會絶骨臟會章门腑會中脘也此
言經絡血氣凝結不通者必取此原别交會之穴
以刺之
更窮四根三結依標本而刺無不痊
根結者十二經之根結也靈樞經云太陰根于隱
白結于大包也少陰根于湧泉結于廉泉也厥陰
根于大敦結于玉堂也太陽根于至陰結于目也
陽明根于厲兑結于鉗耳也少陽根于竅陰結于

廣仁集

耳也手太陽根于少澤結于天窓支正也手少陽
根于關冲結于天牖外關也手陽明根于商陽結
于扶突偏歷也手三陰之經不載不敢强註又云
四根者耳根鼻根乳根脚根也三結者胸結肢結
便結也此言能究根結之理依上文標本之法刺
之則疾無不愈矣
但用八法五門分主客而針無不效
針之八法一迎隨二轉針三手指四針投五虛實

泉，骨会大杼，髓会绝骨，脏会章门，腑会中脘也。此言经络血气凝结不通者，必取此原、别、交、会之穴以刺之。

更穷四根、三结，依标本而刺无不痊；

根结者，十二经之根结也。《灵枢经》云：太阴根于隐白，结于太仓[①]也；少阴根于涌泉，结于廉泉也；厥阴根于大敦，结于玉堂也；太阳根于至阴，结于目也；阳明根于厉兑，结于钳耳也；少阳根于窍阴，结于耳也；手太阳根于少泽，结于天窗、支正也；手少阳根于关冲，结于天牖、外关也；手阳明根于商阳，结于扶突、偏历也。手三阴之经不载，不敢强注。又云：四根者，耳根、鼻根、乳根、脚根也。三结者，胸结、肢结、便结也。此言能究根结之理，依上文标本之法刺之，则疾无不愈矣。

但用八法、五门，分主客而针无不效。

针之八法，一迎随，二转针，三手指，四针投，五虚实，

①太仓：原作“大包”，据《灵枢·根结篇》改。

六动摇，七提按，八呼吸。身之八法，奇经八脉，公孙、冲脉、胃心胸，八句是也。五门者，天干配合，分于五也[①]。主客者，公孙主，内关客之类是也。或以井、荥、俞、经、合为五门，以邪气为宾客，正气为主人。先以八法，必以五门推时取穴，先主后客，自无不效之理。

八脉始终连八会，本是纪纲；十二经络十二原，是为枢要。

此言八脉等之纪纲枢要[②]，其原出入十二经也。

一日取六十六穴之法，方见幽微。

六十六穴者，即子午流注，井、荥、俞、原、经、合也。阳干注腑三十六穴，阴干注脏三十穴，共成六十六穴[③]。言经络一日一周于身，历行十二经穴，当此之时，酌取流注中一穴用之，以见幽微之妙。

一时取一十二经之原，始知要妙。

此言一时之中，当审此日是何经所主，该取本日此经之原穴刺之，则流注之法，玄妙始可知矣。

---

①也：此下《针灸大成》卷二有“甲与己合，乙与庚合之类是也”一句，义长。

②此言八脉等之纪纲枢要：《针灸大成》卷二作“八脉者，奇经八脉也。督脉、任脉、冲脉、带脉、阴维、阳维、阴跷、阳跷也。八会者，即上文血会膈俞等是也。此八穴通八脉起止，连及八会，本是人之纲领也。如网之有纲也。十二经、十五络、十二原已注上文。枢要者，门户之枢纽也”。

③穴：此下《针灸大成》卷二有“具载五卷子午流注图中”一句。

原夫補瀉之法。非呼吸而在手指。
此言補瀉之法、非但呼吸而在乎手之指法、法分十四、循捫提按彈撚搓盤推内動搖爪切進退出攝是也、故法則如斯、巧拙在人、
速效之功。要交正而識本經。
交正者、如大腸與肺為傳送之府、心與小腸為受盛之官、脾與胃為消化之宮、肝與膽為清淨之位、膀胱合腎、陰陽相通、表裏相應也、本經者受病之

廣仁集

經、如心之病、必取小腸之穴兼之、言能識本經之病、又要認交經正經之理、則針之功必速矣、故曰寧失其穴、勿失其經、寧失其時、勿失其氣
交經繆刺。左有病而右畔取。
繆刺者、刺絡脈也、右痛而刺左、左痛而刺右、此乃交經繆刺之法也、
瀉絡遠針。頭有病而腳下針。
三陽之經、從頭下足、故言頭有病、取足穴而刺之

原夫补泻之法，非呼吸而在手指；

此言补泻之法，非但呼吸，而在乎手之指法。法分十四，循、扪、提、按、弹、捻、搓、盘、推内、动摇、爪切、进退、出、摄是也。故法则如斯，巧拙在人[①]。

速效之功，要交正而识本经。

交正者，如大肠与肺为传送之府，心与小肠为受盛之官，脾与胃为消化之宫，肝与胆为清净之位，膀胱合肾，阴阳相通，表里相应也。本经者，受病之经，如心之病，必取小肠之穴兼之[②]。言能识本经之病，又要认交经正经之理，则针之功必速矣。故曰：宁失其穴，勿失其经；宁失其时，勿失其气。

交经缪刺，左有病而右畔取；

缪刺者，刺络脉也。右痛而刺左，左痛而刺右。此乃交经缪刺之法也。

泻络远针，头有病而脚下针。

三阳之经，从头下足，故言头有病，取足穴而刺之。

①人：此下《针灸大成》卷二有“详备《金针赋》内”五字。
②之：此下《针灸大成》卷二有“余仿此”三字，义长。

巨刺與繆刺各異。

巨刺者，刺經脉也。痛在於左而右脉病者，則巨刺之，左痛刺右，右痛刺左，中其經也。繆刺者，刺絡脉也。身形有痛，九候無病，則繆刺之，右痛刺左，左痛刺右，中其絡也。此刺法之相同，但一中經，一中絡之異耳。

微針與妙刺相通。

微針，針之巧也；妙刺，刺之妙也。言二者相通也。

廣仁集

觀部分而知經絡之虛實。

言入針肉分，以天人地三部而進，必察其得氣則內外虛實可知矣，又云察脉之三部，則知各經之虛實。

視沈浮而辨臟腑之寒溫。

言下針之後，看針緩急之氣，可決臟腑之寒熱。

且夫先令針耀而慮針損，次藏口內而欲針溫。

言欲下針之時，必先令針光耀，看針莫有損壞，次

巨刺与缪刺各异。

巨刺者，刺经脉也。痛在于左而右脉病者，则巨刺之，左痛刺右，右痛刺左，中其经也。缪刺者，刺络脉也。身形有痛，九候无病，则缪刺之，右痛刺左，左痛刺右，中其络也。此刺法之相同，但一中经，一中络之异耳。

微针与妙刺相通。

微针，针之巧也；妙刺，刺之妙也。言二者相通也。

观部分而知经络之虚实。

言入针肉分，以天、人、地三部而进，必察其得气则内外虚实可知矣，又云：察脉之三部，则知各经之虚实①。

视沉浮而辨脏腑之寒温。

言下针之后，看针缓急之气，可决脏腑之寒热。

且夫先令针耀，而虑针损；次藏口内，而欲针温。

言欲下针之时，必先令针光耀，看针莫有损坏；次

①各经之虚实：《针灸大成》卷二作“何经虚，何经实”。

將針含於口內令針温暖與榮衛相接無相觸犯
目無外視。手如握虎。心無内慕。如待貴人。
此戒用針之士貴乎專心誠意而自重也
左手重而多按。欲令氣散右手輕而徐入。不痛之因。
下鍼之時必先以左手指爪甲於穴上切之令其氣散以右手持鍼輕輕徐入乃不痛之因
空心恐怯。直立側而多暈。
空心者未食之前此言無刺饑人其血氣未定則

廣仁集

令人恐懼有怕怯之心或直立或側卧必有眩暈之咎也
背目沉掐。坐卧平而没昏。
此言欲下之時必令患人莫視所針之處以手爪甲重切其穴或卧或坐而無昏暈悶之虞也
推於十干十變。知孔穴之開闔。
十干甲乙丙丁戊己庚辛壬癸也十變者逐日臨時之變也得時謂之開失時謂之闔

将针含于口内，令针温暖，与荣卫相接，无相触犯。

目无外视，手如握虎；心无内慕，如待贵人。

此戒用针之士，贵乎专心诚意，而自重也[①]。

左手重而多按，欲令气散；右手轻而徐入，不痛之因。

下针之时，必先以左手指爪甲于穴上切之，令其气散；以右手持针，轻轻徐入，乃不痛之因。

空心恐怯，直立侧而多晕；

空心者，未食之前。此言无刺饥人，其血气未定，则令人恐惧，有怕怯之心。或直立，或侧卧，必有眩晕之咎也。

背目沉掐，坐卧平而没昏。

此言欲下针[②]之时，必令患人莫视所针之处，以手爪甲重切其穴，或卧或坐，而无昏晕闷之虞也。

推于十干、十变，知孔穴之开阖；

十干者[③]，甲、乙、丙、丁、戊、己、庚、辛、壬、癸也；十变者，逐日临时之变也。得[④]时谓之开，失时谓之阖。

①也：此下《针灸大成》卷二有“令目无他视，手如握虎，恐有伤也；心无他想，如待贵人，恐有责也”之句。
②针：原无，据《针灸大成》卷二补。
③者：原无，据《针灸大成》卷二补。
④得：此上《针灸大成》卷二有“备载《灵龟八法》中，故”字样。

論其五行五臟。察日時之旺衰。

五行五臟俱註上文此言病於本日時之下得五行相生者旺受五行相尅者衰

伏如橫弩。應若發機。

此言用針刺穴如弩之視正發牙取其捷効如射之中的也

陰交陽別而定血暈。陰蹻陽維而下胎衣。

陰交穴有二一在臍下一寸一在內踝上三寸名

廣仁集

三陰交言此二穴能定婦人血暈又言照海外関二穴能下產婦之胎衣也

痹厥偏枯。迎隨俾經絡接續。

痹厥者四肢冷麻痹偏枯者中風半身不遂也言治此症必須接氣通經更以迎隨之法使氣血貫通經絡接續也

漏崩帶下。溫補使氣血歸依。

漏崩帶下者女子之疾也言治此症必須溫針待暖

论其五行、五脏，察日时之旺衰。

五行五脏，俱注上文。此言病于本日时之下，得五行相生者旺，受五行相克者衰[1]。

伏如横弩，应若发机。

此言用针刺穴，如弩之视正发牙[2]，取其捷效，如射之中的也。

阴交阳别而定血晕，阴跷、阳维而下胎衣。

阴交穴有二，一在脐下一寸，一在内踝上三寸，名三阴交。言此二穴，能定妇人血晕。又言照海、外关二穴，能下产妇之胎衣也。

痹厥偏枯，迎随俾经络接续；

痹厥者，四肢冷，麻痹；偏枯者，中风，半身不遂也。言治此症，必须接气通经，更以迎随之法，使气血贯通，经络接续也。

漏崩带下，温补使气血归依。

漏崩带下者，女子之疾也。言治此症，必须温针待暖

①衰：此下《针灸大成》卷二有“知心之病，得甲乙之日时者生旺，遇壬癸之日时者克衰，余仿此”数句。

②牙：据文意当为“矢”。

以補之使榮衛調和而歸依也。
靜以久留。停鍼待之。
此言下針之後必須靜而久停之。
必准者取照海治喉中之閉塞。端的處用大鍾治心
内之呆癡。大抵痛疼實瀉。痒麻虛補。
此言疼痛者熱宜瀉之痒麻者冷宜補之以暖
體重節痛而俞居。心下痞滿而井主。
俞者十二經之俞井者十二經之井也

廣仁集

心脹咽痛。針太沖而必除。脾冷胃痛。瀉公孫而立愈。
胷滿腹痛刺内關。脇疼肋痛針飛虎。
飛虎穴即支溝穴
筋攣骨痛而補魂門。體熱勞嗽而瀉魄户。頭風頭痛。
刺申脈與金門。眼痒眼疼。瀉光明於地五。陰郄止盜
汗。治小兒骨蒸。刺偏歷利小便。医大人水蠱。中風環
跳而宜刺。虛損天樞而可取。
地五即地五會也

以补之，使荣卫调和而归依也。

静以久留，停针待之。

此言下针之后，必须静而久停之。

必准者，取照海治喉中之闭塞；端的处，用大钟治心内之呆痴。大抵痛疼实泻，痒麻虚补。

此言疼痛者，热宜泻之以凉[1]；痒麻者，冷宜补之以暖。

体重节痛而俞居，心下痞满而井主。

俞者，十二经之俞；井者，十二经之井也。

心胀咽痛，针太冲而必除；脾冷胃痛，泻公孙而立愈。胸满腹痛刺内关，胁疼肋痛针飞虎。

飞虎穴即支沟穴[2]。

筋挛骨痛而补魂门，体热劳嗽而泻魄户。头风头痛，刺申脉与金门；眼痒眼疼，泻光明与[3]地五。泻阴郄止盗汗，治小儿骨蒸；刺偏历利小便，医大人水蛊。中风环跳而宜刺，虚损天枢而可取。

地五，即地五会也。

---

①以凉：原无，据《针灸大成》卷二补，可与下文对仗。

②支沟穴：此下《针灸大成》卷二有“以手于虎口一飞，中指尽处是穴也”一句。

③与：原作“于”，据《针灸大成》卷二改。

由是午前卯後。太陰而生疾温。離左酉南。月朔死而速冷。

此以月之生死為期、午前卯後者辰巳二時也、當此之時、太陰月之生也、是謂月廓空無瀉宜疾温之、離左酉南者、未申二時也、當此時分太陰月之死也、是謂月廓盈無補宜速冷之將一月而比一日也、經云月生一日一痏二日二痏至十五日十五痏、十六日十四痏、十七日十三痏漸退至三十

廣仁集

日二痏月望以前謂之生月望已後謂之死午前謂之生、午後謂之死也、

循捫彈努。留吸母而堅長。

循者用針之後以手上下循之使血氣往來也捫者出鍼之後、以手捫閉其穴使氣不泄也、彈努者以手輕彈而補虛也、留吸母者虛則補其母須待熱至之時、留吸而堅長也、

爪下伸提。疾呼子而嘘短。

由是午前卯后，太阴而生疾温；离左酉南，月朔死而速冷。

此以月之生死为期。午前卯后者，辰、巳二时也。当此之时，太阴月之生也。是谓月廓空无泻，宜疾温之。离左酉南者，未、申二时也。当此时分，太阴月之死也。是谓月廓盈无补，宜速冷之。将一月而比一日也。经云：月生一日一痏，二日二痏，至十五日十五痏，十六日十四痏，十七日十三痏，渐退至三十日二痏。月望以前谓之生，月望以后谓之死，午前谓之生，午后谓之死也。

循扪弹努，留吸母而坚长；

循者，用针之后，以手上下循之，使血气往来也。扪者，出针之后，以手扪闭其穴，使气不泄也。弹努者，以手轻弹而补虚也。留吸母者，虚则补其母，须待热至之时，留吸而坚长也。

爪下伸提，疾呼子而嘘短。

爪下者切而下針也伸提者施針輕浮豆許曰提疾呼子者實則瀉其子務待寒至之後去之速而嘘且短矣

動退空歇迎奪右而瀉涼推內進搓隨濟左而補暖

動退以針搖動而退如氣不行將針伸提而已空歇撒手而停針迎以針逆而迎奪即瀉其子也如心之病必瀉脾子此言欲瀉必施此法也推內進者用針推內而入也搓者猶如搓線之狀慢慢轉

廣仁集

針勿令太緊隨以針順而隨之濟則濟其母也如心之病必補肝母此言欲補必用此法也此乃遠刺寒熱之法故凡病熱者先使氣至病所次微微提退豆許以右旋奪之得針下寒而止凡病寒者先使至氣病所次徐徐進針以左旋搓撞和之得針下熱而止

慎之大患危疾色脈不順而莫針

慎之戒之也言危篤之病必須觀形察脈若相反者

爪下者，切而下针也。伸提者，施针轻浮豆许曰提。疾呼子者，实则泻其子，务待寒至之后，去之速，而嘘且短矣。

动退空歇，迎夺右而泻凉；推内进搓，随济左而补暖。

动退，以针摇动而退，如气不行，将针伸提而已。空歇，撒手而停针；迎，以针逆而迎；夺，即泻其子也，如心之病，必泻脾子。此言欲泻必施此法也。推内进者，用针推内而入也。搓者，犹如搓线之状，慢慢转针，勿令太紧；随，以针顺而随之；济，则济其母也。如心之病，必补肝母。此言欲补必用此法也。此乃远刺寒热之法，故凡病热者，先使至气病所，次微微提退豆许，以右旋夺之，得针下寒而止。凡病寒者，先使至气病所，次徐徐进针，以左旋搓撞和之，得针下热而止。

慎之！大患危疾，色脉不顺而莫针；

慎之，戒之也。言危笃之病，必须观形察脉[1]，若相反者，

①观形察脉：《针灸大成》卷二作“观其形色，更察其脉”。

莫與用針恐勞而無功反獲罪也
寒熱風陰。饑飽醉勞而切忌。
言大寒大熱大風大陰雨大饑大飽大醉大勞之
類決不可用針實大忌也
望不補而晦不瀉。弦不奪而朔不濟。
凡值此四者不可用針施法也如暴急之疾則不
拘此
精其心而窮其法。無灸艾而壞其皮。

廣仁集

此勉灸無干犯禁忌而壞人之皮肉
正其理而求其原。勉投針而失其位
此勉針者用心察病之原庶不失所
禁灸處而加四肢。四十有九。禁刺處而除六腧。二十
有二。
禁灸之穴四十五更加四支之井共四十九也禁
刺之穴二十二外除六腑之腧也
抑又聞高皇抱疾未瘥。李氏刺巨闕而後甦。太子暴

莫与用针，恐劳而无功，反获罪也。

寒热风阴，饥饱醉劳而切忌。

言大寒、大热、大风、大阴雨、大饥、大饱、大醉、大劳之类，决不可用针，实大忌也。

望不补而晦不泻，弦不夺而朔不济；

凡[1]值此四者，不可用针施法也。如暴急之疾，则不拘此。

精其心而穷其法，无灸艾而坏其皮；

此勉灸无干犯禁忌[2]，而坏人之皮肉。

正其理而求其原，勉投针而失其位。

此勉针者用心[3]察病之原，庶不失所。

禁灸处而加四肢，四十有九；禁刺处而除六腧，二十有二。

禁灸之穴四十五，更加四肢之井，共四十九也；禁刺之穴二十二，外除六腑之腧也。

抑又闻高皇抱疾未瘥，李氏刺巨阙而后苏；太子暴

---

①凡：此上《针灸大成》卷二有“望，每月十五日也。晦，每月三十日也。弦有上、下弦，上弦或初七、或初八，下弦或廿二、廿三也。朔，每月初一日也”数句。

②此勉灸无干犯禁忌：《针灸大成》卷二作“此言灸也，勉医者宜专心究其穴法，无误于著艾之功，庶免于犯于禁忌”。

③此勉针者用心：《针灸大成》卷二作“此言针也，勉学者要明其针道之理”。

死為厥。越人針維會而復甦。肩井曲池。甄權刺臂痛
而復射。懸鍾環跳。華陀刺躄足而立行。秋夫針腰俞
而鬼免沈疴。王纂針交俞而妖精立出。刺肝俞與命
門。使瞽士察秋毫之末。針少陽與交別。俾聾夫聽夏
蚋之聲。
此引先師用針奇效，以勵學者用心之誠。
嗟夫去聖逾遠。此道漸墜。或不得意而散其學。或愆
其能而犯禁忌。愚庸智淺。難契於玄言。至道淵深。得
之者有幾。偶述斯言。不敢示諸明達者焉。庶幾乎童
蒙之心啓。

死为厥，越人针维会而复醒。肩井、曲池，甄权刺臂痛而复射；悬钟、环跳，华佗刺躄足而立行。秋夫针腰俞而鬼免沉疴，王纂针交俞而妖精立出。刺[①]肝俞与命门，使瞽士察秋毫之末；刺少阳与交别，俾聋夫听夏蚋之声。

此引先师用针奇效，以励学者用心之诚。

嗟夫！去圣逾远，此道渐坠。或不得意而散其学，或愆其能而犯禁忌。愚庸智浅，难契于玄言；至道渊深，得之者有几？偶述斯言，不敢示诸明达者焉，庶几乎童蒙之心启。

①刺：《针灸聚英》卷四、《针灸大成》卷二作“取”。

席弘賦　針灸大全

凡欲行針須審穴、要明補瀉迎隨訣、胸背左右不相
同、呼吸陰陽男女别、氣刺兩乳求太淵、未應之時瀉
列缺、列缺頭痛及偏正、重瀉太淵無不應、耳聾氣痞
聽會針、迎香穴瀉功如神、誰知天突治喉風、虛喘須
尋三里中、手連肩脊痛難忍、合谷針時要太衝、曲池
兩手不如意、合谷下針宜仔細、心疼手顫少海間、若
要除根覓陰市、但患傷寒兩耳聾、金門聽會疾如風

廣仁集

五般肘痛尋尺澤、太淵針後却收功、手足上下針三
里、食癖氣塊憑此取、鳩尾能治五般癇、若下湧泉人
不死、胃中有積刺璇璣、三里功多人不知、陰陵泉治
心胸滿、針到承山飲食思、大杼若連長强尋、小腸氣
痛即行鍼、委中專治腰間痛、脚膝腫時尋至陰、氣滞
腰疼不能立、横骨大都宜救急、氣海專能治五淋、更
鍼三里隨呼吸、期門穴主傷寒患、六日過經尤未汗
但向乳根二肋間、又治婦人生産難、耳内蟬鳴腰欲

席弘赋　《针灸大全》

凡欲行针须审穴，要明补泻迎随诀，胸背左右不相同，呼吸阴阳男女别。

气刺两乳求太渊，未应之时泻列缺；列缺头痛及偏正，重泻太渊无不应。

耳聋气痞听会针，迎香穴泻功如神。谁知天突治喉风，虚喘须寻三里中。

手连肩脊痛难忍，合谷针时要太冲。曲池两手不如意，合谷下针宜仔细。

心疼手颤少海[1]间，若要除根觅阴市。但患伤寒两耳聋，金门听会疾如风。

五般肘痛寻尺泽，太渊针后却收功。手足上下针三里，食癖气块凭此取。

鸠尾能治五般痫，若下涌泉人不死。胃中有积刺璇玑，三里功多人不知。

阴陵泉治心胸满，针到承山饮食思。大杼若连长强寻，小肠气痛即行针[2]。

委中专治腰间痛，脚膝肿时寻至阴。气滞腰疼不能立，横骨大都宜救急。

气海专能治五淋，更针三里随呼吸。期门穴主伤寒患，六日过经尤未汗，

但向乳根二肋间，又治妇人生产难。耳内蝉鸣腰欲

①少海：《徐氏针灸大全》卷一作“气海”。

②针：《徐氏针灸大全》卷一作“迟”。

折膝下明存三里穴若能補瀉五會間且莫向人容
易說睛明治眼未效時合谷光明安可缺人中治癲
功最高十三鬼穴不須饒水腫水分兼氣海皮內隨
針氣自消冷嗽先宜補合谷却須針瀉三陰交牙疼
腰痛并咽痺二間陽谿疾怎逃更有三間腎俞妙善
除肩背浮風勞若針肩井須三里不刺之時氣未調
最是陽陵泉一穴膝間疼痛用針燒委中腰痛脚攣
急取得其經血自調脚痛膝腫鍼三里懸鍾二陵三

陰交更向太衝須引氣指頭麻木自輕飄轉筋目眩
鍼魚腹承山崑崙立便消肚疼須是公孫妙內關相
應必然瘳冷風冷痺疾難愈環跳腰間針與燒風府
風池尋得到傷寒百病一時消陽明二日尋風府嘔
吐還須上脘療婦人心痛心俞穴男子痃癖三里高
小便不禁關元好大便閉澁大敦燒髖骨腿疼三里
瀉復溜氣滯便離腰從來風府最難針却用工夫度
淺深倘若膀胱氣未散更宜三里穴中尋若是七疝

折，膝下明存三里穴。

若能补泻五会间，且莫向人容易说。睛明治眼未效时，合谷光明安可缺。

人中治癫功最高，十三鬼穴不须饶，水肿水分兼气海，皮内随针气自消。

冷嗽先宜补合谷，却须针泻三阴交。牙疼腰痛[1]并咽痹，二间阳溪疾怎逃。

更有三间肾俞妙，善除肩背浮风劳。若针肩井须三里，不刺之时气未调。

最是阳陵泉一穴，膝间疼痛用针烧。委中腰痛脚挛急，取得其经血自调。

脚痛膝肿针三里，悬钟二陵三阴交，更向太冲须引气，指头麻木自轻飘。

转筋目眩针鱼腹，承山昆仑立便消。肚疼须是公孙妙，内关相应必然瘳。

冷风冷痹疾难愈，环跳腰间针与烧。风府风池寻得到，伤寒百病一时消。

阳明二日寻风府，呕吐还须上脘疗。妇人心痛心俞穴，男子痃癖三里高。

小便不禁关元好，大便闭涩大敦烧。髋骨腿疼三里泻，复溜气滞便离腰。

从来风府最难针，却用工夫度浅深，倘若膀胱气未散，更宜三里穴中寻。

若是七疝

①牙疼腰痛：《徐氏针灸大全》卷一作“牙齿肿痛”。

小腹痛照海陰交曲泉針又不應時求氣海關元同
瀉效如神小腸氣撮痛連臍速瀉陰交莫要遲良久
湧泉針取氣此中玄妙少人知小兒脫肛患多時先
灸百會次鳩尾久患傷寒肩背痛但針中渚得其宜
肩上痛連臍不休手中三里便須求下針麻重即須
瀉得氣之時不用留腰連胯痛急必大便於三里攻
其隘下針一瀉三補之氣上攻噎只管在噎不在時
氣海灸定瀉一時立便瘥補自卯南轉針高瀉從卯

北莫辭勞迎針瀉氣自須吸若補隨呼氣自調左右
撚針尋子午抽針行氣自迢迢用針補瀉分明說更
用搜窮本與標咽喉最急先百會太陰照海及陰交
學者潛心宜熟讀席弘治病名最高

小腹痛，照海阴交曲泉针。又不应时求气海，关元同泻效如神。

小肠气撮痛连脐，速泻阴交莫要迟，良久涌泉针取气，此中玄妙少人知。

小儿脱肛患多时，先灸百会次鸠尾。久患伤寒肩背痛，但针中渚得其宜。

肩上痛连脐不休，手中三里便须求，下针麻重即须泻，得气之时不用留。

腰连胯痛急必大，便于三里攻其隘，下针一泻三补之，气上攻噎只管在，

噎不住时气海灸，定泻一时立便瘥。补自卯南转针高，泻从卯北莫辞劳，

迎针泻气令须吸，若补随呼气自调。左右捻针寻子午，抽针行气自迢迢，

用针补泻分明说，更用搜穷本与标。咽喉最急先百会，太阴照海及阴交。

学者潜心宜熟读，席弘治病名最高。

金針賦　楊氏註解

觀夫針道。捷法最奇。須要明於補瀉。方可起於傾危。先分病之上下。次定穴之高低。頭有病而足取之。左有病而右取之。男子之氣。早在上而晚在下。女子之氣。早在下而晚在上。用之必識其時。取之必明其理。午前為早屬陽。午後為晚屬陰。男女上下。憑腰分之。手足三陽。手走頭而頭走足。手足三陰。足走腹而胸走手。陰升陽降。出入之機。逆之者為瀉為迎。順之者

廣仁集

為補為隨。春夏刺淺者以瘦。秋冬刺深者以肥。更觀元氣厚薄。淺深之刺猶宜。

經曰。榮氣行於脉中。周身五十度。無分晝夜。至平旦與衛氣會於手太陰。衛氣行於脉外。晝行陽二十五度。夜行陰二十五度。平旦與榮氣會於手太陰。是則衛氣之行。但分晝夜。未聞分上下。男女臟腑經絡。氣血往來。未嘗不同也。今分早晚。何以據依。但此賦今人所尚。故錄此以參其見。

金针赋　杨氏注解

观夫针道，捷法最奇，须要明于补泻，方可起于倾危。先分病之上下，次定穴之高低。头有病而足取之，左有病而右取之。男子之气，早在上而晚在下，取之必明其理[①]；女子之气，早在下而晚在上，用之必识其时。午前为早属阳，午后为晚属阴，男女上下，凭腰分之。手足三阳，手走头而头走足；手足三阴，足走腹而胸走手。阴升阳降，出入之机。逆之者为泻、为迎，顺之者为补、为随。春夏刺浅者以瘦，秋冬刺深者以肥。更观元气厚薄，浅深之刺犹宜。

经曰：荣气行于脉中，周身五十度，无分昼夜，至平旦与卫气会于手太阴。卫气行于脉外，昼行阳二十五度，夜行阴二十五度，平旦与荣气会于手太阴。是则卫气之行，但分昼夜，未闻分上下。男女脏腑经络，气血往来，未尝不同也。今分早晚，何所据依？但此赋今人所尚，故录此以参其见。

①取之必明其理：原错置于“用之必识其时”之下，据《针灸大成》卷二乙转。

原夫補瀉之法。妙在呼吸手指。男子者大指進前左轉呼之為補。退後右轉吸之為瀉。提針為熱。插針為寒。女子者大指退後右轉吸之為補。進前呼之而瀉。插針為熱。提針為寒。左與右各異。胸與背不同。午前者如此。午後者反之。是故爪而切之。下針之法。搖而退之。出針之法。動而進之。催針之法。循而攝之。行針之法。搓而去病。彈而補虛。肚腹盤旋。捫為穴閉。重沈豆許曰按。輕浮豆許曰提。一十四法。針要所備。補者

廣仁集

一退三飛。真氣自歸。瀉者一飛三退。邪氣自避。補則補其不足。瀉則瀉其有餘。有餘者為腫為痛曰實。不足者為痒為麻曰虛。氣速效速。氣遲效遲。死生貴賤。針下皆知。賤者硬而貴者脆。生者澀而死者虛。候之不至。必死無疑。

且夫下針之先。須爪按重而切之。次令咳嗽一聲。隨咳下針。凡補者呼氣。初針刺至皮肉。乃曰天才。少停進針。刺入肉內。是曰人才。又停進針。刺至筋骨之間。

原夫补泻之法，妙在呼吸手指。男子者，大指进前左转，呼之为补；退后右转，吸之为泻；提针为热，插针为寒。女子者，大指退后右转，吸之为补，进前[1]呼之而泻；插针为热，提针为寒。左与右各异，胸与背不同。午前者如此，午后者反之。是故爪而切之，下针之法；摇而退之，出针之法；动而进之，催针之法；循而摄之，行针之法。搓而去病，弹则补虚，肚腹盘旋，扪为穴闭。重沉豆许，曰按；轻浮豆许，曰提。一十四法，针要所备。补者一退三飞，真气自归；泻者一飞三退，邪气自避。补则补其不足，泻则泻其有余。有余者为肿为痛曰实，不足者为痒为麻曰虚。气速效速，气迟效迟，死生贵贱，针下皆知。贱者硬而贵者脆，生者涩而死者虚，候之不至，必死无疑。

且夫下针之先，须爪按重而切之，次令咳嗽一声，随咳下针。凡补者呼气，初针刺至皮内，乃曰天才；少停进针，刺入肉内，是曰人才；又停进针，刺至筋骨之间，

①进前：此下《徐氏针灸大全》卷一有“左转”二字，义长。

名曰地才。此为极处，就当补之，再停良久，却须退针，至人之分；待气沉紧，倒针朝病，进退往来，飞经走气，尽在其中矣。凡泻者吸气，初针至天，少停进针，直至于地，得气泻之，再停良久，即须退针，复至[1]于人，待气沉紧，倒针朝病，法同前矣。其或晕针者，神气虚也，以针补之，口鼻气回，热汤与之，略停少顷，依前再施。

如刺肝经之穴，晕，即补肝之合穴，针入即苏，余仿此。或有投针气晕者，即补足三里，或补人中，大抵皆由心中惧怯，故发晕也[2]。

及夫调气之法，下针至地之后，复人之分，欲气上行，将针右捻；欲气下行，将针左捻；欲补，先呼后吸；欲泻，先吸后呼。气不至者，以手循摄，以爪切掐，以针摇动，进捻搓弹，直待气至。以龙虎升腾之法，按之在前，使气在后；按之在后，使气在前。运气走之疼痛之所，以纳气之法，扶针直插，复向下纳，使气不回。若关节阻涩，气不通者，以龙虎龟凤通经接气，大段之法，驱而

①至：原作“致”，据《针灸大成》卷二改。

②皆由心中惧怯，故发晕也：《针灸大成》卷二作“晕从心生，心不惧怕，晕从何生？如关圣刮骨疗毒，而色不变可知”。

运之，仍以循摄爪切，无不应矣。此通仙之妙。

况夫出针之法，病势既退，针气微松，病未退者，针气始根，推之不动，转之不移，此为针气吸拔其针，乃真气未至[①]，不可出之；出之者其病即复，再须补泻，停以待之，直候微松，方可出针豆许，摇而停之。补者吸之去疾，其穴急扪；泻者呼之去徐，其穴不闭。欲令凑密，然后吸气，故曰：下针贵迟，太急伤血；出针贵缓，太急伤气。以上总要，于斯尽矣。

《医经小学》云：出针不可猛，须作三四次，徐转出之，则无血；若猛出，必见血也。《素问·补遗篇》注云：动气至而即出针，此猛出也。然与此不同，大抵经络中有凝血，欲大泻者，当猛。若寻常补泻，当依此可也。亦不可不辨。

考夫治病，其法有八：一曰烧山火，治顽麻冷痹，先浅后深，凡九阳而三进三退，慢提紧按，热至，紧闭插针，除寒之有准。二曰透天凉，治肌热骨蒸，先深后浅，用

①真气未至：原作“至气真至”，据《徐氏针灸大全》卷一、《针灸聚英》卷四改。

六陰而三出三入。緊提慢按。徐徐舉針。退熱之可憑。皆細細搓之。去病準繩。三曰陽中隱陰。先寒後熱淺而深。以九六之法。則先補後瀉也。四曰陰中隱陽。先熱後寒深而淺。以六九之方。則先瀉後補也。補者直須熱至。瀉者務待寒侵。猶如搓線。慢慢轉針。法淺則用淺。法深則用深。二者不可兼而紊之也。五曰子午搗臼。水蠱膈氣。落穴之後。調氣均勻。針行上下。九入六出。左右轉之。千遭自平。六曰進氣之訣。腰背肘膝

痛。渾身走注疼。刺九分行九補。卧時五七吸。待上行亦可龍虎交戰。左撚九而右撚六。是住痛之針。亦七曰留氣之交。痃癖癥瘕。刺七分用純陽。然後乃直插針。氣來深刺。提針再停。八曰抽添之訣。癱瘓瘡癩。取其要穴。使九陽得氣。提按搜尋。大要運氣週遍。扶針直插。復向下納。回陽倒陰。指下玄微。胸中活法。一有未應。反復再施。

若夫過關過節。催運氣以飛經走氣。其法有四。一曰

六阴而三出三入，紧提慢按，寒至[①]，徐徐举针，退热之可凭。皆细细搓之，去病准绳。三曰阳中隐阴，先寒后热，浅而深，以九六之法，则先补后泻也。四曰阴中隐阳，先热后寒，深而浅，以六九之方，则先泻后补也。补者直须热至，泻者务待寒侵，犹如搓线，慢慢转针，法浅则用浅，法深则用深，二者不可兼而紊之也。五曰子午捣臼，水蛊膈气，落穴之后，调气均匀，针行上下，九入六出，左右转之，千遭自平。六曰进气之诀，腰背肘膝痛，浑身走注疼，刺九分，行九补，卧针[②]五七吸，待气上下[③]，亦可龙虎交战，左捻九而右捻六，是住痛之针。亦七曰留气之交，痃癖癥瘕，刺七分，用纯阳，然后乃直插针，气来深刺，提针再停。八曰抽添之诀，瘫痪疮癞，取其要穴，使九阳得气，提按搜寻。大要运气周遍，扶针直插，复向下纳，回阳倒阴。指下玄微，胸中活法，一有未应，反复再施。

若夫过关过节，催运气，以飞经走气，其法有四：一曰

---

①寒至：原无，据《针灸聚英》卷四补。《徐氏针灸大全》卷一亦无此二字。

②针：原作“时”，据《针灸聚英》卷四、《针灸大成》卷二改。

③待气上下：原作“待上行”，据《针灸聚英》卷四补、改。

青龍擺尾如扶船舵不進不退一左一右慢々撥動
二曰白虎揺頭似手揺鈴退方進圓兼之左右揺而
振之三曰蒼龜探穴如入土之象一退三進鑚剔四
方四曰赤鳳迎源展翅之儀入針至地提針至天候
針自揺復進其元上下左右四圍飛旋病在上吸而
退之病在下呼而進之
已上手法乃大畧也其始末當參考
至夫久患偏枯通経接氣之法有定息寸數手足三

廣仁集

陽上九而下十四過経四寸手足三陰上七而下十
二過経五寸在手揺動出纳呼吸同法驅運氣血頃
刻周流上下通接可使寒者暖而熱者涼痛者止而
脹者消若開渠之決水立時見功何傾危之不起哉
雖然病有三因皆從氣血針分八法不離陰陽盖経
脉晝夜之循環呼吸往来之不息和則身體康健否
則疾病竟生

青龙摆尾，如扶船舵，不进不退，一左一右，慢慢拨动。二曰白虎摇头，似手摇铃，退方进圆，兼之左右，摇而振之。三曰苍龟探穴，如入土之象，一退三进，钻剔四方。四曰赤凤迎源，展翅之仪，入针至地，提针至天，候针自摇，复进其元，上下左右，四围飞旋，病在上吸而退之，病在下呼而进之。

以上手法，乃大略也。其始末当参考。

至夫久患偏枯，通经接气之法，有定息寸数。手足三阳，上九而下十四，过经四寸；手足三阴，上七而下十二，过经五寸。在乎摇动出纳，呼吸同法，驱运气血，顷刻周流，上下通接，可使寒者暖而热者凉，痛者止而胀者消。若开渠之决水，立时见功，何倾危之不起哉？虽然，病有三因，皆从气血，针分八法，不离阴阳。盖经脉昼夜之循环，呼吸往来之不息，和则身体康健，否则疾病竞生。

玉龍賦 聚英

夫卒暴中風頂門百會脚氣連延里絶三交頭風鼻
淵上星可用耳聾顋腫聽會偏高攅竹頭維治目疼
頭痛乳根俞府療嗽氣痰哮風市陰市驅腿脚之乏
力陰陵陽陵治膝腫之難熬二白醫痔漏間使除瘧
疾大敦去疝氣膏肓補虚勞天井治瘰癧癮疹神門
治呆痴笑咷嗽咳風痰太淵列缺宜刺尫羸喘促璇
璣氣海當知期門大敦能治堅痃疝氣勞宮大陵可

廣仁集

療心悶瘡痍心悸虚煩刺三里時疫痎瘧尋後谿絶
骨三里陰交脚氣宜此睛明太陽魚尾目症憑茲老
者便多命門兼腎俞而著艾婦人乳腫少澤與太陽
之可推身柱蠲嗽能除膂痛至陽却疸善治神疲長
强承山灸痔最妙豐隆肺俞痰嗽稱奇風門主傷胃
寒邪之嗽天樞理感患脾泄之危風池絶骨而療乎
傴僂人中曲池可治其痿傴期門刺傷寒未解經不
再傳鳩尾針癲癇已發慎其妄施陰交水分三里蠱

玉龙赋 《聚英》

夫[①]卒暴中风，顶门、百会；脚气连延，里、绝、三交。头风鼻渊，上星可用；耳聋腮肿，听会偏高。攒竹、头维，治目疼头痛；乳根、俞府，疗气嗽[②]痰哮。风市、阴市，驱腿脚之乏力；阴陵、阳陵，治膝肿之难熬。二白医痔漏，间使除疟疾；大敦去疝气，膏肓补虚劳。天井治瘰疬瘾疹，神门治呆痴笑咷。嗽咳风痰，太渊、列缺宜刺；尪羸喘促，璇玑、气海当知。期门、大敦，能治坚痃疝气；劳宫、大陵，可疗心闷疮痍。心悸虚烦刺三里，时疫痎疟寻后溪。绝骨、三里、阴交，脚气宜此；睛明、太阳、鱼尾，目症凭兹。老者便多，命门兼肾俞而着艾；妇人乳肿，少泽与太阳之可推。身柱蠲嗽，能除膂痛；至阳却疸，善治神疲。长强、承山，灸痔最妙；丰隆、肺俞，痰嗽称奇。风门主伤冒[③]寒邪之嗽，天枢理感患脾泄之危。风池、绝骨，而疗乎伛偻；人中、曲池，可治其痿伛。期门刺伤寒未解，经不再传；鸠尾针癫痫已发，慎其妄施。阴交、水分、三里，蛊

①夫：此上《针灸聚英》卷四有“夫参博以为要，辑简而舍烦，总《玉龙》以成赋，信金针以获安。”数句。
②气嗽：原作“嗽气”，据《针灸聚英》卷四乙转。
③冒：原作“胃”，据《针灸聚英》卷四改。

胀宜刺；商丘、解溪、丘墟，脚痛堪追。尺泽理筋急之不遂[①]，腕骨疗手腕之难移。肩脊痛兮，五枢兼于背缝；肘挛疼兮，尺泽合于曲池。风湿传于两肩，肩髃可疗；壅热盛于三焦，关冲最宜。手臂红肿，中渚、液门要辨；脾虚黄疸，腕骨、中脘何疑。伤寒无汗，攻复溜宜泻；伤寒有汗，取合谷当随。欲调饱满之气逆，三里可胜；要起六脉之沉匿，复溜称神。照海、支沟，通大便之秘；内庭、临泣，理小腹之䐜[②]。天突、膻中医喘嗽，地仓、颊车疗口祸。迎香攻鼻窒为最，肩井除臂痛如拿。二间治牙疼，中魁理翻胃而即愈；百劳止虚汗，通里疗心惊而即瘥。大小骨空，治眼烂能止冷泪；左右太阳，医目疼善除血翳。心俞、肾俞，治腰肾虚弱[③]之梦遗；人中、委中，除腰脊痛闪之难制。太溪、昆仑、申脉，最疗足肿之迍；涌泉、关元、丰隆，为治尸劳之例。印堂治其惊搐，神庭理乎头风。大陵、人中频泻，口气全除；带脉、关元多灸，肾败堪攻。腿脚重疼，针髋骨、膝关、膝眼；行步艰楚，刺三

①遂：《针灸聚英》卷四作“用”，《针灸大成》卷二作“幸”。
②䐜：原作“脂”，据《针灸聚英》卷四改。
③弱：《针灸聚英》卷四、《针灸大成》卷二作“乏”。

里中封太冲、取內關于照海、醫腹疾之塊、搐迎香於鼻內、消眼熱之紅、肚痛秘結、大陵合外關于支溝、腿風濕痛、居髎兼環跳於委中、上脘中脘、治九種之心痛、赤帶白帶求中極之異同、又若心虛熱壅、少冲明于濟奪、目昏血溢、肝俞辨其實虛、當心傳之玄要、究手法之疾徐、或值坐閃疼痛之不足、此為難擬定穴之可祛、輯管見以便誦讀、幸高明而無哂諸

此賦總輯玉龍歌要旨

廣仁集

里、中封、太冲。取内关于照海，医腹疾之块；搐迎香于鼻内，消眼热之红。肚痛秘结，大陵合外关于支沟；腿风湿痛，居髎兼环跳于委中。上脘、中脘，治九种之心痛；赤带白带，求中极之异同。又若心虚热壅，少冲明于济夺；目昏血溢，肝俞辨其实虚。当心传之玄要，究手法之疾徐。或值挫[1]闪疼痛之不定[2]，此为难拟定穴之可祛。辑管见以便诵读，幸高明而无哂诸。

此赋总辑《玉龙歌》要旨。

①挫：原作“坐”，据《针灸聚英》卷四改。
②定：原作“足”，据《针灸聚英》卷四改。

通玄指要賦 楊氏註解

夫欲治病。莫如用針。巧用神機之妙。工開聖理之深。外取砭針。能蠲邪而扶正。中含水火。善回陽而倒陰。原夫絡別支殊。

別。辨也。支者。絡之分派也。素問云。絡穴有十五。十二經中各有一絡。外有陽蹻絡。在足太陽經。陰蹻絡在足少陰經。脾之大絡在足太陰經。此是十五絡也。各有支殊之處。有積絡有浮絡。故言絡別支

廣仁集

殊。

經交錯綜。

交經者。十二經也。錯者。交錯也。綜者。總聚也。言足厥陰肝經交出足太陰脾經之後。足太陰脾經交出厥陰肝經之前。此是經絡交錯總聚之理也

或溝池谿谷以歧異。

歧者。路也。其脉穴之中有呼為溝池谿谷之名者如歧路之各異也。若水溝風池後谿合谷之類是

通玄指要赋 杨氏注解

夫欲治病，莫如用针。巧运神机之妙，工开圣理之深。外取砭针，能蠲邪而扶正；中含水火，善回阳而倒阴。原夫络别支殊，

别[①]，辨也。支者，络之分派也。《素问》云：络穴有十五，十二经中各有一络。外有阳跷络，在足太阳经；阴跷络，在足少阴经；脾之大络，在足太阴经。此是十五络也，各有支殊之处。有积络，有浮络，故言络别支殊。

经交错综，

交经者，十二经也。错者，交错也。综者，总聚也。言足厥阴肝经，交出足太阴脾经之后；足太阴脾经，交出厥阴肝经之前。此是经络交错，总聚之理也。

或沟池溪谷以歧异，

歧者，路也。其脉穴之中，有呼为沟、池、溪、谷之名者，如歧路之各异也。若水沟、风池、后溪、合谷之类是

---

①别：本段文字乃“络别支殊”之注释，其余赋文，《针灸大成》卷二另有大段注文，可参阅。

也一云銅人經乃分四穴溝者水溝穴池者天池穴谿者太谿穴谷者陽谷穴所謂四穴同治而分三路皆皈於一原。

或山海丘陵而隙共。

隙者孔穴或取山海丘陵而為名者其孔穴之同共也如承山照海商丘陰陵之類是也一云銅人經亦分四穴山者承山穴海者氣海穴丘者丘墟穴陵者陰陵穴四經相應包含萬化之衆也

斯流派以難揆在條綱而有統。

此言經絡貫通如水之分派雖然難以揆度在條目綱領之提挈亦有統緒也一云經言井滎俞原經合甲日起甲戌時乃膽受病竅陰所出為井金俠谿所流為滎水臨泣所注為俞木丘墟所過為原陽輔所行為經火陽陵泉所入為合土凡此流注之道須看日脚陰日刺五穴陽日刺六穴

理繁而昧。縱補瀉以何功。

也。一云《铜人经》乃分四穴，沟者水沟穴，池者天池穴，溪者太溪穴，谷者阳谷穴。所谓四穴同治，而分三路，皆皈于一原。

或山海丘陵而隙共。

隙者，孔穴，或取山、海、丘、陵而为名者，其孔穴之同共也。如承山、照海、商丘、阴陵之类是也。一云《铜人经》亦分四穴，山者承山穴，海者气海穴，丘者丘墟穴，陵者阴陵穴。四经相应，包含万化之众也。

斯流派以难揆，在条纲而有统。

此言经络贯通，如水之分派，虽然难以揆度，在条目纲领之提挈，亦有统绪也[1]。一云经言：井、荥、俞、原、经、合，甲日起甲戌时，乃胆受病，窍阴所出为井金，侠溪所流为荥水，临泣所注为俞木，丘墟所过为原，阳辅所行为经火，阳陵泉所入为合土。凡此流注之道，须看日脚，阴日刺五穴，阳日刺六穴。

理繁而昧，纵补泻以何功？

①也：此下《针灸大成》卷二有“故书云：若纲有条而不紊”一句。

言[①]心无主持，则义理繁乱，纵依补泻之法，亦无效也？或云：假如小肠，实则泻小海，虚则补后溪；大肠，实则泻二间，虚则补曲池；胆，实则泻阳辅，虚则补侠溪。此之谓也。夫不知此理，不明虚实，妄投针药，医之误也。

法捷而明，自[②]迎随而得用。

夫用针之法，要在识其通变，捷而能明，自然于迎[③]随之间，而得妙也。

且如行步难移，太冲最奇。人中除脊膂之强痛，神门去心性之呆痴。风伤项急，始求于风府；头晕目眩，要觅于风池。耳闭须听会而治也，眼痛则合谷以推之。胸结身黄，取涌泉而即可；脑昏目赤，泻攒竹以便[④]宜。但见两肘之拘挛，仗曲池而平扫；四肢之懈惰，凭照海以消除。牙齿痛，吕细堪治；头项强，承浆可保。太白宣通于气冲，太白。脾家真土也，能生肺金。阴陵开通水于道。阴陵泉，真水也，滋济万物。腹膨而胀，夺内庭兮休迟；筋转而疼，泻承山

①言：《针灸大成》卷二作“若”，此上另有“盖圣人立意，垂法于后世，使其自晓也”一句。

②自：原作“曰”，据《针灸聚英》卷四、《针灸大成》卷二改。

③通变，捷而能明，自然于迎：此十字版蚀缺字，据《针灸大成》卷二补。

④便：原作“偏”，据《针灸聚英》卷四改。

而在早。大抵脚腕痛，崑崙解愈。股膝疼，陰市能醫。癇發癲狂兮，憑後谿而療理。瘧生寒熱兮，仗間使以扶持。期門罷胸滿血膨而可以。勞宮退胃翻心痛亦何疑。稽夫大敦去七疝之偏墜。王公謂此。三里却五勞之羸瘦。華陀言斯。固知腕骨祛黄。然骨瀉腎。行間治膝腫目疾。尺澤去肘疼筋急。目昏不見。二間宜取。鼻窒無聞。迎香可引。肩井除兩臂難任。絲竹療頭疼不忍。咳嗽寒痰。列缺堪治。眵䁖冷淚。臨泣尤準。頭臨泣穴

廣仁集

髋骨將腿痛以祛殘。腎腧把腰疼而瀉盡。

髋骨二穴。在委中上三寸。髀樞中垂手取之。治腿足疼痛。針三分。一云跨骨在膝臏上一寸。兩筋空處是穴。刺入五分。先補後瀉。其病自除。此即梁丘穴也。更治乳癰。按此兩解。俱與經外奇穴不同。姑存以俟知者。

以見越人治尸厥於維會。隨手而甦。

維會二穴。在足外踝上三寸。內應足少陽膽經。尸

而在早。大抵脚腕痛，昆仑解愈；股膝疼，阴市能医。痫发癫狂兮，凭后溪而疗理；疟生寒热兮，仗间使以扶持。期门罢胸满血膨而可以，劳宫退胃翻心痛亦何疑。稽夫大敦去七疝之偏坠，王公谓此；三里却五劳之羸瘦，华佗言斯。固知腕骨祛黄，然骨泻肾，行间治膝肿目疾，尺泽去肘疼筋急。目昏不见，二间宜取；鼻窒无闻，迎香可引。肩井除两臂难任；丝竹疗头疼不忍。咳嗽寒痰，列缺堪治；眵䁖冷泪，临泣尤准头临泣穴。

髋骨将腿痛以祛残，肾俞把腰疼而泻尽。

髋骨二穴，在委中上三寸，髀枢中，垂手取之，治腿足疼痛。针三分。一云：跨骨在膝膑上一寸，两筋空处是穴，刺入五分，先补后泻，其病自除。此即梁丘穴也。更治乳痈。按此两解，俱与经外奇穴不同，姑存，以俟知者。

以见越人治尸厥于维会，随手而苏；

维会二穴，在足外踝上三寸，内应足少阳胆经。尸

厥者卒喪之症其病口噤氣绝狀如死人昔越人過虢、々太子死未半日越人診之曰太子之病名尸厥脉亂故形如死實未死也乃使弟子々陽礵針砥石以取外三陽五會有間太子甦二旬而復故天下盡以扁鵲能生死人鵲聞之曰此是當生者吾能生之耳人云玉泉穴在臍下四寸是穴手之三陽脉維於玉泉是足三陽脉會治卒中尸厥恍惚不省人事血淋下瘕小便赤澀失精夢遺臍腹痛結如盆盃男子陽氣虛憊疝氣水腫奔豚搶心氣急而喘前云維會即玉泉穴真能起死回生婦人血氣癥瘕堅積臍下冷痛子宫斷緒四度刺有孕使胞和暖或產後惡露不止月事不調血結成塊皆能治之針八分留五呼得氣即瀉更宜多灸為妙

文伯瀉死胎於陰交應針而隕

灸三壯針三分昔宋太子善醫術出苑遊逢一懷

厥者，卒丧之症。其病口噤气绝，状如死人。昔越人过虢，虢太子死未半日，越人诊之曰：太子之病，名尸厥。脉乱故形如死，实未死也。乃使弟子子阳，礵针砥石，以取外三阳、五会。有间，太子苏，二旬而复。故天下尽以扁鹊能生死人。鹊闻之曰：此是当生者，吾能生之耳。人云：玉泉穴，在脐下四寸是穴；手之三阳脉，维于玉泉，是足三阳脉会，治卒中尸厥，恍惚不省人事，血淋下瘕，小便赤涩，失精梦遗，脐腹痛结如盆杯；男子阳气虚惫，疝气水肿，奔豚抢心，气急而喘。前云维会，即玉泉穴。真能起死回生。妇人血气癥瘕坚积，脐下冷痛，子宫断绪，四度刺有孕，使胞和暖；或产后恶露不止，月事不调，血结成块，皆能治之。针八分，留五呼，得气即泻，更宜多灸为妙。

文伯泻死胎于阴交，应针而陨。

灸三壮，针三分。昔宋太子善医术，出苑游，逢一怀

娠女人診之曰是一女子令文伯診之文伯曰是
一男一女太子性暴欲剖腹視之文伯止之曰臣
請針之於是瀉足三陰交補手陽明合谷其胎應
針而落果如文伯之言故娠婦不可針此穴昔文
伯見一婦人臨産症危視之乃子死腹中刺足三
陰交二穴又瀉足太衝二穴其子隨手而下此說
與銅人之文不相同
聖人於是察麻與痛。分實與虛。實則自外而入也。虛

廣仁集

則自內而出歟。
雖云疼痛為實痒麻為虛然未盡其善必要察其
得病之原別其內外之感真知其虛實也而後補
瀉之如外感六淫則是自外而入也為實內傷七
情則是自內而出也為虛虛則補其母實則瀉其
子如肝實瀉行間二穴火乃肝木之子肝虛補曲
泉二穴水乃肝木之母胃實瀉厲兌二穴金乃胃
土之子胃虛補解谿二穴火乃胃土之母三焦實

娠女人，诊之曰：是一女子。令文伯诊之，文伯曰：是一男一女。太子性暴，欲剖腹视之。文伯止之曰：臣请针之。于是泻足三阴交，补手阳明合谷，其胎应针而落，果如文伯之言。故妊妇不可针此穴。昔文伯见一妇人临产症危，视之，乃子死腹中，刺足三阴交二穴，又泻足太冲二穴，其子随手而下。此说与《铜人》之文不相同。

圣人于是察麻与痛，分实与虚，实则自外而入也，虚则自内而出欤。

虽云疼痛为实，痒麻为虚，然未尽其善。必要察其得病之原，别其内外之感，真知其虚实也。而后补泻之。如外感六淫，则是自外而入也，为实。内伤七情，则是自内而出也，为虚，虚则补。其母实，则泻其子。如肝实，泻行间二穴，火乃肝木之子；肝虚，补曲泉二穴，水乃肝木之母。胃实，泻厉兑二穴，金乃胃土之子；胃虚，补解溪二穴，火乃胃土之母。三焦实，

瀉天井二穴、三焦虛補中渚二穴、膀胱實、瀉束骨二穴、膀胱虛補至陰二穴、故經云、虛羸痒麻、氣弱者補之、豊肥堅硬、疼痛腫滿者瀉之、凡刺之要只就本經井榮俞原經合行子母補瀉々法乃為樞要、深知血氣往來多少之道、取穴之法各明其部分、即依本經而刺、無不效也、

故濟母而裨其不足。奪子而平其有餘。

裨者補也、濟母者補其不足也、奪子者去其有餘

廣仁集

也、此補母瀉子之法

觀二十七之經絡。一々明辨。據四百四之疾症。件々皆除。

岐伯曰、人稟乾坤而立身、隨陰陽而造化、按八節而榮、順四時而易調、神養氣、習性咽津故得安和四大舒緩、或一脉不調、則衆疾俱動、四大不和百病皆生、人之一身、總計四百四病、不能一々具載雖有變症、但依經用法件々皆除也、

泻天井二穴；三焦虚，补中渚二穴。膀胱实，泻束骨二穴；膀胱虚，补至阴二穴。故经云：虚羸痒麻，气弱者补之；丰肥坚硬，疼痛肿满者泻之。凡刺之要，只就本经，井、荥、俞、原、经、合，行子母补泻之法，乃为枢要。深知血气往来多少之道，取穴之法，各明其部分，即依本经而刺，无不效也。

故济母而裨其不足，夺子而平其有余。

裨者，补也。济母者，补其不足也。夺子者，去其有余也。此补母泻子之法。

观二十七之经络，一一明辨；据四百四之疾症，件件皆除。

岐伯曰：人禀乾坤而立身，随阴阳而造化，按八节而荣，顺四时而易。调神养气，习性咽津，故得安和，四大舒缓。或一脉不调，则众疾俱动；四大不和，百病皆生。人之一身，总计四百四病，不能一一具载，虽有变证，但依经用法，件件皆除也。

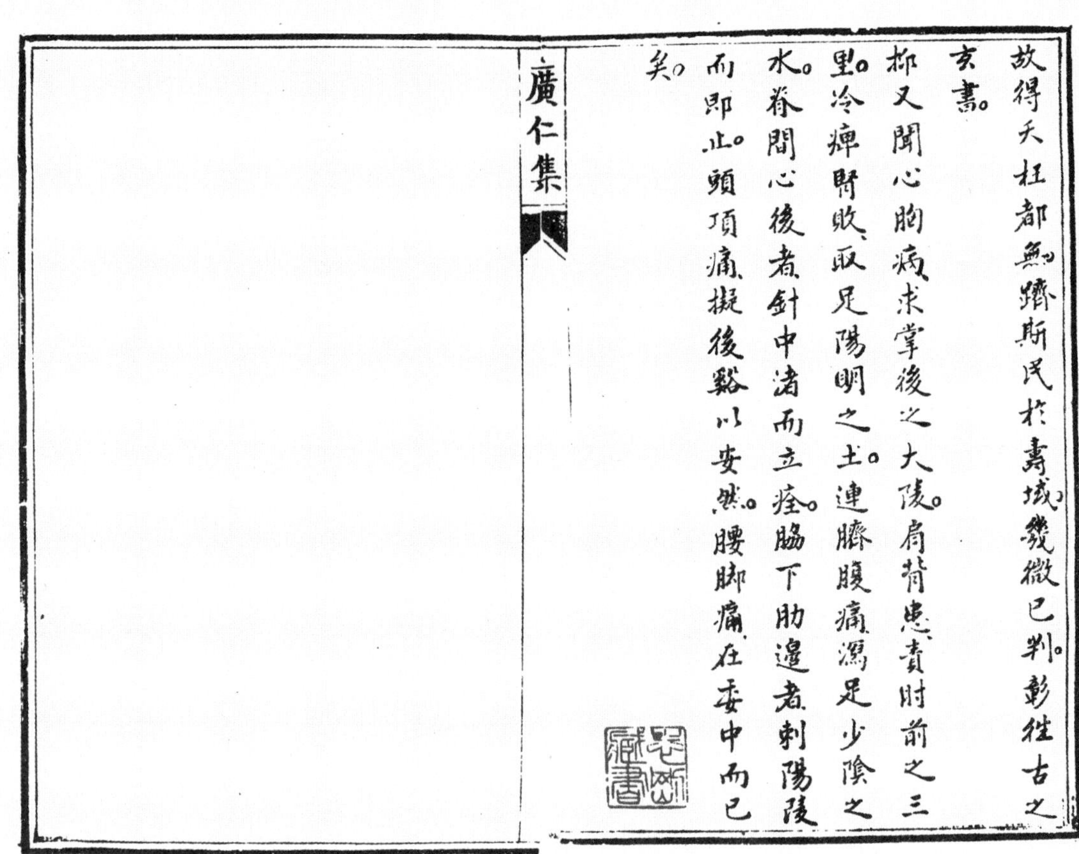

故得天柱都無躋斯民於壽域幾微已判彰往古之
玄書。
抑又聞心胸病求掌後之大陵。肩背患責肘前之三
里。冷痺腎敗取足陽明之土。連臍腹痛瀉足少陰之
水。脊間心後者針中渚而立痊脇下肋邊者刺陽陵
而即止。頭項痛擬後谿以安然。腰脚痛在委中而已
矣。

廣仁集

故得天柱都无，跻斯民于寿域；几微已判，彰往古之玄书。

抑又闻心胸病，求掌后之大陵；肩背患，责肘前之三里。冷痹肾败，取足阳明之土；连脐腹痛，泻足少阴之水。脊间心后者，针中渚而立痊；胁下肋边者，刺阳陵而即止。头项痛，拟后溪以安然；腰脚[1]痛，在委中而已矣[2]。

①脚：《徐氏针灸大全》卷一作“背”。

②矣：此下《针灸聚英》卷四引《通玄指要赋》有“夫用针之士，于此理苟能明焉，收祛邪之功，而在乎捻指”，《针灸大成》卷二有注曰“夫用针之士，先要明其针法，次知形气所在，经络左右所起，血气所行，逆顺所会，补虚泻实之法，祛邪安正之道，方能除疼痛于目前，疗疾病于指下也”。